HANDBUCH
DER
KINDERHEILKUNDE

EIN BUCH FÜR DEN PRAKTISCHEN ARZT

HERAUSGEGEBEN VON

PROF. DR. M. von PFAUNDLER UND **PROF. DR. A. SCHLOSSMANN**
IN MÜNCHEN   IN DÜSSELDORF

VI. BAND

AUGENERKRANKUNGEN IM KINDESALTER
VON PROFESSOR DR. W. GILBERT, HAMBURG

ZWEITE, VÖLLIG NEU BEARBEITETE AUFLAGE

MIT 26 TAFELN UND 34 TEXTABBILDUNGEN

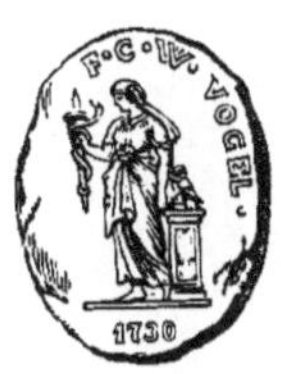

Springer-Verlag Berlin Heidelberg GmbH

1927

ISBN 978-3-642-88936-3   ISBN 978-3-642-90791-3 (eBook)
DOI 10.1007/978-3-642-90791-3

ALLE RECHTE,
INSBESONDERE DAS ÜBERSETZUNGSRECHT,
VORBEHALTEN

Vorwort.

Die Bearbeitung der Erkrankungen des Auges im Kindesalter in der ersten Auflage dieses Handbuches stammt aus der Feder *O. Eversbuschs.* Der damalige Verfasser konnte bei seiner Bearbeitung das Gewicht reichster Erfahrung am Ende seines augenärztlicher Behandlungskunst gewidmeten Lebens in breiter Ausführlichkeit in die Wagschale werfen.

In einem gewissen Gegensatz zu seiner Darstellung muß jetzt gedrängte Kürze und Beschränkung auf das für Erkennung und Behandlung der Augenkrankheiten Wichtigste die oberste Richtschnur sein. Aber nicht nur die knappere Fassung bedingte eine völlige Neubearbeitung des Gegenstandes, sondern sie war auch durch den Wandel der Anschauungen geboten, wie ihn die stets fortschreitende Wissenschaft auch auf diesem Gebiete in der Zwischenzeit in reichem Maße gebracht hat. Hier sei nur auf grundlegende Wandlungen unseres Wissens auf zwei Gebieten hingewiesen, nämlich bei der Lehre von den angeborenen Staren und bei der Lehre von den Brechungszuständen. Und wie bei ihnen, so bedeuten auch auf manchen anderen Gebieten die neuen Arbeitsweisen der Erblichkeitsforschung, der Vitaminlehren und vor allem auch die Anwendung der neuzeitlichen optischen Geräte eine Bereicherung und Umgestaltung der Kenntnisse, die es erforderlich machte, von einer Umarbeitung des früheren *Eversbusch*schen Textes ganz abzusehen. Dagegen konnte von der bildlichen Erläuterung des Textes ein erheblicher Teil um so eher in die neue Bearbeitung übernommen werden, als die Abbildungen seinerzeit nach Kranken der vom Verfasser geleiteten Abteilung unter Mitwirkung des Verfassers angefertigt worden waren. Eine Reihe weniger geglückter Abbildungen wurde ausgeschieden und durch neue ersetzt. Außerdem ermöglichte aber das Entgegenkommen des Verlages die Hinzufügung einer Reihe von anatomischen Bildern, die das Verständnis für das pathologische Geschehen am Auge zu fördern vermögen.

In erster Linie ist die Bearbeitung als Ratgeber für Arzt und Kinderarzt gedacht, doch soll sie nach Wunsch des Verfassers auch dem Augenarzt eine Darstellung des gesicherten Wissens auf dem Gebiete der Kinderaugenheilkunde geben, ohne indessen neueren Fragestellungen aus dem Wege zu gehen.

Hamburg, im Nov. 1926.

Der Verfasser.

Inhaltsübersicht.

A. Allgemeiner Teil.

1. Entwicklung, Bau und Wachstum des Auges.

Entwicklung und Wachstum des Auges stellen zwei wichtige Zeitabschnitte im Aufbau des Sehorgans dar, die beim Menschen im wesentlichen durch die Geburt gegeneinander abgegrenzt sind. Zwar ist einerseits die eigentliche Entwicklung schon vor der zur normalen Zeit erfolgenden Geburt abgeschlossen, und auch bei Frühgeburten trifft man äußerlich anscheinend fertig entwickelte Augen an. Aber auf der anderen Seite ist zur Zeit der Geburt die Rückbildung von Gewebsabschnitten, die nur der fötalen Ernährung des Auges dienen, noch nicht ganz vollendet. Man könnte daher mit demselben Recht, mit dem man die letzte Fötalzeit der Wachstumsepoche zuweisen würde, auch die ersten Wochen des postfötalen Lebens noch der Entwicklungszeit hinzurechnen. Beide Epochen gehen eben unmerklich ineinander über und lassen sich daher am zwanglosesten durch den Zeitpunkt der Geburt trennen. Schließt also die Geburt die fötale und eigentliche Entwicklungsperiode ab, so umfaßt die postfötale Wachstumsperiode nicht nur die ganze Zeit der Kindheit bis zur Geschlechtsreife, sondern eine geringe Größenzunahme findet noch in der zweiten Hälfte des zweiten Lebensjahrzehntes statt.

Über die wichtigsten Tatsachen der Entwicklung hat uns das Sammeln der einzelnen, aufeinander folgenden Entwicklungsstadien und Ausfüllung der Lücken durch die Ergebnisse planmäßig angelegter entwicklungsgeschichtlicher Forschung aufgeklärt.

Die beiden Keimblätter, Ektoderm und Mesoderm, beteiligen sich am Aufbau des Sehorgans, und zwar entspringen Linse, Glaskörper, Netzhaut, Sehnerv und Ciliarnerven sowie der epitheliale Überzug der Bindehaut, Hornhaut, Regenbogenhaut und des Strahlenkörpers einschließlich dem Aufhängebändchen der Linse dem äußeren, alles übrige, also die ganze äußere und mittlere Augenhaut: Hornhaut, Lederhaut und Gefäßhaut dem mittleren Keimblatt. Drei wichtige, zeitlich aufeinander folgende formgebende Momente beherrschen die Entwicklungszeit: die Anlage des lichtempfindenden Apparates, die Anlage der Linse, die Einsprossung und Rückbildung des Mesoderms.

Die erste beim Menschen selbst beobachtete Augenanlage ist das Sehgrübchen, das gegen Ende der zweiten Fötalwoche als Einsenkung an beiden Seiten des vordersten Endes der Markrinne auftritt. Nach Schluß des Markrohrs stellt es die primäre Augenblase dar, die durch den Augenstiel mit dem Markrohr, später mit den Ventrikeln in Verbindung steht. Die Augenblase enthält nun die Bauelemente der späteren Netzhaut, der

Augenstiel die des Sehnerven. Zu Beginn der vierten Woche erfolgt durch Einstülpung die Umwandlung der primären Augenblase zum Augenbecher (sekundäre Augenblase), der nun zwei Zellagen enthält. Aus der äußeren entsteht das Pigmentepithel, aus der inneren die eigentliche Netzhaut durch Zellvermehrung und Vorrücken der Tochterzellen nach innen. In der vierten Woche bildet sich nun vor dem distalen Ende des Bechers aus der Linsenplatte des Ektoderms durch Einstülpung und Abschnürung das **Linsenbläschen.** Es bettet sich zwischen die Ränder des Augenbechers ein und wandelt sich durch Auswachsen der hinteren Epithelzellenlage zu den Linsenfasern zur soliden Linse um.

Linsen-bläschen.

Im dritten und vierten Monat bildet sich durch Aussprossen vom Augenbecherrande aus das Epithel der Iris und des Strahlenkörpers. Auch die Irismuskulatur (Sphincter und Dilatator) entstammt dem Irisepithel, während das Stroma bindegewebigen Ursprungs ist.

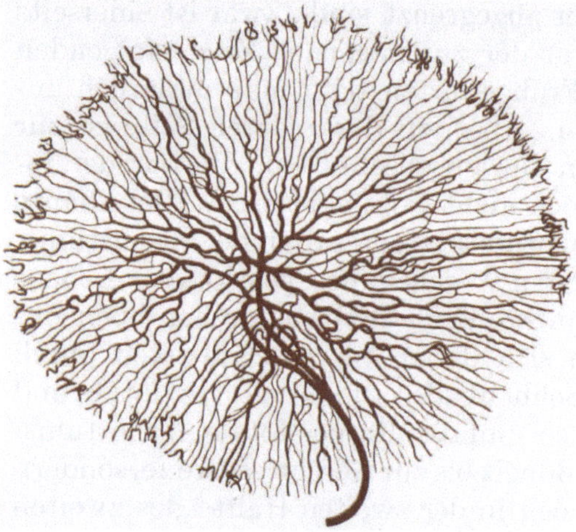

Inzwischen hat sich nämlich nach Abschnürung der Linse zwischen sie und das Ektoderm aus den die ganze Anlage umgebenden Kopfplatten Mesenchymgewebe vorgeschoben, aus dem die **Hornhautanlage** hervorgeht, während die gefäßhaltige **Linsenhülle** (vgl. Abb. 1) und die **Pupillarmembran** sich erst einige Zeit nach der Entwicklung des Descemetschen Endothels aus dem Mesoderm des Becherrandes entwickeln. Beide bilden sich später zurück. Das Auftreten der **Vorderkammer** durch weitere Spaltbildung im Mesoderm ist in den

Abb. 1. Glaskörpergefäße und Tunica vasculosa lentis.

Entstehung der Augen-binnen-räume und der Augen-wandung.

fünften Monat zu verlegen. Noch vor dem Einwuchern des Mesoderms zwischen abgeschnürte Linse und Ektoderm hat sich auch das Eindringen des Mesoderms durch den hinter der Linse gelegenen Teil der Augenspalte in den späteren Glaskörperraum vollzogen. So gliedert sich das umhüllende und eindringende Mesoderm teils in die Abschnitte der **äußeren** (Hornhaut und Lederhaut) und der **mittleren Augenhaut** (Aderhaut und bindegewebiger Anteil der Iris und des Strahlenkörpers), teils in die nur der fötalen Ernährung des Augeninneren dienenden Glaskörpergefäße und die Gefäßhülle der Linse (Tunica vasculosa lentis). (Abb. 1.) Diese Gefäße bilden sich in den letzten Fötalmonaten bis auf unbedeutende Reste an der Papille, der hinteren Linsenfläche und manchmal auch im Gebiet der vorderen Kammer zurück. Während der Rückbildungsvorgänge in der Vorderkammer entsteht auch die Pupille in den letzten Fötalmonaten. Diese Zeit dient nun auch der erheblicheren Größenzunahme des nun angelegten Organs durch Wachstum der Häute und Inhaltzunahme der Binnenräume.

Entstehung der Augen-lider.

Die **Lider** entstehen als Falten der äußeren Haut schon im zweiten Monat, doch erfolgt die Trennung durch die Lidspalte erst im fünften bis sechsten fötalen Monat, so daß bei Frühgeburten die Lider gern noch verwachsen sind.

Das Auge des Neugeborenen unterscheidet sich nun in mehrfacher Weise nicht unerheblich von dem des Erwachsenen. Zunächst natürlich in den Größenmaßen (vgl. Taf. 11, Abb. 1b und 3). Freilich bleiben sowohl die Hornhaut wie die Gebilde der Vorderkammer, die dem Auge äußerlich das Gepräge geben, nicht allzusehr hinter den späteren Größenmaßen des Erwachsenen zurück.

Senkrechter und wagrechter Durchmesser der Hornhaut des Neugeborenen betragen gleichmäßig etwa 10 mm, gegen 11,5 und 11 beim Erwachsenen. Aber die Pfeilachse ist zunächst erheblich kleiner. Sie beträgt beim Neugeborenen im Mittel 17,3 mm, nimmt bis zum fünften Lebensjahre auf etwa 21 mm, bis zum Ende der Kindheit auf etwa $22^1/_2$ mm zu, während das Auge des Erwachsenen eine Achsenlänge von $23^1/_2$ bis 25 mm besitzt.

Da Pfeil-, Stirn- und senkrechter Durchmesser im Neugeborenen- und Kleinkindes-Auge nicht sehr erheblich an Größe voneinander abweichen, ist die Augenform zu dieser Zeit mehr kugelig, während beim größeren Kind durch geringere Größenzunahme des senkrechten Durchmessers schon angenähert die mehr längliche Form des Erwachsenenauges erreicht wird.

Die gesamte Gewicht- und Inhaltzunahme des Auges im postfötalen Leben beträgt ähnlich der des Gehirns nur das etwa $3^1/_4$fache des bei der Geburt erreichten Gewichtes.

Im einzelnen ist hervorzuheben, daß die Bindehaut des Neugeborenen noch keine adenoide Schicht besitzt, woraus sich der Unterschied im Verlauf mancher Bindehautkrankheiten im Säuglings- und im späteren Alter erklärt. Am vorderen Augenabschnitt sind die Dickenunterschiede zwischen Lederhaut-Hornhaut des Kindes und Erwachsenen nicht sehr erheblich, dagegen ist die Lederhaut in der Nähe des Sehnerveneintritts beim Kinde verhältnismäßig stärker. Der Hauptunterschied des Kindes- und des Erwachsenenauges liegt, soweit die äußere Augenhaut in Betracht kommt, in der Abnahme ihrer Dehnbarkeit. Nur im kindlichen Auge führt die Zunahme des Augenbinnendruckes zur gleichmäßigen Dehnung der Augenwand, zum Hydrophthalmus (vgl. Abb. 22, S. 149 und Taf. 11, Abb. 1d und 2).

Sehr auffallend ist der Pigmentmangel der Gefäßhaut. Ihre Chromatophoren bekleiden sich erst im Verlaufe des ersten Lebensjahres mit Pigment. Die Farbe der Regenbogenhaut des Neugeborenen ist aber trotzdem dunkel graublau, weil das wenig entwickelte Stroma das dunkle Pigmentepithel hindurchschimmern läßt. Frühestens in der zweiten Hälfte des ersten Lebensjahres tritt die Braunfärbung der Regenbogenhaut dunkler Augen auf. Ausnahmen von dieser Regel sind sehr ungewöhnlich.

Die Pupille ist beim Neugeborenen recht eng. Auch läßt sie sich im Säuglingsalter schwer erweitern. Im späteren Kindesalter dagegen wird sie gut mittelweit, und es besteht auch ein lebhaftes Pupillenspiel.

Ungewöhnlich groß ist beim Neugeborenen noch die Linse, nachdem sie in der ersten Hälfte der Fötalzeit überhaupt das Augeninnere zum größten Teil ausgefüllt hatte. Denn sie eilt in der Größenentwicklung den übrigen Augenteilen weit voraus. Ihre Form und Krümmung weicht dagegen nach v. Pflugk nur wenig von der des Erwachsenen ab (siehe Taf. 11, Abb. 1b und

Das Auge des Neugeborenen.

Abb. 3). Denn beim Neugeborenen erreicht der Pfeildurchmesser der Linse schon fast den des Erwachsenen, während der Stirndurchmesser noch erheblich kleiner ist. Da das Größenwachstum durch Bildung und Anlagerung weiterer Linsenfasern an die alten am Äquator erfolgt, nehmen senkrechter und Stirndurchmesser im postfötalen Leben erheblich mehr zu als der Pfeildurchmesser. Im Kindesalter fehlt weiter der auffallende Unterschied zwischen zähem Linsenkern und weicher Rinde, da die ältere zentrale Linsenmasse noch nicht durch Flüssigkeitsabgabe so eingedickt ist wie später.

Während die Entfernung vom Sehnerveneintritt bis zur Netzhautmitte beim Neugeborenen die gleiche ist wie im späteren Leben, ist der innere Aufbau der Netzhautmitte noch nicht vollendet, daher ist ihre Leistung noch nicht überwertig gegenüber der der peripheren Abschnitte. Hierin darf man einen der Gründe sehen, warum die Fixation noch dem Auge des Neugeborenen fehlt.

Der Geburtsvorgang kann auch zu Blutungen der Netzhautmitte führen, die nicht immer so harmlos verlaufen wie an weniger bedeutungsvollen seitlich gelegenen Abschnitten der Netzhaut oder am Strahlenkörper (vgl. Taf. 11, Abb. 3). Wahrscheinlich ist die mit Zentralskotom verbundene angeborene Sehschwäche (Amblyopia congenita) nicht selten Folge solcher während der Geburt erworbener Blutungen und folgender Schädigung des Gewebes der Netzhautmitte.

Die Sehnervenfasern erhalten ihre Markscheidenhüllen erst zur Zeit der Geburt, bzw. kurze Zeit nachher. Für die als angeborene Anomalie nicht selten vorkommenden markhaltigen Nervenfasern der Papille und der Netzhaut darf man denselben Zeitpunkt der Entstehung annehmen.

Form und Größe der Augenhöhle sind beim Neugeborenen erheblich anders als beim Erwachsenen. Ein Frontschnitt durch die Augenhöhle stellt beim Neugeborenen nämlich ein lang gestrecktes Oval, beim Erwachsenen annähernd einen Kreis dar. Auch ist die kindliche Augenhöhle verhältnismäßig weniger geräumig, so daß die Augäpfel etwas mehr vorstehen.

Wechselseitige Wachstumsbeziehungen. Wie das Vorhandensein des Augapfels in der Augenhöhle für deren Wachstum wichtig ist, so steht auch das Wachstum des inneren Auges in inniger Beziehung zur Unversehrtheit der inneren Augenhäute besonders der Netzhaut und der Linse. Iridektomierte, extrahierte und discidierte Kaninchenaugen blieben nach *Wesselys* Versuchen entschieden im Wachstum zurück und auch der Vergleich von operierten und nicht operierten menschlichen Schichtstaraugen ergibt, daß nur die letzteren die dem Lebensalter entsprechende Hornhautbreite zeigten, während die operierten Augen im Wachstum zurückgeblieben sind, eine Tatsache, die für die Wahl des Zeitpunktes operativen Einschreitens mit bestimmend ist.

2. Sehenlernen, Blindheit, Vererbung.

Als optisches System ist das Auge bei der Geburt nahezu fertig angelegt, dagegen sind Leitungsbahnen und Sehsphäre im Gehirn noch sehr unfertig. Geistige Verarbeitung und Wahrnehmung des aufgenommenen Bildes fehlen daher noch und müssen erst erlernt werden. Die Augenbewegungen des dem Licht folgenden Kindes sind daher zum guten Teil noch reflektorisch, nicht planmäßig durch einen Willensimpuls geordnet. Erst nach Ausbildung der Großhirnrinde und der Sehsphäre im Hinterhauptlappen sowie der zu ihr führenden Leitungsbahnen erfolgt die geistige Wahrnehmung und Verarbeitung der gewonnenen Bilder. Die Anfänge hierzu lassen sich schon früh wahrnehmen. Beschäftigt man sich mehr mit dem Sehenlernen des Säuglings, so kommt man zu dem Schlusse, daß eine Vermittlung zwischen der nativistischen und empiristischen Anschauungsweise geboten ist. Soweit das Sehen ein physikalischer Vorgang ist, mag es angeboren sein, bei dem viel verwickelteren Vorgang der Wahrnehmung des optisch aufgenommenen Bildes läßt sich, wie *Lohmann* ausführt, die Bedeutung der Begriffsbildung und Erfahrung, kurz des Sehenlernens nicht von der Hand weisen.

Worth beobachtete, daß der Säugling schon wenige Stunden nach der Geburt im dunklen Zimmer das zurückgeworfene Licht einer Kerze „fixiert", womit wohl ein gewisser Grad von Sehschärfe und von Übergewicht der Netzhautmitte erwiesen ist. Aber erst nach einigen Wochen wird das Licht mit dem einen oder andern Auge für einige Sekunden fixiert, nach fünf bis sechs Wochen mit beiden Augen, doch ist die doppeläugige Fixation auch jetzt noch nicht so sicher entwickelt wie später.

Nach *Stern* muß man beim Sehenlernen der Kinder den „Nahraum" und den „Fernraum" unterscheiden. Der Nahraum besteht aus einer Halbkugel, die sich um den Kopf als Zentrum mit einem Radius von $1/_3$ Meter beschreiben läßt. Das Kind greift erst nach Gegenständen, die es innerhalb dieser Greifweite auch wirklich erreichen kann, es greift aber nicht nach unerreichbaren Dingen. Die „Ausdrucksbewegung des Langens" darf nach *Stern* nicht mit der „Zweckbewegung des Greifens" verwechselt werden. Der Fernraum tritt erst in den Bereich des kindlichen Fassungsvermögens, wenn das Kind durch eigene Bewegung sich in ihm umsieht.

Herings nativistische Anschauung, nach der das Einfachsehen ebenso wie das raumhafte Sehen angeboren ist, mag noch so gut begründet sein, um die Tatsache kommt auch sie nicht herum, daß der Mensch zum Unterschiede von vielen Tieren im hilflosen Zustande geboren wird und nicht nur den Gebrauch seiner Gliedmaßen, sondern auch den seines hochwertigsten Sinnesorgans in jahrelanger Übung erst erlernen muß. Gewiß ist, wie *Lohmann* ausgeführt hat, die Anlage des Auges mit seinen zentralen Verknüpfungen ebenso wie die an das binokulare Sehen geknüpfte Möglichkeit räumlichen Empfindens notwendig als angeboren anzunehmen. Die Fähigkeit des räumlichen Empfindens macht sich aber erst geltend, wenn das Kind gelernt hat, alle Sinneseindrücke einheitlich körperlich und mit dem Bewußtsein der Zugehörigkeit und Nichtzugehörigkeit zum eigenen Körper aufzufassen. Und daß dies erst der Fall sein kann, wenn das Großhirn entschieden weiter in seiner Entwicklung vorgeschritten ist, als es beim Neugeborenen der Fall ist, liegt auf der Hand.

Wie so viele andere geistige Leistungen bringt das Kind auch die Anlagen zur richtigen Farbenempfindung mit, die Farbenbenennung muß dagegen erst erlernt und geübt werden. Schwarz, Weiß, Gelb und Rot werden zuerst richtig benannt, wenn Grün und Blau noch Schwierigkeiten machen. Die Fehler bei der Farbenbenennung fallen um so geringer aus, je höher der bei der Prüfung ermittelte Grad der Intelligenz ist (*Warburg*).

Da das Sehvermögen der angeboren Blinden und der Früherblindeten nach Operation in mancher Beziehung dem Sehenlernen des Kindes zu vergleichen ist, sei hier kurz der angeborenen und früh erworbenen Blindheit gedacht.

Die Grenze zwischen der angeborenen und früh erworbenen Blindheit wird nicht immer scharf gezogen. Ein Kind mit Pigmententartung der Netzhaut bringt z. B. die Anlage zur Blindheit mit auf die Welt, wie unter anderm die schon früh auftretende Nachtblindheit zeigt. Völlige oder nahezu völlige Erblindung tritt aber erst in späteren Jahren ein. Andererseits wird Blindheit z. B. durch die Folgen der Augeneiterung der Neugeborenen manchmal so frühzeitig erworben, daß diese Blindheit vom Standpunkt des Psychologen der angeborenen gleichgestellt werden kann. Auch ist besonders bei psychologischen Studien scharf zwischen wirklicher Blindheit (= Amaurose) bzw. dieser nahe kommender höchstgradiger und nicht zu beseitigender Sehschwäche einerseits und starker Herabsetzung der Sehkraft andererseits zu unterscheiden.

Faßt man den Begriff der angeborenen Blindheit eng im Sinne dieser Darlegungen, so ist sie glücklicherweise recht selten. Entartungen der Netzhaut und des Sehnerven infolge familiärer und ererbter Anlagen (siehe S. 160) oder infolge von angeborener Syphilis sind hier auf der einen, Frühformen des Hydrophthalmus und schwere Mißbildungen wie Mikrophthalmus und Anophthalmus auf der anderen Seite zu nennen.

Angeborene Seh-schwäche. Angeborene Sehschwäche beruht in erster Linie auf Trübungen der brechenden Mittel, z. B. Trübungen der Hornhaut bei fötaler parenchymatöser Entzündung auf der Grundlage der angeborenen Lues oder bei angeborener Defektbildung der Descemetschen Membran. Viel häufiger sind aber die angeborenen Stare. Bei Kindern mit angeborenem Totalstar kommen die Verhältnisse der angeborenen Blindheit noch am nächsten, und an ihnen wurden nach der Operation gewöhnlich die Untersuchungen über das Sehenlernen Blindgeborener angestellt. Die sog. kongenitale Amblyopie (S. 4) ist fast stets einseitig und kann daher hier außer Betracht bleiben.

Blindheits-ursachen im Kindesalter. Die Ursachen der erworbenen Blindheit sind sehr verschieden nach dem Alter des Kindes. Im eigentlichen Säuglingsalter stehen Hornhautgeschwüre infolge Augeneiterung wohl überall an erster Stelle. Keratomalacie tritt schon deshalb erheblich zurück, weil die Kinder meist zugrunde gehen. Wo Pockenepidemien noch vorkommen, stellt die Variola auch einen erheblichen Prozentsatz. Auch die Augendiphtherie ist eine häufige Ursache früh erworbener Blindheit. Außer diesen schon das Säuglingsalter bedrohenden Ursachen der Blindheit kommen für die ersten Lebensjahre vor allem die Hornhautgeschwüre bei skrofulöser Hornhautentzündung bösartigen Verlaufs, weiter die Erblindungen nach akuten Infektionskrankheiten in Betracht, und zwar entweder durch Sehnervenerkrankung oder durch metastatische Ophthalmie (Pseudogliom), letzteres besonders bei Meningitis cerebrospinalis.

Je älter die Kinder, um so zahlreicher die Ursachen der Blindheit. Neben parenchymatöser und tuberkulöser Hornhautentzündung und Trachom sind Hydrophthalmus, Glaukom und Tabes der Kinder und vor allem die Verätzungen und Verbrennungen, schließlich als Folge der verschiedenartigsten Verletzungen die sympathische Ophthalmie zu nennen.

Eine möglichst frühzeitige Untersuchung der sehschwachen und blinden Kinder ist geboten behufs Feststellung der Ursachen und der vielleicht noch möglichen Behandlungsart sowie behufs Anmeldung für die geeigneten

Erziehungsanstalten. Der Blindenanstalt sind die Kinder nur zu überweisen, wenn völlige Blindheit vorliegt, oder wenn die nicht mehr zu beseitigende Sehschwäche so hochgradig ist, daß der Blindenunterricht mit seiner Ausnutzung des Tast- und Gehörsinns entschieden bessere Ergebnisse zeitigen wird als die Ausnutzung des Sehrestes. Für den gewöhnlichen Schulbesuch sind aber manche sehschwache Kinder, deren noch vorhandener Sehrest sie doch von der Blindenanstalt ausschließt, auch nicht geeignet. Für sie kommt die Unterbringung in einem Krüppelfürsorge- und Erziehungsheim in Betracht.

Am schwierigsten gestaltet sich der Unterricht für die gleichzeitig des Gehörs- und des Sehvermögens Beraubten. Anstalten für deren Erziehung sind das Taubblindenheim in Nowawes bei Potsdam sowie die Sonderschule in Vennersborg in Schweden.

Was nun das Sehenlernen der Blindgeborenen und Früherblindeten anlangt, so ist zunächst zu berücksichtigen, daß es sich um eigentlich Blinde im strengeren Sinne niemals handelt, und daß selbst die wegen angeborenen Totalstars Operierten schon vor der Operation vermittelst des Sehorgans Eindrücke empfangen haben, die der wirklich Blinde niemals erhält. Die Beobachtungen betreffen also in erster Linie die Erlernung bzw. das Erwachen des psychischen Sehens. Denn der Unterschied gegenüber dem Sehenlernen des Neugeborenen beruht hauptsächlich darauf, daß beim operierten „blind"geborenen Kind die Leitungsbahnen im Gehirn schon ausgebildet sind. Der Zustand ähnelt ungefähr der Seelenblindheit. Für die Deutung der Seheindrücke werden geraume Zeit die bis dahin benutzten Tasteindrücke zu Hilfe genommen. Je länger der Tastsinn die Führung bei der Vorstellungsbildung gehabt hatte, um so länger pflegt es auch zu dauern, bis der Operierte die gewonnene Sehkraft richtig ausnutzt. Schnell werden die Farben wahrgenommen, die ja mit dem Licht schon vor der Operation dem Kinde bekannt geworden sind. Dagegen bereiten Formdeutung und Entfernungsschätzen große Schwierigkeiten.

Gelegentlich ist auch beobachtet worden, daß Kinder das schon erlernte Sehvermögen wieder verlernt haben, z. B. nach langdauernder skrofulöser Ophthalmie oder nach erworbenem Starleiden. Auch dann dauert es einige Wochen, bis das wieder hergestellte Sehorgan die Führung in der Außenwelt wieder einnimmt.

Eine doppelseitige Abstumpfung der Netzhaut durch Nichtgebrauch ist nicht zu befürchten. Man wartet daher auch beim angeborenen Totalstar mit der operativen Behebung des Zustandes, bis das Allgemeinbefinden des Kindes die Operation ohne weiteres gestattet. Ein allzulanges Hinausschieben, etwa über das zweite Lebensjahr hinaus unter Berücksichtigung der Erfahrungen *Wesselys* betreffend den Einfluß der Linse auf das Wachstum des Auges, ist aber auch nicht richtig, weil die starige Linse des Kindes nicht zu wachsen pflegt, sondern umgekehrt durch Aufsaugung sich eher verkleinert, so daß ihr kaum ein wachstumregelnder Einfluß zugeschrieben werden kann; die geistige und körperliche Förderung des Kindes durch die Operation darf daher als wichtigste Anzeige zum Eingreifen angesehen werden (vgl. S. 141).

Schon lange ist bekannt, daß zahlreiche Augenkrankheiten erblich auftreten. Auch sind die diesbezüglichen Kenntnisse Ende des vergangenen

Jahrhunderts vielfach erweitert worden, z. B. durch die Arbeiten *Nettleships*. Indessen ein tieferes Eindringen in das Gebiet der erblichen Augenkrankheiten war erst möglich, als man begann, die *Mendel*schen Regeln auch auf die menschliche Erblichkeitsforschung anzuwenden. Hatten vorher besonders die Verhältnisse die Aufmerksamkeit auf sich gelenkt, die sich aus der Blutsverwandtschaft der Eltern ergaben und die für gewisse Netzhaut- und Sehnervenleiden auch für die Farbenblindheit sich bedeutungsvoll erweisen, so rückten nun zahlreiche andere Fragestellungen in den Vordergrund. Das wichtigste Ergebnis ist besonders die durch *Steigers* Arbeiten gewonnene Erkenntnis des Brechzustandes des Auges als einer erblich bedingten Eigentümlichkeit. Bis dahin waren nur die höchsten Grade der Übersichtigkeit und Kurzsichtigkeit als erblich bedingt angesehen worden, und die Myopieforschung stand fast ganz im Banne der Annahme einer Schul- und Arbeitskurzsichtigkeit. In wie hohem Maße hier die Erkenntnisse der Erblichkeitsforschung Einfluß auf Fragen der Behandlung, der Verhütung und der Schulgesundheitspflege gewinnen mußten, liegt auf der Hand und soll hier nur angedeutet werden (vgl. S. 191).

Die große volkswirtschaftliche Bedeutung der Erblichkeitsforschung beruht ja nun darauf, daß sie nicht nur den Ursprung vieler Krankheitszustände aufdeckt, sondern daß sie auch für Krankheitserkennung, Verhütung und Behandlung nutzbar gemacht werden kann. So hat sie, wie sonst in der Konstitutionspathologie, auch für die Augenheilkunde den Beweis erbracht, daß vielfach die Anlage zu berücksichtigen ist, wo man früher nur die Umwelt beschuldigt hatte. Daß die angeborene Anomalie nicht schlechtweg mit der erblichen gleichgestellt werden darf, liegt auf der Hand. Abgesehen von der angeborenen Syphilis hat man dies z. B. bei den angeborenen Staren zu berücksichtigen, die sowohl erblich als auch im Mutterleibe erworben auftreten können, z. B. durch Nährschaden (siehe S. 139).

Recessive geschlechtsgebundene Vererbung. Bei den Anomalien des Auges kommt sowohl der dominante wie der recessive, auch geschlechtsgebundener Erbgang vor, ja sogar der wesentlichste Teil der vererbbaren geschlechtsgebundenen Anomalien des Menschen betrifft das Auge, nämlich die Rotgrünblindheit, die familiäre Sehnervenentartung, die erbliche Form der Nachtblindheit mit Kurz- und Schwachsichtigkeit, das Augenzittern mit Schwachsichtigkeit und Albinismus und das Riesenauge (Gigantophthalmus). Diese folgen also, von Ausnahmen abgesehen, auf die *Fleischer* hingewiesen hat, dem *Horner-Bollinger*schen Typus der indirekten Vererbung mit Überspringen einer Generation: die Krankheitsanlage wird von kranken Männern durch gesunde Konduktorentöchter auf die männlichen Enkel übertragen.

Ausnahmen von der Regel kommen vor, so ist es längst bekannt, daß auch Frauen rotgrünblind sein können, wenn auch 10 mal seltener als die Männer. Auch sollen von kranken Müttern die Störungen auf alle Söhne übertragen werden, während die Konduktorenmütter sie nur auf einen Teil der Söhne übertragen. Schließlich kommt auch Übertragung vom kranken Vater auf den Sohn vor.

Dominante Vererbung. Dominantem Erbgang folgen die Nachtblindheit, die Spaltbildungen oder Kolobome, manche Starformen, von äußeren Augenerkrankungen die knötchen- bzw. punktförmige und gittrige Entartung der Hornhaut, Ptosis und Distichiasis. Auch Glaukomfamilien sind bekannt, bei denen jede Generation betroffen ist und gerade in den späteren Generationen schon die Kinder erkranken.

Folgen der Blutsverwandtschaft sind vor allem Erkrankungen degenerativen Charakters. Dabei hat erst die moderne Erbforschung überzeugend entwickelt, daß die Blutsverwandtschaft an sich das Auftreten dieser Erkrankungen nicht begünstigt, sondern die Wahrscheinlichkeit des Zusammentreffens recessiv vererbter Krankheitsgene ist bei den Ehen zwischen Blutsverwandten naturgemäß erheblich größer als in anderen Ehen. Die Erbanlage wird dann homozygotisch, die zusammenkommenden recessiven Gene der Eltern führen zur manifesten Erkrankung der Nachkommen dann ebensogut, wie wenn die entsprechenden Gene zufällig in einer Ehe Nichtblutsverwandter zusammentreffen. So erklärt es sich, daß bei dem Augenleiden, das am häufigsten bei Blutsverwandtschaft beobachtet wird, bei der Pigmententartung der Netzhaut, doch wieder in zahlreichen Fällen (70 bis 75 Proz.) Blutsverwandtschaft nicht nachweisbar ist. Auch wenn man berücksichtigt, daß die Blutsverwandtschaft in einem Teil der Fälle unbekannt geblieben sein mag, wird sich dies Zahlenverhältnis doch nicht sehr erheblich ändern. Außer bei den verschiedenen Formen der Pigmententartung der Netzhaut (siehe S. 159) findet man Blutsverwandtschaft verhältnismäßig häufig beim Albinismus, bei der an sich sehr seltenen totalen Farbenblindheit (Daltonismus), bei der familiären amaurotischen Idiotie und der Myopia permagna (*Beckershaus*). Und zwar liegt vorwiegend recessive Erbfolge vor, bisweilen aber auch dominant-merkmaliger Erbgang.

Manche der genannten vererbbaren Anomalien zeigen sich schon bei der Geburt, z. B. die Mißbildungen, andere schon in frühem kindlichen Alter, z. B. die Pigmententartung, die Gliome, wieder andere erst zur Zeit der beginnenden Geschlechtsreife, z. B. erbliche Sehnervenentartung und die Entartung der Netzhautmitte, andere dagegen, z. B. die Hornhautentartung werden nicht selten erst im späteren Lebensalter offenbar und machen sich in der Kindheit noch keineswegs bemerkbar.

3. Die Untersuchung des kindlichen Auges.

Besondere Kranke erheischen auch in manchen Punkten besondere und abweichende Untersuchungsmethoden. Man tut gut daran, dies bei Untersuchung augenkranker Kinder zu berücksichtigen. Man suche das Zutrauen des Kindes zu gewinnen und bemühe sich, lediglich durch Besichtigung ohne Betastung so weit zu kommen wie nur irgend möglich. Erst zum Schluß verschafft man sich dann über diesen oder jenen unklar gebliebenen Teil des Befundes durch Betastung oder durch sanfte Öffnung der Lidspalte Gewißheit. Auch erzwinge man nicht, alles auf einmal zu übersehen. Die Anwendung von Gewalt rächt sich, indem das Kind bei späteren Untersuchungen widerspenstig wird, während liebevolles Eingehen auf die verängstigte oder verschüchterte Kindesseele sich von selbst belohnt, indem bei den nächsten Untersuchungen das zutraulich gewordene Kind gutwillig zeigt, was vorher nicht zu erzwingen war.

Das Gesagte gilt z. B. im weitesten Sinne für die skrofulöse Ophthalmie, bei der so häufig Lichtscheu und Lidkrampf, nicht selten aber auch schlechte elterliche Erziehung die Besichtigung außerordentlich erschweren. Hier kommt man am besten zum Ziel, wenn man die Eltern nach Erhebung der Vorgeschichte fortschickt, das Kind mit dem Rücken gegen das Licht setzt und mit ihm plaudernd sein Zutrauen zu gewinnen sucht. Gelingt es dann vielleicht noch, einen leicht erwärmten Tropfen einer 2 proz. Cocain- oder Novocainlösung einzuträufeln, ohne die Lider viel zu berühren, so ist die genaue Besichtigung nachher oft ganz gut möglich. Auch verzichte man bei heftigem Widerstreben des Kindes darauf, die ganze Bindehaut und Hornhaut durch Abziehen beider Lider auf einmal zu übersehen. Ein sanftes Abziehen des unteren und des oberen Lides nacheinander führt oft besser zum Ziele. Hierbei ist jeder Druck auf das Auge zu vermeiden, da bei schweren Erkrankungen ein ungeschickt ausgeübter Druck Hornhaut- geschwüre zum Durchbruch, die Linse zum Austritt, Iris und Glaskörper zum Vorfall bringen kann, womit das Schicksal des Auges oft besiegelt ist.

Äußere Unter- suchung des Säuglings- auges. Immerhin kommen Fälle äußerer Augenerkrankungen auch im Kindes- alter vor, bei denen genaueste Besichtigung schon zu Beginn der Behand- lung unerläßlich ist. In erster Linie ist hier an die Augeneiterung und die Hornhauterweichung der Säuglinge zu denken. Man führe den Widerstand des Kindes auf das erträgliche Mindestmaß zurück.

Das geschieht am besten so, daß der sitzende Arzt den Kopf des liegenden Kindes gepolstert zwischen die Knie nimmt, während die Pflegerin, dem Arzte gegenübersitzend, den gewickelten Säugling hält, bei größeren Kindern, bei denen der Widerstand ja meistens viel erheblicher ist, beide Hände hält und die Beine zwischen ihrem linken Oberarm und Brust einklemmt. Gelingt die Besichtigung dann bei Öffnen der Lidspalte vermittelst Fingerzug noch nicht, so wird sie nötigenfalls dadurch ermöglicht, daß die *Desmarres*schen Lidhaken (Taf. 25, Abb. 5) eingesetzt werden. Zuerst am Oberlide, indem der freie Lidrand mit dem Zeigefinger abgezogen und nun das gebogene Ende des Hakens um den freien Lidrand herum in den Zwischen- raum zwischen Lid- und Augenoberfläche eingeführt wird. In ähnlicher Weise wird am unteren Lide verfahren, wobei sanfter Zug nur am Lide in Richtung auf den Augenhöhlenrand ausgeübt werden darf, während jeder Druck auf das Auge pein- lichst vermieden werden muß.

Seitliche Be- leuchtung. Beim größeren Kinde wird die genauere Betrachtung und Absuchung des vorderen Augenabschnittes durch die seitliche Beleuchtung sehr erleich- tert, bei der das Licht einer geeigneten Lichtquelle auf den vorderen Augenabschnitt durch Linse gesammelt wird. Die in Abb. 31, S. 220 wiedergegebene Lupe empfiehlt sich hierzu besonders; da sie die Finger beider Hände völlig frei läßt, eignet sie sich vor allem auch zur Benutzung bei der Fremdkörperentfernung.

Augen- spiegelunter- suchung. Gilt das Gesagte für die Untersuchung des vorderen Augenabschnittes, also für die äußeren Augenerkrankungen in erster Linie, so erfordert auch die Untersuchung des Augenhintergrundes besondere Maßnahmen, die teils durch die Unruhe, teils auch durch die mangelhafte Erweiterungsfähigkeit der Pupille des Säuglings geboten sind. Gewiß wird die ophthalmoskopische Erkennung einer angeborenen Augenhintergrunderkrankung oder eines Glioms bei ruhig gearteten Kindern oft möglich sein, wenn eine Hilfsperson das Kind auf den Schoß nimmt, den Kopf an ihre Schulter anlehnen läßt. Die nötige Augenrichtung läßt sich durch Vorhalten der Uhr erreichen. Aber ebensohäufig kommt man in dieser Weise nicht zum Ziel, besonders wenn eine verantwortungsreiche Hintergrunduntersuchung vorzunehmen ist, z. B.

die genaue Untersuchung des zweiten Auges auf Gliomverdacht. Hier wird sich die Narkose bzw. der Rausch oft nicht vermeiden lassen.

Die neueren Fortschritte in der Untersuchungsmethodik des äußeren und des inneren Auges lassen sich auch schon für das größere Kind ausnutzen. Für die Erkrankungen des äußeren Auges kommt hier in erster Linie die Spaltlampenuntersuchung, für den Augenhintergrund die stereoskopische Untersuchung mit dem *Gullstrand*schen Augenspiegel und die Untersuchung im rotfreien Licht in Betracht, mit denen teils die Früherkennung wichtiger Hintergrunderkrankungen wie der Stauungspapille, teils das Studium feinerer Veränderungen an der Netzhaut wesentlich gefördert werden kann.

Über die Funktionsprüfung bei Kindern des noch nicht schulpflichtigen Alters siehe S. 191.

Quellenverzeichnis:

Worth, Das Schielen. Deutsch von Oppenheim. Berlin, Springer 1905. — *Stern*, Zeitschrift f. angewandte Psychologie. — *Warburg*, Münchener med. Wochenschrift. 1909. — *Wessely*, Münchener med. Wochenschrift 1909 Nr. 44. — *Lohmann*, Die Störungen der Sehfunktionen. Leipzig, Vogel 1912. — *Nettleship*, Transactions of the ophthalmol. soc. 1909 und The royal London oph. hosp. reports 1914. — *Fleischer*, 42. Versammlung der Heidelberger ophth. Gesellschaft. 1920. — *Beckershaus*, Klin. Monatsbl. f. A. 1924.

B. Besonderer Teil.

I. Die Erkrankungen der Bindehaut und der äußeren Augenhaut.

1. Die Erkrankungen der Bindehaut.

An der Bindehaut werden drei Abschnitte unterschieden, die Lidbindehaut oder Conj. palpebralis, die Übergangsfalte oder Conj. fornicis und die Augapfelbindehaut oder Conj. bulbi. Da das Hornhautepithel entwicklungsgeschichtlich als Fortsetzung der Bindehaut anzusehen ist, wird es auch als Bindehautblatt der Hornhaut bezeichnet. Kenntnis dieses Zusammenhangs ergibt das Verständnis für die vielfachen Beziehungen der Bindehauterkrankungen zu oberflächlichen Hornhauterkrankungen.

Die Conj. tarsi liegt unverschieblich und durchsichtig dem Lidknorpel auf und läßt daher diesen sowie die Meibomschen Drüsen deutlich durchschimmern. Die Schleimhaut unter dem geschichteten Zylinderepithel der Lider ist von adenoider Beschaffenheit, enthält also zahlreiche Lymphocyten, doch bildet sich dieser beim Neugeborenen noch nicht vorhandene Zustand erst im Verlauf der ersten Lebensjahre aus, woraus sich der verschiedene Ablauf mancher Erkrankungen im Säuglings- und im späteren Lebensalter erklärt.

In der Übergangsfalte ist die Bindehaut nur ganz locker mit ihrer Unterlage verbunden. So gewährleistet dieser faltige Übergangsteil zwischen Lid- und Augapfelbindehaut die Selbständigkeit der Lid- und Augenbewegungen, die daher bei Verkürzung und Schrumpfung dieses Bindehautabschnittes beeinträchtigt werden. Die Bindehaut der unteren Übergangsfalte bekommt man leicht als mehr oder weniger vorspringenden blutreichen Wulst zu Gesicht, wenn man das untere Lid abzieht und gleichzeitig nach oben blicken läßt. Um die obere Übergangsfalte zu sehen, muß man das Lid stark nach unten und vom Augapfel abziehen und zugleich die Haut unterhalb der Augenbraue mit einem Stäbchen nach unten drängen, bis sich die Übergangsfalte vorwölbt.

An der Augapfelbindehaut unterscheidet man die Conjunctiva sclerae und die schon erwähnte Conjunctiva corneae. Die Conjunctiva sclerae ist gut verschieblich gegen die unter ihr liegende Lederhaut, doch nimmt diese Verschieblichkeit von der Übergangsfalte zum Hornhautrande hin ab, wo der Limbus conj. mit dem episcleralen Gewebe fester verbunden ist. Die halbmondförmige Falte, Plica semilunaris, am inneren Augenwinkel stellt ein Überbleibsel des dritten Lides, der Nickhaut der Tiere dar, ein wenig einwärts von ihr liegt eine kleine warzenähnliche Erhabenheit, die Tränencarunkel.

Die Blutversorgung der Bindehaut des Oberlides geschieht durch zwei Gefäßbogen. Der obere, der Arcus tarseus sup., verläuft etwas oberhalb vom oberen Tarsusrand, und seine Gefäßzweige treten von hier durch die Tarso-Orbitalfascie zur Bindehaut. Der Arcus tarseus inferior liegt der vorderen Knorpelfläche, nahe dessen unterem Rande auf. Seine Gefäßäste durchbohren den ganzen Knorpel und verbreiten sich auf der Knorpelbindehaut in einer Furche, die als Sulcus subtarsalis bezeichnet wird. Die Blutversorgung des Unterlides und seiner Bindehaut geschieht durch einen arteriellen Gefäßbogen.

Die Bindehaut des Augapfels erhält ihre Blutversorgung aus zwei verschiedenen Gefäßbezirken, nämlich durch die hinteren Bindehautgefäße aus der Übergangsfalte, sodann durch besondere in den geraden Augenmuskeln unter die Bindehaut herantretende Gefäßzweige aus den vorderen Ciliargefäßen, die dann nach Abgabe von Zweigen zum Randschlingennetz durch die Lederhaut sich in die Tiefe senken, um die Gefäßhaut zu erreichen.

Die doppelte Versorgung der Bindehaut mit Blutgefäßen erklärt das verschiedene Aussehen der Bindehaut bei vorwiegender Überfüllung des conjunctivalen oder des ciliaren Gefäßsystems. Im ersteren Falle liegt die hochrote conjunctivale Rötung durch Füllung der gröberen und feineren hinteren Bindehautgefäße vor, die für die akute Bindehautentzündung charakteristisch ist (Taf. 1, Abb. 1). Die Entzündungen der Hornhaut und der vorderen Gefäßhaut sind dagegen durch die ciliare Rötung gekennzeichnet, deren Farbton rosenrot oder violettrot ist, und die den Hornhautrand umsäumend angeordnet ist, während bei der conjunctivalen Injektion die pericorneale Zone am wenigsten in Mitleidenschaft gezogen ist. Diese tiefer liegenden, aus dem vorderen Ciliargefäßsystem stammenden Gefäßchen geben eine mehr diffuse Rötung, auch sind die Gefäße gegen die Unterlage nicht verschieblich, wie das für die Gefäße bei der conjunctivalen Rötung gilt.

a) Die Entzündungen der Bindehaut.

Für die Pathologie ist die Nachbarschaft zur angrenzenden Lidhaut und zu den Schleimhäuten des Tränenschlauches und der oberen Luftwege von Bedeutung. So führt eine länger dauernde Bindehautentzündung fast stets zu Lidentzündung, zur primären Blepharitis gesellt sich zum mindesten eine Hyperämie der Lidbindehaut, und einseitige Blepharo-Conjunctivitis ist ein Hauptsymptom der Tränenschlaucherkrankungen. Die akuten Infektionen der Halsorgane verlaufen nicht selten unter Beteiligung der Bindehaut. Am sinnfälligsten sind diese Beziehungen bei der Diphtherie, besonders der Nasen-Rachen-Diphtherie. Aber auch bei anderen Erkrankungen, von denen Lupus, Trachom und Heufieber besonders genannt seien, greift die Affektion von einer Schleimhaut auf die benachbarte über, oder beide sind gleich empfindlich für die einwirkende Schädlichkeit. Bekannt sind weiter die engen Beziehungen zur Pathologie der Schleimhaut der Geschlechtsorgane, ist doch der Gonococcus der gefährlichste Keim für die Bindehaut, während das Bacterium coli, gleichfalls nicht selten während der Geburt auf die Bindehaut verschleppt, weniger heftige Entzündungen hervorruft.

Die äußere Ansteckung des Bindehautsackes von der Nachbarschaft her oder durch direkte Verunreinigung mit Ansteckungsstoff spielt also in der Pathologie der Bindehautentzündungen die größte Rolle. Demgegenüber treten metastatische Vorgänge entschieden zurück. Zwar kommen zweifellos endogene Entzündungen bei und nach manchen Infektionskrankheiten wie Influenza, Pneumonie, Typhus, Ruhr vor, doch sind sie nicht nur seltener, sondern sie verlaufen auch milder, da die Giftigkeit der Keime für die Bindehaut im Blutkreislauf erheblich abgeschwächt wird. Am deutlichsten ist dies Verhalten beim Gonococcus ausgeprägt, der bei Übertragung von außen her schwere Eiterung, auf dem Blutwege dagegen eine nicht besonders lebhafte Bindehautentzündung hervorruft. Aber auch die so häufige Masernconjunctivitis ist als ein metastatisch-exanthematischer Prozeß aufzufassen.

Auch die Einflüsse der Umwelt spielen bekanntlich in der Pathologie der Bindehautentzündung eine erhebliche Rolle. Für das kindliche Alter kommt hier weniger Wind und Wetter, Staub und Rauch als die verunreinigte Luft in überfüllten Schulräumen in Betracht, deren Einwirkung wohl in Beziehung zu der im Kindesalter so häufigen Follikelbildung der Bindehaut steht. Schließlich ist hier auch des Einflusses der an ultravioletten Strahlen besonders reichen natürlichen und künstlichen Lichtquellen zu gedenken, denn bei der durch die winterliche Hochgebirgsstrahlung, durch künstliche Höhensonne oder durch den Lichtbogen bei Kurzschluß erzeugten Ophthalmie stehen die Krankheitszeichen von seiten der Bindehaut im Vordergrund.

Die Bindehaut des Kindes reagiert auf eine Reihe von Entzündung erregenden Schädlichkeiten in anderer Weise als die des Erwachsenen. Besonders gilt dies für chronische Schädlichkeiten. Während der akute Bindehautkatarrh beide Altersstufen annähernd gleich häufig und gleichartig befällt, findet sich ein chronischer Bindehautkatarrh bei Kindern viel seltener, statt dessen kommt es unter Einwirkung derselben Schädlichkeiten, die beim Erwachsenen chronische Katarrhe und Hyperämien erzeugen, zu Follikelbildungen, die sich beim Erwachsenen nur ausnahmsweise, jedenfalls viel seltener als beim Kinde zeigen. Der Grund für dies abweichende Verhalten liegt zweifellos in der Neigung des kindlichen Organismus zu lymphatischen Prozessen. Weiter neigt die Bindehaut des Kindes viel mehr als die des Erwachsenen zum Aufschießen phlyctäneartiger Gebilde, die in erster Linie, aber doch nicht ausschließlich bei Skrofulose, sodann bei Acne und anderen Erkrankungen auftreten.

Bakteriologische Befunde. Schon bald nach der Geburt enthält die Bindehaut Schmarotzer. Die wichtigsten von ihnen sind die Xerose- oder Pseudodiphtheriebacillen (Taf. 2, Abb. 3) und die Staphylokokken, weniger häufig findet man Sarcinen. Diese Keime kommen im allgemeinen als Erreger von Bindehautentzündungen nicht in Betracht, aber bei anderweitigen Conjunctivitiden können sie reichlich wuchern, und bei Verletzungen oder Operationen ins Augeninnere gelangt, können sie hier sich auch krankheiterregend erweisen.

Pneumokokken (Taf. 2, Abb. 2) und Streptokokken finden sich auf der normalen Bindehaut viel seltener, dagegen sind sie häufig die Erreger akuter Bindehautentzündungen, besonders auch solcher, die in Form von kleinen Epidemien auftreten. Daneben sind als Erreger der akuten Bindehautentzündung der Koch-Weeks'sche und der Influenzabacillus, Bact. coli und Bac. subtilis zu nennen. Der häufigste Erreger der chronischen Bindehautentzündung mit Lidrandbeteiligung ist der *Morax-Axenfeld*sche Diplobacillus (Taf. 2, Abb. 1).

1. Die akute Bindehautentzündung.

Infektiöse Bindehautentzündung. Nach kurzer Inkubationszeit rötet sich zunächst unter Jucken, Brennen und Fremdkörpergefühl die Bindehaut der Lider und der Übergangsfalte, schnell greift die Infektion aber auch auf die Augapfelbindehaut über. Die Lider selbst röten sich und schwellen leicht an, auch wird die Augapfelbindehaut bisweilen durch Ödem leicht abgehoben. An den Lidrändern und Winkeln sammelt sich dünnflüssig-schleimige Absonderung an, so daß die Lider nachts zukleben. Zu diesen regelmäßig vorhandenen Krankheitszeichen kann in schweren Fällen Pseudomembranbildung auf der Lidbindehaut und

Entwicklung kleiner von Flüssigkeit erfüllter Bläschen am Limbus conj. hinzutreten, wie sie besonders *Morax* bei der *Koch-Weeks*-Entzündung beschrieben hat. Kleine Blutaustritte unter die Bindehaut kommen sowohl bei der Pneumokokken- wie der *Koch-Weeks*-Bazillen-Conjunctivitis vor. Diese beiden Erreger führen auch in den schwersten Fällen zur Bildung eitriger Absonderung. Man trifft diese Erreger in der Regel bei seuchenartig auftretenden Bindehautentzündungen an. Für Mitteleuropa kommt vor allem der Pneumococcus in Betracht und gerade Kinder werden am häufigsten befallen, während die *Koch-Weeks*-Entzündung mehr in den östlichen Mittelmeerländern zu Hause ist und vorwiegend Erwachsene befällt.

Als Begleiterscheinung der akuten Bindehautentzündung treten nicht selten Randgeschwüre der Hornhaut auf, die dem Limbus entlang perlschnurartig angeordnet sind, selten zusammenfließen und besonders bei Kindern gutartigen Verlauf zu nehmen pflegen, d. h. oberflächlich und randständig bleiben. Auch die Nasenschleimhaut beteiligt sich oft an der Entzündung.

Der Krankheitsablauf nimmt im allgemeinen acht bis vierzehn Tage, selten länger in Anspruch, doch kommt bei *Koch-Weeks*-Entz. auch längere Dauer vor. Die Pneumokokkenconjunctivitis fällt oft kritisch ab (*Axenfeld*). Bei längerer Dauer ist auch an die Möglichkeit eines akut einsetzenden Trachoms zu denken. Bei besonders lebhafter Schwellung der Übergangsfalten springen diese als pralle Wülste gegen den Bindehautsack vor. Man bezeichnet diese Entzündungsform, die z. B. häufig nach Masern und bei Skrofulösen beobachtet wird und gern mit lebhafter Schwellung der Lider sich vergesellschaftet, als Schwellungskatarrh. Krankheitskeime, die wirklich als Erreger anzusprechen wären, werden bei dieser Erkrankung meist vermißt. Nicht immer gelingt es also, auch bei zweifellos infektiöser Bindehautentzündung die Erreger zu finden. In solchen Fällen ist an die Einschlußkörperchen zu denken (siehe Trachom) und an noch unbekannte Erreger.

So sah Verf. bei allen drei Kindern einer Familie und ihrer Mutter eine lebhafte Bindehautentzündung auftreten: auf der Lidbindehaut zeigten sich mehrfach weißlich-fibrinöse Exsudationsherde die in oberflächliche schnell heilende Geschwürchen übergingen, so daß ein Bild entstand, das der Stomatitis aphthosa (St. maculofibrinosa) ganz entsprach, bei negativem bakteriologischen Befund und fehlenden Erscheinungen von seiten der Mundschleimhaut.

Die Gelegenheit zur Ansteckung mit so allgemein verbreiteten Erregern, wie es z. B. Pneumokokken, Influenzabazillen sind, ist besonders in den zu Erkältungskrankheiten disponierenden Übergangsjahreszeiten sehr mannigfaltig und geschieht durch Kontaktinfektion oder durch die Luft, Wäsche, Fliegen. Besonders hervorzuheben ist die in neuerer Zeit erst beachtete Ansteckungsgelegenheit durch das Badewasser der Schwimmanstalten (Schwimmbadconjunctivitis). Bei der äußeren Ansteckung spielt auch die örtliche Ausbreitung von katarrhalischen Erkrankungen der Mund-, Rachen-und Nasenschleimhäute eine nicht unbeträchtliche Rolle. Ansteckungsquellen.

Die Abgrenzung gegenüber beginnender Blennorrhoe und gegen Trachom geschieht durch die bakteriologische Untersuchung des Sekretausstrichs, der außer den genannten Bakterien cytologisch vor allem gelappt-kernige Krankheitsabgrenzung.

Leukocyten ergibt. Hinsichtlich der einseitigen Bindehautentzündung infolge von Leiden der Tränen ableitenden Wege sei auf S. 98 verwiesen.

Behandlung.

Auf der Höhe der Entzündung gibt es keine bessere Behandlung als das Tuschieren der Bindehaut mit einer $1/_2$—1% Arg. nitr. Lösung. Keins der zum Ersatz empfohlenen Silbereiweißpräparate kommt dem Arg. nitr. an Wirksamkeit gleich.

Ein Glasstäbchen wird mit einem feinen Wattestreifen umwickelt und in die Lösung eingetaucht. Alsdann wird die Lid- und Übergangsfaltenbindehaut einmal zart mit dem von Watte umwickelten Stäbchen bestrichen. Nach einigen Minuten entfernt man durch Abwischen mit einem ausgedrückten feuchten Wattebausch die milchige Gerinnungsschicht, die sich durch Abstoßung der obersten Gewebslage der Bindehaut gebildet hat. Wird das letztere unterlassen, so bleibt für mehrere Stunden das unangenehme Fremdkörper- und Schmerzgefühl zurück, dessentwegen von manchen Seiten die Arg.-Behandlung gemieden und durch die weniger schmerzenden, aber auch weniger wirksamen Silbereiweißpräparate ersetzt wird. Diese Behandlung wird täglich wiederholt, bis Nachlassen der Hauptentzündungserscheinungen eintritt, das ist in der Regel nach zwei bis drei Tagen der Fall.

Dann können die Silbereiweißpräparate (3—5% Protargol, Argyrol, Sophol) zur Anwendung gelangen, die auch dem Kranken und seiner Umgebung anvertraut werden dürfen, natürlich nur unter Hinweis auf die bei längerer Anwendung drohende Gefahr der Versilberung (Argyrose).

Die Absonderungen werden durch Spülungen und Bäder mit antiseptischen Flüssigkeiten (3% Borwasser, Hydrarg. oxycyan. 1 : 3000) entfernt. Man spült mit Glasundine oder benutzt zu Bädern kleine Augenbadewannen. Zur Verhütung der Weiterverbreitung ist auf gesonderte Waschgeräte und Tücher zu dringen.

Trauma-
tische
Bindehaut-
entzündung.

Akute Bindehautentzündung kann auch durch chemisch-physikalische Einflüsse hervorgerufen werden. Säuren, Laugen, heißes Fett, Kunstdünger, glühende Metallpartikelchen kommen hier in Betracht. An den verätzten bzw. verbrannten Stellen erscheint die Bindehaut matt und glanzlos, bei schwereren Säureverätzungen tritt Schorfbildung, bei Laugen Aufquellung des Gewebes mit lebhafter serös-eitriger Absonderung hinzu (Taf. 10, Abb. 3). Ausgedehntere Verätzung des Epithels führt nach Abstoßung des Schorfes zu Geschwüren und zu der so verhängnisvollen Bildung von Symblepharon. Hat die Verätzung auch tiefere Gewebsschichten getroffen, so hat der Gewebstod der Lederhaut u. U. schwere Geschwüre der Hornhaut mit Durchbruch zur Folge. Am meisten sind in dieser Beziehung gerade bei Kindern die Kalkverätzungen gefürchtet, wie sie sich so häufig beim Spielen auf Bauplätzen ereignen.

Erwähnt seien noch die heftigen Bindehautentzündungen durch Aalblut und vor allem durch das Eindringen der Haare von Pflanzen und von bestimmten Raupen, unter denen der Prozessionsspinner in erster Linie in Betracht kommt. Die Bindehautreizung bei Chrysarobinanwendung ist, wie Verf. in Bestätigung des ersten derartigen Befundes von *Igersheimer* betonen möchte, in der Regel von einer feinfleckigen Hornhautentzündung begleitet, und daher ist mehr Vorsicht bei der Anwendung dieses Mittels am Platze, als sie vielfach geübt wird. Auf die Bindehautentzündung bei elektrischer Ophthalmie und Schneeblindheit wurde schon S. 14 hingewiesen.

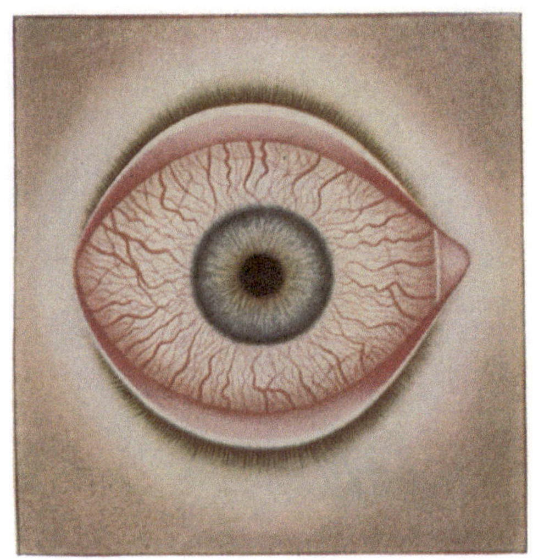

Abb. 1. Conjunctivale Rötung.

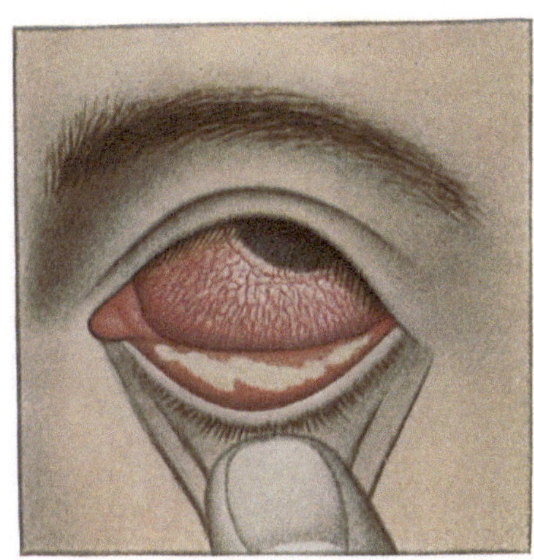

Abb. 2. Aetzschorf nach linearer Aetzung der Uebergangsfalte.

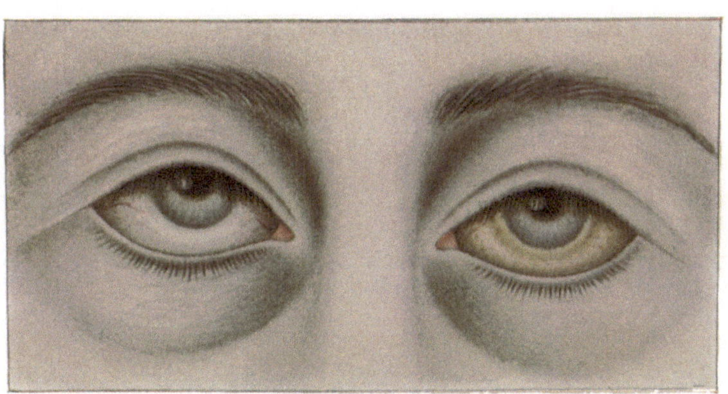

Abb. 3. Wirkung der 5°/₀ Dionineinträuflung (links).

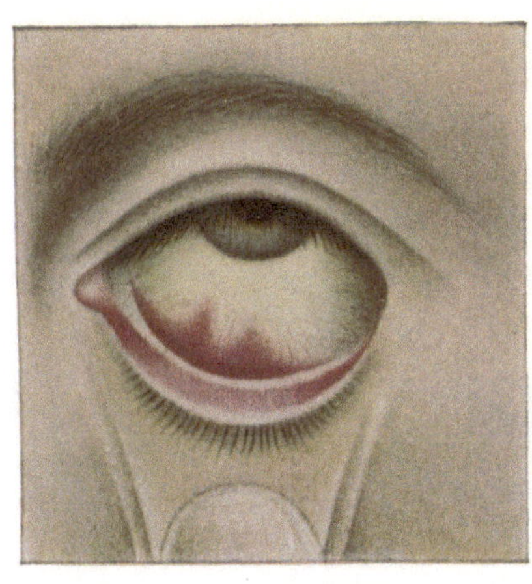

Abb. 4. Bluterguß der Bindehaut bei Keuchhusten.

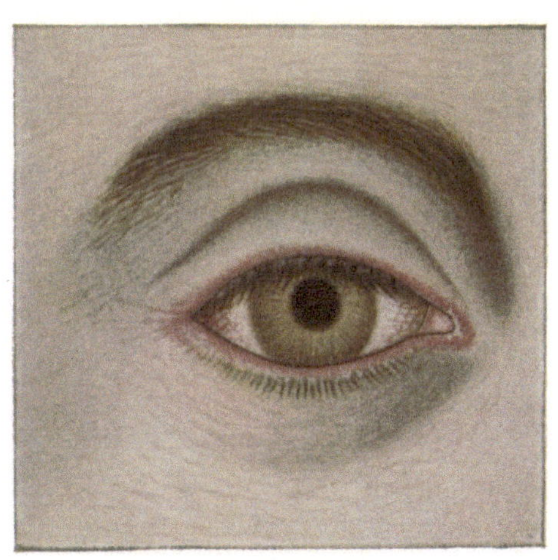

Abb. 5. Blepharoconjunctivitis (Morax-Axenfeld).

Nicht ganz so heftig wie bei der akuten ansteckenden Bindehautentzündung erkankt die Bindehaut bei Heufieber. Hier handelt es sich um eine anaphylaktische Erscheinung, bei disponierten Individuen schon in der Jugend hervorgerufen durch eine schädliche in den Pollenkörnern der Gramineen enthaltene Substanz. Diese lebhafte katarrhalische Entzündung der Schleimhaut der oberen Luftwege und der Bindehaut — letztere kann auch bei jedem Anfall allein erkranken — tritt zu Beginn der Grasblüte auf, jedesmal wenn die Kranken einen Gang durch Wiesen gemacht haben. Außerordentlich lebhaftes Jucken und Brennen der für zwei bis drei Tage geröteten Bindehaut bei nur geringer Absonderung sind die charakteristischen Zeichen.

Die ursächliche Behandlung mit Antitoxin (Pollantin von *Dunbar*, Graminol von *Weichhardt*) vermag wohl in manchen Fällen die Beschwerden zu lindern. Verf. hat sich am wirksamsten die Kalkbehandlung erwiesen (Afenil-Einspritzung, Kalzantabletten).

2. Die chronische Bindehautentzündung.

Eine Bindehautentzündung ausgesprochen chronischen Verlaufs ist die durch den Diplobacillus (*Morax - Axenfeld*) (Taf. 2, Abb. 1) hervorgerufene Entzündung, die unter dem Namen der Blepharoconjunctivitis, Blepharitis angularis (Taf. 1, Abb. 5) bekannt und überall endemisch verbreitet ist. Dem Namen entsprechend sind vor allem die Lidränder und Winkel sowie die angrenzende Lidbindehaut befallen. Die Lidränder sind gerötet und feucht, an den Winkeln finden sich oft Rhagaden. Auf der so u. U. ekzemartig veränderten Haut klebt zähes schleimiges Sekret. Die Augapfelbindehaut ist nur wenig gerötet, kann auch ganz unbeteiligt erscheinen, immerhin können sich bei Vernachlässigung die Erscheinungen erheblich bis zur Stärke einer subakuten Bindehautentzündung steigern.

Die Diplobacillen finden sich in der fibrinreichen Absonderung besonders an abgestoßene Epithelien angelagert. Komplizierende Hornhautgeschwüre sind beim Kinde seltener als beim Erwachsenen.

Das schon lange in der Behandlung der Bindehautentzündung gebräuchlich gewesene Zinksulfat hat sich in einer $^1/_4$ bis $^1/_2$ proz. Lösung als geradezu spezifisches Mittel gegen den Diplobacillenkatarrh erwiesen. Will man Rückfälle vermeiden, so darf seine Anwendung aber nicht zu früh ausgesetzt werden, selbst bei leichteren Fällen lasse man es mindestens zwei bis drei Wochen zweimal täglich einträufeln und lasse die Lider abends mit 2 proz Zinksulfatsalbe bestreichen. Da die Bacillen sich auch häufig im Nasenschleim finden — ohne hier allerdings wesentliche Erscheinungen zu machen — und von der Nase aus Neuansteckung stattfindet, dehnt Verf. die Behandlung durch Einlegen von mit Zinklösung getränkten Wattebäuschchen stets auch auf die Nase aus. Durch Einträufeln von Gentianaviolett (1 : 500) in der Sprechstunde kann die Behandlung erheblich abgekürzt werden.

Der Einfluß von Wind und Wetter spielt bei Kindern noch nicht die Rolle in der Entstehung des chronischen Bindehautkatarrhs wie beim Erwachsenen. Auf die Bedeutung schlecht durchlüfteter Räume in Schulen, Waisenhäusern und dergleichen Anstalten wurde schon hingewiesen. Oft entsteht bei Kindern unter solchen Bedingungen ein chronischer Reiz-

Folliculosis, Follikel- katarrh.

zustand, der durch Einlagerung von Follikeln besonders in die Bindehaut des Unterlides gekennzeichnet ist und schon wiederholt infolge von Verwechslung mit dem Trachom zur unnötigen Schließung von Schulen geführt hat. Allerdings kann die Abgrenzung dieses an sich ziemlich harmlosen Zustandes gegen das beginnende Trachom Schwierigkeiten machen, besonders in Gegenden, wo das Trachom endemisch verbreitet ist. Der Hauptunterschied liegt darin, daß meist nur geringe oder gar keine Reizzustände bestehen, daß die Hornhaut dauernd unbeteiligt bleibt und Narben auf der Bindehaut sich niemals bilden. Diese von *Saemisch* als Folliculosis bezeichnete Erkrankung bedarf in leichteren Fällen überhaupt keiner Behandlung (Taf. 3, Abb. 4). Eine solche wird erst nötig, wenn die Follikelbildungen durch ihre massenhafte Entwicklung vor allem in der Gegend der Übergangsfalte und der Carunkel und durch Reizung zu Störungen Veranlassung geben (Conj. follicularis), oder wenn die Follikel überhaupt als Teilerscheinung eines akuten Katarrhs der Bindehaut auftreten, z. B. beim Atropinkatarrh, der bei manchen Individuen nach längerem Atropingebrauch sich einstellt.

Behandlung.

Die Behandlung besteht außer in Weglassung bez. Ausschaltung der in Betracht kommenden Schädlichkeit in der üblichen Behandlung des akuten und chronischen Bindehautkatarrhs. Bei der Folliculosis bewähren sich besonders Borumschläge.

3. Die diphtherische Bindehautentzündung.

Krupp und Diphtherie der Bindehaut.

Eine besonders schwere Form der akuten Bindehautentzündung ist die Bindehautdiphtherie. Unter diesem Namen werden eine Reihe von Entzündungen zusammengefaßt, die weder ursächlich noch klinisch ganz einheitlich zu bewerten sind, aber als gemeinsames Kennzeichen die Bildung von Membranen oder Pseudomembranen aufweisen (Conj. diphtherica, cruposa und pseudomembranacea). Die Membranen kommen vorwiegend auf der Bindehaut der Lider, allenfalls noch der Übergangsfalte, dagegen kaum auf der Augapfelbindehaut zur Entwicklung.

Die Lider schwellen unter lebhafter Rötung stark an, werden heiß, schmerzhaft und in schweren Fällen schnell bretthart und steif, so daß die Umwendung des Oberlides behufs Besichtigung der Lidbindehaut Schwierigkeiten machen kann, ja in manchen Fällen zeitweilig unmöglich wird. An der Bindehaut selbst wechseln die Erscheinungen, je nachdem, ob die oberflächliche kruppöse, oder die tiefe diphtherische Form der Erkrankung vorliegt (Taf. 3, Abb. 2). Bei der kruppösen Form wird die stark fibrinhaltige Absonderung hauptsächlich auf die Oberfläche der Bindehaut abgesetzt. Die grauweiße Membran läßt sich daher mit der Pinzette ziemlich leicht ohne stärkere Blutung abheben. Dann liegt die stark gerötete, hier und da leicht blutende Lidbindehaut frei; nach einiger Zeit verschwinden die Membranen und es bleibt dann eine heftig katarrhalisch entzündete Bindehaut zurück.

Bei der tiefen, diphtherischen Form gerinnt das Sekret schon im Gewebe. Die Gefäße werden zusammengepreßt, die Schleimhaut daher blutleer und nekrotisch. Die schmutzig graurötliche Membran läßt sich nicht entfernen. Die benachbarten Lymphdrüsen sind geschwollen. Fieber und allgemeine Krankheitssymptome sind hochgradig; der Zustand der Kinder ist sehr ernst, obgleich Kehlkopfdiphtherie daneben selten vorkommt. Häufiger liegt neben der Augendiphtherie eine Nasen-Rachendiphtherie vor.

Während dieses ersten Stadiums der Infiltration wird nur seröse Absonderung in mäßiger Menge geliefert. Es folgt nach Zergehen der Membranen bei der crupösen Form, nach Abstoßung der abgestorbenen Gewebsfetzen bei der diphtherischen Form das zweite Stadium der Absonderung, das schließlich vom dritten, dem Vernarbungsstadium abgelöst wird. Nur die leichteren Formen von Bindehautkrupp hinterlassen keine oder nur unbedeutende Narben. Die Abstoßung von Teilen der Lidbindehaut bei der diphtherischen schweren Erkrankungsform führt dagegen stets zur Narbenbildung und zur Verkürzung des Bindehautsackes. Die Narben verlaufen zum Unterschiede vom Trachom gern wagerecht und bevorzugen die Gegend des Sulcus subtarsalis, so daß die Diagnose einer überstandenen Bindehautdiphtherie oft noch nach langen Jahren gestellt werden kann, zumal Trichiasis und Ectropium in der Folgezeit sich oft noch hinzugesellen.

Die bakteriologischen Befunde sind nicht einheitlich. Vor allem darf das schwere Bild der Diphtherie im engeren Sinne nicht ausschließlich für den *Löffler*schen Bacillus in Anspruch genommen werden. Einerseits können die *Löffler*-Keime sowohl die crupöse wie die diphtherische Form hervorrufen, andererseits ist aber gerade die letztere recht häufig die Folge einer Streptokokkeninfektion oder es liegt eine Mischinfektion mit Diphtheriekeimen vor. Für die leichtere Form kommen auch noch andere Erreger in Betracht, z. B. Pneumokokken und Influenzabacillen. Warum diese Erreger der akuten Bindehautentzündung u. U. zur Pseudomembranbildung führen, bedarf noch der Klärung. Wahrscheinlich darf man in der gewebstötenden Form der Entzündung eine ungehemmte Giftwirkung der jeweils vorliegenden Keime sehen, die sich bei herabgesetzter Widerstandsfähigkeit der Gewebe entfalten kann.

Erreger und
path. Ana-
tomie.

Path. anat. handelt es sich teils um fibrinös-exsudative bez. fibrinös-eitrige, teils aber auch um akut nekrotisierende Vorgänge. Bei der Streptokokken- und *Löffler*-Bacillendiphtherie trifft man nicht selten Mischung dieser Vorgänge an, während die reine nekrotisierende Form bei der Influenza vorherrschen kann.

Die große Gefahr der Bindehautdiphtherie beruht auf den Folgeerkrankungen der Hornhaut, die bei der schweren Form nicht nur schwerer, sondern auch häufiger auftreten. Die Ursache liegt im ausgedehnten Gewebstod der Bindehaut mit Störung des Kreislaufs. Der geschwürige Zerfall der Hornhaut ist, wenn einmal begonnen, um so schwerer aufzuhalten, als die allgemeine Widerstandskraft der meist im ersten bis dritten Lebensjahr stehenden Kinder sehr herabgesetzt ist. So gehörte die Diphtherie besonders in der Zeit vor der Serumbehandlung zu den häufigeren Ursachen der Erblindung in den ersten Lebensjahren.

Hornhaut-
kompli-
kationen.

Die klinische Krankheitserkennung begegnet im allgemeinen nicht erheblichen Schwierigkeiten. Pemphigus, Variola und Herpes iris der Bindehaut kann wegen Membranbildung in Betracht kommen. Doch wird Beachtung der Vorgeschichte und der allgemeinen Krankheitserscheinungen in der Regel schnell Klärung des Sachverhaltes herbeiführen. Die bakteriologische Krankheitserkennung erfordert oft geraume Zeit, wenn Diphtheriebacillen in Frage kommen. Denn eine Unterscheidung von den harmlosen

Diagnose.

2*

Xerosekeimen ist im Ausstrichpräparat nicht möglich. Auch das Kulturverfahren läßt in der Regel im Stich, nur die Keimprüfung im Tierversuch bringt eine sichere Unterscheidung. Solange darf natürlich mit der Serumbehandlung nicht gewartet werden, wenn die anderen Erreger auszuschließen sind oder nach dem Ausstrichpräparat Verdacht auf Mischansteckung mit *Löffler*-Keimen vorliegt.

Behandlung. Bei schweren Fällen wende man sofort das Diphtherieserum an, beginnend mit 1000—1500 I. E. Es wird auch örtlich angewendet, doch genügt nach Verf. Erfahrungen die übliche subkutane Einspritzung vollauf. Selbst wo der *Löffler*-Bacillus nicht vorliegt, kann nach unseren heutigen Erfahrungen mit der parenteralen Eiweißbehandlung immer noch mit einer gewissen Besserung gerechnet werden. Ist aber der *Löffler*-Bacillus die Ursache, so pflegen die Membranen innerhalb 2—3 mal 24 Stunden zu zerfließen, die abgestorbenen Gewebsfetzen sich abzustoßen, das Gewebe wird weicher. Tritt dieser Rückgang des Infiltrationsstadiums nach 1—2 maliger Einspritzung nicht ein, so liegt entweder eine andere bez. eine Mischansteckung vor, oder ein sehr elender Allgemeinzustand steht der Besserung im Wege. Einmal begonnene Geschwürsbildung und Zerfall der Hornhaut vermag die Serumbehandlung nicht mehr zu beeinflussen.

In der örtlichen Behandlung ist zunächst für Reinhaltung der Lidspalte in der üblichen Weise zu sorgen. Aufs allergünstigste hat sich im Infiltrationsstadium dem Verf. in vielen Fällen die wenig geübte oder in Vergessenheit geratene Einträufelung des Preßsaftes der Zitrone, verdünnt zu gleichen Teilen mit Glycerin bewährt. Von anderer Seite werden Pyocyanase oder kalte Umschläge mit Jodtrichlorid (0,1 : 250,0) empfohlen (*Peters*). Mit der Anwendung von Kälte, auch in Form von Eisumschlägen sei man aber sehr vorsichtig, da ausgedehnterer Gewebstod, vor allem aber das Auftreten von Hornhauterkrankungen Gegenanzeigen bilden. Diese erfordern vielmehr sofortige Anwendung von Wärme.

Im blennorrhoischen Stadium ist die Behandlung die des akuten Bindehautkatarrhs. Doch darf Arg. nitr. erst gebraucht werden, wenn die Membranbildung völlig aufgehört hat.

In den selteneren Fällen nur einseitiger Erkrankung ist das andere Auge durch Uhrglasverband zu schützen. Das erkrankte Kind ist natürlich streng abzusondern.

4. Die blennorhoische Bindehautentzündung.

Auch die eitrigen Entzündungen der Bindehaut sind nicht einheitlichen Ursprungs. Am besten bekannt und auch am häufigsten ist die durch den Gonococcus (Taf. 2, Abb. 4) hervorgerufene Blennorrhoe, von *Saemisch* zum Unterschiede von andersartigen Blennorrhöen als Gonoblennorrhoe bezeichnet. Aber noch nicht 50% der eitrigen Bindehautentzündungen des Neugeborenen sind durch Gonokokken hervorgerufen. Alle diese Eiterungen befallen in überwiegender Mehrzahl das neugeborene Kind bzw. den Säugling, weniger häufig ältere Kinder, und zwar in erster Linie Mädchen, nicht so gar selten aber auch Erwachsene. Mit zunehmendem Alter nimmt auch die Gefährlichkeit der Bindehauteiterung zu.

Gonoblennorrhoe des Neugeborenen. Die Gonoblennorrhoea neonatorum tritt in der Regel in den ersten Lebenstagen, vor allem am dritten und vierten auf, nämlich dann, wenn die

Ansteckung während des Geburtsaktes erfolgt ist. Die spätere Entstehung, nach dem fünften Tage und in den ersten Lebenswochen weist im allgemeinen auch auf spätere Ansteckung durch Unsauberkeit bei der Pflege der Wöchnerin oder beim Säugegeschäft hin.

Die Lider schwellen im ersten Infiltrationsstadium prall an und röten sich stark (Taf. 3, Abb. 3), doch wird im allgemeinen nicht die bretthärte Spannung wie bei der Diphtherie erreicht. Aus der Lidspalte dringt seröse Flüssigkeit, der wenig kompaktere Flocken beigemengt sind. Nur ausnahmsweise besteht Neigung der Absonderung zur Gerinnung und daher Häutchenbildung auf der Lidbindehaut. Es folgt nun schnell unter Zunahme der Schwellung das blennorrhoische Stadium, bei dem aus der Lidspalte reichlich rahmiger Eiter hervorquillt. Die Lider werden weicher, lassen sich besser öffnen, ja u. U. spritzt beim Auseinanderziehen der Lider der Eiter weit aus der geöffneten Lidspalte heraus, wodurch sich schon mancher Arzt und Pfleger, der es unterlassen hatte, die muschelförmige Schutzbrille aufzusetzen, eine zur Blindheit führende Ansteckung zugezogen hat.

Die Lidbindehaut befindet sich nun im Zustande höchster Hyperämie und Schwellung. Die papilläre Schwellung gibt ihr ein samtartiges Aussehen, ja es können sich geradezu wulstartige Schwellungen entwickeln. Auch die Augapfelbindehaut rötet sich, wenn auch nie in dem Maße wie die anderen Abschnitte der Bindehaut. Schließlich bildet sich der Prozeß nach einigen Wochen unter Abflachung der Wucherungen zurück, an Stelle der eitrigen Absonderung tritt eine katarrhalische, und zuletzt nimmt die Bindehaut wieder völlig normales Aussehen an.

Die große Gefahr der Erkrankung liegt in der Entwicklung von Folgezuständen an der Hornhaut. Die prall geschwellte und ödematöse Bindehaut kann sich wie ein Wall über den Hornhautrand lagern und hierdurch zu Sekretstauung, Abschilferung der Hornhautdeckschicht und Infektion der Hornhaut führen. Diese Folgezustände treten vornehmlich im zweiten Stadium, gegen Ende der ersten und in der zweiten Erkrankungswoche auf. Seltener handelt es sich um sichelförmige Randgeschwüre, die mehr nach der Tiefe als in die Breite fortschreiten und ohne oder mit Durchbruch ins Narbenstadium übergehen. Häufiger tritt ein zentraler Epitheldefekt und rauchige Trübung auf, der Defekt vertieft sich zum zentralen Geschwür, dieses breitet sich auch in der Fläche aus und kommt meist erst nach dem Durchbruch zum Stillstand. In diesem jugendlichen Alter ist aber weitgehende Aufhellung der Narbe möglich, so daß nach Jahren manchmal nur noch sehr zarte Narben die überstandene schwere Erkrankung anzeigen. Nur zu häufig bleiben aber auch andere Folgezustände zurück, die nach der Lage und Ausdehnung des Geschwürs zur Zeit des Durchbruchs wechseln. Zentraler Durchbruch mit Anliegen der Linse am Geschwürsrand kann Kapsel- und Pyramidalstar, mehr peripherer Durchbruch mit Anlagerung der Regenbogenhaut kann vordere Synechie oder Leukoma adhaerens, ausgedehnte geschwürige Zerstörung endlich kann ektatische Narben und Staphylome mit mehr oder weniger vollständiger Erblindung zur Folge haben.

Die Erkrankung tritt in der Regel doppelseitig und gleichzeitig auf, seltener folgt die Blennorrhoe des zweiten Auges der Ersterkrankung des anderen Auges um einige bis zu vierzehn Tage nach, noch seltener bleibt die Entzündung auf ein Auge beschränkt.

Der traurige Ausgang in ein- oder doppelseitige Erblindung wird glücklicherweise dank der Vorbeugungsmaßnahmen in Deutschland nicht mehr allzuhäufig beobachtet. Während noch in den siebenziger Jahren des vergangenen Jahrhunderts 30—45% aller Insassen von Blindenanstalten an den Folgen der Blennorrhoea neonatorum erblindet waren und die Gonoblennorrhoe zweifellos hieran ganz überwiegend beteiligt war, ist schon in den neunziger Jahren der Durchschnittssatz auf 19% heruntergegangen und heute ist die Zahl noch geringer geworden.

Bakteriologischer Befund. Der Sekretausstrich ergibt Gonokokken in sehr wechselnder Zahl, vielfach liegen sie intracellulär. Manchmal muß auch in Fällen sicher gonorrhoischen Ursprungs lange und in stets wiederholten Ausstrichen gesucht werden, bis der Nachweis gelingt, oder Gonokokken fehlen im Sekret, finden sich aber im Epithelabstrich (*Lindner*). Bei negativem bakteriologischen Befund sei man wegen der Tragweite für das Familienleben vorsichtig mit der Äußerung, daß eine gonorrhoische Infektion vorliege, weil andere Erreger ganz ähnliche Entzündungen beim Neugeborenen hervorrufen können.

Verhütung. Zur Verhütung der Gonoblennorrhoea neonatorum ist nach mannigfaltigen anderen Versuchen bekanntlich das *Credé*sche Verfahren in den öffentlichen Gebäranstalten pflichtmäßig eingeführt. Wo während der Schwangerschaft ein Scheidenkatarrh festgestellt ist, soll diese Einträufelung einer 1 proz. Arg.-nitr.-Lösung auf die Bindehaut der umgestülpten Lider auch außerhalb dieser Anstalten angewandt werden, wobei die Hornhaut vor der Berührung mit der Flüssigkeit eben durch die Lider geschützt wird. Ein Überschuß wird mit physiologischer NaCl-Lösung neutralisiert. Bei jedem Fortbildungskurse sind die Hebammen immer wieder mit Technik und Bedeutung des Verfahrens vertraut zu machen, auch auf die Gefahren fehlerhafter Dosierung in Menge und Stärke der Lösung hinzuweisen.

Diese Maßnahme schützt natürlich nur gegen die Folgen der Ansteckung während der Geburt. Peinlichste Sauberkeit in der Behandlung der Mutter und des Säuglings ist selbstverständlich auch weiterhin die Pflicht. Ja, es muß nachdrücklich darauf hingewiesen werden, daß die Einträufelung des *Credé*schen Tropfens am intakten Auge einen nicht ganz unerheblichen Reizzustand schafft, der einer späteren Ansteckung bei Nachlässigkeit in der Pflege geradezu den Boden bereiten könnte. Sehr wichtig sind bei einseitiger Erkrankung die Vorbeugungsmaßnahmen für das zweite Auge. Das anscheinend gesunde Auge soll stets zuerst auf den Zustand der Bindehaut untersucht werden. Der beim größeren Kinde übliche Uhrglasschutzverband (vgl. S. 24) sitzt beim Säugling oft nicht gut und wird in diesem Fall dann besser weggelassen. Der Vorzug eines solchen Verbandes liegt darin, daß er besser ungehinderten Lidschluß und Lidöffnung gestattet und vor allem auch die dauernde Beobachtung des Auges ermöglicht.

Der Arzt schütze sein Auge vor dem gefährlichen Eiter durch große, muschelförmige Schutzbrillen, die das Hineinspritzen von Eiter ins Auge verhindern. Besteht trotzdem die Vermutung, daß durch Unvorsichtigkeit, unwillkürliches Wischen am Auge Ansteckungsstoff ins Auge des Untersuchers oder Pflegers gekommen sei, so ist das Auge zunächst gründlich mit phys. Kochsalz- oder 3 proz. Borlösung auszuspülen, sodann mit $^1/_2$ proz. Arg. nitr. zu pinseln; stärkere Arg.-Lösung vermeide man wegen der mit ihrer Anwendung verbundenen Reizung, bis sich die glücklicherweise häufig unbegründet geäußerte Vermutung wirklich bestätigt; alsdann kommt die Behandlung in Betracht, wie sie bei der Gonoblennorrhoea infantum geschildert wird.

Im ersten Stadium ist die Gewebsspannung und Schwellung durch Anwendung von Kälte zu bekämpfen. Dies geschieht am zweckmäßigsten durch Auflegen von auf Eis gekühlten Leinwandläppchen, die häufig zu wechseln sind. Die Bäuschchen saugen auch die Absonderung auf und sind daher nach Gebrauch zu vernichten. Außerdem ist die in die Lidspalte vortretende Absonderung am besten durch Spülung zu entfernen; jedes Wischen mit Wattebausch od. dgl. ist dem Pflegepersonal wegen der Gefahr der Hornhautverletzung streng zu untersagen. Der Bindehautsack wird dann von jeder Absonderung durch Ausspülen mit physiologischer Kochsalzlösung oder 3proz. Bor- bzw. schwacher Kal. hypermang.-Lösung aus einer Undine befreit. Bei allen diesen Maßnahmen, die stündlich Tag und Nacht fortzusetzen sind, muß die Hornhaut peinlichst geschont werden, und der Arzt hat sich wiederholt davon zu überzeugen, ob die Behandlung seinen Anweisungen entsprechend ausgeführt wird. Adstringentien sind in diesem Stadium zu vermeiden, dagegen kann der Arzt selbst bei Neigung der Absonderung zur Gerinnung die Bindehaut der umgestülpten Lider mit einigen Tropfen antiseptischer Lösung bespülen. Am meisten empfiehlt sich beim Säugling hierzu das Hydargyrum oxycyanatum 1 : 1500. Bei gewissenhafter Durchführung dieser Maßnahmen gelingt es bisweilen, den vollen Ausbruch der Erkrankung, d. h. den Übergang ins zweite Stadium zu verhindern.

In der Regel folgt aber nach zwei bis drei Tagen das zweite Stadium, während dessen Dauer der Höllenstein das überlegene Mittel ist. Rückgang der Gewebsschwellung, Hervortreten der papillären Wucherung und Umwandlung der Absonderung in dicken rahmigen Eiter zeigen den Eintritt dieses Stadiums an. Nach Reinigung und Ausspülung des Bindehautsackes wird auf die umgestülpten Lider eine 2proz. Lösung von Arg. nitr. geträufelt. Bei einiger Übung gelingt dies so, daß die umgestülpten Lider die Hornhaut vor der Berührung mit der Höllensteinlösung schützen. Der Überschuß der Lösung wird durch Nachspülen mit physiologischer Kochsalzlösung entfernt. Folgezustände an der Hornhaut bilden keine Gegenanzeige, erfordern aber besonders schonendes Vorgehen beim Umstülpen. Erst nach vierundzwanzig Stunden soll diese Behandlung wiederholt werden. Wird die Behandlung richtig durchgeführt, so tritt schon nach einigen Tagen entschiedene Besserung und Nachlassen der Eiterung ein. Bleibt dagegen solcher Umschwung zum Besseren aus, so liegen drei Möglichkeiten vor. Entweder tut die Pflegerin nicht ihre Pflicht, oder das Kind befindet sich in sehr elendem widerstandsunfähigem Zustande, oder es liegt eine Ansteckung durch andere Erreger bzw. eine Mischansteckung vor.

Immerhin pflegt die Eiterung wenn auch in geringerem Grade doch drei bis vier Wochen anzudauern, und so lange ist auch die Höllensteinbehandlung ($^1/_2$—1proz. Lösung) am Platze. Ist dann die Absonderung spärlich und vor allem gonokokkenfrei geworden, so kann an Stelle des Arg. nitr. das Bestreichen mit dem Alaunstift treten bzw. die Nachbehandlung mit Einstäuben von Noviformpulver oder mit Blenolenicetsalbe, die in Lidspalte und Bindehautsack eingestrichen wird und sich als Hilfs- und

Nachbehandlungsmittel ganz gut, dagegen nach Verf. Erfahrungen weniger zur Behandlung während der Zeit der starken Eiterung bewährt hat. Eine Abkürzung der ganzen Behandlung, die sich durchschnittlich auf etwa drei bis sechs Wochen erstreckt, wird auch durch die parenterale Eiweißbehandlung erreicht, die allerdings ihre Haupterfolge bei der Blennorrhoe der Kinder und Erwachsenen feiert, aber doch auch hier anzuwenden ist, weil sie die Eiterung schneller zu beseitigen hilft. Bei genügender Wartung reicht ambulante Behandlung aus. Bei Auftreten der geringsten Hornhautbeteiligung ist unbedingt Krankenhausbehandlung geboten.

Gonoblennorrhoea infantum.   Viel gefährlicher noch als die Gono-Bl. des Neugeborenen ist dieselbe Erkrankung, wenn sie bei größeren Kindern oder gar Erwachsenen auftritt,

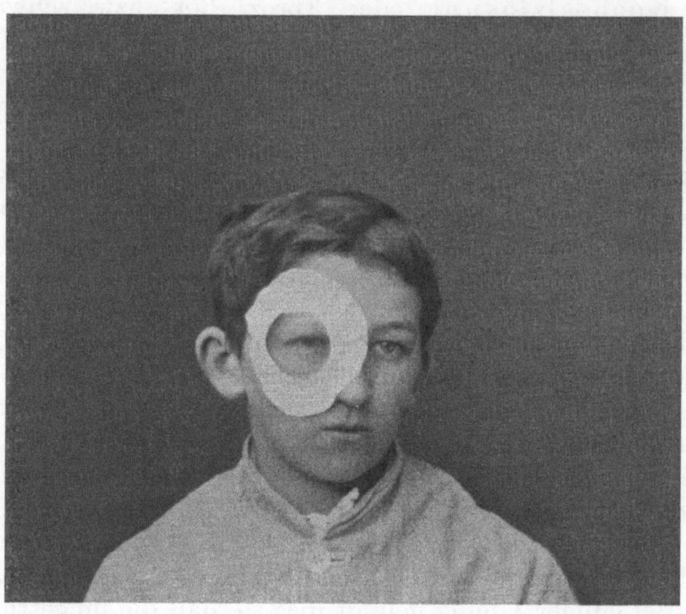

Abb. 2. Uhrglasverband.

was auch hier erwähnt werden muß, da nur außerordentliche Vorsicht aller mit der Pflege der erkrankten Säuglinge betrauten Personen die weitere Übertragung zu verhindern vermag. Wie verhängnisvoll die Außerachtlassung der selbstverständlichen gesundheitlichen Maßnahmen wie gründliche Händereinigung, Verbrennung des verbrauchten Materials an Watte und Tupfern wirken kann, zeigte sich in Deutschland nach Beendigung des Krieges, als verwahrloste Krieger aus dem Osten heimkehrend durch Unsauberkeit geradezu ganze Familienepidemien von Augeneiterung hervorriefen. Die Gonoblennorrhoe befällt vor allem kleine Mädchen, die sich durch gemeinsames Schlafen mit erwachsenen Mädchen, gemeinschaftliche Benutzung von Bettzeug, Bettwäsche, Schwämmen u. dgl. mit Gonorrhoikern eine Vulvovaginitis zugezogen haben und die Absonderung durch Reiben mit den Fingern nun selbst übertragen. Aber auch andere Übertragungsmöglichkeiten sind bekannt, so Stuprum, und Knaben sind natürlich auch nicht ganz vor Ansteckung mit dieser ernsten Erkrankung bewahrt, die

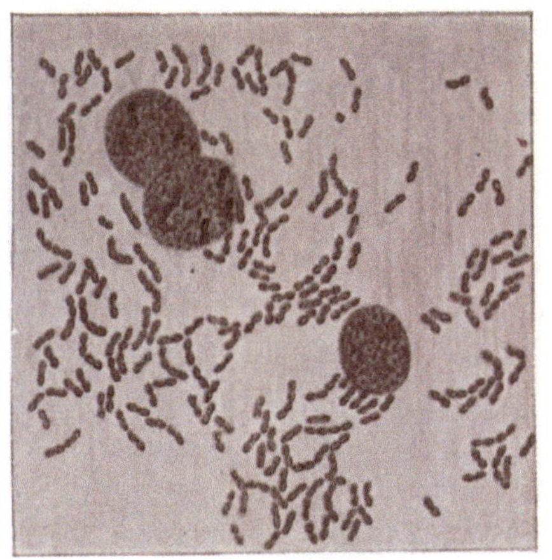

Abb. 1. Diplobazillen (Morax-Axenfeld).

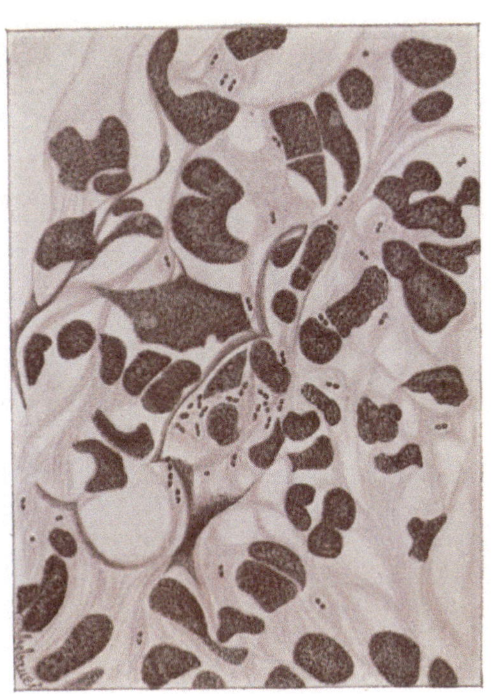

Abb. 2. Pneumokokken.

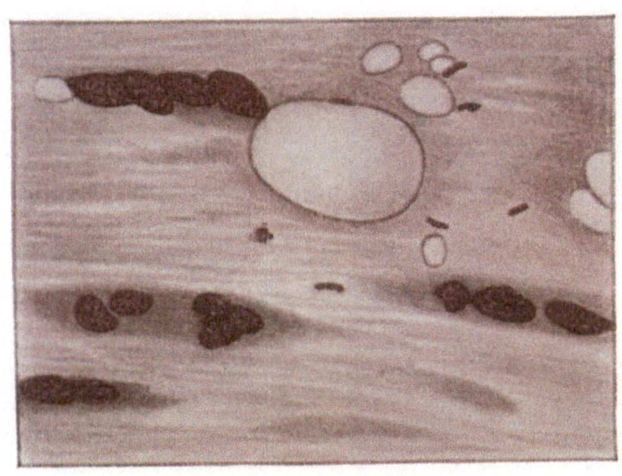

Abb. 3. Xerosebazillen.

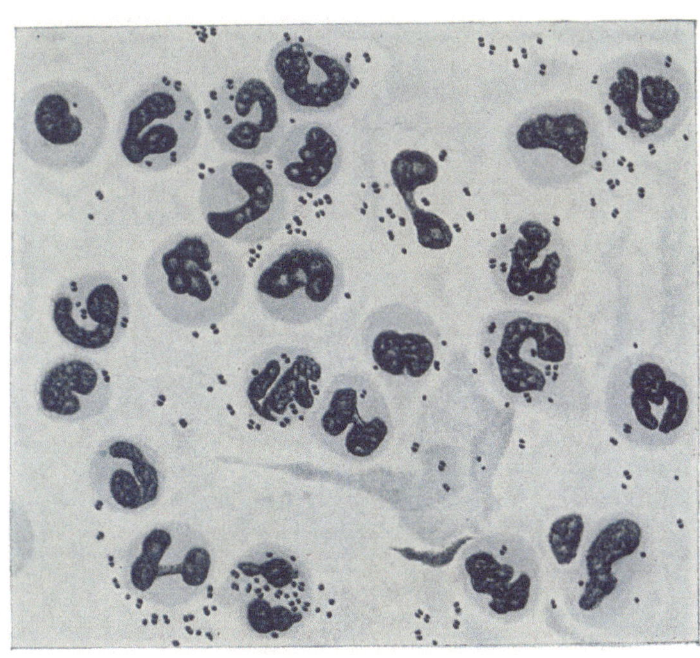

Abb. 4. Gonokokken.

infolge starker Verbreitung der Vulvovaginitis kleiner Mädchen in der Nachkriegszeit erschreckend häufig aufgetreten ist.

Der Hauptunterschied im klinischen Verlauf liegt darin, daß die Augapfelbindehaut sich lebhafter als beim Neugeborenen beteiligt, ja es kommt wie beim Erwachsenen zur Chemose, außerdem besteht eine größere Neigung der Absonderung zur Gerinnung. Diese beiden klinischen Unterschiede bedingen denn auch eine viel größere Gefährdung der Hornhaut. Selbst die sorgsamste Pflege und Beachtung aller vom Arzte gegebenen Vorschriften vermag nicht immer das Auftreten der Folgezustände an der Hornhaut zu verhindern.

Das Leiden ist so ernst zu beurteilen, daß die Behandlung, wenn irgend möglich, nur im Krankenhause durchgeführt werden sollte. Besonders wichtig ist hier der Schutz eines unbeteiligten Auges durch Uhrglasschutzverband (Abb. 2). Die Behandlung deckt sich im allgemeinen mit der oben für den Neugeborenen angegebenen. Doch kann man bei größeren Kindern vorteilhaft die Undinenspülung durch Berieselungen mit übermangansaurem Kali aus einem Irrigator ersetzen.

Man löse einige Krystalle in soviel Wasser, daß man eine lebhaft violettgefärbte Flüssigkeit erhält, oder man verdünne einige Kubikzentimeter einer gesättigten Lösung in der entsprechenden Menge Wasser. Die Berieselung muß vorsichtig ohne stärkeres Flüssigkeitsgefälle vorgenommen werden, damit keine Epithelschädigung der Hornhaut erfolgt.

Die Reizkörperbehandlung findet bei der Bekämpfung der Gonoblennorrhoe der Kinder und Erwachsenen ihr vornehmstes Anwendungsgebiet. Durch mehrmals wiederholte Anwendung von 2—5 ccm Milch (ev. Aolan, Caseosan [u. U. intravenös in großen Dosen], Phlogetan u. dgl.) wird die Erkrankung aufs günstigste beeinflußt, der ganze Verlauf erheblich abgekürzt. Bei zwei fünf und sieben Jahre alten Mädchen gelang es z. B. Verf., das Auftreten der Hornhautfolgezustände zu verhüten; für die Zukunft wird auch dieser gefürchtete Folgezustand wirkungsvoller bekämpft bzw. verhütet werden können, wenn große Dosen, mit denen erhebliche Temperatursteigerung erzielt wird, zur Anwendung gelangen.

Die Neugeborenenblennorrhoe nicht gonorrhoischen
Ursprungs.

Nicht so ganz selten ist eine Blennorrhoe beim Neugeborenen durch andere Erreger als den Gonococcus hervorgerufen. Es kommen hier vor allem die Erreger akuter Bindehautentzündungen in Betracht: Pneumokokken, Influenza- und *Koch-Weeks*-Bacillen sowie Bacterium coli. Nur für das Bacterium coli wird man mit einer Übertragung während der Geburt rechnen müssen. Hierzu paßt, daß diese Entzündungen in der Regel etwas später als die Gonoblennorrhoe auftreten. Ihr Verlauf pflegt auch im allgemeinen etwas milder zu sein, die Hornhaut wird seltener in Mitleidenschaft gezogen und häufig bleibt die Entzündung auch einseitig. Daß in diesem letzteren Falle auch an einen angeborenen Verschluß der Mündung des Tränennasenganges gedacht werden muß, wird noch auf S. 101 ausführlicher besprochen werden.

Trotz großer Ähnlichkeit, die besonders im Anfang diese akuten bakteriellen, aber nicht gonorrhoischen Entzündungen mit der Gonoblennorrhoe aufweisen können, ist die Vorhersage entschieden günstiger wegen des leichteren Verlaufs, des selteneren Auftretens von Hornhautfolgezuständen. Die Behandlung richtet sich nach dem bakteriologischen Befunde. Bei Pneumokokkennachweis Optochin, bei Streptokokken oder Staphylokokken die entsprechenden Sera. Im übrigen Behandlung und Vorsichtsmaßregeln wie bei der Gonoblennorrhoe, doch wird man sich mit schwächeren Arg.-nitr.-Lösungen (1 proz.) in der Regel begnügen können.

Einschluß-Blennorrhoe.

Eine besondere Stellung nimmt unter den Blennorrhoen des Neugeborenen die vor fünfzehn Jahren vor allem durch die Arbeiten von *Lindner* und *Wolfrum* bekanntgewordene Einschlußblennorrhoe ein, und zwar deshalb, weil das Studium dieser Erkrankung sich sehr bedeutungsvoll für die Pathologie der Geschlechtskrankheiten erwiesen hat. In etwa 30—40% aller Fälle von Blennorrhoe des Neugeborenen blieb trotz gründlichen Suchens nach den Erregern der bakteriologische Befund negativ, bis bei Anwendung der *Giemsa*-Färbung im Ausstrich dieser gonokokkenfreien Bindehautentzündung des Neugeborenen zuerst vereinzelt, später in einer ganzen Anzahl von Fällen die Zelleinschlüsse gefunden wurden, die von *Prowacek* und *Halberstädter* als Erreger des Trachoms beschrieben worden waren. Diese in der Bedeutung noch unklaren Gebilde werden S. 29 besprochen. Hier soll nur erwähnt werden, daß sie sich bei größeren Untersuchungsreihen in einer Zahl fanden, die etwa dem Prozentsatz der Blennorrhöen mit negativem bakteriologischen Befund entspricht. Die parasitäre Natur der Zelleinschlüsse und ihre ursächliche Bedeutung für die Blennorrhoe ist noch strittig, doch wurde durch zahlreiche experimentelle Untersuchungen festgestellt, daß diese Bindehautentzündung sich aufs Affenauge übertragen läßt. Das Interessanteste an diesen Übertragungen ist nun die Tatsache, daß sich an das Anfangsstadium der eitrigen Bindehautentzündung, wie es für die Blennorrhoe typisch ist, nach etwa 3 Wochen die für das Trachom des Erwachsenen typische Körnerbildung anschließt. Immerhin bleibt beim Affen die Narbenbildung, die wir vom menschlichen Trachom kennen, aus. Trotzdem ist an der Identität des erzeugten Krankheitsbildes kaum zu zweifeln, nachdem es *Wolfrum* geglückt ist. durch Überimpfung blennorrhoischen Sekretes von Neugeborenen auf die normale Bindehaut des Erwachsenen bei diesem das klinische Bild des echten Trachoms zu erzeugen. Da die Infektion der Neugeborenen während der Geburt erfolgt war, mußten die Einschlüsse sich naturgemäß auch in der Scheide nachweisen lassen. Tatsächlich wurden auch die Einschlüsse sowie die Initialformen nicht nur in der Scheide, sondern auch wiederholt in der männlichen Harnröhre gefunden, und auch die Übertragung der aus dem Geburtsschlauch gewonnenen Absonderung ergab auf der Affenbindehaut das Bild des Trachoms, das die gleichen Einschlüsse enthielt und sich weiter überimpfen ließ.

Hiermit waren bedeutungsvolle Momente für das Zustandekommen der gonokokkenfreien Katarrhe der männlichen wie der weiblichen Geschlechtsorgane gegeben. Es war also kein leichtfertiger, sondern ein durch vielseitige Versuche gestützter Schluß, wenn die Einschlußeiterung nunmehr als das bis dahin unbekannt gewesene Trachom des Neugeborenen bezeichnet wurde, wenn weiterhin die Augenheilkunde den Frauenärzten das Trachom der Scheide, den Hautärzten das der männlichen Harnröhre bescherte. Auf diese zwar noch strittigen und über das Gebiet der Kinderheilkunde hinausweisenden Ergebnisse ist doch auch hier hinzuweisen, weil diese Befunde doch für Fragen, die das Familienleben sehr erheblich berühren, sich bedeutungsvoll erweisen können.

Klinisch unterscheidet sich die Einschlußeiterung beim Menschen allerdings erheblich vom Trachom des Erwachsenen, da diesem die so reichliche Eiterung, jener die Körner- und spätere Narbenbildung abgeht. Gegenüber der Gonoblennorrhoe bestehen die Unterschiede in etwas späterem Auftreten der Entzündung und in etwas milderem Verlauf. Immerhin kann sich die Einschlußblennorrhoe auch über längere Wochen hinziehen, da die Arg.-nitr.-Behandlung auf sie nicht so schnell günstig zu wirken pflegt.

Schwimmbadconjunctivitis.

In die Gruppe der Einschlußerkrankungen gehört schließlich auch die Schwimmbadconjunctivitis, die ganz vorwiegend bei Kindern als Besuchern öffentlicher Badeanstalten beobachtet wird. Es handelt sich um eine akute katarrhalische

Entzündung, die etwa zehn Tage nach dem infizierenden Bade unter starker Schwellung der Übergangsfalten und Bildung von graulichen Follikeln, anfangs oft einseitig verläuft. Die Behandlung dieser mehrere Wochen bis Monate dauernden, schließlich aber günstig ausgehenden Erkrankung, ist die des akuten Bindehautkatarrhs, zunächst Arg. nitr., später Zink und milde Salben. Die Verhütung beruht auf ständiger Filtration und chemischer Entkeimung des Badewassers durch Chlorgas, 1 mg auf den Liter Wasser.

5. Das Trachom (Körnerkrankheit, Conjunctivitis trachomatosa, granulosa).

Das Trachom ist eine infektiöse Bindehauterkrankung, die ihren Namen der zu Rauhigkeit der Oberfläche führenden Gewebshypertrophie ($\tau\varrho\alpha\chi\acute{\upsilon}\varsigma$ = rauh) bzw. der Einlagerung von Körnern (Granula) verdankt (Taf. 3, Abb. 5). Es wird gelegentlich schon bei Kindern gegen Ende des ersten Jahres, dann in der zweiten Hälfte des ersten Lebensjahrzehnts an Häufigkeit zunehmend beobachtet. Besonders in den trachomdurchseuchten Gegenden des Ostens findet die Ansteckung verhältnismäßig häufig während des Kindesalters statt, so daß schon im zweiten Lebensjahrzehnt verhältnismäßig viel altes Narbentrachom festgestellt werden kann. In Gegenden, die vom Trachom ganz oder nahezu frei sind (Hochebenen und Gebirge), wird es dagegen sehr selten beim Kinde beobachtet, weil hier die Ansteckungsquellen andere sind, und es sich bei den vereinzelten Fällen meist um Ansteckungen handelt, die von auswärtigen zugezogenen Arbeitern ausgehen und zunächst die Arbeitskollegen betreffen. Wird die Erkrankung dann nicht gleich erkannt, so sind natürlich die Bedingungen zur Entstehung kleiner Herde überall gegeben, wo ungünstige gesundheitliche und Wohnungsverhältnisse, mangelnde Sauberkeit den Boden für die Ansteckung vorbereiten.

In der Regel tritt die Erkrankung nur unter leichteren Entzündungserscheinungen wie Lichtscheu, Tränenfluß, mäßig vermehrte Absonderung und Schmerzen, manchmal sogar so schleichend auf, daß die Erkrankten lange in Unkenntnis ihres Leidens bleiben (Trachoma chronicum). Seltener setzt die Entzündung unter dem Bilde einer akuten Bindehautentzündung mit lebhafter Absonderung ein (Trachoma acutum). Da die Absonderung schleimig-eitrigen Charakter annehmen kann, unterscheiden sich solche Fälle im akuten Stadium nur durch die dem Trachom eigentümliche Schwellung des Papillarkörpers in Verbindung mit der Körnerentwicklung von leichteren eitrigen Entzündungen.

Häufig ist das akute Trachom, das vornehmlich in den von Trachom durchseuchten Gegenden des Ostens beobachtet wird, eine Mischansteckung mit den Erregern der akuten Bindehautentzündung. Diese akuten Mischansteckungen heilen unter Umständen mit so geringfügigen Veränderungen von seiten der Bindehaut ab, daß später Folgezustände kaum mehr festzustellen sind.

Solch günstiger Ausgang kommt beim Trachoma chronicum nicht vor. Vielmehr erhärtet gerade das Zurückbleiben der verschiedenartigsten Folgezustände eine zuvor vielleicht zweifelhaft gebliebene Diagnose.

Bei rein äußerlicher Betrachtung kennzeichnet sich schon das chronische Trachom durch den eigentümlich müden, abgespannten Gesichtsausdruck, der durch das schlaff herabhängende schwere Oberlid bedingt wird. Diese Ptosis ist die Folge der Veränderungen, die sich im Oberlide und seiner Bindehaut entwickeln. In der Lidbindehaut, vor allem aber in den Übergangsfalten entstehen nämlich die Trachomkörner, rundliche halbkugelige Granula von rötlichgrauer Farbe. Im nasalen Teil der oberen Übergangsfalte pflegt die Entwicklung am stärksten zu sein und von hier aus greift sie nicht selten auf das Tränenwärzchen über, dagegen bleibt die Augapfelbindehaut oft von der Einlagerung der Körner verschont, und niemals finden sie sich in diesem Teil der Bindehaut in größerer Anzahl. Außerdem nimmt die Lidbindehaut zwischen den Körnern durch Schwellung des Papillarkörpers ein samtartiges Aussehen an. Die Ausbildung dieser Veränderungen geht nun mit einer diffusen Infiltration der adenoiden Schicht der Bindehaut einher und bedingt hiermit die allgemeine Volumzunahme des Lides, zumal wenn die Infiltration auf den Lidknorpel übergreift, wie das nicht selten der Fall ist. Der Reizzustand hält sich bei dieser unkomplizierten chronischen Form der Erkrankung in mäßiger Höhe. Es besteht auch nur mäßig lebhafte zähschleimige Absonderung.

Von der Augapfelbindehaut wird im allgemeinen zuerst der obere Abschnitt befallen, und zwar in Form einer auf den oberen Rand der Hornhaut gerichteten Gefäßfüllung und Rötung (Injektion). Hiermit und unter Auflockerung des Hornhautepithels beginnt sich die Beteiligung der Hornhaut in Form des Pannus vorzubereiten. In erster Linie wird der vom oberen Lide gedeckte obere Abschnitt der Hornhaut von oberflächlichen Gefäßen überzogen und von graulichen Infiltraten durchsetzt, die schließlich zu einer stark gefäßdurchzogenen je nach der Schwere des Falles verschieden dichten, allgemeinen Trübung, eben dem Pannus trachomatosus, sich zusammenschließen. Oft schließt dieser Pannus in typischer Weise etwas oberhalb der Hornhautmitte entsprechend dem freien Rande des Oberlides ab, doch kann er in schweren und lange sich hinschleppenden Fällen auch die ganze Hornhaut überziehen, nachdem vorher auch die gesamte Augapfelbindehaut an der Gefäßfüllung teilgenommen hatte. Auch im Bereiche des Pannus selbst sind Körner beobachtet worden. Im weiteren Verlauf entstehen nicht selten auf dem Boden des Pannus oder auch unabhängig von ihm Hornhautgeschwüre, die zumeist oberflächlich bleiben.

Das vorstehend gezeichnete Bild entspricht den Veränderungen, wie sie sich nach mehreren Monaten ausgebildet haben. In der Folge treten nun weitere Veränderungen auf, die den Übergang der Erkrankung ins Narbenstadium anzeigen. Beim Narbentrachom haben sich die Körner verkleinert und abgeflacht, verschwinden mit der Zeit auch ganz ebenso wie die papilläre Schwellung. Dies hat wieder zur Folge, daß sich die Wülste der Übergangsfalten zurückbilden und daß die Bindehaut ihr rauhes und unebenes Aussehen verliert, glatt und spiegelnd wird. Die Absonderung läßt immer mehr nach, das Oberlid verliert seine Schwellung und Schwere, wird daher beweglicher, die Lidspalte weiter.

Gleichzeitig treten nun die das Narbentrachom kennzeichnenden Narbenbildungen in der Bindehaut auf. An den Übergangsfalten äußert sich die Vernarbung durch Verstreichen der Falten und allgemeine Verkürzung des Bindehautsackes. Dies kann bis zur völligen Schrumpfung des Bindehautsackes und zur Eintrocknung der Hornhaut bei sehr hochgradiger Vernarbung führen (Xerophthalmus). Auf der Lidbindehaut treten feine weißliche Narbenlinien auf. Ein etwas breiterer Narbenstreifen entwickelt sich meist parallel dem Lidrande, 2—3 mm von ihm entfernt. Von hier strahlt dann eine Reihe feinerer Narbenzüge hauptsächlich vertikal gerichtet radienartig aus (Taf. 3, Abb. 6). Zwischen solchen glatt vernarbten weißlichen Bindehautpartien können sich immer noch vereinzelte rauhe, papillär geschwellte Abschnitte finden, so daß die Bindehaut der Lider unregelmäßig gesprenkelt aussieht. Das Gesagte gilt vorzüglich für das Oberlid.

Wo die Infiltration nun bei längerer Dauer auch den Lidknorpel eingenommen hatte, da wird dieser auch in den Prozeß der Vernarbung einbezogen, und das hat die Reihe verhängnisvoller Veränderungen zur Folge, die das spätere Stadium des Trachoms kennzeichnen, nämlich die kahnförmige Verkrümmung des Lidknorpels mit falscher Stellung der Wimperhaare (Trichiasis) und erneuter Gefährdung der schon vorher pannös erkrankten Hornhaut.

Bisweilen tritt die Erkrankung außer an Bindehaut und Hornhaut auch an den Tränenwegen auf. Diese Granulose der Tränensackschleimhaut ist aber ihrerseits wahrscheinlich nicht die Folge der Bindehauterkrankung, sondern einer gleichzeitigen Granulose der Nasenschleimhaut. Von sonstigen Begleiterkrankungen ist die eitrige Tränensackentzündung zu nennen, die ziemlich oft bei Trachomatösen vorkommt, und die Reizung der Iris, die im Gefolge der Hornhautentzündungen auftritt.

Der Ablauf der ganzen Erkrankung erstreckt sich über ein bis mehrere Jahre, und Rückfälle lebhafterer Entzündung durch Neu- oder Mischansteckung sind besonders in verseuchten Gegenden durchaus nicht ungewöhnlich.

Pathologisch-anatomisch handelt es sich bei der Granulose hauptsächlich um eine Erkrankung der adenoiden Schicht der Bindehaut, die mit Follikelbildung einsetzt und im weiteren Verlauf zur narbigen Umwandlung des Gewebes führt, wobei die Granula in den Vernarbungsprozeß einbezogen, zum Teil durch ihn geradezu erwürgt werden. Wo die Körner verschwinden, geschieht aber dies eben nur unter Hinterlassung von Narben, worin der Hauptunterschied gegenüber den gutartigen Follikeln bei der Folliculosis liegt. *[Pathologische Anatomie und Parasitenkunde.]*

Schon den Alten war das Trachom als eine seuchenartig auftretende Krankheit bekannt. Ihre heutige große Verbreitung in Ost- und Mitteleuropa verdankt die Krankheit den napoleonischen Feldzügen, die sie aus dem Osten, besonders aus Ägypten einschleppten. Trotz den auf S. 26 schon erwähnten Untersuchungen haben wir aber völlige Sicherheit über den Trachomerreger auch heute noch nicht. Wir wissen nur, daß das Trachom auf den Affen übertragen werden kann, und daß sich im Impfmaterial wie in den Impfprodukten am Affenauge gewisse Zelleinschlüsse regelmäßig finden, die zuerst von *Prowacek* und *Halberstädter* als Trachomkörperchen bzw. als die Erreger des Trachoms angesprochen wurden.

Im Ausstrichpräparat und später auch im Schnitt wurden nämlich bei Giemsafärbung in frischen Fällen regelmäßig, in älteren seltener Zelleinschlüsse bzw. freie Initialkörper gefunden, die teils als blaue granulierte Einschlußmasse erschienen und als Zellreaktionsprodukt gedeutet wurden, teils in Form von roten Körnchen auftraten, die als die Trachomparasiten von vielen Untersuchern bezeichnet wurden.

Die Frage des Trachomerregers muß also einstweilen als noch nicht ganz geklärt bezeichnet werden. Doch sei auch hier darauf hingewiesen, daß ähnliche Befunde auch bei der gonokokkenfreien Blennorrhoe des Neugeborenen erhoben wurden, was zur Aufstellung von verschiedenen neuen Krankheitsbildern führte (Trachom des Neugeborenen, Trachom der Scheide und der männlichen Harnröhre, siehe S. 26). Im allgemeinen ist die Vorhersage ungünstig. Ein günstiger Ausgang ohne Hinterlassung erheblicherer Folgen kommt zwar vor, ist aber wesentlich seltener als der über Jahre sich hinziehende schwerere Verlauf mit den langwierige Behandlung erfordernden Folgezuständen, von denen auch das Kindesalter keineswegs frei ist, wenn die Ansteckung schon im ersten Lebensjahrzehnt erfolgt ist. Jedenfalls hängt die Vorhersage sowohl von der Schwere der Bindehautveränderungen wie vom Grade der Ausbildung von Hornhauterkrankungen ab. Beide stehen nicht immer in Abhängigkeitsverhältnis zueinander, so daß man nicht vom Grade der Bindehauthypertrophie auf besonders schwere zu erwartende Hornhautbeteiligung schließen darf.

Strenger Ausschluß trachomverdächtiger Einwanderer hat Amerika vom Trachom nahezu frei zu halten vermocht. Dieses weitgesteckte Ziel kommt für die europäischen Länder nicht mehr in Betracht, da Trachomträger überall verbreitet sind. Eine alte Erfahrung ist, daß gebirgige Länder viel leichter frei von Trachom zu halten sind, völlig verschont bleiben aber auch sie nicht. In Deutschland besteht die stärkste Verbreitung in West- und Ostpreußen, sodann in Rheinland und Westfalen. Zielbewußte Bekämpfung hat aber das Trachom auch hier sehr einzudämmen vermocht, so daß *Birch-Hirschfeld* für das Material der Königsberger Klinik heute etwa 4% Trachom rechnet gegenüber 15—16% vor etwa fünfundzwanzig Jahren. Eine strenge Isolierung der Erkrankten in besonderen Gebäuden zum Zwecke der Behandlung hält ein auf dem Gebiet der Granulose so erfahrener Autor wie *Birch-Hirschfeld* nicht für unbedingt erforderlich. Einrichtung besonderer der Behandlung des Trachoms dienender Abteilungen ist in durchseuchten Gegenden aber anzustreben, Isolierung einzelner Kranker in trachomfreien Gegenden natürlich geboten. Vor allem aber sind die Kranken zur peinlichsten Sauberkeit und zur Vernichtung der Absonderungen sowie des zur Behandlung verbrauchten Materials anzuhalten.

Die Behandlung des Trachoms ist medikamentös, mechanisch und chirurgisch.

Im frischen entzündlichen Stadium sind die zur Anwendung kommenden Mittel vor allem das salpetersaure Silber in 1—2 proz. Lösung und das Kupfer in Form des Stiftes. Ziel der Behandlung ist im entzündlichen Stadium Beseitigung der Entzündung und der mit ihr verbundenen Absonderung, sodann schnelle Überführung der Erkrankung ins Narbenstadium unter Verhütung zu ausgedehnter Narbenbildung. Beides wird durch die Ätzmittel erreicht, doch ist das stärker ätzende Kupfer bei Hornhautbeteiligung zu vermeiden, aber auch die Silberlösung darf mit der Hornhaut nicht in Berührung kommen, was durch Tuschieren mit von Watte umwickeltem Glasstäbchen verhütet wird.

Im allgemeinen gebe man dem Silber den Vorzug, wo es auf baldige Beseitigung der Absonderung und der frischen entzündlichen Erscheinungen ankommt, später trete zur Bekämpfung der Gewebshypertrophie das Kupfer an seine Stelle, indem man zuerst täglich, später seltener die Lid- und Übergangsfaltenbindehaut mit dem Kupferstift bestreicht. Dies recht schmerzhafte Verfahren ist sanft vorzunehmen, aber lange Zeit fortzusetzen, in späteren Stadien kann die Behandlung zu Hause vom Kranken selbst mit Kupfersalben durchgeführt werden (Terminol, Tracumin 5—10%).

Auf diese medikamentöse Behandlung darf man sich aber nicht beschränken, vielmehr müssen die Körner bzw. die ganze sulzige Granulation auf mechanischem Wege entfernt werden. Hierzu bedient man sich der Rollpinzetten nach *Knapp* oder *Kuhnt*. Zwischen den gerieften Rollen dieser walzenartig wirkenden Instrumente wird die zuvor cocainisierte Bindehaut der Übergangsfalte bzw. des umgestülpten Lides hindurch gezogen, wobei die Körner ausgepreßt werden. Drei bis vier Sitzungen genügen, um alle Abschnitte der Übergangsfalten und Lider, besonders auch die Lidwinkel, dieser Behandlung zu unterziehen. Die Mehrzahl der Trachome sind durch diese gemischte mechanisch-medikamentöse Behandlung zu heilen, wenn auch lange Monate darüber vergehen und Rückfälle vorkommen können.

In manchen Fällen schweren Verlaufs reicht aber diese Behandlung nicht aus und sie muß dann durch die kombinierte Ausschneidung der Übergangsfalte und des erkrankten Knorpels ergänzt werden, eine Operation, die sich auch dem Verf. wiederholt außerordentlich bewährt hat. Weitere operative Eingriffe kommen vor allem im Stadium des Narbentrachoms in Betracht, wo Verkrümmung des Tarsus und Trichiasis zur Verhütung bzw. Behebung von Hornhauterkrankungen Operation verlangen. Der Pannus ist weitgehender Rückbildung fähig, wenn der ständige Reiz durch falschstehende Härchen wegfällt.

Behufs Aufhellung dichter pannöser Trübung kann auch das Jequiritol zur Anwendung kommen. Die Beschwerden des Xerophthalmus werden durch Einträufelung von Milch bzw. Glycerin gelindert.

6. Die phlyktänuläre Bindehautentzündung
(Kerato-Conjunctivitis phlyctaenulosa, scrofulosa, eczematosa).

Die Conjunctivitis phlyctaenulosa ist die häufigste und am weitesten verbreitete Erkrankung des Auges im Kindesalter (Taf. 3, Abb. 1). Das Säuglingsalter ist frei von der Erkrankung, die erst nach stattgehabter Tuberkuloseinfektion bzw. nach Ausbildung einer Überempfindlichkeit sich entwickelt. Jenseits der Geschlechtsreife wird die Erkrankung wieder erheblich seltener und findet sich in der Regel auch nur bei solchen Individuen, die schon in ihrer Kindheit erkrankt waren. Auch gilt die Erkrankung bei Erwachsenen als Ausdruck einer aktiven Tuberkulose.

Der über die Pathogenese nichts aussagende alteingebürgerte Name der Conjunctivitis phlyctaenulosa ist am empfehlenswertesten, obwohl es sich bei den Phlyktänen nicht um Bläschen ($\varphi\lambda\acute{\upsilon}\varkappa\tau\alpha\iota\nu\alpha$ = die Blase), sondern um solide Knötchen handelt. Da die Hornhaut an der Erkrankung sich oft primär und sekundär beteiligt, spricht man auch von Kerato-Conjunctivitis phlyctaenulosa.

Der phlyktänulären Erkrankung kommt unter den Bindehautentzündungen eine besondere Stellung zu, weil es sich bei ihr allein nicht um eine diffuse, sondern um eine herdförmige Erkrankung der Bindehaut handelt, die dazu noch in ihrer reinen Form ohne Absonderung verläuft. Die Entzündung tritt unter verschiedenen Formen auf, die *Saemisch* als Conjunctivitis phlyct. simplex, miliaris und maligna oder pustulosa unterschieden hat.

Sitz der Phlyktänen ist in erster Linie der Bindehautsaum der Hornhaut, weniger häufig die Conj. sclerae, sehr selten die Lidbindehaut, häufig das Bindehautblatt der Hornhaut.

1) Conj.
phlyct.
simplex.

Am Rande der Hornhaut finden sich ein oder mehrere knötchenförmige Erhabenheiten von 1—2 mm, selten größerem Durchmesser und von gelbrötlicher Farbe (Taf. 3, Abb. 1). Diese Phlyktänen befinden sich an der Spitze eines dreieckigen Rötungsbezirkes. Die Gefäßfüllung ist vorwiegend pericorneal conjunctival, nur in geringem Maße beteiligen sich die subconjunctivalen und die hinteren conjunctivalen Gefäße. Die charakteristische Form der Injektion verwischt sich, wenn mehrere benachbarte Phlyktänen ihre Rötungsbezirke zusammenfließen lassen. Die begleitenden Reizerscheinungen wie Tränenträufeln und Lichtscheu können besonders beim Sitz der Phlyktänen auf der Skleralbindehaut sehr gering sein, auch ganz fehlen. Diese Form der Erkrankung ist nur selten mit katarrhalischer Bindehautentzündung vergesellschaftet. Im weiteren Verlauf zerfällt die Phlyktäne unter Geschwürsbildung besonders mit ihrem peripheren, der Skleralbindehaut zugewandten Abschnitt, während der dem Limbus aufsitzende Abschnitt sich gern auf die Hornhaut vorschiebt.

Diese auf der Hornhaut weiterkriechende „Wanderphlyktäne" oder Keratitis fascicularis (Gefäßbändchen oder -büschel) bietet sich als ein oberflächliches graugelbliches Infiltrat von Sichelform dar, welches das Gefäßbüschel hinter sich herzieht und zwar oft bis nahezu zur Hornhautmitte, vor der das Infiltrat dann Halt macht. Die Gefäße bilden sich in einigen Wochen zurück und zwar nicht so selten spontan, sonst nach Kaustik oder Jontophorese. Ihre Wanderstraße bleibt aber als grauliche Trübung dauernd erkennbar. Seltener schießen bei dieser Form die Phlyktänen im Vorderblatt der Hornhaut selbst auf, hier zu Geschwürsbildung und Vernarbung führend.

Eine eigene etwas seltenere Erscheinungsform dieser C. phlyct. simplex ist das Ulcus elevatum. Es entsteht auf der Bindehaut in der Nähe des Limbus durch Geschwürsbildung mehrerer zusammengeflossener Phlyktänen.

2) Conj.
phlyct.
miliaris.

Die Phlyktänen treten in großer Anzahl als feine sandkornähnliche Erhabenheiten rings um den Limbus herum und gleichzeitig auch auf der Hornhaut auf. Diese feinen blassen Erhabenheiten entdeckt der weniger Geübte u. U. erst bei seitlicher Beleuchtung, während dem Kenner das Bild sich schon durch die allgemeine Unebenheit und rauhes Aussehen des Limbus und der Randzone der Hornhaut verrät. Die Reizerscheinungen sind bei dieser Form erheblich stärker und zwar weil die Hornhautnerven durch die zahlreichen subepithelialen Zellhäufchen und Abhebungen gezerrt werden. Dies führt zum reflektorischen Lidkrampf, zu reichlicher Tränenabsonderung und heftiger Lichtscheu. Dem bekannten Bild des Lidkrampfes der Skrofulösen liegt sehr häufig diese Erkrankungsform zu grunde. Der einzelne Anfall kann in wenigen Tagen unter ziemlich stürmischen Erscheinungen zum Ablauf kommen, aber es schießen immer wieder neue Phlyktänen auf, und im Verlauf dieser einander stets ablösenden Rückfälle entwickelt sich zunächst auf der Randzone der Hornhaut von allen Seiten her, hier schwächer, dort stärker, eine Gefäßeinsprossung, die schließlich fast die ganze Hornhaut überziehen kann.

Das Bild dieser so häufigen Erkrankung des Auges im ersten und zweiten Jahrzehnt kann nun durch mancherlei Ereignisse kompliziert werden. So gesellen sich zur Phlyktänenbildung nicht selten durch Mischansteckung

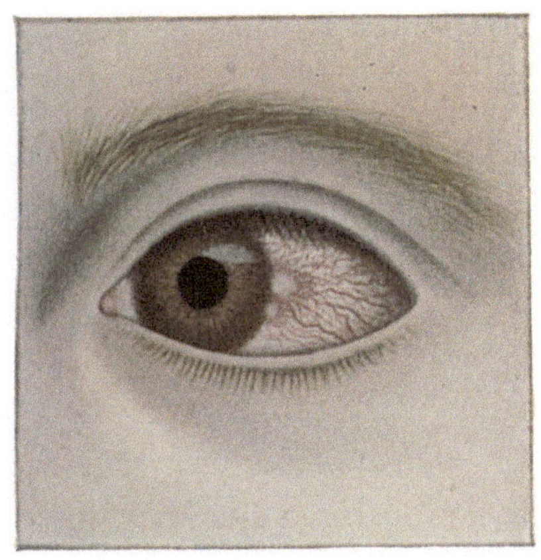

Abb. 1.　Phlyktänuläre Bindehautentzündung.

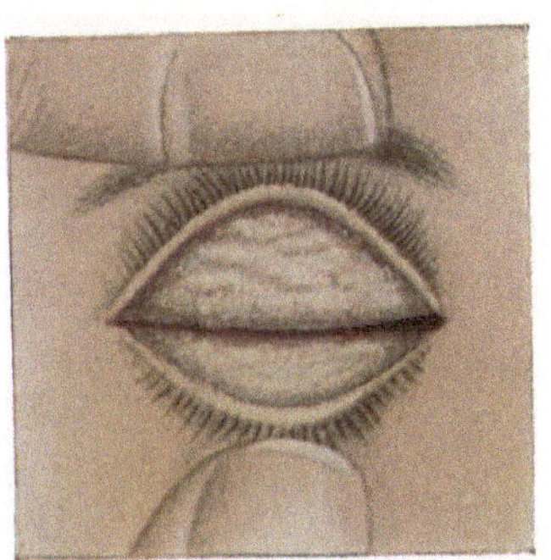

Abb. 2.　Kruppöse Bindehautentzündung.

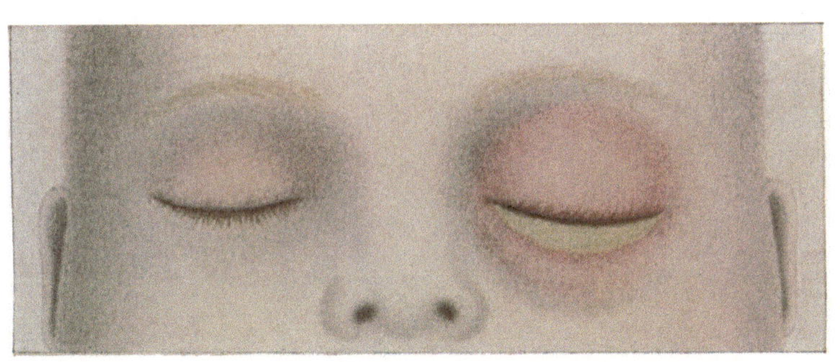

Abb. 3.　Blennorrhoe des Neugeborenen.

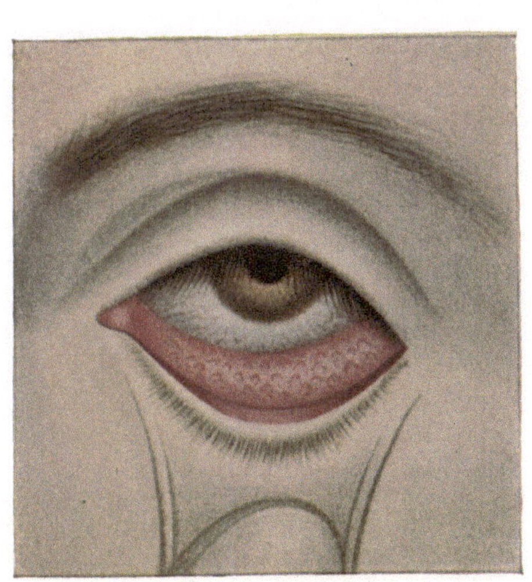

Abb. 4.　Follikulose.

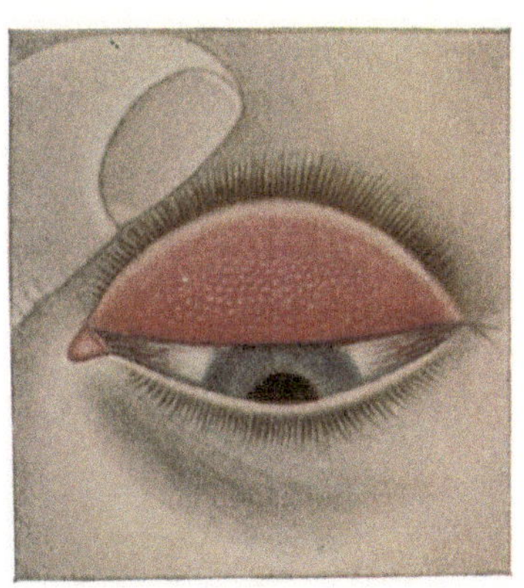

Abb. 5.　Frisches Trachom
(kleine Körner).

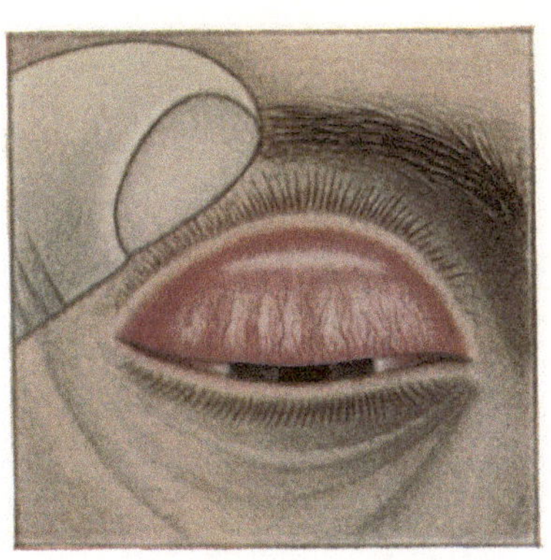

Abb. 6.　Narbentrachom.

akute katarrhalische Zustände oder es kommt zur Verunreinigung geschwüriger Phlyktänen mit den im Bindehautsack befindlichen pathogenen Keimen. Infolgedessen entwickeln sich nicht selten eitrige Infiltrate der Hornhautgrundsubstanz, die sich flächenhaft oder auch nach der Tiefe hin ausbreiten mit Gefahr des Durchbruchs. All diese Komplikationen bedingen an sich eine lebhafte Zunahme der Reizerscheinungen. Zur Keratoconjunctivitis gesellen sich dann häufig noch Lidödem, Lidrandentzündung und schließlich auch Ekzeme der Lidhaut, der Wangen, des Naseneingangs und der Ohren, was zum charakteristischen Gesichtsausdruck, dem Habitus scrofulosus beiträgt.

Bei der Conj. phlyctaenulosa pustulosa oder maligna entwickeln sich, fast stets am unteren Hornhautrand, ein oder zwei auffallend große Phlyk-

3) Conj. phlyct. pustulosa maligna.

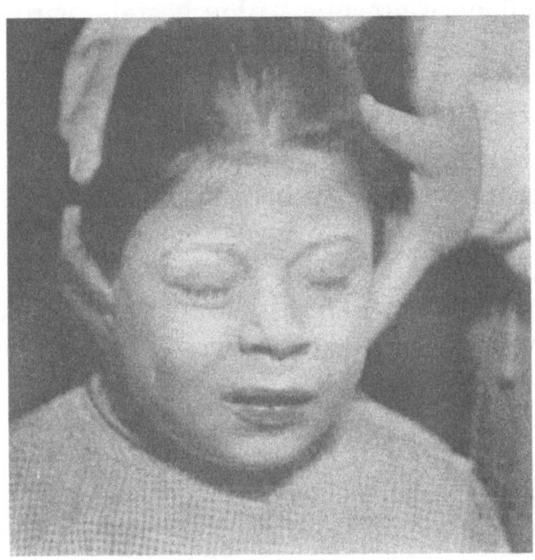

Abb. 3. Habitus scrofulosus.

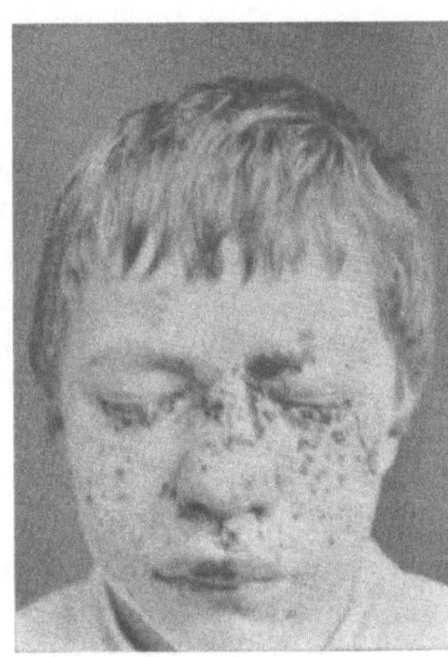

Abb. 4. Lidkrampf, skrofulöses Ekzem.

tänen. Sie unterscheiden sich aber nicht nur durch ihre Größe, sondern auch dadurch von den Phlyktänen bei der C. phlyct. simplex, daß die Efflorescenzen von vornherein z. T. sich in der Hornhaut entwickeln und die Neigung haben, schnell nach der Tiefe hin fortzuschreiten, so daß der Ausgang in der Regel Durchbruch der Hornhautrandzone mit Vorfall der Regenbogenhaut ist (Taf. 5, Abb. 1). Während also die erstgenannten beiden Formen der Erkrankung sich häufig restlos oder unter Hinterlassung von mehr oder weniger geringfügigen Folgezuständen wie Hornhautflecken zurückbilden können, ist hier der Ausgang in dichte Narbenbildung mit Einheilung der Regenbogenhaut (Leukoma adhaerens) oder partielle Staphylombildung die Regel. Diese Form der Erkrankung ist stets von lebhafter katarrhalischer Bindehautentzündung begleitet.

Die hartnäckigen und schweren Erkrankungsfälle, die vornehmlich der zweiten und dritten Gruppe angehören und mit erheblicher Beteiligung der Hornhaut einhergehen, werden auch unter dem Namen der skrofulösen Ophthalmie zusammengefaßt und zwar mit vollem Recht, da es sich tatsächlich um eine Ophthalmie handelt. Denn die Erkrankung beschränkt

Skrofulöse Ophthalmie.

sich nicht nur auf Lider, Bindehaut und Hornhaut mit Reizerscheinungen an den Hornhautnerven und den Tränenorganen, sondern auch die vordere Gefäßhaut ist häufig mitbeteiligt und zwar kommt es durch den dauernden Reizzustand, den eine hartnäckige skrofulöse Hornhautentzündung ausübt, zu Regenbogenhautentzündung, die oft um so schwieriger zu bekämpfen ist, als die dichte Infiltration der Hornhaut das Eindringen der pupillenerweiternden Mittel sehr erschwert.

Aber auch bei leichten Verlaufsformen der skrofulösen Ophthalmie scheint sich die Regenbogenhaut nicht so selten zu beteiligen. Ob es sich hierbei nur um eine sekundäre Hyperämie oder, was Verf. wahrscheinlicher ist, um den Bindehaut- und Hornhautphlyktänen entsprechende Vorgänge in der Regenbogenhaut handelt, ist noch nicht klargestellt. Tatsache aber ist, daß der Reizzustand vieler Augen ganz auffallend zurückgeht, sobald die Regenbogenhaut durch Pupillenerweiterung ruhig gestellt wird.

Erkrankungen der Nachbarorgane.
Unter den Begleiterkrankungen sind besonders bemerkenswert und in jedem Fall zu beachten die adenoiden Wucherungen der Organe des Rachenringes, eitrige Katarrhe der Nase, Hypertrophie der Muscheln, Ausschläge an Naseneingang, Mundwinkeln und Ohren, Mittelohrentzündungen, Schwellungen und Fisteln der Halslymphdrüsen, Pediculosis, schließlich impetiginöses Ekzem der Gesichts- und Kopfhaut, Osteomyelitis der Röhrenknochen und auch der Augenhöhle.

Entstehung.
Die Frage der Entstehung der phlyktänulären Ophthalmie ist nach wie vor ein viel umstrittenes Gebiet. Nachdem die Ekzemtheorie *v. Michels* als aufgegeben betrachtet werden kann, dreht sich die Frage hauptsächlich darum, ob der Tuberkulose allein eine Rolle in der Entstehung dieser häufigsten Erkrankung des kindlichen Auges zukommt, oder ob noch andere Momente in Betracht kommen und ob diese nur eine umstimmende oder auch eine ursächliche Hauptrolle spielen. Jedenfalls ist ein Verständnis der phlyktänulären Erkrankungen nur möglich auf Grund des Einblicks in die Beziehungen zum Allgemeinleiden.

Die der Augenskrofulose zugrunde liegende organische Erkrankung wird im allgemeinen als eine Hilusdrüsentuberkulose angesehen, zumal man auch die Gegenbeobachtung machen konnte, daß ernstere kindliche Tuberkulosen ohne Phlyktänenbildung verlaufen. Indessen liegen doch neuere Untersuchungen vor (*Römer*), nach denen man annehmen darf, daß die Erkrankung doch nicht immer als reine Drüsentuberkulose abläuft. Auch fand *Igersheimer*, daß von den früher Skrofulösen 13% später einen aktiven Lungenprozeß aufwiesen.

Keinesfalls kann die Conj. phlyct. der exsudativen Diathese zugerechnet werden, schon weil beide Erkrankungen zeitlich nicht zusammenfallen, die Phlyktänenbildung in den Jahren erst einsetzt, in denen die exsudative Diathese ihren Höhepunkt schon erreicht oder überschritten hat. Gewiß mag die exs. Diathese die Phlyktänenbildung bei Kindern vorbereiten, indessen ist sie zum Zustandekommen der Erscheinungen nicht erforderlich (*Engelking*), Hauptsache ist der Allgemeinzustand der Haut und der Schleimhäute. So ist zur Zeit der Geschlechtsreife auch die seborrhoische Diathese als bedeutsames Moment zu betrachten, auch Störungen der inneren Absonderung sind in Erwägung zu ziehen. Das wichtigste Moment ist und bleibt aber doch letzten Endes in der Tuberkulose gegeben, nur darf die Phlyktäne nicht als direktes Produkt des Tuberkelbacillus angesehen werden, sondern es handelt sich um eine allergische Reaktion des durch die frühe Tuberkuloseansteckung überempfindlich gewordenen Organismus. Damit hat man sich der alten *Arlt*schen Auffassung wieder genähert und die moderne Forschung gibt eine Erklärung dafür, daß der überempfindliche Organismus der Skrofulösen auf die verschiedensten Schädlichkeiten physikalischer, chemischer und bakterieller Natur, die beim Gesunden die verschiedenen Formen der Bindehautentzündungen bewirken, mit Phlyktänenbildung reagiert. Mit dieser Auffassung lassen sich sowohl die klinischen, wie die experimentellen und pathologisch-anatomischen Befunde in Einklang bringen. Die klinischen, insofern echte Phlyktänenbildung zweifellos auch auf Grund andersartiger Erkrankungen auftreten kann, z. B. bei der Acne rosacea. Ob die Überempfindlichkeit aber durch andere Infektionen als die Tuberkulose hervorgerufen werden kann, ist noch unklar. Beachtenswert ist jedenfalls, daß während des Ablaufs gewisser Infektionskrankheiten wie Masern oder Scharlach die Immunitätsverhältnisse derart sich ändern, daß die vorher schon bestehende Neigung zu Phlyktänenbildung auf der Höhe der Erkrankung schwindet, um allerdings nachher wieder einer geradezu erhöhten Bereitschaft des geschwächten Körpers zur Phlyktänenbildung Platz zu machen, was sich aus der ja häufig zu beobachtenden Verschlimmerung der Skrofulose einige Zeit nach akuten Infektionskrankheiten erklärt. Die experimentelle Forschung steht mit dieser Auffassung in Einklang, weil Phlyktänenbildung beim Tier nach ganz verschiedenartiger Vorbehandlung beobachtet ist, z. B. nach intravenöser Vorbehandlung mit Tuberkulin, durch örtliche Anwendung von Tuberkulin ebenso wie durch Staphylokokkenkulturen, ja e x p e r i m e n t e l l konnte phlyktänenähnliche Knötchenbildung erzielt werden, wenn die Tiere durch subcutan verabfolgte abgetötete Staphylokokkenaufschwemmung oder auch durch nicht bakterielle Eiweißstoffe in einen allergischen Zustand versetzt waren und nun verschiedene Gifte in den Bindehautsack eingeträufelt wurden. Die experimentelle Knötchenbildung kann daher als bald spezifische, bald unspezifische örtliche Überempfindlichkeitsreaktion gegen die verwendeten artfremden Eiweißsubstanzen aufgefaßt werden. Und schließlich ergibt auch die histologische Untersuchung, daß ein Vorhandensein von Tuberkelbacillen zum Zustandekommen der Phlyktänen nicht nötig, ja nicht einmal wahrscheinlich ist, denn in der Regel handelt es sich bei den Phlyktänen um ein subepitheliales solides, einfach entzündliches Knötchen (Taf. 12, Abb. 1), seltener weisen sie eine tuberkuloide Struktur auf und eigentliche tuberkulöse Gewebsveränderungen, besonders Verkäsung kommt überhaupt nicht vor.

Einige Worte verdient noch die spezifische Tuberkulindiagnostik und ihre Bedeutung für die phlyktänulären Erkrankungen. Die *Wolf-Eisner*sche Ophthalmoreaktion, die Einträufelung von Alttuberkulin in den Bindehautsack, ist bald wegen ihrer Gefahren für das Auge aufgegeben worden. Hat sie doch oft das Aufschießen schwerer phlyktänulärer Efflorescenzen zur Folge gehabt. Die Bewertung der Hautproben hat aber große Schwierigkeiten, da es sich um Kinder ganz verschiedener Altersgruppen handelt, die dann auch in ganz verschiedener Häufigkeit mit der Tuberkulose in Berührung gekommen sind. Gleichwohl wird man *Wessely* darin zustimmen müssen, daß die an ausgesprochen skrofulösen Augenerkran-

Tuberkulin-
diagnostik.

3*

kungen leidenden Kinder nicht nur in einem weit höheren Prozentsatz als die augengesunden, sondern daß sie fast alle mit Tuberkulose infiziert sind, ja Verf. möchte das „fast" hierbei noch streichen.

Allgemein-behandlung. Es kann gar nicht eindringlich genug betont werden, daß der wichtigste Teil der Behandlung der skrofulösen Ophthalmie die Allgemeinbehandlung ist. Der Arzt, der bei Vorhandensein auch nur weniger Phlyktänen sich auf das Einstreichen gelber Salbe beschränkt, verkennt die eigentliche Aufgabe, vor die er gestellt ist und würdigt seine Kunst zum Handwerk herab. Ganz allgemein gelte der Grundsatz: Sauberkeit, Luft, Licht und Sonne, Bewegung und richtige Ernährung. Oft ist es erstaunlich, wie schnell die Berücksichtigung dieser Grundsätze während eines Anstalts- oder Heimstättenaufenthaltes einen Umschwung im Krankheitsbild herbeiführt und ebenso häufig muß man sich davon überzeugen, wie sehr die ungünstigen sozialen Verhältnisse, die Rückkehr in Verwahrlosung und Schmutz, die Durchführung der ärztlichen Vorschriften daheim unmöglich machen und damit Rückfälle vorbereiten. Immerhin lassen sich auch unter den kümmerlichsten Verhältnissen regelmäßige Bäder oder Abwaschungen mit Salzwasser durchführen (Viehsalz oder künstliches Seesalz, Sole), wenn es gelingt, bei der Mutter den Sinn für Sauberkeit und Körperpflege überhaupt zu wecken. An die nicht zu warmen Bäder schließe man kühle Abgießungen an. Nach diesen, den geschwächten Körper angreifenden Maßnahmen, ist stets für Ruhe zu sorgen. Schlaf- und Aufenthaltsräume sind gründlichst zu lüften, bei Tage dürfen sie keinesfalls verdunkelt werden, im Gegenteil sonnige Räume sind zu bevorzugen. Die Kinder sind nicht nur an Luft und Bewegung, sondern auch an Licht und Sonne zu gewöhnen. Man geht also mit aller Strenge gegen das Verbinden der Augen, das Flüchten in dunkle Ecken, das Vergraben in weiche Kissen, Verstecken an die von Absonderungen bald beschmutzten Schürzen und Röcke der Mutter und gegen das Umhertragen selbst größerer Kinder vor; Ohrringe sind zu entfernen. Bei geeigneter örtlicher Behandlung lassen sich diese Vorschriften meistens in wenigen Tagen durchführen.

Wo irgend angängig, ist auf längeren Aufenthalt im Bade- oder klimatischen Kurort zu dringen (Solbäder, Höhenlage von etwa 600—1000 m, Nordsee). Da die skrofulösen Augenleiden infolge der winterlichen Erschöpfung der skrofulösen Kinder stets im Frühjahr stark zuzunehmen pflegen, sind solche Kuren, mehr als bisher vielfach üblich, in die kalte Jahreszeit zu verlegen. Die Anregung der Hauttätigkeit und die günstige Beeinflussung des Blutbildes durch die natürlichen Heilmittel der Kurorte machen zum großen Teil deren Heilkraft aus. In der Stadt läßt sich Ähnliches durch den Stoffwechsel befördernden Einfluß der künstlichen Höhensonne erreichen, besonders im Winter und in sonnenarmen Gegenden. Noch bestehende Augenentzündung bildet keine Gegenanzeige. Im Gegenteil, der in Augenbestrahlung Geübte wird sogar ohne Schutzbrille das geschlossene Auge bestrahlen, da bei vorsichtiger Regelung des Abstandes und der Bestrahlungsdauer und bei Berücksichtigung der individuellen Empfindlichkeit der Haut keinerlei Schädigung zu befürchten ist.

Diätetische Behandlung. Was nun die diätetische Behandlung der Skrofulose angeht, so haben die Entbehrungen der Kriegszeit mit der Eindringlichkeit des Versuches gelehrt, daß Milch- und Fettnot die Schrittmacher der schweren Skrofulosen sind. Nur bei kleineren Kindern, wo noch auffallende Beziehungen zur exsudativen Diathese bestehen, kommen daher, wie schon *Wessely* ausführte, die *Czerny*schen Ernährungsvorschriften betr. die Eiweiß- und Fettentziehung in Betracht. Wo aber keine Milchüberfütterung vorliegt, ernähre man die Kinder mit zweckmäßig gemischter Kost, berücksichtige die Lehre von den Vitaminen, gebe reichlich frisches Gemüse und Obst, als Fett den altbewährten Lebertran, beides vor allem in den Wintermonaten.

Auch sonst ist der Allgemeinzustand in jeder Richtung zu berücksichtigen. Sorgfältige Mundpflege kommt wegen der Neigung zu Stomatitis aphthosa und Soor besonders bei kleineren Kindern in Betracht, bei größeren die Pflege des Gebisses, Entfernung hypertrophischer Mandeln. Der Nasenatmung hinderliche Polypen und hypertrophische Muscheln werden beseitigt. Gärungen und Zersetzungen im Darm sind durch regelmäßige Stuhlentleerung zu bekämpfen.

Beh. der oberen Luftwege und der Rachenorgane.

Außerdem waren früher Jod - und Arsenpräparate viel in Gebrauch (Jodferratose, Arsenferratose, Jodeisenlebertran, Dürkheimer Maxquelle). Heute wird zur Bekämpfung und Verhütung zu starker Exsudation aus den Gefäßen der innerlichen bzw. intravenösen Verabfolgung von Kalk (Kalzan, Afenil) der Vorzug gegeben.

Nur wenn die allgemeinen Vorschriften peinlich befolgt werden, wird man von der örtlichen Behandlung dauernd gute Erfolge sehen, aber auch diese nur bei Vermeidung jeglichen Schematisierens. Hierzu gehört z. B. das vielfach geradezu gewohnheitsmäßig geübte Einstreichen von gelber Salbe. Das Anwendungsgebiet der Präcipitatsalbe sowie des Kalomels ist wohl abgegrenzt, aber die Kenntnis dieser Grenzen verlangt große Erfahrung, so daß im allgemeinen stets der Augenarzt zugezogen werden sollte.

Örtliche Behandlung.

Das Anwendungsgebiet der gelben Salbe:

Hydrargyri praec. flavi
v. h. r. p.   0,05—0,1
Vas. amer. puriss. ad 10,0   sind:

1. Die einzelnen größeren Phlyktänen der ersten der obengenannten Erkrankungsgruppen. Die Salbe ist einmal täglich, am besten in den Abendstunden einzustreichen, stärkere Mischungen als 1% sind ganz unnötig.

2. Die Efflorescenzen der Conj. phlyctaenulosa miliaris, wenn der begleitende Reizzustand gering ist.

3. Nach völligem Ablauf der Entzündung frische Hornhautflecken. Hier soll der durch die Salbe erzielte Reizzustand zur Aufhellung der Narben beitragen. Die Salbe kann in diesem Falle bis zu 2% und mit Zusatz von Dionin 2—5 % angewandt werden, an das Einstreichen selbst schließt sich hier eine sanfte Massage an.

Gegenanzeigen gegen die gelbe Salbe sind:

1. Alle erheblicheren Reizzustände, die durch Mischansteckung mit den Erregern der akuten katarrhalischen Bindehautentzündung bedingt sind. Hier schadet die gelbe Salbe zwar nicht geradezu, aber sie nutzt auch nichts, und die richtige Zeit zur Anwendung der geeigneten Mittel wird versäumt.

2. Alle frischen Infiltrationen und Geschwüre der Hornhaut sowie Hornhautdurchbruch und Irisvorfall, überhaupt alle frischen Fälle der S. 33 besprochenen Gruppe der Conj. phlyct. pust. maligna.

Heß verwarf die gelbe Salbe überhaupt und übte statt ihrer die Massage mit der indifferenten Borsalbe (3%). Diese ist auch tatsächlich empfehlenswert überall dort, wo eine Gegenanzeige gegen die gelbe Salbe besteht. Für das zuvor umrissene Anwendungsgebiet, besonders die dritte Erkrankungsgruppe, hält aber die überwiegende Mehrzahl der Augenärzte an dem vielfach erprobten Gebrauch der gelben Salbe mit Recht fest. *Heß* und *Wessely* verwerfen auch das zweite in der Behandlung der Conjunc. phlyctaenulosa eingebürgerte Mittel, das Kalomel ganz. Zweifellos ist sein Anwendungsgebiet auch noch enger umgrenzt als das der gelben Salbe. Aber es wegen Unsauberkeit der Anwendung ganz zu verwerfen, scheint Verf. nicht berechtigt, denn dieser Nachteil ist durch einige Sorgfalt beim Einstäuben mit dem Pinsel leicht zu vermeiden. Jedenfalls gibt es gewisse Formen der phlyktänulären Entzündung die auf keinerlei Behandlung so gut reagieren, wie auf Einstäubung von Kalomel oder Noviform. Dies sind die so häufig rezidivierenden Entzündungen aus der Gruppe der Conj. phlyctänulosa miliaris, die gleichzeitig mit katarrhalischer Rötung der Bindehaut einhergehen. Gewiß kann man gegen die katarrhalischen Symptome mit Erfolg zu Beginn auch das salpetersaure Silber (1%) anwenden, allein die miliaren Phlyktänen schwinden am schnellsten doch bei Kalomeleinstäubung. Gegenanzeige gegen Kalomel bilden wieder die geschwürigen Hornhautprozesse sowie die gleichzeitige innerliche Joddarreichung.

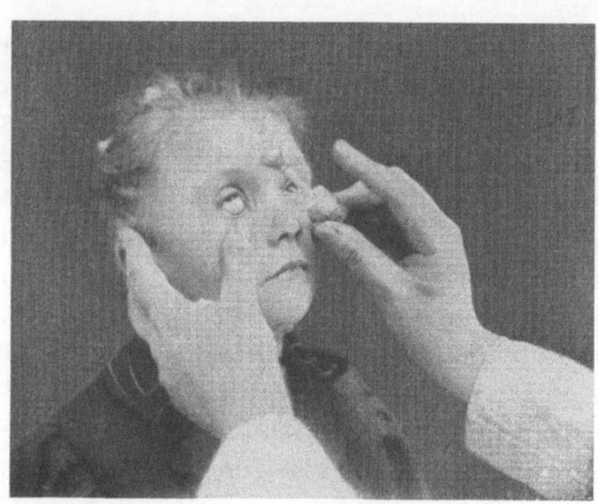

Abb. 5. Einstäubung.

Unnötig ist schließlich bei allen leichteren Formen der Entzündung die Anwendung von Atropin. Dieses ist erst bei lebhafterer Hornhautinfiltration, Gefäßeinsprossung und Geschwürsbildung mit Irisreizung angezeigt, dann allerdings muß es oft für Wochen und Monate gebraucht werden, so daß sich nicht selten gerade bei diesen Kranken lokale Überempfindlichkeit (Atropinkatarrh) einstellt und zum Ersatz Scopolamin ($^1/_5$%) gegeben werden muß. Bisweilen beseitigt allerdings auch ohne Vorhandensein ernsterer Hornhautprozesse einmalige Einträufelung von Atropin wie mit einem Schlage einen unter der Behandlung bestehenden Reizzustand, so daß an eine Beteiligung der Iris gedacht werden kann (S. 34).

Im allgemeinen soll der Verband wegbleiben, nur bei schwererer Hornhautbeteiligung wie sie vor allem der C. phlyct. maligna eigentümlich ist, kommt er in Betracht, wenn keine stärkere Absonderung besteht. Auch mit der Verordnung von Schutzbrillen sei man nicht zu freigibig, da durch sie die Lichtscheu leicht vermehrt wird. Lichtscheu und Lidkrampf werden am besten durch wiederholtes Eintauchen des Kopfes in kaltes Wasser bekämpft. Linderung dieser Beschwerden bringen auch Eisumschläge und Einstreichen einer 1% Cocainsalbe mit Zusatz einiger Tropfen Suprarenin. Hartnäckiger

Lidkrampf kann Ausführung der Lidspaltenerweiterung (Blepharo-Cantho-
tomie) notwendig machen, die durch Beseitigung der Gewebsspannung und
Entlastung des Auges wirksam ist.

Die Auswahl all dieser Verfahren erfordert ebenso wie die Anwendung
der verschiedenen Mittel sehr reiche Erfahrung, so daß, wo ein Augenarzt vorhanden ist, dieser stets zuzuziehen ist.

Die Beobachtung der Besserung skrofulöser Augenleiden nach fieberhaften Erkrankungen wie Masern, Angina, Erysipel führte natürlich auch
dazu, die leistungssteigernde Wirkung der parenteralen Behandlung
auszunutzen. Der Erfolg der Einspritzungen (Milch bis zu 6 ccm, Aolan,
Caseosan, Yatren-Casein) ist unverkennbar, aber doch zeitlich begrenzt,
so daß die Einspritzungen öfter wiederholt werden müssen. *Parenterale und Tuberkulin-behandlung.*

Sehr schwierig ist es, die Wirksamkeit einer Tuberkulinkur bei phlyktänulären Erkrankungen zu bewerten. Denn in der Regel sollte eine solche
Kur nur im Krankenhause durchgeführt werden. Bei einem mehrere Monate
dauernden Aufenthalt in Krankenhauspflege, wie ihn die Durchführung
der Kur erfordert, heilen aber die phlyktänulären Gebilde nicht nur ohnehin
aus, sondern die Kräftigung der Kinder äußert sich dann auch in einem
selteneren Auftreten von Rückfällen, das sicher ebensogut der Krankenhausbehandlung an sich, wie der Tuberkulinkur zugeschrieben werden kann.
Die Sachlage ist hier insofern eine andere als bei der Heilstättentuberkulose,
als es aller Wahrscheinlichkeit nach bei unseren Skrofulösen darauf ankommt, die Hautallergie herabzusetzen, nicht sie zu steigern (*Wessely,
Köllner*). Jedenfalls sind alle Kranken mit gleichzeitigen schwereren Drüsen-
prozessen, Streptokokken- und Staphylokokken-Mischansteckungen von
solchen Versuchen auszuschließen, auch von der Partigenbehandlung ist
abzuraten. In der ambulanten Tuberkulinbehandlung sind nach Verf. Erfahrungen am besten die perkutanen Methoden anzuwenden, und zwar hat
sich Verf. das *Morosche Ektebin* am meisten bewährt, während er
Ponndorf mit vielen anderen ganz ablehnt.

7. Die selteneren Bindehautentzündungen.

Der Frühjahrskatarrh (Conj. vernalis) der Bindehaut (*Saemisch*)
oder die Conj. vernalis (Taf. 4, Abb. 1) tritt viele Jahre hindurch zur Zeit
der erhöhten Wärme und Sonnenstrahlung immer von neuem wieder auf,
nachdem die ersten Anfälle sich stets schon im Kindesalter, vorwiegend bei
Knaben zwischen dem sechsten bis fünfzehnten Lebensjahre gezeigt haben.
Mit Eintritt der kühleren Jahreszeit bilden sich die Erscheinungen wieder
ganz zurück. Die Verbreitung der Erkrankung ist sehr verschieden und
während sie in einigen Teilen Deutschlands, wie dem Rheinland und hier
besonders wieder im Ahrtal, ferner in Schlesien häufiger vorkommt, gehört
sie in anderen wieder zu den größten Seltenheiten. *Frühjahrs-katarrh.*

Die Erkrankung ist stets doppelseitig und hat ihren Sitz in der Lidbindehaut und am Limbus. Entweder ist nur einer dieser beiden Binde-
hautabschnitte befallen oder beide gemeinsam. Das letztere ist häufiger der
Fall. Übergangsfalte und halbmondförmige Falte bleiben stets frei, was als
ein Hauptunterschied gegenüber dem Trachom zu werten ist.

Die Lidbindehaut nimmt eine eigenartig milchartige Färbung an, sie
erscheint von einer dünnen Schicht Milch wie übergossen. Besonders *Klinisches Bild.*

das Oberlid ist mit pflastersteinartigen Wucherungen besetzt, die gern einen leichten Grad von Ptosis und damit den müden Gesichtsausdruck bedingen, den die Kranken oft aufweisen. Ähnliche Wucherungen graulich-sulzigen Aussehens besetzen auch den Limbus. Sie umgeben manchmal den Limbus sogar ringsum und greifen von diesem u. U. auch auf die Hornhaut über, so daß in seltenen Fällen randständige Hornhauttrübungen zurück-bleiben. Die katarrhalischen Erscheinungen sind in der Regel gering und dementsprechend findet man auch nur spärliche zähfadenziehende Ab-sonderung, die zahlreiche eosinophile Zellen enthält.

Patholog. Anatomie und Ätiologie.

Der Erkrankung liegt eine Wucherung und hyaline Entartung des subconjuncti-valen Gewebes zugrunde, deren eigentliche Ursache uns letzten Endes noch unbekannt ist. Natürlich liegt die Vermutung nahe, daß die Erkrankung der direkten Ein-wirkung des Sonnenlichtes ihren Ursprung verdankt, und tatsächlich liegen auch histologische Befunde von eigenartigen Gefäßveränderungen vor (*Reis*), wie sie nach experimenteller Röntgen- und Radium-Schädigung zu beobachten sind in Form der vakuolisierenden Entartung der Intima. Auch beobachtete *Kreibich* Frühjahrskatarrh bei Kranken, die zugleich eine zweifellos auf Lichteinwirkung zurückzuführende Hauterkrankung aufwiesen, nämlich die Hydroa vacciniforme. Indessen läßt diese Auffassung unerklärt, warum gerade der gegen die Strahlen-wirkung gut geschützte Teil der Lidbindehaut vor allem erkrankt. Wiederholt wurde auch ein lymphatischer Habitus beobachtet, doch möchte Verfasser dies mehr für ein zufälliges Zusammentreffen halten.

Hinsichtlich der Krankheitsabgrenzung kommt bei Beteiligung der Lid-bindehaut das Trachom, bei Beteiligung des Limbus die Phlyktänenbildung in Betracht. *Albrecht v. Graefe,* der die Erkrankung schon kannte, wenn sie auch erst von *Saemisch* in ihrer klinischen Besonderheit richtig gewürdigt worden ist, bezeichnete sie auch geradezu als Phlyctaena pallida, und der blasse Farbton der Erhabenheiten am Limbus unterscheidet sie ja auch für den geübten Blick sogleich von den Phlyktänen. Auch die Wucherungen der Lidbindehaut sind beim Frühjahrskatarrh nicht nur größer sondern auch blasser als die beim Trachom. Im übrigen besteht die Ähnlichkeit nur für die erste oberflächliche Betrachtung, der Verlauf kennzeichnet den eigen-artigen Prozeß stets durch die oben erwähnten Besonderheiten.

Vorhersage und Be-handlung.

Die Vorhersage ist insofern günstig, als die Erkrankung schließlich nach Jahre oder Jahrzehnte langem Wiederkehren immer schwächer auf-tritt und endlich ganz aussetzt, ohne erheblichere Folgezustände an der Horn-haut zu hinterlassen. Die Behandlung ist aber vorläufig rein symptomatisch und muß sich auf die Linderung der Symptome beim einzelnen Rückfall beschränken. Verbände mit Ausschluß des Lichtes und dunkle Schutz-brillen vermögen wohl die Wucherungen vorübergehend zum Rückgang zu bringen, aber bei Fortlassen dieser Hilfsmittel treten sie sofort wieder auf und mit ihnen die Beschwerden, falls die sommerliche Witterung fortbesteht. Besser haben sich die nach Art der Autobrillen zu tragenden luft- aber nicht lichtabschließenden Brillen bewährt, sowie die Einwirkung von Radium. Bei erheblicherer Absonderung ist ein Versuch mit den üblichen Adstringentien in schwacher Lösung (Zink $\frac{1}{4}-\frac{1}{3}\%$) mit Zusatz einiger Tropfen Suprarenin am Platze, ferner kühlende Umschläge mit Borlösung. Die lange Dauer der Erkrankung macht auch einen Wechsel der Mittel notwendig. So bringt manchmal die Einstäubung von Xeroformpuder Nutzen. Bei lymphatischem Habitus wird Arsen gegeben. In jüngster Zeit ist über gute Erfolge mit Afenil berichtet worden (*Cords*), doch lauten die Urteile hierüber noch sehr

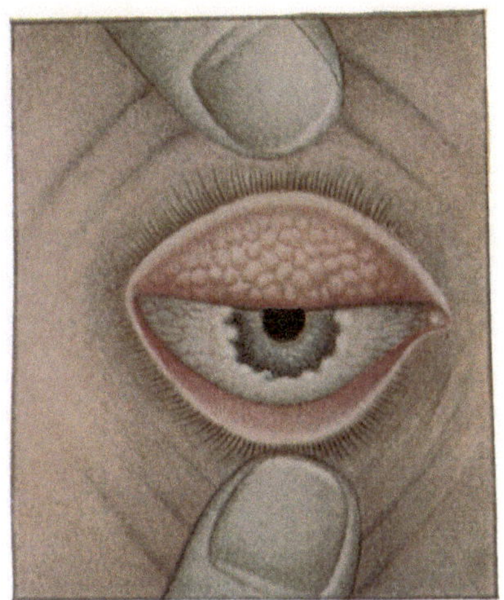

Abb. 1. Frühjahrskatarrh.

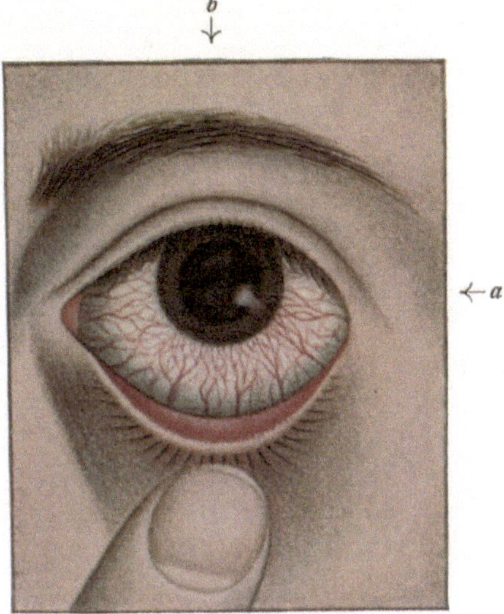

Abb. 2. Hornhautgeschwür (a).
Hornhautflecken (b).

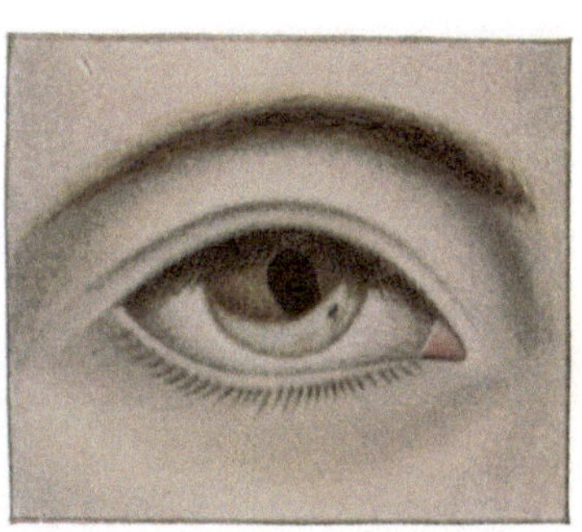

Abb. 3. Leukom mit Iriseinheilung (Leucoma corneae
adhaerens). Folgezustand von Tafel 5 Abb. 1.

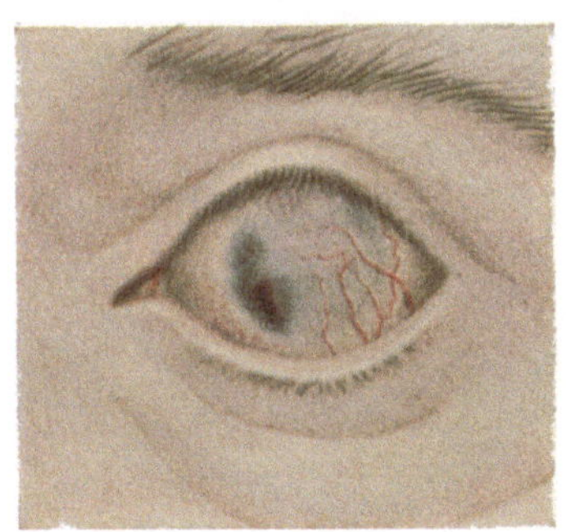

Abb. 4. Leucoma cornea totale.

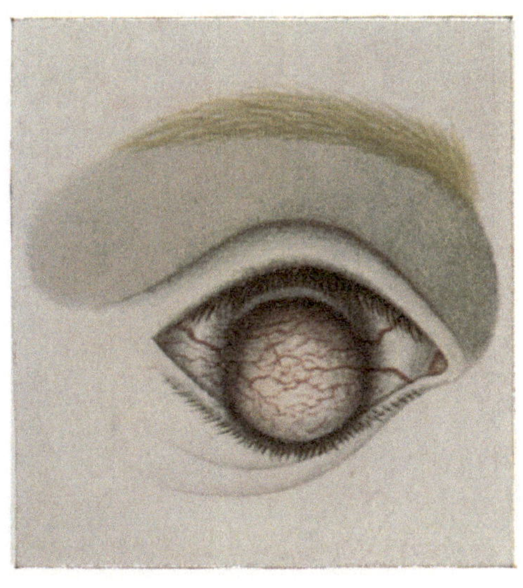

Abb. 5. Totales Staphylom.

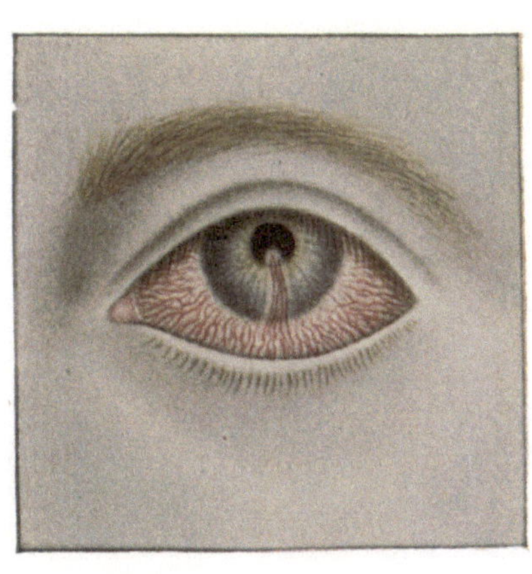

Abb. 6. Büschelform der Hornhautentzündung
(Wanderphlyktäne, Keratitis fascicularis).

widersprechend. Nur ausnahmsweise sind die Lidwucherungen so hochgradig, daß man zu ihrer Beseitigung zum Messer greifen muß.

Auch die Tuberkulose der Bindehaut ist eine recht seltene Erkrankung, selten auch dort, wo die Tuberkulose so große Verbreitung findet wie im Rheintal und in Franken. Sie entsteht entweder von innen auf dem Blutwege, oder von außen her durch Selbstansteckung von anderen Erkrankungsherden aus oder auch durch Verletzung. *Tuberkulose und Lupus der Bindehaut.*

Die Erkrankung tritt entweder in der Form der Schleimhauttuberkulose als tuberkulöses Geschwür auf, das, von Granulationsgewebe umgeben, in der Lidbindehaut sich entwickelt, oder es finden sich im Lid- und Übergangsfaltenteil der Bindehaut zahlreiche follikelähnliche graue Knötchen, Tuberkel, die auch auf die Augapfelbindehaut übergreifen können, oder endlich die Bindehaut weist hahnenkammartige Wucherungen auf. Eine besondere Erkrankungsform ist der Bindehautlupus, der sich als Folge-, Begleit- oder Anfangserscheinung eines Gesichts- und Nasenlupus entwickelt und daher auch häufig mit lupöser Erkrankung der Tränensackschleimhaut einhergeht.

Die Erkrankung kommt gerade bei Kindern und Jugendlichen verhältnismäßig häufig zur Beobachtung und zwar als Begleiterscheinung einer Lungen- oder Extremitätentuberkulose oder eines Lupus, manchmal aber auch als einzige tuberkulöse Erkrankung. Im weiteren Verlauf wird besonders bei der lupösen Form gern die Hornhaut in Mitleidenschaft gezogen und schwere geschwürige Prozesse können zu Durchbruch und Vernichtung der Funktion führen.

Eine bisher nicht beschriebene Form der Bindehauttuberkulose sah Verf. kürzlich bei einem Mädchen, das nach vorausgegangener schwerer Drüsentuberkulose an hartnäckiger Sklerokeratitis tuberculosa erkrankte. Die skleralen Erkrankungsherde brachen offenbar entlang den Nerven- und Gefäßkanälen nach außen durch und nun schossen in der Bindehaut nahe dem Limbus zahlreiche sulzige, graulichglasige Tuberkel auf, die durch Thermokaustik und folgende Ultraviolettbestrahlung beseitigt wurden.

Frühe Stadien können wirksam mit der von *Finsen* zuerst geübten Lichtbehandlung bzw. durch Röntgen-Radiumbestrahlung der Heilung zugeführt werden. Verf. konnte den letzten in seine Behandlung gekommenen Fall mit großen Wucherungen und Geschwürsbildung der Lidbindehaut durch vier Röntgensitzungen innerhalb eines halben Jahres soweit heilen, daß der günstige Erfolg noch nach Jahresfrist gezeigt werden konnte. In vorgerückteren Fällen und wo schneller Erfolg erzielt werden muß, ist aber die chirurgisch-kaustische Behandlung angezeigt, zu deren Unterstützung natürlich die Bestrahlung hinzugezogen wird. Außerdem kommt Jodoformpulver oder Salbe (5—10%) in Betracht. *Behandlung.*

Als eine besondere Form der Bindehauttuberkulose, hervorgerufen durch den bovinen Erreger hat *Wessely* die Conjunctivitis Parinaud erkannt. Diese Entzündung wird vornehmlich beim Wartepersonal von Vieh beobachtet. Auch sie tritt vorwiegend einseitig auf; sie ist durch stürmischeren Beginn und durch besonders hochgradige Schwellung der submaxillaren und präauricularen Drüsengruppen gekennzeichnet. *Bovine Form der Bindehauttuberkulose.*

Bei Kindern werden die ohnehin seltenen syphilitischen Erkrankungen der Bindehaut kaum beobachtet. Immerhin kommen sowohl Primäraffekte, wie papulöse Syphilide an der Bindehaut vor. Da beim Primäraffekt die Ausbildung des speckigen Geschwürsgrundes mit infiltriertem Rand einige Zeit beansprucht, leitet *Syphilis der Bindehaut.*

unter Umständen erst die Drüsenschwellung auf die richtige Diagnose. Die conjunctivalen Entzündungen der späteren Perioden können entweder als diffuse oder als herdförmige Schleimhauterkrankungen verlaufen. Besonders die diffusen bilden ein sehr wechselvolles Bild. Entweder sieht man als Teilerscheinung der Tarsitis syphilitica eine speckig-graue Bindehaut oder infolge Granulationsbildung eine trachomähnliche Gestaltung der Bindehaut (Conjunctivitis granulosa specifica). Oder endlich an der Augapfelbindehaut tritt eine lymphomartige sulzige Schwellung auf.

Die Schleimhautpapeln des Sekundärstadiums sind stecknadelkopf- bis erbsengroß und bevorzugen die Gegend der halbmondförmigen Falte und des Tränenwärzchens. Sitzen die papulösen Erhebungen auf der Augapfelbindehaut, so können sie mit Phlyktänen verwechselt werden. Vor dieser Verwechslung schützt die Beachtung anderweitiger Papeln. Infolge Ulceration der Papeln kann es zu Symblepharon, infolge Tieferkriechens der Spirochäten zu Regenbogenhautentzündung kommen. Die vereinzelten Beobachtungen von Gummen der Bindehaut nehmen wohl ausnahmslos ihren Ausgang von einer gummösen Erkrankung der Lederhaut. Auch der Pemphigus syph. neonatorum kann sich an Lidern und Bindehaut äußern und hier, wie der sehr seltene echte Pemphigus zu Narbenbildungen führen.

Wofern der Zusammenhang all dieser Erkrankungen mit der Lues nur frühzeitig erkannt und die spezifische Behandlung rechtzeitig eingeleitet wird, ist die antisyphilitische Kur schnell erfolgreich. Unterstützt wird sie durch die bei Bindehaut- und Lidentzündung übliche örtliche Behandlung, hier besonders auch durch örtliche Anwendung der grauen Salbe.

Gerade wie bei Syphilitikern, so sieht man auch bei Leprösen unter Umständen Reizzustände der Bindehaut, die entweder mit der schweren zugrunde liegenden Allgemeinerkrankung gar nichts zu tun haben oder doch nur sekundären Charakters, Begleiterscheinungen anderweitiger lepröser Augenerkrankungen sind. Doch kommen auch bei der tuberösen Form der Lepra Knötchen in der Lid- und in der Augapfelbindehaut vor, von denen die letzteren durch Übergreifen auf die Hornhaut ernste Folgezustände einleiten können.

Impfpusteln sind an der Bindehaut ungewöhnlicher als an den Lidern. Unter starker Schwellung der Lider und der Bindehaut treten, begleitet von Schwellung der Präauriculardrüse vornehmlich in der unteren Hälfte der Augapfelbindehaut Geschwürchen auf, die zusammenfließen und von einem diphtheroiden Belag bedeckt sind. Gefährdet sind natürlich die Kinder vor allem in der ersten Zeit nach der Impfung. Die Gefahr dieser Erkrankung liegt in der nicht immer zu verhütenden sekundären Beteiligung der Hornhaut. Auch bei Varicellen ist die Bindehaut nur sehr selten Sitz von Pusteln.

Eine eigenartige, rein örtliche Erkrankung der Bindehaut ist schließlich die amyloide und hyaline Entartung, die gelegentlich auch bei ganz jugendlichen Individuen beobachtet worden ist. Sie kommt entweder allein oder in Begleitung des Trachoms vor. Die Bindehaut des Lides zeigt eine eigenartige Volumszunahme infolge Einlagerung hyaliner oder amyloider Massen, die dem Gewebe ein speckigsulziges Aussehen verleihen. Die Erkrankung befällt vor allem die Übergangsfalte und die dieser benachbarten Abschnitte der Lidbindehaut, und zwar bald an einem, bald an beiden Augen. Sie geht ohne Absonderung und fast stets ohne Beteiligung der Hornhaut einher.

Als Behandlung kommt nur die chirurgische Entfernung des entarteten Gewebsabschnittes in Betracht, und zwar kann man sich auf die Entfernung eines Teils der Wucherung beschränken, da der Rest sich von selbst zurückzubilden pflegt.

Eine besondere Form heftiger Bindehautentzündung wird endlich durch das Eindringen von Raupenhaaren in den Bindehautsack hervorgerufen. Wiederholt wurde die Raupenhaarophthalmie bei Kindern beobachtet, denen kurz zuvor behaarte Raupen ins Auge geworfen worden waren. In erster Linie kommen Bombyx- und Cnethocampaarten in Betracht. Ähnliche Erkrankungen wurden auch vereinzelt nach Eindringen von Pflanzenhaaren gesehen.

In wenigen Stunden entwickelt sich eine heftige Bindehautentzündung mit sehr starken Reizerscheinungen. Bei sehr sorgfältiger Reinigung des Bindehautsackes gehen diese Symptome, die durch chemische Ätzung hervorgerufen sind, in Kürze zurück. In der Regel sind aber doch schon einige der mit Stacheln bewaffneten Härchen unter die Bindehaut eingedrungen, und es kommt dann in wenigen Wochen zur Entwicklung von Knötchen, die zu der Benennung der Erkrankung als „Ophthalmia nodosa" (*Saemisch*) oder „Pseudotuberkulose" der Bindehaut (*Wagenmann*) geführt haben. Alsdann treten Monate und Jahre hindurch wechselnde Reizzustände auf, die schnell vorübergehen oder auch länger andauern, wenn nämlich die Haare auch in die Hornhaut und die Regenbogenhaut, ja in die Häute des Augenhintergrundes eingedrungen sind und hier schwere Entzündungen hervorrufen. Soweit möglich, sind die Knötchen mit den Härchen zu entfernen, doch muß man bei der großen Zahl der ins Augeninnere eingedrungenen Härchen stets mit Rückfällen rechnen.

Die **Xerose der Bindehaut**, ist eine fleckförmige Veränderung, die sich vor allem im Lidspaltenbereich entwickelt. Nasal und temporal vom Limbus finden sich matte glanzlose, bald schaumig, bald mehr fettig aussehende Stellen, die von der Tränenflüssigkeit nicht befeuchtet werden, da die Tränen über die verhornten und mit der talgartigen Absonderung der Meibomschen Drüsen beladenen Epithelien abfließen. Bisweilen bestehen dabei sekundäre katarrhalische Zustände, da auf dem Boden des absterbenden Epithels die im Bindehautsack stets vorhandenen Xerosebacillen stark wuchern.

Xerose der
Bindehaut.

Die Ursache der Xerose sind Störungen allgemeiner und örtlicher Natur Bei der Xerose infolge von Ernährungsstörungen handelt es sich um eine Erkrankung des Epithels der Bindehaut. Sie wird von Nachtblindheit begleitet und ist nicht selten bei Insassen von Waisenhäusern gehäuft gesehen worden. Viel gefürchteter als diese gutartige Form der epithelialen Xerose, die bei größeren Kindern auftritt, ist die bösartige Xerose, die sich vor allem bei Kindern des ersten Lebensjahres infolge unzweckmäßiger Ernährung entwickelt und sehr schnell zu völliger Zerstörung der Hornhäute führen kann (siehe Hornhauterweichung S. 57). Dies Leiden wird heute als eine Avitaminose aufgefaßt und da seine Hauptgefahr in der Hornhauterkrankung besteht, sei hinsichtlich der Entstehung und Behandlung auf S. 57 verwiesen.

An sich viel harmloser ist die parenchymatöse Xerose, die auf einer narbigen Umwandlung der Bindehaut beruht. Solche tritt als Folge örtlicher Erkrankungen bei langwierigen Entzündungen der Bindehaut auf und zwar nach Diphtherie, Trachom und Pemphigus. In späteren Stadien dieses Zustandes tritt zu der durch die fettig-talgartige Oberfläche der Bindehaut bedingten Trockenheit der Membran und zu der Hornhautaustrocknung auch ein wirkliches Versiegen der Tränenabsonderung durch Verschluß der Ausführungsgänge der Tränendrüse bei der Bindehautschrumpfung.

Während die gutartigen Fälle epithelialer Xerose schnell durch Vitaminzufuhr heilbar sind, muß man sich bei der parenchymatösen Xerose auf eine Linderung der subjektiven Beschwerden beschränken. Diese wird am besten erreicht durch oft wiederholte Einträufelungen leicht erwärmter Milch. Auch Pinselungen mit Glycerin und Einträufelungen von Natr. bicarb. sind empfohlen worden.

b) Das falsche Flügelfell.

Während das echte Flügelfell im Kindesalter nicht vorkommt, entsteht bisweilen nach heftiger Entzündung der Bindehaut ein Pseudopterygium, dann nämlich, wenn die geschwellte Bindehaut über den Limbus hinübergreift und an der Stelle eines vernarbenden Hornhautgeschwürs anwächst. Dementsprechend kann das Narbenflügelfell von den verschiedensten Stellen her sich auf die Hornhaut hinüberziehen. Dies sieht man besonders nach Verätzungen und Verbrennungen der Bindehaut, die gleichfalls häufig zur Entstehung von Pseudopterygien Veranlassung geben. Das Pseudopterygium liegt nicht überall wie das echte der Unterlage fest an und man kann es daher mit einer Sonde in der Nähe des Kopfes von der Unterlage abheben. Das Narbenflügelfell ist häufig mit einem Symblepharon vergesellschaftet und dann pflegt es auch die Beweglichkeit des Auges zu beeinträchtigen.

Der Zustand wird durch Ablösung und Abtragung der angewachsenen Partie der Bindehaut beseitigt, doch bleiben das Sehvermögen beeinträchtigende Sehstörungen zurück.

c) Kreislaufstörung, Bluterguß und Verfärbung der Bindehaut.

Bei den zuvor erwähnten Bindehautentzündungen werden nun auch mannigfache Kreislaufstörungen und Blutergüsse beobachtet. So ist die Chemose, der Austritt von Serum unter die Bindehaut, das Zeichen einer sehr starken Füllung der conjunctivalen und subconjunctivalen Gefäße bei akuter Bindehaut- und Strahlenkörperentzündung außerdem bei akutem Glaukom, Tenonitis und Panophthalmie. Einer Stauung verdankt die Chemose beim Gerstenkorn, Tränensack-, Knochenhautentzündung und bei Gewebseiterung der Augenhöhle ihren Ursprung. Seltener ist die Chemose ein Zeichen der Hirnhautentzündung. Die höchsten Grade von Kreislaufstörung sieht man bisweilen beim lebhaften Schwellungskatarrh der Kinder, wenn die prall geschwellten Bindehautwülste zur Auswärtswendung geführt haben und nun die umgestülpten hochgradig ödematösen Bindehautwülste frei zutage liegen, ein Zustand, der u. U. Monate lang andauern kann, bis es endlich nach vielfachen vergeblichen Bemühungen gelingt, das zugrunde liegende Bindehautleiden soweit günstig zu beeinflussen, daß das Ektropium zurückgeht. Auch tuberkulöse Caries des Augenhöhlenrandes kommt als Ursache dieses Zustandes in Betracht.

Kleinere Blutaustritte unter die Bindehaut finden sich bei akuten Bindehautentzündungen, regelmäßig z. B. bei der durch Pneumokokken bedingten. Auf nicht entzündeter Bindehaut sind Blutergüsse Zeichen von Allgemeinerkrankungen, von Blutungen in der Augenhöhle oder von Verletzungen. Im Kindesalter kommt hier vor allem Stauung im Gebiet der oberen Hohlvene beim Keuchhusten in Betracht (Taf. 1, Abb. 4), sodann Skorbut und Barlowsche Krankheit. Je nach der Größe des Ergusses pflegen sich die Blutungen in 8—14 Tagen auch ohne örtliche Behandlung aufzusaugen. Daß nur die Regelung der Ernährung bzw. Behandlung des zugrunde liegenden Allgemeinleidens Rückfälle zu verhüten vermag, ist selbstverständlich.

Blutergüsse in den freien Bindehautsack haben schon wiederholt zur Verblutung geführt; dies ist vor allem bei stärkerer Blutung nach Schieloperation zu beachten, aber auch nach Anwendung 2% und stärkerer Silberlösungen ist tödliche Blutung beim Neugeborenen vorgekommen. Außer Transfusion, Gelatineeinspritzung, Röntgenbestrahlung der Milz ist hier örtlicher Druckverband, im Notfalle selbst Verschluß der Lidspalte durch Naht angezeigt.

Häufig sieht man bei der Gelbsucht der Neugeborenen gelbliche bis gelbgrünliche Verfärbung der Bindehaut. Eine Folge häufig wiederholter Einwirkung von salpetersaurem Silber ist die graue Verfärbung bei Versilberung der Bindehaut (Argyrose); ähnlich sieht die Bindehaut bei Addisons Krankheit aus. Von größerer allgemeiner Bedeutung ist die ausgesprochene Blässe bei allgemeiner Anämie, während beim Frühjahrskatarrh die Lidbindehaut einen milchigen Farbton annimmt.

Emphysem der Bindehaut wird als Teilerscheinung des Emphysems der Lider und der Augenhöhle, bei Verletzung der Wandungen der Augenhöhle besonders der Siebbeinzellen beobachtet, infolge des Eindringens von Luft in die Gewebe. Vermeidung des Schneuzens und kräftiger Ausatmung beseitigt den Zustand in Kürze.

d) Die Neubildungen und angeborenen Anomalien der Bindehaut.

Die Neubildungen der Bindehaut im Kindesalter sind meistens angeboren oder gehen auf angeborene Anlagen zurück. Am häufigsten sind die Dermoide, die als gelblichweiße Geschwülste von Halbkugelform und Erbsengröße am Limbus teils der Hornhaut, teils der Lederhaut aufsitzen und meist mit Härchen besetzt sind. Manchmal sind sie von Spaltbildungen an den Lidern oder von Kolobomen des Auges begleitet. Obgleich die Dermoide der Hornhautlederhautgrenze später kein oder nur ein geringes Weiterwachstum zeigen, sind sie nicht nur wegen kosmetischer Störung, sondern auch wegen der manchmal von ihnen ausgeübten Reizzustände operativ zu entfernen. Hierbei bleibe man im Niveau der Hornhaut,

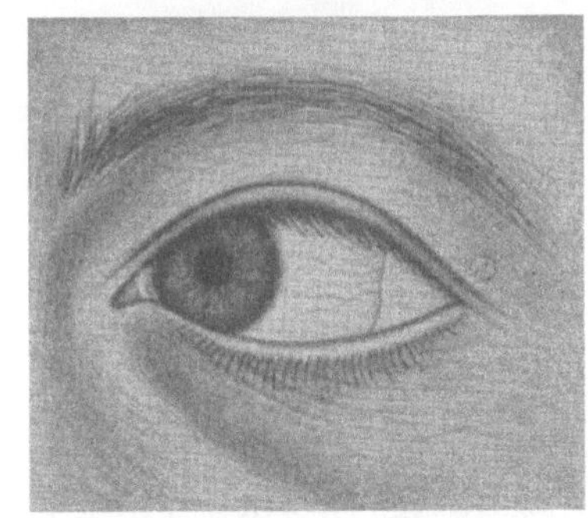

Abb. 6. Ewetzkische Falte.

damit Durchbruch vermieden wird. Auf der Hornhaut bleibt eine weiße Trübung zurück. Auf der Lederhaut wird der Defekt durch Anreffung der Bindehaut gedeckt.

Auch an der Übergangsfalte und an den Tränenwärzchen haben Lipodermoide ihren Sitz. Die ersteren pflegen auf die Augenoberfläche fortzuschreiten. Eine besondere Form des Lipodermoids wird mit dem Namen der *Ewetzki*schen Falte bezeichnet (Abb. 6). Vom äußeren Lidwinkel her schiebt sich in den Bindehautsack eine Bindehautfalte vor in der Art, wie sie als Nickhaut bei Tieren im inneren Winkel bekannt ist.

Kleinere Pigmentflecken der Bindehaut finden sich nach *Wolfrums* Untersuchungen gar nicht so selten und zwar bei der germanischen Rasse vor allem im Lidspaltenbereich, während bei dunkleren Rassen die anderen Abschnitte der Bindehaut ebenso häufig Sitz der Pigmentierung sind. Geradezu als Pigmentnaevi wird man nur die größeren dieser Flecken bezeichnen und diese stellen zweifellos eine Zwischenstufe zwischen normalem Gewebe und Geschwulstentwicklung dar. Doch pflegt sich der Übergang zur Geschwulstentwicklung, zum Basalzellenkrebs nur ausnahmsweise vor der Geschlechtsreife zu vollziehen. Auch der nicht pigmentierte Naevus,

Pigmentierte
und nicht-
pigmentierte
Naevi.

der als gelblichrötlicher Tumor der Bindehaut unweit vom Hornhautrande auftritt, pflegt im allgemeinen nicht vor der Geschlechtsreife weiter zu wachsen.

Wo der geschwulstmäßige Charakter der Wucherung unzweifelhaft erscheint, also beim unpigmentierten Naevus und bei pigmentierten Naevis, die das ruhende Stadium des harmlosen Pigmentflecken aufgegeben haben und in Wucherung übergehen, ist die Geschwulst zu entfernen.

Cysten. Auch die Cysten der kindlichen Bindehaut sind in der Regel angeboren, seltener Folge von Gewebsveränderungen der Bindehaut oder Erkrankungen der Drüsen. Sie werden durch Abkappen der Cystenwand und galvanokaustisches bzw. chemisches Verschorfen des zurückbleibenden Restes beseitigt.

Teleangiektasien und Hämangiome. Gleichfalls auf angeborene Anomalien bzw. auf Geburtsverletzungen gehen die Teleangiektasien bzw. die Hämangiome zurück, die ihren Sitz vornehmlich in der Nähe des inneren und äußeren Lidwinkels haben.

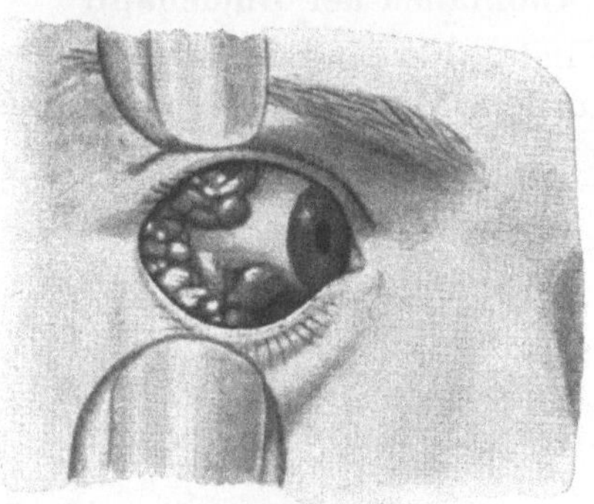

Abb. 7.

Die dunkelrote bis blaurote Geschwulst nimmt an Umfang bei Druck auf die Halsgefäße bzw. am hängenden Kopfe zu (Abb. 7). Manchmal ist die Geschwulst Teilerscheinung eines Cavernoms der Lider oder es bestehen auch anderweitige Teleangiektasien. Die bei der Geburt kleinen Geschwülstchen pflegen im Lauf des ersten oder zweiten Lebensjahrzehntes zu wachsen und können teils kosmetisch, teils durch Raumbeengung stören. Dann ist die Ausschneidung am besten nach vorausgeschickter Unterbindung vorzunehmen, neuerdings werden gute Erfolge durch Kohlensäureschnee und Radium, auch durch Elektrolyse in mehreren Sitzungen erzielt.

Polypen. Zu lebhaften Blutungen geben bisweilen Polypen den Anlaß, die sich gelegentlich spontan oder im Anschluß an Hagelkörner entwickeln können.

Bösartige Neubildungen. Von bösartigen Geschwülsten sind die Epitheliome und Sarkome der Bindehaut zu nennen. Erstere treten nur ganz ausnahmsweise im jugendlichen Alter auf. Verf. sah sie z. B. nur bei Kindern mit Xeroderma pigmentosum. Dagegen sind Sarkome verhältnismäßig oft schon im zweiten Lebensjahrzehnt gesehen worden. Klinisch sind diese beiden Gruppen bösartiger Geschwülste schwer auseinander zu halten, und was die histologische Abgrenzung angeht, so ist zu betonen, daß zwar zweifellose Sarkome der Bindehaut vorkommen, daß aber gerade die im jugendlichen Alter auftretenden Geschwülste in der Regel aus angeborenen Pigmentflecken hervorgehen und dann als Naevocarcinome aufzufassen sind. Ausgangspunkt dieser Geschwülste ist vorwiegend die Hornhautlederhautgrenze.

Behandlung. Während beim Xeroderma pigmentosum die Entfernung höchstens den Wert eines Palliativeingriffs hat, ist es wiederholt schon gelungen, die Augen, die Träger bösartiger Neubildungen waren, durch rechtzeitige Abtragung der Geschwulst zu erhalten, noch häufiger hat sich allerdings die Entfernung des Auges als notwendig erwiesen, da Rückfälle das Weiterschreiten des Leidens anzeigten. Überhaupt sind örtliche Rückfälle mehr als Metastasen zu fürchten. Auch bei diesen bösartigen epibulbären Geschwülsten hat sich neuerdings Radium sehr bewährt.

Quellenverzeichnis:

Wolfrum, v. Graefes Archiv Bd. 71, 1909. — *Fritsch, Hofstätter* und *Lindner*, v. Graefes Archiv Bd. 76, 1910. — *Lindner*, v. Graefes Archiv Bd. 84, 1913. — *Wessely*, Bericht über die 36. Tagung der Heidelberger ophthalmolog. Gesellschaft, 1910. — *Wolfrum*, Klin. Monatsbl. f. Augenheilk., Beilageheft, 1910. — *Wessely*, Jahreskurse für ärztliche Fortbildung, 1919. — *Igersheimer*, v. Graefes Archiv Bd. 105, 1921. — *Seefelder*, Wien. med. Wochensch., 1921. — *Köllner*, Archiv für Augenheilk. Bd. 86, 1920. — *Römer*, Klin. Monatsbl. f. Augenheilk. Bd. 69, S. 128, 1922. — *Engelking*, Klin. Monatsbl. f. Augenheilk. Bd. 71, 1923. — *Piesbergen*, Klin. Monatsbl. f. Augenheilk. Bd. 71, 1923. — *Birch-Hirschfeld*, Zeitschrift f. Augenheilk. Bd. 54, 1924.

2. Die Erkrankungen der Hornhaut.

Das Verständnis für die Entstehung vieler Hornhauterkrankungen wird durch die Kenntnis der Hornhautentwicklung wesentlich erleichtert. Das Hornhautepithel und die Bowmansche Membran bilden das **Bindehautblatt** der Hornhaut. In den mittleren Lamellen der Hornhaut setzt sich die Lederhaut fort (**Lederhautblatt**), während die Descemetsche Membran mit dem sie bekleidenden Endothel entwicklungsgeschichtlich der Gefäßhaut angehört und daher als **Gefäßhautblatt** bezeichnet wird. Diese drei verschiedenen Lagen der Hornhaut können nun in Abhängigkeit von den Membranen erkranken, denen sie entwicklungsgeschichtlich zuzurechnen sind, so daß man außer der primären Hornhautentzündung auch solche conjunctivalen, skleralen und uvealen Ursprungs kennt.

(Randbemerkung: Anat. phys. Vorbemerkungen.)

Die normale Hornhaut ist gefäßlos. Das bedeutet für die Durchsichtigkeit einen Gewinn, für die Ernährung unter pathologischen Verhältnissen aber einen Mangel, da die Schutzstoffe nur langsam vom Randschlingennetz des Limbus her eindringen. Jede länger andauernde und heftigere Hornhautentzündung hat aber eine Neubildung von Gefäßen zur Folge, die oft noch jahrelang nach überstandener Entzündung für das mit Hornhautmikroskop und Spaltlampe untersuchende Auge sichtbar bleiben.

Sehr zahlreich sind dagegen die Hornhautnerven, die, den Ciliarnerven und Bindehautnerven entstammend, zum Ausbreitungsgebiet des ersten Trigeminusastes gehören. Die Nervchen dringen durch die Bowmansche Membran bis in die vordersten Epithelzellagen vor, und daher sind auch die geringsten Schädigungen der Epitheldecke sehr schmerzhaft. Mitreizung benachbarter Trigeminusäste führt zu krampfhaftem Lidschluß und zu Tränenfluß, die ihrerseits wieder Lichtscheu im Gefolge haben.

Die Durchsichtigkeit der Hornhaut ist auch an unversehrte epitheliale Bedeckung und endotheliale Auskleidung gebunden, das Eindringen von Flüssigkeit aus dem Bindehautsack und der Vorderkammer führt zu Trübungen, die allerdings nach Wiederausfüllung des Defektes schnell zurückgehen.

Die Untersuchung soll grundsätzlich im Dunkelzimmer bei seitlicher Beleuchtung vorgenommen werden unter Verwendung einer Sammellinse von 20 D. Zweckmäßig sucht man feinere Trübungen unter Bewaffnung des eigenen Auges mit einer Lupe ab. Der Facharzt benutzt hierzu das Hornhautmikroskop mit Spaltlampe, die nacheinander alle Gebilde vom Epithel bis in den vorderen Glaskörper „abzutasten" gestatten.

(Randbemerkung: Untersuchung.)

Die Untersuchung hat zu berücksichtigen:

1. **Form und Größe** der Hornhaut. Erstere kann schon durch Brechungsfehler (Astigmatismus) und andere angeborene Fehler (Mikrocornea, Makrocornea, Mikrophthalmus, Hydrophthalmus) verändert sein, wobei, wie schon die Namen anzeigen, auch Größenabweichung der Hornhaut häufig vorliegt. Die Hornhaut des Neugeborenen ist im Verhältnis zum Auge abnorm groß.

2. **Die Oberfläche.** Ihre **Wölbung** wird aus Größe und Form des Spiegelbildes beurteilt. Sie ist bei vielen Hornhauttrübungen unregelmäßig. Diese Un-

ebenheit äußert sich in einer Verzerrung des Spiegelbildes der Hornhaut, schwerere geschwürige Prozesse lassen erhebliche Veränderungen der Oberflächenwölbung zurück (Keratektasie, Staphylom). Man beurteile die Wölbung durch Betrachtung von vorn und von der Seite. Der Glanz der Hornhaut ist an die Ebenheit ihrer Oberfläche gebunden. Die feinsten Veränderungen im Epithel der Hornhaut lassen die Oberfläche matt und glanzlos erscheinen. Die Empfindlichkeit der Oberfläche wird durch einen fein zugespitzten Wattebausch geprüft. Sie ist bei zahlreichen Hornhautentzündungen, vor allem denen herpetischen Ursprungs herabgesetzt.

3. Die Durchsichtigkeit. Sie leidet bei allen Hornhauttrübungen. Je nach der Dichtigkeit der Trübung unterscheidet man die Nubecula, Macula und das Leukom. Frische Infiltrate unterscheiden sich von den Narben durch die Mattigkeit der Oberfläche.

Die Feststellung eines Epitheldefektes und subepithelialer Krankheitsherde wird sehr erleichtert durch Einträuflung einer 2proz. Fluorescein-Kalium-Lösung, die das Grundgewebe überall dort grün färbt, wo es vom Epithel entblößt ist. Auch vor Endotheldefekten tritt eine Grünfärbung des Parenchyms bei Anwendung des Fluoresceins auf. Mit der Herstellung des Epithels und Endothels geht diese Grünfärbung wieder zurück, denn sie ist ein Zeichen eines frischen Entzündungsvorganges der Hornhaut.

Ob eine frische oder alte Trübung der Hornhaut vorliegt, das wird im übrigen durch das Vorhandensein oder Fehlen der für entzündliche Erkrankungen der Hornhaut charakteristischen Rötung (Injektion) entschieden. Die ciliare oder pericorneale Rötung (Taf. 8, Abb. 1) begleitet die Entzündungen der Hornhaut und der vorderen Gefäßhaut als bald mehr rosenrote, bald mehr violette hyperämische Zone, welche die Hornhaut rings umsäumt und auf einer Hyperämie der vorderen Ciliargefäße beruht. Infolge der vielfachen Verbindungszweige zwischen ciliaren und conjunctivalen Gefäßen verbindet sich nicht selten diese ciliare Rötung mit der conjunctivalen (Taf. 8, Abb. 1). Wichtig ist schließlich die Kenntnis der verschiedenen Formen von Gefäßneubildung, die auf der Hornhaut vorkommen und für bestimmte Gruppen von Erkrankungen charakteristisch sind. So deuten die oberflächlichen Gefäße, die, baumförmig verzweigt, von der Bindehaut über den Limbus auf die Hornhaut sich fortsetzen, auf Erkrankungen hin, die sich entweder primär im Bindehautblatt der Hornhaut entwickelt haben oder sich von der Bindehaut aus auf die vorderste Hornhautschicht vorgeschoben haben. Die tieferen Gefäße, die man bei den Parenchymerkrankungen der Hornhaut und überhaupt bei den Entzündungen des Lederhaut- und des Gefäßhautblattes der Hornhaut findet, unterscheiden sich von den oberflächlichen dadurch, daß sie erst am Hornhautrande sichtbar werden und dann besenreiser- oder pinselartig verlaufen. Die typischen Oberflächengefäße findet man bei Hornhautgeschwüren, wo sie das Stadium der Herstellung begleiten. Eine besondere Form der Oberflächen-Gefäßeinsprossung ist die beim Pannus, hier schieben sich die neugebildeten Gefäße nicht eigentlich in der Hornhaut, sondern in dem, den Pannus ausmachenden Gewebe unter dem Epithel (Pannus trachomatosus) oder unter der Bowmanschen Membran vor (Pannus scrofulosus). Die tiefen Gefäße sind den Parenchymerkrankungen der Hornhaut eigentümlich. Beide Arten von Hornhautgefäßen können auch nebeneinander vorkommen. So finden sich nach hartnäckig rückfälligen skrofulösen Entzündungen auch oft tiefe Gefäße als Ausdruck des auch die tieferen Gewebslagen der Hornhaut ergreifenden Entzündungsprozesses, und bei der Keratitis parenchymatosa können die Tiefengefäße zeitweilig fast ganz durch allseitig mächtig entwickelte oberflächliche Gefäßeinsprossung verdeckt sein, die sich ihrerseits als Ausdruck einer zeitweilig heftigen Beteiligung des Bindehaut-Gefäßsystems entwickelt.

Die gemeinsame Versorgung der Hornhaut und der Regenbogenhaut durch die Ciliargefäße hat eine Beteiligung der Regenbogenhaut und des Strahlenkörpers an den Entzündungen der Hornhaut zur Folge, die sich in Irishyperämie, Synechienbildung und Kammerwassertrübung durch Ablagerung von Entzündungsprodukten wie Beschlägen und Eiter in die Vorderkammer äußert (Praecipitate, Hypopyon). Da das Hypopyon nicht aus der Hornhaut, sondern aus der Gefäßhaut stammt, ist es aseptisch und an sich harmlos, doch ist seine Zunahme oder Abnahme ein guter Gradmesser für Fortschreiten oder Rückbildung eines Hornhautgeschwürs.

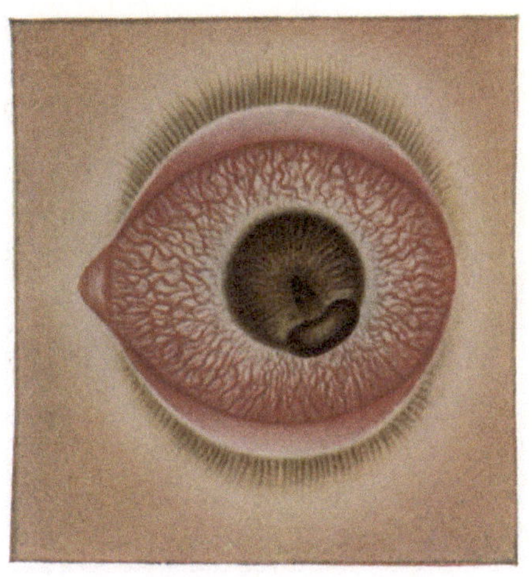

Abb. 1. Irisvorfall nach Durchbruch eines phlyktänulären Randgeschwürs.

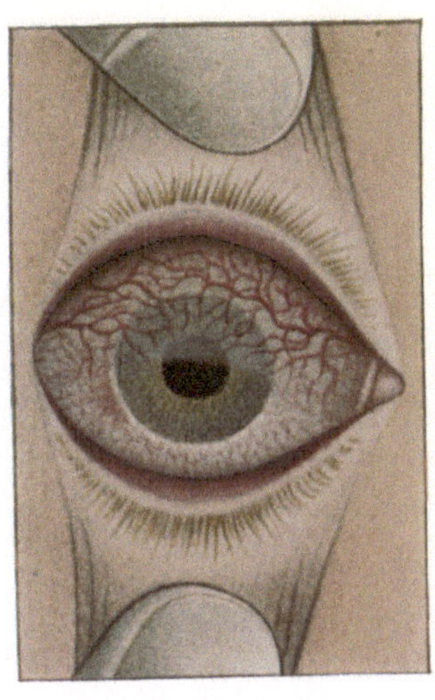

Abb. 2. Pannus der Hornhaut (oberflächliche Gefäße).

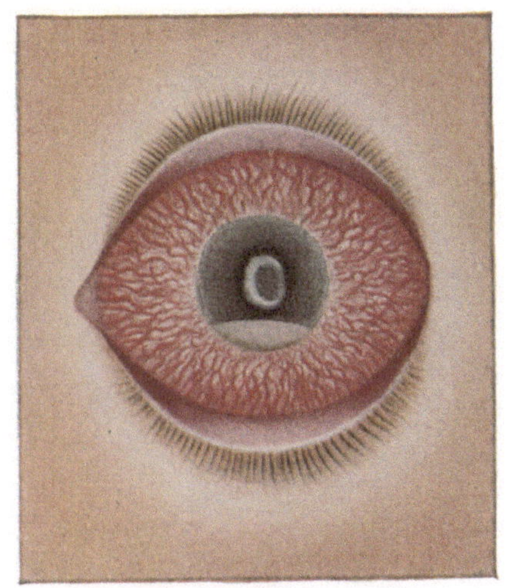

Abb. 3. Kriechendes Hornhautgeschwür (Ulcus corneae serpens cum hypopyo).

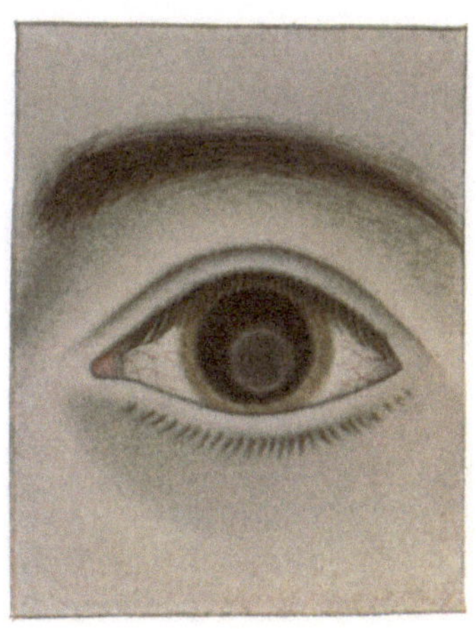

Abb. 4. Scheibenförmige Hornhautentzündung (Keratitis disciformis).

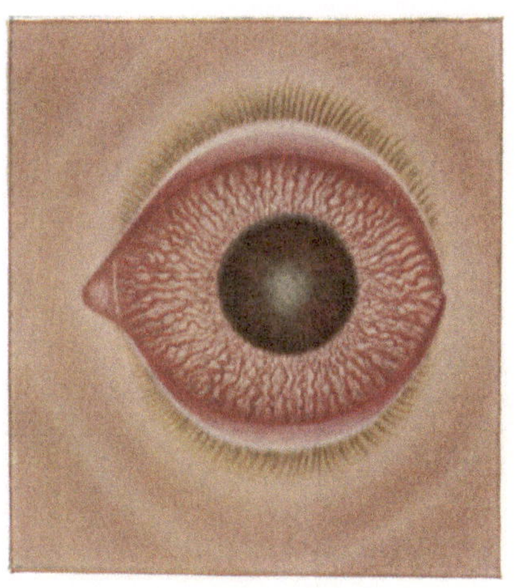

Abb. 5. Parenchymatöse Hornhautentzündung (tiefe Gefäße).

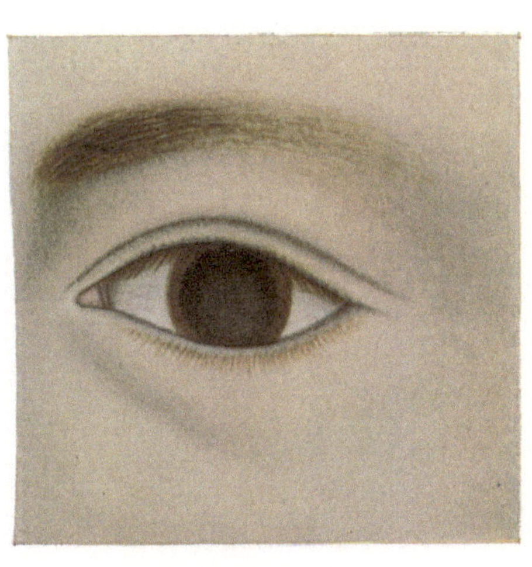

b. 6. Parenchymatöse Hornhautentzündung ohne Gefäßeinsprossung.

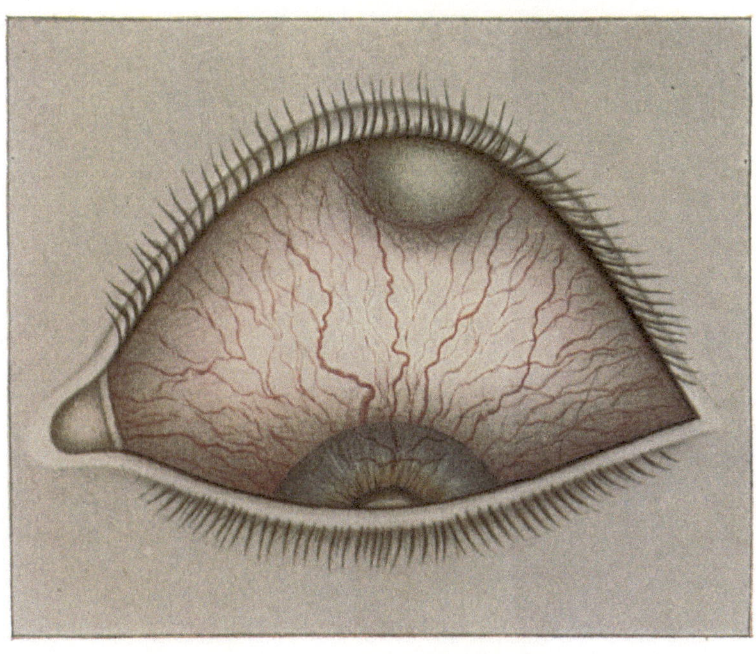

Abb. 7. Lederhautstaphylom bei Geschwulst des Augeninneren (Sarkom).

a) Die Entzündung der Hornhaut.

Die Entzündung der Hornhaut beginnt ganz allgemein zuerst mit einer **Infiltration**. An dies erste Stadium schließt sich bei nicht eitriger Entzündung das Stadium der Aufsaugung (**Resorption**) an. Je gründlicher die Aufsaugung des Exsudates vor sich geht, und je jugendlicher der Erkrankte ist, um so vollständiger ist auch die Aufhellung der Hornhautsubstanz, so daß Hornhautentzündungen der ersten Lebensjahre sogar mit völliger Aufhellung und Wiedergewinnung der Durchsichtigkeit ausheilen können, während schon bei älteren Kindern mehr oder weniger dichte Narbentrübungen zurückbleiben (vgl. Taf. 4, Abb. 2).

Einteilung der Hornhautentzündung.

Geht nun aber die Entzündung in Eiterung über, so ist mehr oder weniger ausgedehnte Zerstörung von Hornhautgrundsubstanz die Folge. An das Stadium der Infiltration schließt sich dann das Stadium der **Eiterung** an. Das ist vor allem der Fall, wenn das Infiltrat oberflächlich liegt, und sich daraus ein Hornhautgeschwür entwickelt. Solange das Geschwür infiltrierte Ränder hat, handelt es sich um ein fortschreitendes Geschwür. Sind die vereiterten abgestorbenen Partien abgestoßen, so reinigt sich das Geschwür, und wir haben das Rückbildungsstadium des Hornhautgeschwürs vor uns, an das sich das Stadium der **Vernarbung** anschließt, der Ausfüllung des Defektes durch Narbengewebe. Das Narbengewebe fällt um so dichter aus, je tiefer und größer der Defekt gewesen ist, andererseits um so zarter, je jugendlicher das Kind ist.

Den Stadien der Infiltration und Aufsaugung bei der nichteitrigen Hornhautentzündung stehen also bei der eitrigen die drei Stadien der **Infiltration, Eiterung** und **Vernarbung** gegenüber.

Schreitet das Geschwür weniger flächenhaft als nach der Tiefe hin fort, so kommt es unter heftigen Schmerzen zuerst zur Vorwölbung der oft lange widerstandsfähig bleibenden Descemetschen Membran, alsdann zum Durchbruch der Hornhaut mit Abfluß des Vorderkammerwassers und Vorfall der Regenbogenhaut, (**Irisprolaps**). Hiermit kommt fast stets das Geschwür zum Stillstand, da die Berieselung der Geschwürsfläche mit dem an Antikörpern reichen, vom entzündeten Strahlenkörper gelieferten Kammerwasser zweifellos zur Heilung beiträgt. Ausgang eines solchen durchgebrochenen Hornhautgeschwürs mit Irisvorfall ist häufig eine glatte Narbe mit Einheilung von Regenbogenhaut (**vordere Synechie, Leukoma adhaerens**, Taf. 4, Abb. 3). Nicht selten ist aber auch der Ausgang in staphylomatöse Vorwölbung. Besonders nach der ausgedehnten Zerstörung der Hornhaut bei Gonorrhoe und Diphtherie bilden sich große **Staphylome** (Taf. 4, Abb. 5), indem das schwache junge Narbengewebe dem Augenbinnendrucke nachgibt.

1. Das skrofulöse Geschwür.

Die häufigsten Geschwüre des Kindesalters sind skrofulösen Ursprungs und damit Äußerung einer kindlichen Tuberkulose. Während die in engstem Zusammenhang mit den skrofulösen Bindehauterkrankungen stehenden anderweitigen skrofulösen Hornhauterkrankungen schon auf S. 31 u. f. unter der Keratoconj. phlyctänalosa behandelt worden sind, soll hier das **skrofulöse Geschwür** eingehender gewürdigt werden. Wie alle Hornhautgeschwüre nichttraumatischen Ursprungs entwickelt es sich aus einem

Infiltrat.   Da die Infiltration der Hornhaut bei Skrofulose vorwiegend die oberflächlichen Gewebsschichten betrifft, ist auch das skrofulöse Hornhautgeschwür außerordentlich häufig. Oft tritt es gleichzeitig mit neuen Schüben der Erkrankung an der Bindehaut auf, doch kann es auch unabhängig von frischer Bindehauterkrankung vorkommen.

Klinischer Verlauf.   Über der Trübung der Hornhaut wird die Oberfläche matt und uneben. Beim Fluoresceinversuch tritt in der Regel schon jetzt Grünfärbung des Infiltrates ein, womit erwiesen wird, daß die Epitheldecke nicht mehr zusammenhängend ist. Dann stößt sich das Epithel ab, und mit dem Zerfall der infiltrierten Hornhautteile bildet sich der Substanzverlust aus, der nun auch zur Verunreinigung mit Bindehautkeimen Gelegenheit gibt. Für diese skrofulösen Geschwüre, deren Diagnose durch die Vorgeschichte und anderweitige Zeichen der Skrofulose gegeben zu sein pflegt, ist nun charakteristisch, daß sie an keinerlei Stelle oder Zone der Hornhaut gebunden sind. Immerhin sind die Randteile der Hornhaut und die parazentralen Abschnitte mehr bevorzugt als das von der Bindehaut am weitesten entfernte Zentrum der Hornhaut.

Das Geschwür übertrifft gewöhnlich die Größe des voraufgegangenen Infiltrates nicht, doch kommt auch weitere flächenhafte Ausbreitung zur Beobachtung. Der Verlauf richtet sich meist nach dem Grundleiden und kann daher bei leichter Skrofulose durchaus gutartig sein. Immerhin gehört eine gewisse Hartnäckigkeit und eine Neigung zu häufigen Rückfällen durch frische Auflockerung und Zerfall alter Narben auch bei leichteren Fällen zur Regel, so daß monatelange Dauer keineswegs ungewöhnlich selbst für die schließlich gutartig ausgehenden rückfälligen Geschwüre skrofulöser Natur ist.

Der Verlauf der Hornhautgeschwüre skrofulösen Ursprungs kann nun in mehrfacher Weise von dem zuvor geschilderten häufigsten abweichen. Einmal haben die Geschwüre der Randzone bei der **Keratoconj. phlyct. maligna** aus noch unbekannten Gründen nicht selten die Neigung, rasch und unaufhaltsam in die Tiefe fortzuschreiten, bis Durchbruch und Irisvorfall eintritt (Taf. 5, Abb. 1). Diese Randgeschwüre treten nicht selten in der Mehrzahl, und zwar fast stets am unteren Hornhautrande auf und können dann zusammenfließen (Ulcus annulare), so daß ausgedehnter Vorfall der Regenbogenhaut sich einstellt oder mehrfache Vorfälle die Folge sind. Nur bei schnell und reichlich einsetzender Gefäßeinsprossung sind die Aussichten besser. Meist fällt die Regenbogenhaut ausgedehnt vom Ciliar- bis zum Pupillarrand vor, und dauernde Verziehung der Pupille zu einer leukomatösen Randtrübung hin mit Pigmenteinlagerung läßt noch nach Jahren den Geübten den Zusammenhang erkennen (Taf. 4, Abb. 3). Ist die Hornhautmitte klar geblieben, so kann die zurückbleibende Sehstörung überraschend gering sein.

Der Verlauf dieser krater- und trichterförmigen Geschwüre bei der Keratoconj. phlyctaenulosa maligna mit ihrem unaufhaltsamen, wenn auch örtlich begrenzten Zerfall der Hornhaut weicht so sehr von dem sonstiger skrofulöser Geschwüre ab, ähnelt andererseits so sehr dem freilich viel ausgedehnteren Zerfall der Hornhaut bei der Keratomalacie, daß man an die Mitwirkung noch weiterer ätiologischer Faktoren denken muß, an Störungen des Vitaminstoffwechsels, **Mangelkrankheit**.

Einen besonderen Verlauf nimmt sodann das schon auf S. 32 erwähnte Gefäßbändchen, die **Keratitis fascicularis** (Taf. 4, Abb. 6), die auch hier zu erwähnen ist, weil das an der Spitze des Gefäßbüschels liegende Infiltrat in der Regel auch den Charakter eines kleinen sichelförmigen Geschwürs annimmt, das auch wohl schon als Ulcus serpens des Kindes bezeichnet worden ist. Zum Unterschied vom Ulc. serp. ist es aber nicht nur durchaus gutartig, sondern auch ganz anderen, nämlich endogenen Ursprungs und nicht ausschließlich durch Pneumokokken bedingt. Auch sind die bei dieser Erkrankung nachgewiesenen bakteriologischen Befunde (Pneumokokken, Staphylokokken, Diplobacillen) nur als Ausdruck einer sekundären Verunreiniguug des skrofulösen Infiltrates aufzufassen. Der gutartige Verlauf ist die Folge der besonders ausgiebigen Gefäßeinsprossung beim Gefäßbändchen.

Die Allgemeinbehandlung deckt sich mit der bei Skrofulose üblichen, wie sie auf S. 36 besprochen worden ist. Örtlich ist ganz besonders bei den Geschwüren der Hornhaut vor dem Gebrauch der Reizmittel, gelber Salbe und Kalomel, zu warnen. Auch Verbände und Schutzklappen bleiben wenigstens bei stärkerer Absonderung von seiten der Bindehaut in der Regel besser weg, und die Lichtscheu wird mit rauchgrau bzw. gelbgrünlich getönten Schutzgläsern (Hallauer, Euphos, Umbral) bekämpft. Erweiterung der Pupille durch mehrmals täglich vorzunehmende Atropineinträuflung und Wärmeanwendung lindern den oft erheblichen Schmerz und tragen auch unmittelbar zur Heilung bei. Beim Gefäßbändchen kann Kaustik der Spitze des Infiltrates oder auch Jontophorese in mehreren Sitzungen notwendig werden.

Besondere Beachtung verdienen die kraterförmigen Randgeschwüre. Zur Verhütung des Durchbruchs ist hier Bettruhe und doppelseitiger Verband angezeigt; außerdem ist bei randständiger Lage des Geschwürs die Pupille durch die verengernden Mittel (Pilocarpin $2\,^0/_0$, Eserin $^1/_2\,^0/_0$) eng zu halten, damit beim Durchbruch nach Möglichkeit Vorfall und Einheilung des Pupillenrandes verhütet wird. Wenn dies auch nicht stets gelingt, so hat Verf. doch wiederholt durch dieses Vorgehen nicht nur dauernd runde Pupille, sondern auch Verhütung der vorderen Synechie trotz erfolgten Durchbruchs erzielt. Wo Durchbruch sicher zu erwarten ist, kann der schmerzhafte Prozeß durch galvanokaustische Punktion beschleunigt werden.

Nach spontanem Durchbruch wölbt sich oft der Irisvorfall in der auf Taf. 5, Abb. 1 zur Anschauung gebrachten Weise vor, und dann kann zur Erzielung glatterer Narbenbildung die vorgefallene Iris auch galvanokaustisch punktiert werden, zweckmäßig wird daran die Deckung des Vorfalles durch Bindehautplastik nach *Kuhnt* angeschlossen. In dieser Weise trat Heilung in dem Falle ein, der auf Taf. 4, Abb. 3 dargestellt worden ist. Mit Erfolg wird auch frühzeitige Deckung vorgenommen zur Verhütung des Durchbruchs. Staphylomoperation ist nach Geschwüren skrofulöser Natur selten nötig.

Erst wenn völlige Epithelisierung des Geschwürs und damit das Narbenstadium eingesetzt hat, empfiehlt sich zur Aufhellung der Narbe die Anwendung der Massage mit gelber Salbe ($^1/_2$—$1^0/_0$). Wo sie stärkere Reizung zur Folge hat, ersetze man sie durch 3 proz. Borsalbe. Überhaupt sollte die gelbe Salbe bei skrofulösen Hornhauterkrankungen, entsprechend den auf

Behandlung.

4*

S. 37 gegebenen Darlegungen, nur angewandt werden, wenn keine frische Infiltration vorliegt und Gefäßeinsprossung das Vernarbungsstadium anzeigt.

Kleinere Geschwüre reagieren oft gut auf wiederholte Betupfung mit Jodtinktur oder mit Acid. carbol. liquefactum. Verhältnismäßig jung ist noch die Behandlung mit ultravioletten Strahlen, die besonders von *Birch-Hirschfeld* für Hornhautgeschwüre ausgebaut worden ist. Verf. hat mit ihr auch bei skrofulöser Geschwürsbildung sehr befriedigende Ergebnisse erzielt. Nicht zu alte Narben lassen sich noch durch Einträuflung von Tct. op. crocata inspissata aufhellen.

2. Die Geschwüre bei Rosacea, Randinfektion und Pannus.

Geschwüre, die denen bei Skrofulose recht ähneln können, kommen bei der Rosacea des Gesichtes vor, doch spielen sie frühestens zur Zeit der Geschlechtsreife eine Rolle. Verhältnismäßig selten sind auch im Kindesalter die infektiösen Randgeschwüre. Immerhin kommen sie besonders bei Pneumokokken- und Koch-Weeks-Infektion der Bindehaut vor, indem graugelbliche Geschwürchen von etwa Stecknadelkopfgröße perlschnurartig aufgereiht in der Randzone der Hornhaut aufschießen. Ihr Verlauf ist gutartig, schneller Rückgang bei sorgfältiger Behandlung der Bindehautentzündung (S. 16) die Regel. Häufiger ist dagegen die Hornhautbeteiligung bei Gonorrhoe und Diphtherie, auf die S. 19 u. 21 schon hingewiesen worden ist. Sie nimmt oft einen sehr schweren Verlauf, da die Ernährung des Gewebes infolge von chemotischer Schwellung oder diphtherischen Belägen der Bindehaut schwer beeinträchtigt und nekrotischer Zerfall der Hornhaut dann oft nicht aufzuhalten ist. Partielle oder totale Staphylombildung (Taf. 4, Abb. 5) oder Panophthalmie mit folgender Schrumpfung des Auges sind der traurige Ausgang dieser nicht selten doppelseitig erfolgenden Hornhautzerstörung.

Gelegentlich entwickeln sich Hornhautgeschwüre aus Infiltraten im Bereiche des skrofulösen und trachomatösen Pannus (vgl. S. 28). Entsprechend der reichlichen Gefäßversorgung ist der Verlauf dieser Geschwüre günstig, doch sind Rückfälle häufig, weil Unebenheiten in der Oberfläche des Pannus wohl oft Gelegenheit zur sekundären Verunreinigung der im Bereich des Pannus befindlichen Infiltration mit Bindehautkeimen bieten.

3. Das kriechende Hornhautgeschwür (Ulcus corneae serpens).

Das wichtigste Hornhautgeschwür traumatischen Ursprungs ist das Pneumokokkengeschwür, das Ulcus serpens. Es kommt bei Kindern aber nur ausnahmsweise vor und unterscheidet sich auch klinisch vom Pneumokokkengeschwür des Erwachsenen.

Der Gründe für dies abweichende Verhalten sind mehrere. Einmal ist das Geschwür in der Regel die Folge von oberflächlichen Epithelverletzungen in landwirtschaftlichen, Forst-, Steinhauer- u. dgl. Betrieben, in denen naturgemäß vorwiegend die im kräftigsten Alter stehende Bevölkerung beschäftigt ist, während Kinder mehr zufällig mit ihnen in Berührung kommen. Die häufigen Verletzungen in diesen Betrieben heilen nun oft schnell aus, und das bösartige Hornhautgeschwür entwickelt sich in der Regel nur dann, wenn ein altes Tränensackleiden vorliegt, die Verletzten also im Bindehautsack Pneumokokken beherbergen. Das ist aber gerade bei Kindern nicht so häufig der Fall.

Auch wenn das Geschwür in der Genesungszeit nach Blattern, Scharlach und Masern oder am hydrophthalmischen Auge, wo es Verf. einmal beobachtet hat. auftritt, ist es nicht als endogen, sondern als Folge einer Verletzung, und zwar meist mit dem Fingernagel, aufzufassen. Während nun das typische Ulcus serpens (Taf. 5, Abb. 3, Steinsplitterverletzung bei einem 15 Jahre alten Knaben) sich als eine getrübte Scheibe der Hornhautmitte darstellt, die einen graulichen Grund und einen lebhaft infiltrierten gelblichen aufgeworfenen Rand aufweist, und zwar besonders nach der Seite hin, nach der das Geschwür fortschreitet, bleibt beim Kinde auch die Mitte der Geschwürsfläche, die sich beim Erwachsenen schnell reinigt, länger infiltriert und aufgequollen. Starke Rötung des gesamten conjunctivalen und ciliaren Gefäßsystems, reaktive grauliche Trübung im tiefen, Gefäßhautblatt der Hornhaut (hinterer Infiltrationsring), chemotaktisch entstandener eitriger Belag auf der Rückfläche der Hornhaut (vgl. Taf. 12, Abb. 3) und vor allem Hypopyon und hintere Synechien vervollständigen das Bild. Während der infiltrierte Geschwürsrand, vereinzelt auch noch der Geschwürsgrund die Pneumokokken enthält, ist das Hypopyon, dessen Leukocyten nicht vom Geschwüre sondern vom entzündeten Strahlenkörper abstammen, stets aseptisch. In späteren Stadien breitet sich das Geschwür nicht nur flächenhaft, sondern auch in die Tiefe hin aus, so daß Durchbruch und weiterhin Panophthalmie und Phthisis bulbi drohen.

Da sich an Stelle der eitrig zerfallenden Hornhautpartien sehr dichte Narben bilden, ist sofortige energische Behandlung durch den Augenarzt geboten, denn auf Wärmeanwendung und Atropinisierung darf man sich wegen der Wichtigkeit jedes Millimeters klar bleibender Hornhautsubstanz nicht beschränken. Vielmehr wird der gelb infiltrierte Teil des Geschwürs meist durch Galvanokaustik zerstört. Dieser Eingriff bringt zwar, richtig ausgeführt, fast stets das Geschwür zum schnellen Stillstand, er hat aber bis ins Gesunde ausgedehnten Gewebstod und damit eine lange Nachbehandlung und dichte Narbentrübung zur Folge. Die statt der Galvanokaustik von *Wessely* eingeführt Dampfkaustik weist nicht ebenso sichere Erfolge auf. Verf. hat früher die zartesten Narben und überhaupt die besten Erfolge in der Ulc. serpens-Behandlung mit der frühen Spaltung des Geschwürs nach *Saemisch* erzielt, die zwar vielfach geübt, aber meistens erst zu spät angewendet wird. Das einzige Verfahren, das der richtig und rechtzeitig ausgeführten Spaltung nach *Saemisch* mit folgender täglicher Lüftung des Schnittes nicht nur gleichwertig, sondern auch überlegen ist, scheint Verf. die Behandlung mit ultraviolettem Licht zu sein, die von *Hertel* eingeführt und vor allem von *Birch-Hirschfeld* ausgebaut worden ist. Ihr Vorzug liegt in der Hinterlassung besonders zarter Narben, indessen muß auch die Technik dieses Verfahrens sehr sorgfältig erlernt werden, so daß es erst in der Hand des geübten Lichtbehandlers volle Wirksamkeit entfaltet.

Geschwüre, die dem klinischen Bilde des Ulcus serpens, wie es gerade beim Kinde verläuft, entsprechen, können auch durch Diplobacillen (Taf. 2, Abb. 1) hervorgerufen sein, ihre Behandlung weicht insofern etwas ab, als sich hier auch gegen die Geschwürsbildung der Hornhaut das Zink in $^1/_2$ proz. Lösung, stündlich eingeträufelt und die Zink-Iontophorese sehr wirksam erweist, so daß u. U. Heilung lediglich durch diese medikamentöse Behandlung erzielt werden kann.

Aspergillomykose.

Eine gewisse, allerdings oberflächliche Ähnlichkeit mit dem U. s. zeigt auch die **Schimmelpilzinfektion** der Hornhaut. Der Pilzrasen hebt sich als eine graugelbliche krümlige Masse gegen die zerfallende Oberfläche der Hornhaut ab. Ein gelblicher Infiltrationsring grenzt den Herd gegen die klare Umgebung ab, bis der Pilzrasen wie ein Sequester abgestoßen wird.

4. Die Geschwüre bei Nervenlähmung.

Ganz andersartige Geschwüre der Hornhaut entstehen auf der Grundlage von Nervenlähmungen, und zwar kommt hier die Facialis- und die Trigeminuslähmung in Betracht. Bei der Facialislähmung ist die Hornhaut

Keratitis e lagophthalmo.

durch den mangelnden Lidschluß einesteils der Gefahr der Vertrocknung (Keratitis e lagophthalmo), andererseits auch mannigfachen Verletzungen durch Schmutz- und Staubpartikelchen ausgesetzt, die sonst durch reflektorischen Lidschluß abgewehrt werden, nun aber bei mangelndem Lidschluß auf der durch Verdunstung geschädigten Hornhautoberfläche Anlaß zur Geschwürsbildung geben. Die eigentliche Ursache der Facialislähmung liegt bei Kindern gewöhnlich in Erkrankungen des Mittelohrs oder Operationen am Warzenfortsatz; seltener liegt ein Solitärtuberkel zu Grunde, doch kann der mangelhafte Lidschluß natürlich auch durch ganz andere Ursachen als durch eine Facialislähmung bedingt sein. Bei Kindern kommt hier vor allem Knochenhautentzündung des Augenhöhlenrandes oder Bewußtseinsstörung bei schweren Infektionskrankheiten in Betracht.

Die Austrocknung betrifft in erster Linie den untersten Teil der Hornhaut, der im Schlafe unbedeckt bleibt. Dort bildet sich nach anfänglich graulicher Trübung unter Zerfall der Hornhautoberfläche ein Geschwür von ovaler Form. Dieses reicht nach unten bis an den Hornhautrand, nach oben ist dagegen seine Grenze der vom Oberlide bedeckte Teil der Hornhaut. Hypopyon gesellt sich oft hinzu, doch pflegt der Verlauf im allgemeinen torpider als bei anderen eitrigen Geschwüren der Hornhaut zu sein, immerhin kommt Durchbruch auch hier vor.

Behandlung.

Die wichtigste Aufgabe ist die Verhütung einer Ker. e lagophthalmo. Sobald sich die Symptome der Facialislähmung zeigen, oder Verkürzung der Lider durch Narbenprozesse die Hornhaut unbedeckt läßt, oder bei Bewußtseinsstörungen die Lidspalte nicht geschlossen wird, muß das Auge verbunden werden nach vorherigem Einstreichen einer die Hornhautoberfläche deckenden milden Salbe (3% Borvaseline), und zwar für die Nacht stets, am Tage nur bei höheren Graden der Störung. Bei dauernder Facialislähmung nach Mittelohrerkrankung und Radikaloperation kommt Verkürzung der Lidspalte durch Tarsorhaphie, nach Knochenhautentzündung plastische Operation in Betracht.

Keratitis neuroparalytica.

Während bei der Facialislähmung die Lider bei Berührung mit Fremdkörpern nicht geschlossen werden können, wird bei der Trigeminuslähmung die Notwendigkeit der Abwehr, die Tatsache einer Fremdkörperverletzung überhaupt nicht empfunden. Die mit der Nervenlähmung verbundene Ernährungstörung ist die eigentliche Ursache der besonderen Empfindlichkeit der Hornhaut gegen die leichtesten Verletzungen. Die Hornhaut wird matt und trüb, infolge der fehlenden Tränenabsonderung sieht sie trocken aus. Schließlich zerfällt sie nach Ausbildung eines großen, die ganze

Hornhaut einnehmenden Geschwürs; dabei bestehen aber nur geringe Reizerscheinungen. (Folgezustand siehe Taf. 4, Abb. 4.)

Die Vorhersage ist viel ungünstiger als bei der Keratitis e lagophthalmo, weil die Erkrankung einer Behandlung kaum zugängig ist und sie daher fast stets mit hochgradiger Sehstörung ausgeht. Symptomatisch kommen Verbände, Wärme, und zwar vor allem in Form der Diathermie und Atropin, sodann der elektrische Strom und Strychnineinspritzung in Betracht. Behandlung.

5. Die herpetische Hornhautentzündung.

Sowohl beim Herpes febrilis wie beim Herpes zoster kommen Erkrankungen der Hornhaut vor, doch ist das Kindesalter im allgemeinen selten beteiligt.

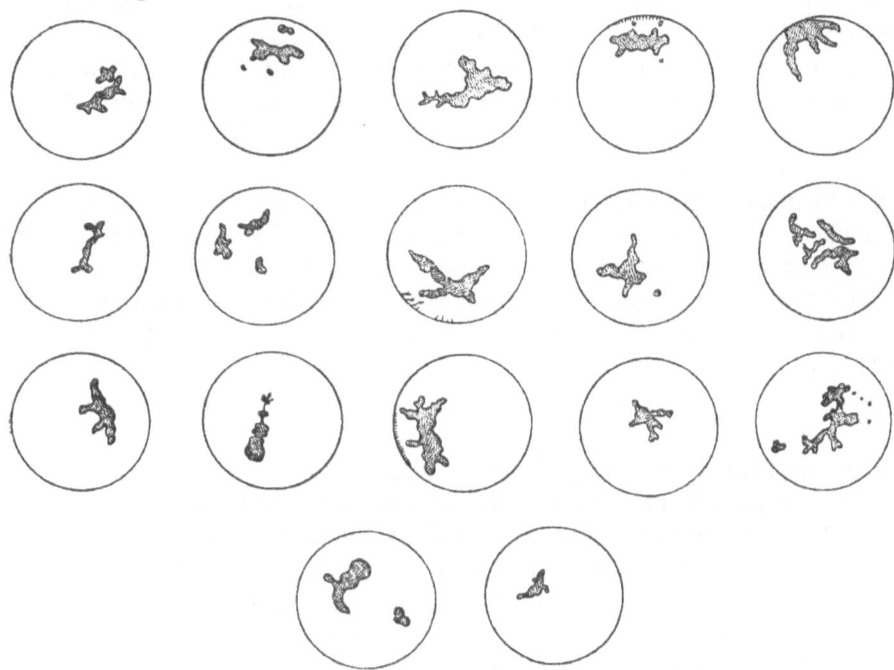

Abb. 8. Verschiedene Typen des Herpes corneae. Nach *Hagnauer*.

Peters beobachtete freilich die Herpesinfektion der Hornhaut unter 173 Fällen 19 mal bei Kindern unter fünfzehn Jahren. Verf. sah sie unter 50 Fällen nur 3 mal im zweiten Lebensjahrzehnt, aber nur ein Erkrankter befand sich erst im vierzehnten Lebensjahre, die andern beiden standen im Alter von sechzehn und siebenzehn Jahren.

Der Herpes febrilis corneae wird nach verschiedenartigen, wahrscheinlich aber einheitlich aufzufassenden Infektionszuständen beobachtet, am häufigsten nach ganz leichten fieberhaften oder Erkältungszuständen, die nach den neuesten Untersuchungen von *Bastai* und *Busacca* als Allgemeininfektion mit dem von *Grüter* entdeckten Herpesgifte aufgefaßt werden können, während das später folgende Aufschießen der Bläschen als zweite Periode der Erkrankung zu bezeichnen ist.

Der eigentliche Bläschenausbruch, das Aufschießen der kaum stecknadelkopfgroßen wasserhellen Bläschen auf der Hornhaut, ist mit heftigen Reizerscheinungen verbunden, doch sieht man dies Stadium der Erkrankung nicht so häufig wie das folgende. Die Epitheldecke stößt sich nämlich sehr schnell ab, und dann liegen baumförmig verzweigte Substanzverluste oder kleine zentrale Defekte, entstanden aus subepithelialen Herden vor, und in diesem Stadium der Keratitis dendritica sieht man die Kranken am häufigsten. Die charakteristische Form des verzweigten Epitheldefektes der Hornhaut, wie sie in der Abb. 8 wiedergegeben ist, tritt besonders deutlich nach Fluoresceineinträufelung hervor. Im Bereiche der Epithelerkrankung ist die Hornhaut empfindungslos. Leichtere Fälle heilen glatt aus, bei schwereren bildet sich eine dem Defekt in der Form entsprechende Trübung aus, und es können regelrechte herpetische Geschwüre entstehen, die sich aber nur flächenhaft ausbreiten. Veränderungen des Augenbinnendruckes im Sinne einer Spannungserhöhung oder Herabsetzung sind häufig. Auch beobachtet man manchmal eine Beteiligung der Regenbogenhaut in Form von Schwellungen und Blutungen aus dem Pupillarteil der Regenbogenhaut (*Gilbert*). Die Keratitis dendritica sieht man beim Zoster etwas seltener, dagegen verhältnismäßig oft auch nach oberflächlichen Hornhautverletzungen. Das neuerdings behauptete Vorkommen des Herpeserregers im Bindehautsack würde dies zwanglos erklären. Auch die Rückfälle dieser schmerzhaften Entzündung nach Schädigung der Hornhautdeckschicht, die als rezidivierende Erosion bezeichnet werden, sind so dem Verständnis näher gerückt.

Behandlung.   Die Behandlung geschieht zunächst nach den Grundsätzen, wie sie für Hornhautentzündung und Geschwür maßgebend sind. Doch ist bei Drucksteigerung Vorsicht mit Atropin angezeigt. Da die Schmerzhaftigkeit und der hartnäckige Verlauf vorwiegend eine Folge der Epithelerkrankung sind, ist das Epithel mit der Lanze bis ins Gesunde hin abzuschaben, wobei sich oft zeigt, daß die Lockerung des Epithels viel weiter geht, als man vermutete. Der Eingriff kann nötigenfalls nach einigen Tagen wiederholt werden; in der Nachbehandlung Ultraviolettbestrahlung. Die Anwendung der Wärme geschieht bei herpetischen Erkrankungen am besten in der Form der Diathermie, doch muß die Temperatur nachgeprüft werden, weil oft besonders beim Herpes zoster die Wärmeempfindung gelitten hat.

Dem Herpes corneae steht die Keratitis disciformis nahe, bei der sich im Anschluß an kleine oberflächliche Verletzungen der Hornhaut unter mäßig lebhaften Entzündungserscheinungen eine grauliche getrübte Scheibe mit gesättigtem Rande entwickelt. Die Empfindungslosigkeit sah Verf. wiederholt bei dieser neuropathischen Erkrankung auf das ganze vom Supra- und Infraorbitalis versorgte Hautgebiet übergreifen. Der einer Behandlung wenig zugängliche Zustand erfordert mehrere Monate bis zu seinem Ablauf, dichte zentrale Trübungen bleiben zurück. Bei Kindern auf dieser neuropathischen Grundlage kaum beobachtet, ist diese scheibenförmige Hornhautentzündung aber doch hier von Wichtigkeit, weil das gleiche klinische Bild wiederholt auch nach Infektion mit dem Vaccinegift, z. B. bei geimpften Kindern und deren Umgebung beobachtet worden ist, deswegen ist es auch als Keratitis postvaccinolosa bezeichnet worden (Taf. 5, Abb. 4). Dem Pflegepersonal ist daher Vorsicht behufs Verhütung einer Augeninfektion bei Geimpften stets eindringlich zur Pflicht zu machen. Die Behandlung ist rein symptomatisch und besteht in Anwendung von Atropin und Wärme.

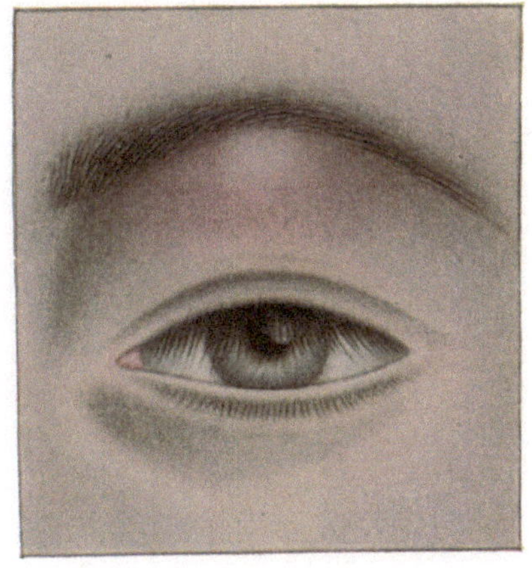

Abb. 1. Absceß im Oberlide.

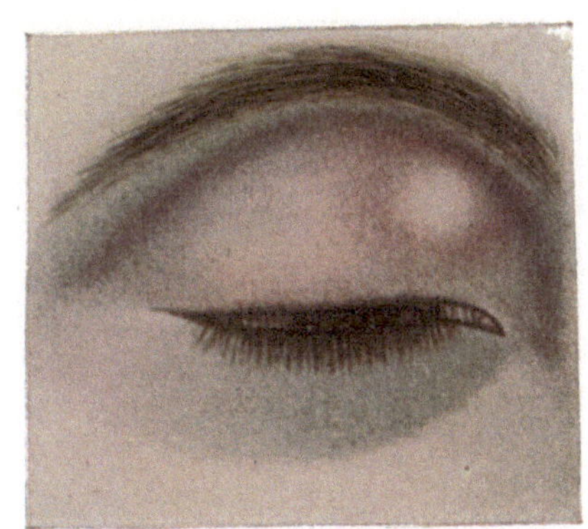

Abb. 2. Hagelkorn.

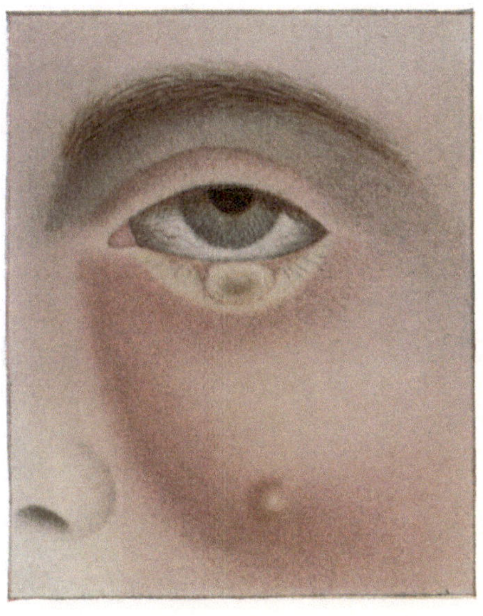

Abb. 3. Vaccinepustel am Unterlid.

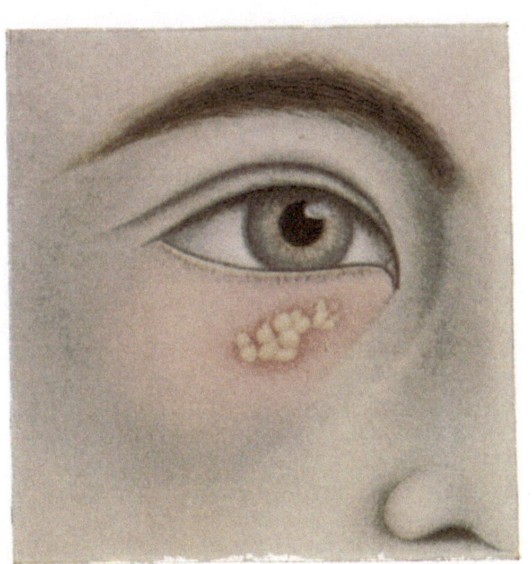

Abb. 4. Herpes zoster ophthalmicus.

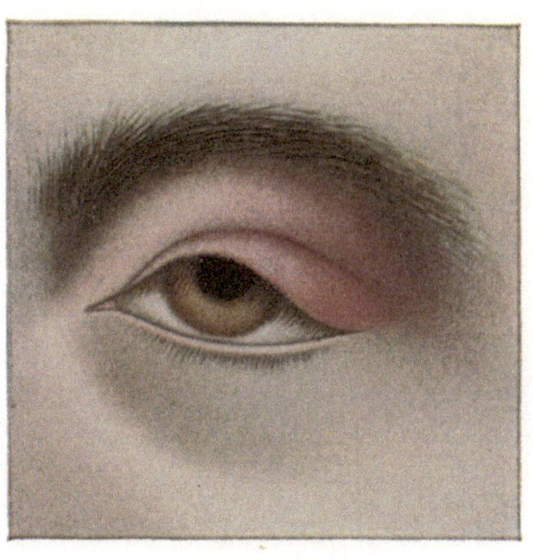

Abb. 5. Gerstenkorn.

6. Die Hornhauterweichnng (Keratomalacie).

Eine gewisse allerdings rein äußerliche Ähnlichkeit haben die Geschwüre der Hornhaut bei Lagophthalmus und Trigeminuslähmung mit der Hornhauterweichung (Keratomalacie) oder marantischen Hornhautnekrose, die aber fast ausschließlich das Säuglingsalter oder die ersten beiden Lebensjahre befällt. Das Frühzeichen der Erkrankung, die Nachtblindheit entzieht sich bei ganz kleinen Kindern natürlich der Feststellung. Auch die Xerose der Bindehaut (siehe S. 43) wird meist übersehen. Erst die Mattigkeit und Trübung der Hornhaut lenkt in der Regel die Aufmerksamkeit der Angehörigen auf den bedrohlichen Zustand. Die Trübung der Hornhaut nimmt schnell zu, aus dem Infiltrat entwickelt sich ein Geschwür (Taf. 12, Abb. 4), das in kürzester Frist zur völligen Zerstörung der Hornhaut führen kann. Wiederholt sah Verf., daß die Erkrankung verkannt und für Blennorrhoea neon. gehalten worden war. Die fehlende Lidschwellung bei geringer Absonderung und mäßigen Reizerscheinungen sollte vor dieser verhängnisvollen Verwechslung schützen.

Die Vorhersage ist im ersten Lebensjahre sehr schlecht. Beiderseitige Hornhautzerstörung und tödlicher Ausgang sind die Regel, von der Verf. nur selten Ausnahmen bei frühzeitig in Behandlung gekommenen Kindern sah. Bei größeren, rechtzeitig der Behandlung zugeführten Kindern gelingt bisweilen die Erhaltung der Sehkraft.

Ein Teil der erkrankten Kinder hat schwere Ernährungsstörungen hinter sich und wird im Zustand höchstgradiger Atrophie gebracht. Die Kinder sind durch ausschließliche Mehlkost oder durch anhaltende Brechdurchfälle so heruntergekommen, daß sie dem Verhungern nahe sind. Dies sind die tödlich endigenden Fälle, bei denen die Hornhautnekrose eine Gangrän darstellt. Die Behandlung ist hier erfolglos, da die Erkrankung, auch als Xerophthalmus bezeichnet, hier als Zeichen der Erschöpfung auftritt.

Bei einem erheblichen Teil der Fälle liegt aber solche sinnfällige Ernährungsstörung gar nicht vor. Hier haben nun die Forschungen der letzten Jahre gezeigt, daß es sich um eine A- bezw. Hypovitaminose handelt (*Hayashi, Stransky*). Und zwar fehlt in der Regel der A-Faktor. Dies sind nun die der Heilung zugängigen Fälle. Zuführung von Butter und Lebertran bringen den Rückgang der Symptome. Nun haben aber experimentelle Untersuchungen bei Ratten ergeben, daß auch bei reichlicher Zufuhr von A-Vitamin Ratten an Hornhauterweichung erkranken, wenn die Milchzufuhr keine entsprechende ist (*Shimosuke*), und auch beim Menschen konnte *Jendralsky* Hornhauterweichung feststellen, die bei ausschließlicher Brustnahrung aufgetreten war. Diese war aber als nicht nur quantitativ, sondern auch qualitativ unzureichend zu bezeichnen. Außer dem A-Faktor sind also noch andere Faktoren zu berücksichtigen. Da auch Fälle bekannt geworden sind, bei denen Hornhauterweichung beim allerbesten Ernährungszustand und trotz lange verabreichter gemischter Kost aufgetreten ist, bei denen auch die Darreichung des A-Faktors das Fortschreiten der Hornhauterweichung nicht verhindern konnte, schreibt *Genck* der Veranlagung und Krankheitsbereitschaft eine wichtige Rolle zu. Infolge von Schwächung oder Infektion ist der Körper nicht in der Lage, den A-Faktor richtig zum Aufbau zu verwenden bzw. die Nahrung richtig abzubauen. Bei dieser Säuglingsatrophie auf konstitutioneller Grundlage erzielte *Stolte* durch Proteinkörper günstige

Beeinflussung. Auch Zuführung frischen Citronen- und Mohrrübenpreß-
saftes wird von den Kindern gut vertragen und ist mit Erfolg angewendet
worden. Vor allem aber ist auf den Vorschlag von *Blegvad* hinzuweisen,
den Faktor A bei Kindern mit schweren Darmstörungen parenteral zu-
zuführen.

Die örtliche Behandlung ist die beim Hornhautgeschwür übliche; bei
Durchbruchsgefahr Kuhntsche Plastik.

7. Die parenchymatöse Hornhautentzündung (Ker. par. s. interstitialis).

Ursache.

Die Keratitis parenchymatosa ist die s y p h i l i t i s c h e E r k r a n k u n g
d e r H o r n h a u t im Kindesalter. Sie gehört zu den häufigsten und praktisch wichtigsten Äußerungen der Lues am Auge. Sie unterscheidet sich
fast stets von Parenchymerkrankungen der Hornhaut anderweitigen Ursprungs, die sicher in Abhängigkeit von Entzündung der Lederhaut oder
der vorderen Gefäßhaut auftreten, durch ihr charakteristisches Aussehen
und ihren typischen Verlauf. Doch ist hiermit nicht gesagt, daß sie stets als
primäre Erkrankung der Hornhaut aufgefaßt werden müsse, im Gegenteil,
manche Befunde sprechen dafür, daß die Keratitis parenchymatosa auch da,
wo die Hornhauterkrankung wirklich primär aufzutreten scheint, sich doch
in Abhängigkeit von einer Gefäßhaut- oder Lederhautentzündung entwickelt.

Statistik.

Die Erkrankung tritt nahezu ausnahmslos bei a n g e b o r e n e r L u e s auf,
zweifellos kommt sie in sehr seltenen Ausnahmefällen aber auch bei erworbener
Syphilis vor, und zwar ist hier in erster Linie die im frühesten kindlichen Alter
erworbene Lues zu nennen, deren Verlauf ja vielfach der angeborenen Lues gleicht.
Die parenchymatöse Hornhautentzündung ist also vorwiegend eine Erkrankung des
kindlichen und ganz jugendlichen Lebensalters, kommt aber ausnahmsweise auch
schon im Mutterleibe vor. In den ersten Lebensjahren noch ziemlich selten, nimmt
die Häufigkeit der Ker. par. zwischen dem sechsten und zehnten Lebensjahre stark
zu, erreicht zwischen dem elften und zwölften Jahre den Höhepunkt, um nach dem
zwanzigsten Lebensjahre wieder erheblich abzunehmen und nach dem fünfundzwanzigsten Jahre wieder eine Seltenheit darzustellen. Beide Geschlechter werden
gleich häufig befallen, nicht so ganz selten kommen auch Rückfälle der Erkrankung
vor. Als solche dürfen allerdings nur solche Beobachtungen gewertet werden, bei
denen zwischen beiden Erkrankungsphasen ein entzündungsfreier Zwischenraum
von mindestens einem Jahre liegt.

Verlauf.

Die typische K. p. verläuft nahezu ausnahmslos d o p p e l s e i t i g, wobei
aber zwischen der Erkrankung beider Augen ein Zeitraum von mehreren
Jahren liegen kann. Gewöhnlich folgt die Entzündung des zweiten Auges
der des ersten innerhalb von sechs bis zwölf Monaten nach, seltener werden
beide Augen gleichzeitig befallen. Die Doppelseitigkeit der Erkrankung stellt
so sehr die Regel dar, daß Ausnahmen den Verdacht nichtsyphilitischen
Ursprungs wecken müssen. — E n t s t e h u n g u n d V e r l a u f wird am besten
am zweiten Auge eines Kranken beobachtet, der wegen bis dahin einseitiger
Erkrankung schon in Behandlung steht. Dem Auftreten der eigentlichen
Entzündung kann nämlich ein mehrere Tage, u. U. sogar einige Wochen
dauernder Zeitraum vorangehen, während dessen Dauer am zweiten Auge
lediglich l e i c h t e f l ü c h t i g e, nur wenige Stunden dauernde und dann
wieder schwindende c i l i a r e R ö t u n g auftritt, wozu sich allmählich
L i c h t e m p f i n d l i c h k e i t u n d T r ä n e n hinzugesellt.

Die Hornhautentzündung selbst beginnt nun am häufigsten als Trü- Beginn am
Rande.
bung der Randzone. Die mehr oder weniger gesättigte grauliche Trübung kann dann von einer Seite her, z. B. von oben die ganze Hornhaut
überziehen, oder die Infiltrate schieben sich von allen Seiten her konzentrisch nach der Hornhautmitte hin vor. Häufig erscheint die Oberfläche
der Hornhaut matt und gestichelt. Die Gefäßeinsprossung erfolgt ebenfalls
entweder in Form eines breiteren von oben oder von unten her die Hornhaut
überziehenden fleischartig aussehenden Pannus (Epaulettenpannus,
Lachsfleck) mit vorwiegend tiefen, aber auch oberflächlichen Gefäßen,
oder zahlreiche Gefäßbüschel sprießen von allen Seiten in die Hornhaut
hinein (Taf. 5, Abb. 5). Typisch ist die Besenreiser- oder Pinselform
der Gefäße. In den schwersten Fällen wird schließlich fast die ganze
Hornhaut mit alleiniger Ausnahme eines kleinen zentralen Bezirkes von
Gefäßen durch- und überzogen.

Aus der starken Gefäßeinsprossung ist nicht etwa auf eine spätere besonders
günstige Aufhellung des Gewebes zu schließen, im Gegenteil, die besonders reichlich vascularisierten Formen mit Gefäßüberziehung der ganzen Hornhaut hinterlassen häufig nicht nur sehr dichte Trübung, sondern die mit der Gefäßeinsprossung
verbundene schwere Veränderung der Hornhautgrundsubstanz kann zu Formveränderungen der Cornea (Keratoglobus, Applanatio corneae) Veranlassung geben.

Die Aufhellung der Hornhaut erfolgt vielfach auch vom Rande her, so
daß sich die dichte Trübung gleichsam zentral zusammenzieht, doch ist
dies keine feste Regel, nicht selten geht die Aufhellung auch ganz unregelmäßig vor sich. Einzelne Gefäßbahnen lassen sich nach Ablauf der Erkrankung noch längere Zeit mit geeigneter Vergrößerung und Beleuchtung
(Binokularlupe, Hornhautmikroskop, Spaltlampe) als zarte gefüllte Stränge,
nach Jahren noch als blutleere, scheinbar verödete Stränge nachweisen.

Weniger häufig ist eine vorwiegend zentrale Trübung, bei der die Beginn im
Centrum.
Randteile der Hornhaut zu Beginn der Erkrankung oder auch dauernd von
Trübung freibleiben. Gerade diese Fälle verlaufen nicht selten ohne oder
mit nur geringer Gefäßeinsprossung und nehmen einen besonders reizlosen
Verlauf ohne Rötung und Lichtscheu (Taf. 5, Abb. 6), auch pflegt die
Hornhaut sich in diesen Fällen weitgehend aufzuhellen, so daß nicht
selten völlige Wiederherstellung mit Erreichung voller Sehschärfe eintritt.

Im Verlauf dieser beiden häufigsten Formen parenchymatöser Hornhautentzündung wird nun eine Reizung der Regenbogenhaut und
des Strahlenkörpers nur selten vermißt. Allerdings ist sie manchmal infolge dichter Hornhauttrübung nur an der mangelhaften Pupillenerweiterung auf Atropin kenntlich, die freilich auch in einer Undurch-
lässigkeit der stark infiltrierten Hornhaut ihren Grund haben kann, in
anderen Fällen sind aber auch Beschläge an der Descemetischen
Membran in mehr oder weniger großer Zahl und wechselnder Form wahrzunehmen, deren Lokalisation aber bei Vorhandensein einzelner tiefer
Hornhauttrübungen Schwierigkeit machen kann.

Bei einer weiteren Gruppe von Fällen, die durchaus nicht so ganz selten Beginn als
Regen-
bogenhaut-
entzündung.
sind, setzt die Erkrankung zunächst ganz unter dem Bilde einer akuten
Regenbogenhautentzündung mit Synechienbildung und mas-
senhaften Beschlägen ein, zu der sich das typische Bild der parenchymatösen Hornhautentzündung erst im weiteren Verlaufe anscheinend

sekundär hinzugesellt. Gleichwohl kann auch hier auf Grund des typischen Ablaufes der Hornhauterkrankung eine primäre und gleichgeordnete Erkrankung sowohl an der Regenbogenhaut wie an der Hornhaut angenommen werden. Das gleiche gilt für Beobachtungen, wo skleritische Erscheinungen dem Ausbruch der Ker. par. vorausgehen.

Ringform der Hornhautentzündung. Als höchst eigenartiges Bild, das aber doch nur ein vorübergehendes Stadium im Verlauf der Hornhauterkrankung darstellt, wird schließlich in nicht ganz seltenen Fällen eine dichte, die Hornhautmitte umgebende Trübung von ausgesprochener Ringform beobachtet (Keratitis annularis), die dadurch entsteht, daß eine ursprünglich diffuse Hornhautentzündung sich zu einem ringförmigen Infiltrat zusammenschließt unter steter Verkleinerung des Ringes, der sich immer mehr zentral zusammenzieht, bis auch hier eine weitgehende Aufhellung der Hornhautmitte in der Regel wenigstens den Prozeß zu günstigem Ausgang bringt.

Fädchen-, Knoten- und Faltenbildung. Schließlich ist noch auf mannigfache Veränderungen der Hornhaut hinzuweisen, die man gelegentlich bei Ker. par. antrifft, ohne daß sie aber für diese Form der Hornhautentzündung charakteristisch wären, nämlich auf Fädchenbildung an der Hornhautoberfläche, auf knötchenförmige Trübungen im Gewebe, wie sie z. B. auch bei Tuberkulose vorkommen, und schließlich auf streifige und faltige Trübungen an der Hornhautrückfläche, die auf einer Fältelung der Descemetischen Membran beruhen und wahrscheinlich einer Veränderung der Hornhautwölbung ihren Ursprung verdanken.

Begleiterscheinungen. Hiermit ist das vielgestaltige Bild dieser Erkrankung aber noch nicht erschöpft, vielmehr ist noch einer Reihe von Begleiterscheinungen und Folgezuständen zu gedenken, die sich teils während der Erkrankung, teils nach ihrem Ablauf entwickeln. Zunächst muß man dem Augenbinnendrucke dauernd volle Aufmerksamkeit widmen, da er während der Erkrankung fast ebensohäufig herabgesetzt wie erhöht ist. Druckherabsetzung zeigt Störung des Kreislaufs und der Absonderung von seiten des Strahlenkörpers an. Häufiger noch ist bei schweren Fällen langwierigen Verlaufs eine Druckerhöhung, die nicht immer von der medikamentösen Pupillenerweiterung abhängig ist, aber zur Vorsicht im Gebrauch der Pupillen-erweiternden Mittel mahnt. Die Drucksteigerung mag gelegentlich auf Anlagerung der Iriswurzel, häufiger noch auf einer Verstopfung der Abflußwege beruhen, die um so wahrscheinlicher angenommen werden kann, als erhebliche Erhöhung des Zell- und Eiweißgehaltes des Kammerwassers die Regel ist.

Zahlreich sind die Begleiterkrankungen der Ker. par., die vor der Zeit der Serodiagnose die ätiologische Diagnose vornehmlich stützen mußten. In erster Linie ist hier die *Hutchinson*sche Trias zu nennen. Sie beruht auf dem Zusammenvorkommen der Hornhauterkrankung mit labyrinthärer Schwerhörigkeit und charakteristischen Veränderungen an den Zähnen. Übrigens ist nach *Hensen* für angeborene Lues weniger die halbmondförmige Ausbuchtung (Abb. 9), als jene Zahnform charakteristisch, die auf einer Verjüngung der mittleren oberen, manchmal auch der seitlichen unteren Schneidezähne des zweiten Gebisses von der Basis bis zur Schneide hin beruht, die Pfahl- oder Pflockform der Zähne. Sodann kommen häufig Rhagaden bzw. strahlige Narben in der Gegend der Mundwinkel, eingefallener Nasenrücken infolge Erkrankung des knöchernen Nasengerüstes, chronischer Schnupfen, Ozaena, bisweilen auch Tränensackentzündung, Geschwüre und Defekte am harten und weichen Gaumen, endlich hartnäckige Knochen- und Gelenkerkrankungen zur Beobachtung, besonders Knie- und Fußgelenk sind oft befallen.

Der Ausgang der Erkrankung hängt nur zum Teil von der Lage und Dichtigkeit der bleibenden Trübungen ab, sondern die Begleit- und Folgezustände spielen hier auch eine erhebliche Rolle. Ein gutes Endresultat ist durchaus nicht ungewöhnlich. In etwa der Hälfte der Fälle ist gute und befriedigende Sehschärfe das Schlußergebnis, ein weiterer erheblicher Teil erleidet so erhebliche Einbuße an Sehschärfe, daß Schulbesuch und spätere Berufsausübung noch gerade möglich sind. Allerdings sind die Möglichkeiten der Berufsergreifung oft erheblich eingeschränkt. Nur in dem geringen Teile von etwa 5—6% ist höchstgradige Sehstörung bzw. fast völlige Erblindung der Endausgang. Neben der Hornhauttrübung und der durch die Wölbungsänderung der Hornhaut bedingten Brechungsstörung (Myopie, Astigmatismus) bedingen vor allem

die Begleit- und Folgeerscheinungen an Aderhaut, Netzhaut und Sehnerv, weniger die im Pupillargebiet eine hochgradige Sehstörung, und an solche Erscheinungen ist zu denken, wenn die Sehschärfe durch den Befund an der Hornhaut nicht erklärt werden kann. Auch kommt gelegentlich infolge lebhafter Beteiligung der Gefäßhaut komplizierter Star vor. Unter diesen Folgezuständen ist an der Iris zunächst die Entartung des Gewebes nicht so ganz selten verbunden mit einer Pupillenstarre bzw. mit anderen Pupillen- und Nah-

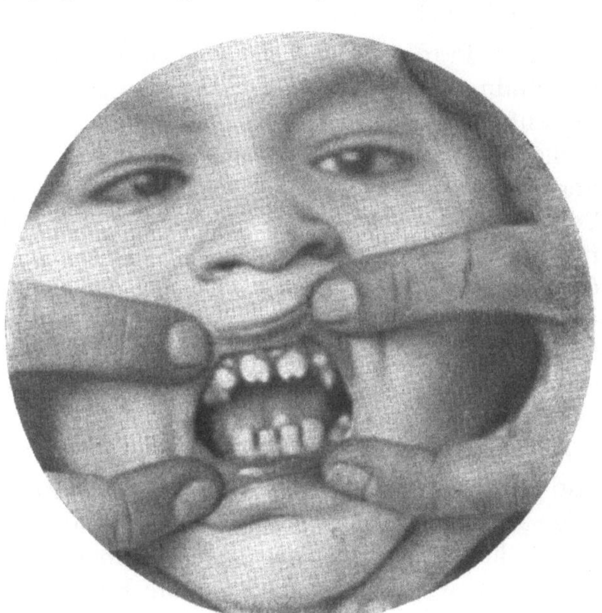

Abb. 9. Hutchinsonsche Zähne.

einstellungsstörungen zu nennen. Die Pupillenstörungen können zentrale Ursachen haben, zum Teil aber von der Irisentartung (*Deutschmann*) abhängen.

Die nach Ablauf der Erkrankung beobachteten Veränderungen am Augenhintergrund können sicher nicht als eigentliche Ursache der Ker. par. in dem Sinne angesehen werden, daß die Hornhauterkrankung lediglich als Folge einer Gefäßhautentzündung aufzufassen wäre. Denn zweifellos kann der ganze Augenhintergrund einschließlich seiner Peripherie bei parenchymatöser Hornhautentzündung dauernd völlig normal bleiben. Die so häufig festzustellenden Aderhaut- und Netzhaut-Veränderungen sind in der Mehrzahl sicher ganz alten Ursprungs und haben nichts mit der Entstehung der Hornhautentzündung zu tun. Zuzugeben ist die Möglichkeit, daß gelegentlich ein alter chorioretinaler Prozeß gleichzeitig mit der Hornhautentzündung infolge neuen Entzündungsreizes aufflackern kann. Aber dafür, daß eine vorher ganz normale Aderhaut nach Ablauf der Hornhautentzündung frische Veränderungen aufweise, liegen keine sicheren Beobachtungen vor.

Bei je einem Fall (unter 300 genauer verfolgten Parenchymatosakranken) hat Verf. die Augen an Sekundärglaukom bzw. an Phthisis bulbi zugrunde gehen sehen, und auch von anderer Seite wird über solchen freilich seltenen Ausgang berichtet.

Außerdem leidet ein erheblicher Teil der Parenchymatosakranken an Störungen des Zentralnervensystems wie Kopfschmerzen, Krampf- oder Schwindelanfällen, Intelligenzschwäche, psychischen Anomalien. Diese zum Teil schweren Anomalien treten nicht selten erst nach Überstehen der Augenerkrankung hervor.

Gumma der Hornhaut. Mehrfach sind auch gummöse Entzündungen der Hornhaut beschrieben worden. Sie entwickeln sich in Form von gelblichen Knoten mit oberflächlicher Geschwürsbildung. Geschwürsbildung im Verlauf einer parenchymatösen Hornhautentzündung muß überhaupt immer den Verdacht auf Hornhautgumma wecken. Auf spezifische Behandlung geht das Geschwür schnell zurück, wenn der gummöse Prozeß auf die Hornhaut beschränkt ist.

Entstehungsweise. Die Frage der Entstehungsweise der parenchymatösen Hornhautentzündung gehört zu den umstrittensten und schwierigsten in der Augenheilkunde, und sie ist auch heute noch fern von ihrer endgültigen Lösung. Sicher wissen wir nur, daß diese Späterkrankung, in manchem der Paralyse vergleichbar, zweifellos luetischen Ursprungs ist. Sie kann aber weder durch Schädigungen des Endothels von der Vorderkammer aus noch durch Ernährungsstörung erklärt werden, auch stellt sie keine eigentliche Spirochätose dar, als solche können höchstens die Fälle bei Neugeborenen gedeutet werden. Und wenn auch durch *Wessely* und andere erwiesen ist, daß von der Hornhaut aus allgemeine Anaphylaxie hervorgerufen werden kann, so stellt doch die Ker. par. nicht lediglich einen anaphylaktischen Prozeß dar. Gegen all diese hier nur angedeuteten Theorien lassen sich gewichtige Bedenken anführen. *Igersheimer* schließlich nimmt an, daß die durch langes Verweilen und durch den Untergang von Spirochäten umgestimmte Hornhaut infolge Kreisens von Toxinen in den Zustand der Entzündung versetzt wird. Schließlich sind auch die tierexperimentellen Ergebnisse *Igersheimers* zu erwähnen, wenngleich auch sie zur Erklärung der Ker. par. des Menschen nur sehr bedingt herangezogen werden dürfen. *Igersheimer* fand nämlich bei metastatischer Hornhautentzündung des Kaninchens vielfach die Spirochäten in den tiefsten Hornhautschichten und vor allem in dem der Hornhaut angelagerten endothelogenen Bindegewebe.

Pathologische Anatomie. Histologisch handelt es sich um eine diffuse Infiltration bald der tieferen, bald der vorderen Gewebsschichten. Die Infiltration verdankt teils einer Wucherung der fixen Hornhautkörperchen ihren Ursprung, teils ist sie lymphocytärer Herkunft. Daneben spielen Zellnekrosen eine erhebliche Rolle. Die Veränderungen an der Descemetschen Membran und ihrem Endothel sind wie die Bindegewebsauflagerungen an der Rückfläche der Hornhaut in der Regel sekundären Ursprungs.

Behandlung. Die Aussichten für einen Erfolg der s p e z i f i s c h e n Behandlung der Ker. par. sind außerordentlich gering. Quecksilber- und Wismutkuren sind ebenso wie das Salvarsan ohne jeden Einfluß auf den Verlauf der Hornhautentzündung. Denn die Aufhellungen, die man im Verlaufe der Kur beobachten kann, sieht man ebenso häufig, wenn gar keine spezifische Kur angewendet worden ist. Die übliche antiluetische Behandlung vermag weder den Ablauf der Ker. par. zu beschleunigen oder milder zu gestalten, noch kann sie den Ausbruch der Erkrankung des zweiten Auges verhüten. Gleichwohl wird die spezifische Kur, wo nicht besondere Gegenanzeigen vorliegen, durchgeführt, einerseits um die konstitutionelle Syphilis und die zuvor erwähnten Begleit- und Nachkrankheiten überhaupt zu behandeln, andererseits weil es den Anschein hat, als ob Rückfälle der Hornhautentzündung nach sorgfältig durchgeführter antiluetischer Behandlung weniger häufig wären. Nachhaltigen Nutzen hat Verf. auch von der parenteralen Behandlung nicht gesehen.

Neben und während der spezifischen Behandlung ist das Hauptgewicht auf allgemeine Kräftigung durch gute Ernährung, Bäder, klimatische und Sonnenbehandlung zu legen. Örtlich empfiehlt sich die reichliche Anwendung von Wärme in Form von Elektrothermophoren, Wärmedosen, heißen Umschlägen, und zwar besonders in den Fällen, die mit lebhaften Entzündungserscheinungen einhergehen. Bei der fast ohne Reizerscheinungen und Gefäßeinsprossung verlaufenden Form (Ker. par. avasculosa, Taf. 5,

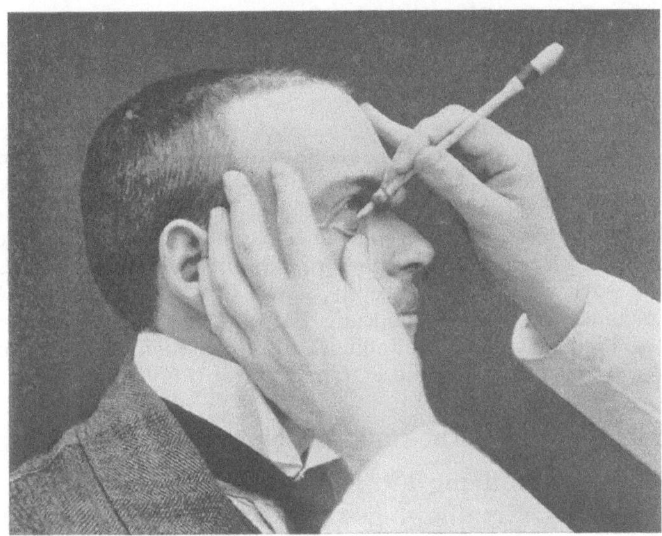

Abb. 10. Lineare Ätzung der unteren Übergangsfalte.

Abb. 6) kann Herbeiführung eines schnelleren Ablaufs auch durch Ätzung der Übergangsfalte mit dem Lapisstift (Abb. 10 und Taf. 1, Abb. 2) versucht werden. Die Anwendung des Atropins zur Pupillenerweiterung und Verhütung der Synechienbildung sollte gerade, weil sie u. U. für mehrere Monate angezeigt ist, nur unter ständiger Beachtung des Augendrucks vor sich gehen. Zur Bekämpfung der vielfach durch Exsudatansammlung in der Vorderkammer bedingten Drucksteigerung hat sich die wiederholte Punktion der Vorderkammer in der Hand des Geübten, der jede Schädigung zu vermeiden weiß, als recht wertvoll erwiesen, zumal da sie die nachhaltige weitere Verwendung der Pupillenerweiternden Mittel durch die Druckentlastung ermöglicht. Iridektomie kommt nur dann in Frage, wenn dauernde Drucksteigerung zurückbleibt, oder wenn eine zurückbleibende dichte zentrale Trübung die Anlegung einer neuen Pupille aus optischen Gründen erheischt.

Erst in der Nachbehandlung nach völligem Abklingen der Reizerscheinungen empfiehlt sich zur Aufhellung der Hornhauttrübungen die

Salbenmassage (Borsalbe 2—3%, Dionin in steigender Konzentration). Günstige Erfolge werden auch von der Iontophorese berichtet.

Hornhaut-
entzündung
anderen
Ursprungs.

Parenchymerkrankungen der Hornhaut kommen nun auch auf anderer ätiologischer Grundlage vor, allerdings viel seltener als bei der angeborenen Lues. In erster Linie ist hier die Tuberkulose zu nennen. Das Krankheitsbild kann sehr dem der luetischen Ker. par. ähneln. Bisweilen tritt es aber in so deutlicher Abhängigkeit von einer charakteristischen tuberkulösen Erkrankung der vorderen Gefäßhaut oder der Lederhaut auf, daß der ätiologische Charakter der Entzündung kaum verkannt werden kann. Das gleiche ist der Fall, wenn statt einer diffusen Parenchymtrübung einzelne schärfer umschriebene gelbliche Knoten im Parenchym auftreten, die Hornhauttuberkeln entsprechen. Die tuberkulöse Erkrankung der Hornhaut ist auch nicht selten einseitig oder sie ist von tuberkulöser Drüsenerkrankung bzw. den Hautreaktionen nach diagnostischer Impfung begleitet, so daß der Sachverhalt meist aufzuklären ist.

Weniger klar liegt die Frage der Ätiologie beim Krankheitsbild der Keratitis profunda. Bei Kindern sind diffuse tiefe Entzündungen der Hornhaut wiederholt nach Infektionskrankheiten wie Scharlach und Grippe beobachtet worden. Sonst aber ist diese seltenere Affektion eine Erkrankung des vorgerückteren Alters.

Schließlich ist noch der sklerosierenden Hornhautentzündung zu gedenken, weil sie gelegentlich auch schon vor der Geschlechtsreife beobachtet wird. Gewöhnlich treten im Anschluß an eine Lederhautentzündung, die gerade bei Jugendlichen auf Tuberkulose oder angeborener Lues zu beruhen pflegt, in der Hornhautrandzone zungenförmige, tiefliegende Trübungen auf, die einen Abschnitt der Hornhaut einnehmen oder auch von mehreren Seiten her sich gegen die Mitte zu ausbreiten. Das Eigenartige der Erkrankung besteht darin, daß sie bei nur geringer Neigung zur Gefäßeinsprossung schließlich zu einer dichten porzellanweißen Verfärbung der Hornhaut führt, die dieser ein lederhautähnliches Aussehen verschafft.

b) Die Form- und Wölbungsanomalien.

Staphylom
und Horn-
hautektasie.

Form, Größe und Wölbung der Hornhaut können infolge von angeborenen Anomalien oder von Entzündungen erhebliche Veränderungen erfahren. Das Staphylom unterscheidet sich von der Keratektasie dadurch, daß ersteres sich nach einem Durchbruch der Hornhaut entwickelt und aus vorgefallener Iris und Narbengewebe besteht, die sich an Stelle der mehr oder weniger ausgedehnt zerstörten Hornhaut setzen (tot. und partielles Staphylom), während die Keratektasie sich aus entzündlichen und geschwürigen Hornhautprozessen ohne Durchbruch entwickelt. Ist nur noch die Membrana Descemeti erhalten, so wölbt sich diese bruchartig wie ein wasserklares Bläschen (Keratokele) vor. Sonst sind die entzündlichen Keratektasien stark getrübt und einer Aufhellung kaum zugängig.

Behandlung.

Hauptziel der Behandlung ist die Verhütung des Staphyloms durch entsprechende Behandlung des vorausgegangenen Hornhautgeschwürs und Irisvorfalles (Bettruhe, Verband, Atropin bezw. Pilocarpin und vorübergehende energische Pupillenverengerung.) Bei kleiner Durchbruchsstelle kann dieses Vorgehen noch vollen Erfolg haben. Bei größerem Durchbruch kann die ganz frisch vorgefallene Iris abgetragen, die Wundfläche durch Bindehautplastik gedeckt werden. Bei älterem Vorfall gelingt eine Abflachung bisweilen durch wiederholte Punktionen, Bindehautdeckung und Druckverband bei Bettruhe. Meist ist aber Abtragung und Iridektomie geboten. Wo die Lederhaut mit in die Ektasierung einbezogen oder

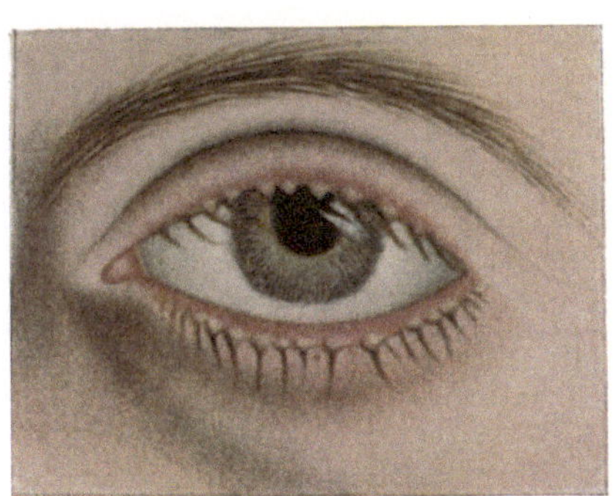

Abb. 1. Einfache Lidrandentzündung
(Blepharitis squamosa).

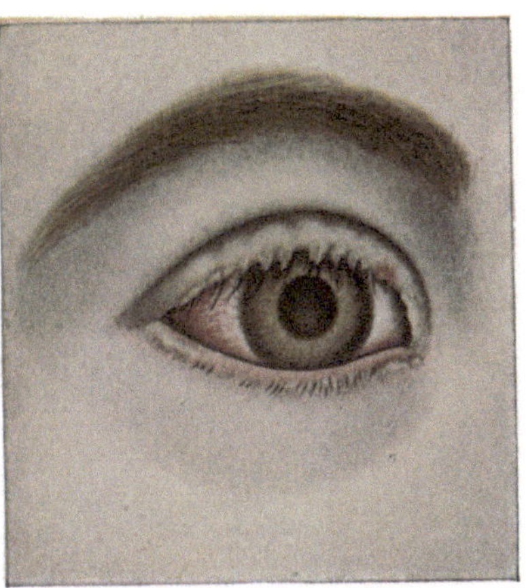

Abb. 2. Geschwürige Lidrandentzündung
(Blepharitis ulcerosa),
teilweiser Haarausfall.

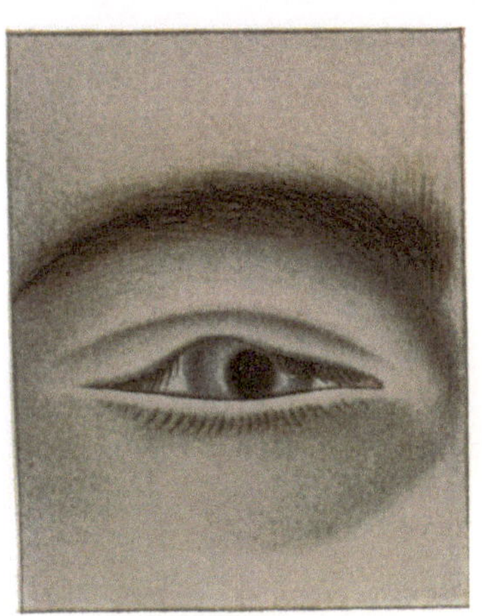

Abb. 3.   Lidkolobom.

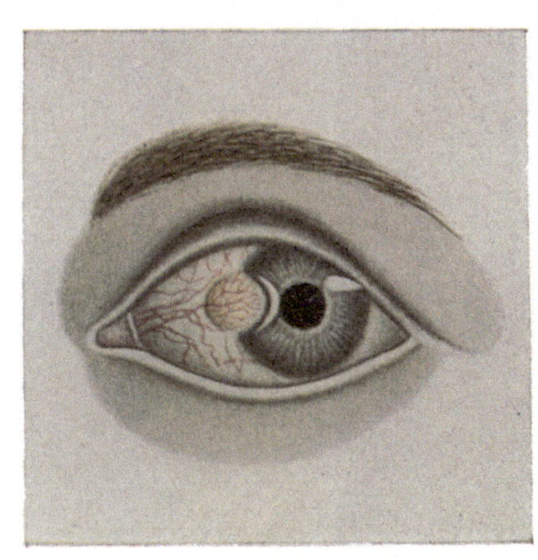

Abb. 4.   Dermoid mit Embryontoxon.

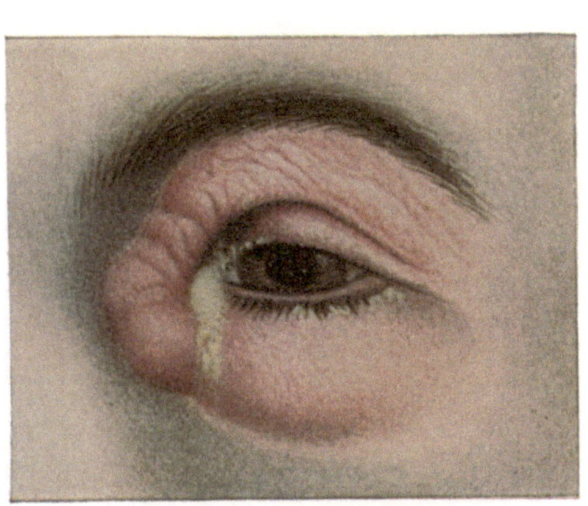

Abb. 5.   Akute Tränensackentzündung
(Dacryocystitis phlegmonosa).

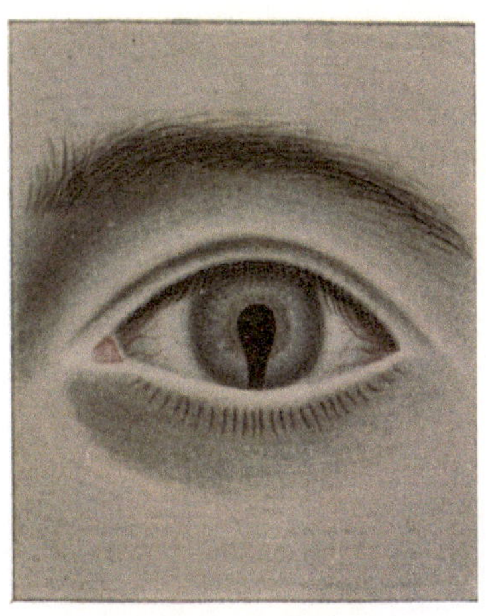

Abb. 6.   Angeborenes Iriskolobom.

bei totalem Staphylom (Taf. 4, Abb. 3), wo das Sehvermögen durch Drucksteigerung endgültig verloren ist, wird das Auge am zweckmäßigsten entfernt
oder behufs besserer Stumpfbildung ausgeweidet.

Auch die Keratektasie kann nur im Beginn der Entstehung bekämpft
werden durch wiederholte Kammerpunktionen, Iridektomie sowie galvanokaustische Punktion der Keratokele.

In seltenen Fällen nimmt eine schwere Entzündung der Hornhaut, z. B. bei
parench. Entzündung den Ausgang in Abflachung (Applanatio corneae) oder nach
Durchbruch in Phthisis bulbi. Bei vereinzelten Jugendlichen ist eine Besserung des
ersteren Zustandes durch Trepanation und Hornhautverpflanzung geglückt (*Elschnig*).
Meist liegen die Verhältnisse so, daß auf Besserung des Zustandes nicht gerechnet
werden kann. *(Hornhaut-abflachung.)*

Während es sich bei den bisher erwähnten Form- und Wölbungsanomalien um Folgezustände von anderweitigen Hornhauterkrankungen handelt,
stellt der Keratokonus oder Hornhautkegel (Abb. 11) eine Erkrankung *(Hornhaut kegel.)*
eigener Art dar, deren Beginn meist in die erste
Hälfte des zweiten Lebensjahrzehntes zu verlegen
ist, doch sah Verf. zwei Fälle auch schon bei
7- und 8 jährigen Mädchen. Überhaupt ist das
weibliche Geschlecht entschieden häufiger befallen. Die Hornhaut nimmt die Gestalt eines
Kegels an, dessen Spitze meist etwas unterhalb
und einwärts von der Mitte sich befindet. Die
zentrale Vorbauchung der Hornhaut erkennt man
zunächst nur an der zentralen Verkleinerung
des Spiegelbildes der Hornhaut. Subjektiv
macht sich nur das schnelle Auftreten von Kurzsichtigkeit bemerkbar, diese kann aber durch
sphärische Zerstreuungsgläser nur teilweise behoben werden, die oft vorhandene Verzerrung
der Bilder überhaupt nicht. Dem Untersucher

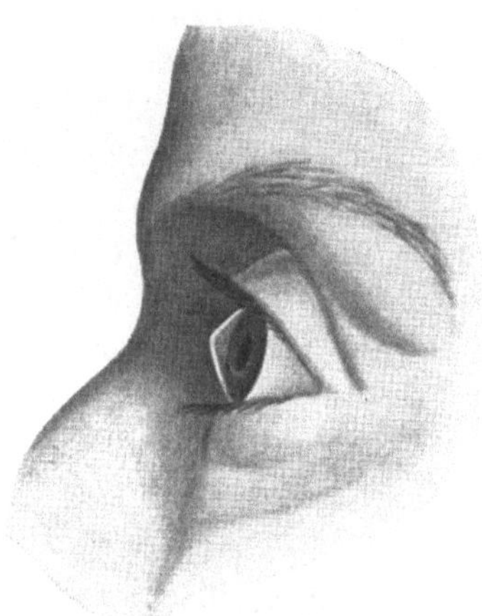

Abb. 11. Hornhautkegel.

zeigt sich der Zustand am besten bei Betrachtung von der Seite
her, von wo die kegelförmige Entartung auch in Frühstadien schon
erkannt werden kann. Mit fortschreitender Erkrankung trübt sich infolge
Einreißens der Descemetschen Membran und Eindringens von Kammerwasser ins Gewebe der Hornhautgrundsubstanz die Spitze des Kegels. In
vorgeschrittenen Fällen umgibt die Spitze des Kegels regelmäßig eine feine
braun bis grünlich gefärbte Linie, der von Fleischer zuerst beschriebene
Hämosiderinring, dessen Entstehung noch nicht völlig aufgeklärt ist.

Bisweilen ist der Zustand angeboren und dann vergesellschaftet mit
anderen Anomalien des Auges wie Mikrocornea, Polstar, Sehnervenentartung,
Pigmententartung der Netzhaut. In der Regel entwickelt er sich aber erst
im späteren Kindesalter, und zwar häufiger doppelseitig als einseitig.

Während die Ursache dieser zentralen Hornhauterweichung früher *(Ursache und Behandlung.)*
gänzlich unbekannt war, hat *Siegrist* zuerst darauf aufmerksam gemacht,
daß bei den Befallenen häufig auch anderweitige körperliche Störungen
vorliegen, und daß sie einen grazil-schwächlichen Körperbau bieten. So wurde
Kropf und Infantilismus beobachtet. Man darf daher eine Störung der
inneren Absonderung als wahrscheinliche Ursache annehmen, doch sind die

Forschungsergebnisse noch nicht so weit gefestigt, daß für die Behandlung aus ihnen Nutzfolgerungen gezogen werden könnten. Immerhin ist bei Vorliegen anderer Schilddrüsen-Symptome ein Versuch mit Organ- bzw. Jodbehandlung geboten.

Abgesehen vom Ausgleich des optischen Fehlers, hat die Behandlung das Ziel, bei hochgradiger Verdünnung und bei Fortschreiten des Fehlers, an der Spitze des Kegels eine widerstandsfähige Narbe zu schaffen. Das geschieht durch vorsichtige galvanokaustische Verschorfung der Kegelspitze in Verbindung mit wiederholter chemischer Ätzung durch Ac. carb. liquefactum; diesen Eingriffen muß in der Regel später wegen dichter zentraler Trübung Tätowierung der Narbe und Pupillenverlagerung durch Iridektomie folgen.

Da der Ausgleich durch sphärische und zylindrische Zerstreuungsgläser in vorgerückteren Stadien nur ganz ungenügende Ergebnisse zeitigt, hat man schon vor geraumer Zeit sich bemüht, den optischen Fehler durch Aufsetzen einer normal gewölbten Kontaktkammer oder Galasprothese besser auszugleichen. Dies Problem darf durch die *Zeiss*schen Kontaktgläser und Müllers (Wiesbaden) Kontaktschalen als teilweise gelöst bezeichnet werden. Falls die Kranken die Willenskraft aufbringen, diese Gläser zu tragen, wird in der Regel eine sehr erhebliche Besserung der Sehkraft durch sie erzielt, so daß eine erfolgreiche Berufstätigkeit möglich wird. Diese höheren Grade von Hornhautkegei stellen sich allerdings in der Regel erst nach der Geschlechtsreife ein, und Aufgabe der Beratung im Schulalter ist es, trotz dieser neueren günstigen Erfolge des optischen Ausgleiches, vor der Wahl optisch höherwertiger Berufe zu warnen.

c) Die Dystrophien der Hornhaut.

Angeborene und familiäre Entartung.

Dystrophien der Hornhaut entwickeln sich als degenerative Zustände und sind bei Kindern entweder angeboren (siehe Embryontoxon S. 67) oder Ausdruck einer familiären Entartung. Bei dieser erscheint die Hornhaut wie besät mit zahlreichen punkt- bis höchstens stecknadelkopfgroßen graulichen Trübungen, die scharf begrenzt im Parenchym liegen und der Hornhaut das Aussehen eines Sternenhimmels geben. Entzündliche Erscheinungen fehlen oder sind gering. Die Trübungen und mit ihnen die Sehstörung nehmen im späteren Lebensalter zu. Einer Behandlung ist der Zustand nicht zugängig.

Von dieser Hornhautentartung sind oft zahlreiche Mitglieder einer Familie in mehreren Generationen befallen.

Entartung am erblindeten Auge.

Die gürtelförmige Hornhauttrübung oder das quere Kalkband der Hornhaut ist eine Entartung, die auch jugendliche Augen bisweilen trifft, wenn sie durch langdauernde Entzündungen des Augeninneren wie Iridocyclitis oder Glaukom erblindet sind. Die Trübung liegt etwas unterhalb von der Hornhautmitte in ihrer Lidspaltenzone. Hier beginnt sie als ein intensiv grauweißliches bis graugelbes Band unweit vom Hornhautrande und reicht ebensoweit bis zur gegenüberliegenden Randzone. In der Mitte pflegt das Band schmaler als am Rande zu sein. Da diese mit Einlagerung von Hyalin und Kalk einhergehende Trübung Ausdruck einer schweren Ernährungsstörung des inneren Auges ist, sind Behandlungsversuche aussichtslos, die Augen kommen sogar nicht selten zur Enukleation.

d) Die angeborenen Anomalien der Hornhaut.

Unter den angeborenen Fehlern der Hornhaut spielen die angeborenen Trübungen eine bedeutende Rolle. Sie können einen ganz verschiedenen Ursprung haben und entweder Folge von Entwicklungsstörungen oder von intrauterinen Entzündungen darstellen. Als reine Entwicklungsstörung erkannte *Peters* zuerst eine auf beiden Seiten entsprechend gelegene Trübung von Scheibenform, die oft mit anderen Mißbildungen wie vorderen Verwachsungen oder Verharren der Pupillarmembran verbunden ist. Sie beruht auf einer **Defektbildung der Descemetschen Membran und der tieferen Hornhautschichten**. Ist der Defekt so groß, daß die Regenbogenhaut breit mit der Hornhaut verwächst, die Bildung der vorderen Augenkammer ausbleibt und die Kammerbucht verlegt wird, so kann sich auf dieser Grundlage ein **angeborenes Staphylom** entwickeln (*Reis, Seefelder* 1920). Einseitig kann ein ähnlicher Zustand als Folge einer **Zerreißung der gedehnten Descemetschen Membran** bei **Hydrophthalmus** vorkommen (*v. Hippel, Meller*).

Andererseits ist aber durch ebenso sorgfältige vergleichende klinisch-anatomische Untersuchungen festgestellt, daß angeborene Hornhauttrübungen die Folge von Entzündungen des Augeninneren sein können. Solche **fötale Hornhautentzündung** ist entweder Teilerscheinung einer fötalen Lues (*Reis*) und wurde bisher nur bei Totgeburten oder sehr lebensschwachen Neugeborenen beobachtet, oder es spielen andere Infektionen eine Rolle. An die Beteiligung der Eitererreger muß man in den Fällen denken, wo die fötale Hornhautentzündung zum Durchbruch von Geschwüren und zu anderen Folgezuständen wie Leukom und Staphylom geführt hat. In der Regel wird die Übertragung auf dem Blutwege erfolgen, denn gegen die früher angenommene Infektion vom Fruchtwasser aus sprechen gewichtige Bedenken (*Seefelder* 1908), und eine Ansteckung während des Geburtsaktes kann wohl Bindehautentzündung, nicht aber schwere Hornhautentzündung zur Folge haben, zu deren Entwicklung es längerer Zeit bedarf.

Ziemlich selten ist auch eine bogenförmige Trübung unweit vom unteren Hornhautrande, die sowohl klinisch wie anatomisch dem Greisenbogen (Arcus senilis oder Gerontoxon) entspricht und daher als **Embryontoxon** bezeichnet wird. Der Unterschied besteht darin, daß der Greisenbogen zunächst in der oberen Randzone der Hornhaut sich entwickelt, erst in späteren und sehr stark entwickelten Stadien auch auf die untere Randzone übergreift, niemals dagegen in dieser beginnt und ausschließlich vorhanden ist, wie es eben für das Embryontoxon typisch ist.

Eine dem Embryontoxon im Wesen ganz entsprechende graugelbliche Trübung der Hornhaut wird auch in der Nachbarschaft eines **Dermoids** gelegentlich als Ausdruck einer Ernährungsstörung beobachtet, doch ist die Trübung dann nicht an den Sitz am unteren Hornhautrande gebunden (Taf. 7, Abb 4.). Die schon auf S. 45 erwähnten **Dermoide** sitzen der Hornhaut nur zum Teil, zum andern Teil der Lederhaut auf. Sie sind leicht zu beseitigen, und die Beseitigung ist auch ratsam, da sie manchmal im späteren Leben an Größe zunehmen und nicht nur kosmetisch stören, sondern auch unbequem werden können. Nach Abtragung der Geschwulst bleibt eine weiße Hornhauttrübung zurück, die durch Tätowage der Farbe der Regenbogenhaut angenähert werden kann.

5*

Ausgedehntere Dermoide der Augenoberfläche sind im allgemeinen Teilerscheinung eines Mikrophthalmus.

Quellenverzeichnis:

Peters, Klin. Monatsbl. 1906 und 1908, Die Erkrankungen des Auges im Kindesalter, Bonn, Cohen 1910. — *Fleischer*, Münchener med. W. 1906. I S 625, ferner Archiv f. Augenheilk. Bd. 73 und 74. 1913 und Klin. Monatsbl. f. Augenheilkunde 1916. — *v. Hippel*, Klin. Monatsbl. 1906. — *Hertel*, Klin. Monatsbl.f. A. 1907; v. Graefes Archiv Bd. 66, 1907. — *Reis*, v. Graefes Archiv Bd. 66, 1907. — *Seefelder*, Dtsch. med. Wochenschr. 1908; Klin. Monatsbl. f. A. 1920. — *Deutschmann*, Beiträge z. A. 1912. — *Igersheimer*, Vossius Sammlung zwangloser Abhandlungen Heft 4, Halle Marhold 1913; Syphilis und Auge, Berlin, Springer 1919. — *Siegrist*, Bericht über die 38. Tagung der ophthalm. Gesellschaft, Heidelberg 1912. — *Birch-Hirschfeld*, Zeitschr. f. Augenheilk. Bd. 44, 1920. — *Grüter*, Bericht über die 42 Vers. ophth. Gesellschaft Heidelberg 1920. — *Meller*, v. Graefes Archiv Bd. 93, 1916. — *Stransky*, Jahrbuch der Kinderheilkunde Bd. 104, 1921. — *Stolte*, Klin. Monatsbl. f. Augenheilk. Jg. 68, S. 739, 1922. — *Genck*, Jahrbuch der Kinderheilkunde 1923, Referat. — *Shimosuke*, ebenda. — *Hayashi*, ebenda. — *Jendralsky*, Klin. Monatsbl. f. Augenheilk. 1923. — *Blegvad*, Acta ophthalmologica Bd. I, Heft 2, S. 172, 1923. — *Bastai & Busacca*, Klin. Wochenschrift 1924. Nr. 4 und 11. Münch. med. Wochenschrift 1924, Nr. 31. — *Hensen*, Dtsch. med. Wochenschr. 1924.

<h2 align="center">3. Die Erkrankungen der Lederhaut.</h2>

Anat.-phys. Vorbemerkungen.

Die Erkrankungen der Lederhaut führen zu sichtbaren Veränderungen der Membran nur, wenn sie sich in ihrem vorderen Abschnitt, vom Hornhautrand bis zum Aequator abspielen. Dieser vordere Abschnitt ist es überhaupt, der in der Regel erkrankt, und zwar dank seiner Nachbarschaft zum Strahlenkörper im allgemeinen und zur Durchbruchsstelle der Gefäße im besonderen. Schon die Schmerzhaftigkeit der Lederhautentzündung weist darauf hin, daß wenigstens die tiefe Form meist nur Folge- und Teilerscheinung einer Strahlenkörperentzündung ist, wenn auch Drucksenkung oft fehlt.

<h3 align="center">a) Die Entzündung der Lederhaut.</h3>

Symptomatologie.

Die Entzündung kann oberflächlich als Episkleritis oder in den tieferen Gewebslagen als Skleritis verlaufen. Beide Entzündungsformen treten im wesentlichen als herdförmige Entzündungen auf und sind durch eine besondere Art der Rötung, die violette bis bläulichrote livide episklerale Injektion, gekennzeichnet. Bei der oberflächlichen Form kommt dazu eine umschriebene Schwellung des Gewebes, bei der tiefen Form dagegen zuerst der derbe Buckel oder Knoten, sodann besonders in späteren Stadien ein charakteristischer Folgezustand, der auf einer Verdünnung des Gewebes beruht: Der ältere skleritische Herd stellt sich nämlich als schiefergrauer Herd oder bei Zusammenfließen mehrerer Herde als ebenso gefärbte Zone dar, die den Hornhautrand umgreift. Diese Verfärbung beruht auf einem Durchschimmern des Aderhautpigmentes durch die verdünnte Lederhaut. Die Verdünnung führt entweder zu einer allgemeinen Vorwölbung der Lederhaut oder zu buckelförmigen Vortreibungen, die man, je nach ihrem Sitze nahe dem Hornhautrande, über dem Strahlenkörper oder am Äquator als Intercalar-, Ciliar- oder Äquatorialstaphylom (Taf. 5, Abb. 7) bezeichnet.

Die tiefe Lederhautentzündung führt häufig zu Begleiterkrankungen, und zwar an der Hornhaut zur sklerosierenden Entzündung, an der vorderen Gefäßhaut zu Regenbogenhautentzündung mit Synechien und zu Glaskörpertrübungen.

Lederhautentzündung kommt im Kindesalter sehr selten vor, die oberflächliche bei Gichtikern und Rheumatikern auftretende Form überhaupt nicht; vereinzelt wurde allerdings eine in zahlreichen flüchtigen Anfällen auftretende Form (Episkleritis periodica fugax) familiär und ausgesprochen erblich schon bei Kindern beobachtet (*Heinonen*), oder Episkleritis mit Phlyktänenbildung als Vorläufer der Menstruation. Manchmal tritt aber schon im zweiten Lebensjahrzent die tiefe Form auf. Sie ist dann der Ausdruck einer Strahlenkörpertuberkulose oder einer angeborenen luetischen Erkrankung. Der Verlauf ist sehr langwierig, und erst nach vielen Rückfällen pflegt sich das Auge zu beruhigen. Die Befallenen haben dann im allgemeinen schon das Alter der Geschlechtsreife überschritten.

Neben der örtlichen Behandlung mit Atropin, Wärme und u. U. konstantem elektrischem Strom, der sich zur Linderung des manchmal recht erheblichen Schmerzes bewährt hat, ist gerade bei Jugendlichen die allgemeine klimatische und Bäder-Behandlung wichtig (Hall, Kreuznach, Sulzbrunn, Tölz, Wiessee). Behandlung.

b) Die Formveränderungen der Lederhaut.

Die vorderen Ektasien der Lederhaut, die auf einer Verdünnung ihres Gewebes beruhen, erscheinen als schiefergraue bis blauschwärzliche Vorwölbungen (Taf. 5, Abb. 7) und verdanken ihren Ursprung entweder schweren Entzündungen des Augeninneren mit Drucksteigerung und Nachgiebigkeit der miterkrankten und verdünnten Lederhaut, oder sie zeigen den sich vorbereitenden Durchbruch von Geschwülsten des Augeninneren an. Bei Kindern kommt nahezu ausschließlich die letztere Ursache in Betracht, und zwar handelt es sich fast stets um Gliome (siehe S. 166), nur ausnahmsweise um Sarkom. Die hintere Lederhautektasie ist Teilerscheinung der Kurzsichtigkeit (S. 196) oder der angeborenen Spaltbildungen, der Kolobome des Augenhintergrundes (S. 186). Lederhautektasie.

Die totalen Ektasien entstehen nur im Kindesalter, denn sie haben eine allgemeine Nachgiebigkeit der Lederhaut zur Voraussetzung, wie sie nur dem Kindesalter eigentümlich ist. Am häufigsten findet man diese zu enormer Vergrößerung des Auges führende Veränderung der Augenwandung zugleich mit Hornhaut- und vorderen Lederhautstaphylomen bei Gliom oder nach schweren Verletzungen mit Drucksteigerung oder Pupillenverschluß. Eine allgemeine und gleichmäßige Vergrößerung der Lederhaut und Hornhaut ist schließlich die Folge des jugendlichen Glaukoms, des Hydrophthalmus. Totale Ektasie.

Einer Behandlung sind günstigsten Falles nur die vorderen Ektasien zugängig, und zwar wenn sie sich als Folgezustände endogener oder traumatischer Entzündungen des Augeninneren herausstellen. Man wird dann eine Herabsetzung des Augenbinnendruckes durch Iridektomie oder Cyclodialyse versuchen. Beide Eingriffe können sich unter den abnormen Verhältnissen, die zur Ektasie geführt haben, sehr schwierig gestalten. Die sofortige Entfernung des Auges ist natürlich beim Gliom geboten und meist auch dann angezeigt, wenn der Augapfel sehr stark vergrößert ist und durch Schmerzhaftigkeit und Entstellung das Kind belästigt. Ist die Vergrößerung bei einem an sich gutartigen Leiden nicht allzu auffallend, Behandlung.

so wartet man mit der Entfernung des erblindeten Auges, damit das Wachstum der Augenhöhle nicht beeinträchtigt wird.

c) Die angeborenen Anomalien der Lederhaut.

Eine ausgesprochen erblich und familiär auftretende Erkrankung ist die zuerst von *Peters* beschriebene blaue Lederhaut mit Knochenbrüchigkeit. Gleich bei der ersten von *Peters* beobachteten Familie war die Mehrzahl aller Familienmitglieder beiderlei Geschlechts befallen. Die eigenartige diffus blaue Verfärbung ist die Folge einer minderwertigen Anlage, einer abnorm schwachen Entwicklung des Mesoderms, so daß Aderhautpigment durchschimmert. Diese minderwertige Beschaffenheit des Mesoderms äußert sich aber nicht nur an der Lederhaut, sondern sie tritt sehr auffällig in einer Neigung der Erkrankten zu Knochenbrüchigkeit zutage, außerdem trifft man vielfach schlechte Entwicklung und teilweise Verbildung der Zähne und Nägel. Unterernährung und mangelhafte Entwicklung des ganzen Körpers.

Als Ursache der Anomalie nimmt man eine Störung der inneren Absonderung an. *Takahashi* fand als Grundlage dieser bisher vermuteten Störung bei einer Familie eine ausgesprochene Störung des Kalkstoffwechsels, die ebenso wie Bildungsfehler des Zahnschmelzes und Zeichen der latenten Tetanie für eine Unterfunktion der Nebenschilddrüsen sprechen.

Quellenverzeichnis:

Peters, Klin. Monatsblätter 1908. — *Takahashi*, v. Graefes Archiv Bd. 115, 1924. — *Heinonen*, Acta ophthalmologica Bd. I, Heft 2, 1923.

II. Die Erkrankungen der Hilfs- und Nachbarorgane des Auges.

1. Die Erkrankungen der Augenlider.

Anat.-phys. Vorbemerkungen.

Die krankhaften Veränderungen der Augenlider sind wegen ihrer Beziehungen zu den Nachbarorganen bemerkenswert. Als Hilfsorgane des Auges stellen die Lider nämlich einerseits die Verbindung des Sehorgans mit der allgemeinen Körperdecke, mit der Haut her, andererseits stehen sie in inniger räumlicher und funktioneller Beziehung zur Bindehaut und den Tränenwegen sowie zur knöchernen Augenhöhle und den das Auge umgebenden Weichteilen der Augenhöhle.

Erkrankungen, die der Haut auch sonst eigentümlich sind, siedeln sich zunächst in der der Außenwelt zugewandten Lidoberfläche, in der Hautmuskelplatte an, während Erkrankungen, die von der Bindehaut ihren Ausgang nehmen, anfangs oder auch dauernd sich nur in der Bindehaut-Lidknorpelplatte ausbreiten. Störungen im Bereich der Tränenwege ziehen endlich den freien Lidrand sowie die diesem angrenzende Haut und Bindehaut in Mitleidenschaft. In vorgerückteren Krankheitsstadien können sich solche Unterschiede um so eher verwischen, als Haut und Bindehaut häufig unter gleichen Umständen erkranken, und das Lid kann dann in seiner ganzen Dicke an primären Hauterkrankungen oder an Bindehautleiden sich beteiligen.

Untersuchung.

Bei der schnell unterrichtenden ersten Betrachtung des kranken Kindes beachte man unter steter Vergleichung beider Augen und beider Gesichtsseiten die Weite und Form der Lidspalte, die Stellung der Lider zum Augapfel und ihre Stellung beim Lidschluß, ferner Form, Färbung, Volumen und Beweglichkeit der Lider. Hierbei richte man seine besondere Aufmerksamkeit auf den freien Lidrand und seine Organe, die Wimperhärchen und Tränenpunkte.

Hieran schließt man wieder unter Vergleichung beider Seiten die Betastung der Lider, Prüfung der Gewebskonsistenz und der Verschieblichkeit der Haut gegen die benachbarten Weichteile und den knöchernen Augenhöhlenrand. Hierbei erkennt man auch örtliche Temperaturerhöhung, Fluktuation, Knirschen, Pulsation, Über- und Unempfindlichkeit.

a) Die Entzündung der Augenlider.

1. Allgemeine Veränderungen bei Zirkulationsstörungen, Erythemen, Haut- und Infektionskrankheiten.

Zirkulationsstörungen treten im kindlichen Alter vor allem in Form von Hyperämien, Ödemen und Blutungen, seltener infolge von Erkrankungen der Blutgefäße auf. Besonders häufig sowohl bei kleineren wie größeren Kindern sind Störungen im Abfluß der Lymphe, die zu Stauung im Lymphgefäßsystem der Lider führen, wie sie bei der exsudativen Diathese und der Skrofulose eine so große Rolle spielen.

Blutungen in die Lider sind meist von entsprechenden Ergüssen in die Augapfelbindehaut begleitet. Sie finden sich häufig bei Schädelbrüchen, ferner nach heftigen Hustenstößen bei Keuchhusten. Das Bersten der Blutgefäßchen mag bei Keuchhusten durch eine Erhöhung des Druckes im Brustkorbe und durch Rückstauung des Blutes begünstigt werden. Ohne derartige äußere Veranlassungen heftigerer Art treten die Blutungen im Kindesalter nur bei Blutern auf. Punktförmige Blutungen (Petechien) finden sich nicht selten bei schweren Infektionskrankheiten wie Scharlach und Sepsis. Weniger ungünstig sind sie bei der *Barlow*schen Krankheit zu beurteilen, weil sie hier bei entsprechender Regelung der Kost rasch zurückgehen.

Aktive Rötung der Lidhaut und Schwellung des Lidgewebes ist ein Zeichen aller lebhafteren entzündlichen Vorgänge, wie sie an den Lidern selbst, z. B. bei Gerstenkörnern (Taf. 6, Abb. 5), Abscessen (Taf. 6, Abb. 1), Furunkeln vorkommen. Bei solchen Prozessen pflegt Rötung und Schwellung begrenzt zu sein, auch bei Mumps trifft man umschriebene Rötung des äußeren Teiles des Oberlides über den Tränendrüsen an, bei eitriger Tränensackentzündung solche des nasalen Abschnittes des Unterlides. Eiterungen der Nebenhöhlen verraten sich durch Rötung und Schwellung des über ihnen befindlichen Lidabschnittes besonders bei bevorstehendem Durchbruch, ähnlich kündigt sich die gerade im Kindesalter nicht so ganz seltene Knochenhautentzündung des Augenhöhlenrandes an.

Eine gleichmäßige allgemeine Rötung und Schwellung begleitet die Bindehautdiphtherie, Gonorrhoe und mit starkem Schmerz verbunden das Erysipel der Lider wie der Bindehaut, hier kann sie sich bis zu brettharter Konsistenz des Gewebes steigern. Auch Zellgewebseiterung der Augenhöhle (Orbitalphlegmone) und die Panophthalmie geht mit starker allgemeiner Lidschwellung und Rötung einher.

Die doppelseitige passive bläulichrote Stauungshyperämie und ödematöse Schwellung zeigt in erster Linie angeborene Herzfehler, offenes For. ovale, persistierenden Ductus Botalli oder Stenose der Pulmonalarterie an. Einseitig kann sie bei angeborenen Geschwülsten und

Teleangiektasien im Bereiche der Augenhöhle und der Bindehaut, ferner infolge Druckes auf die Vena jugularis, z. B. durch Drüsenpakete auftreten.

Anämie und Chlorose der Jugendlichen, auch die Zeit der beginnenden Regel führt zu der bekannten blaßbläulichen Umrahmung der Augen.

Die Behandlung ergibt sich aus der Berücksichtigung der Ursachen örtlicher und allgemeiner Art. Gegen eine etwa zurückbleibende hypertrophische Hautverdickung kann ein Versuch mit Bepinselung durch Tinct. jodi gemacht werden, meist wird teilweise Ausschneidung der überschüssigen Haut notwendig sein.

Erytheme. Besonders empfindlich ist die kindliche Lidhaut gegen die Einwirkung starker Lichtquellen wie die winterliche Hochgebirgssonne oder die künstliche Höhensonne (Erythema solare). Dies ist bei Heilverwendung der strahlenden Energie zu berücksichtigen, und zwar weniger durch Schutzbrillen als durch sorgfältige Dosierung (vgl. S. 36).

Gleichfalls auf Empfindlichkeit der jugendlichen Haut, aber auch auf eine gewisse Reizbarkeit der Vasomotoren sind Erytheme zu beziehen, die sich unter Pflasterverbänden oder nach länger angewandten feuchtwarmen Umschlägen entwickeln. Vasomotorische Reizung liegt auch dem Erythema infantile nach fieberhaften Krankheiten zugrunde. Auch die schon in der Jugend sich äußernde Empfindlichkeit gegen bestimmte Medikamente wie Jod und Arsen ist wohl auf eine Reizbarkeit der Vasomotoren zurückzuführen.

Die Behandlung erfordert neben Ausschaltung der äußeren und inneren Ursachen Einpudern der Haut mit Stärke- oder Reispuder. Selbst milde Salben werden dagegen von der oft wunden Haut häufig nicht vertragen.

Schließlich ist als sinnfälligster Ausdruck einer vasomotorischen Störung das Ödem der Lidhaut bei vasomotorischer Migräne und das rezidivierende Lidödem oder die *Quincke*sche Krankheit zu nennen. Beide Zustände sind mehrfach und zwar besonders bei noch nicht entwickelten Mädchen des 10. bis 15. Lebenjahres beobachtet worden. Zur Behandlung empfiehlt sich ein Versuch mit Kalk. Die flüchtigen blassen Lidschwellungen bei Allgemeinleiden wie Influenza und Nierenentzündung sind dagegen im Kindesalter verhältnismäßig selten.

Hinsichtlich der Krankheitsabgrenzung kommen bei den Lidödemen die leukämischen Augenhöhlengeschwülste und Lidinfiltrationen in Betracht, über denen sich zum Unterschied von den Ödemen die Haut abheben läßt.

Exantheme. Bei Scharlach können die Augenlider sich am allgemeinen Exanthem beteiligen, doch nicht in der hochroten Färbung der Wangen, außerdem kommt es bei schwerem Scharlach zu kleinen Blutungen in die Lidhaut. Als septische Embolie tritt bei Scharlach, Masern und Varicellen u. U. auch Lidgangrän auf (vgl. Abb. 12, S. 75).

Auch bei Masern, Röteln und Varicellen nimmt die Lidhaut am allgemeinen Erythem teil, doch sind die lebhaften Beschwerden bei Masern mehr durch die Beteiligung der Bindehaut hervorgerufen.

Pemphigus. Große Blasen auf der Lidhaut, besonders in der Gegend der Lidränder und Winkel, kennzeichnen den Pemphigus acutus neonatorum, bei dem wahrscheinlich eine äußere Infektion der Haut vorliegt und der auch noch bei etwas

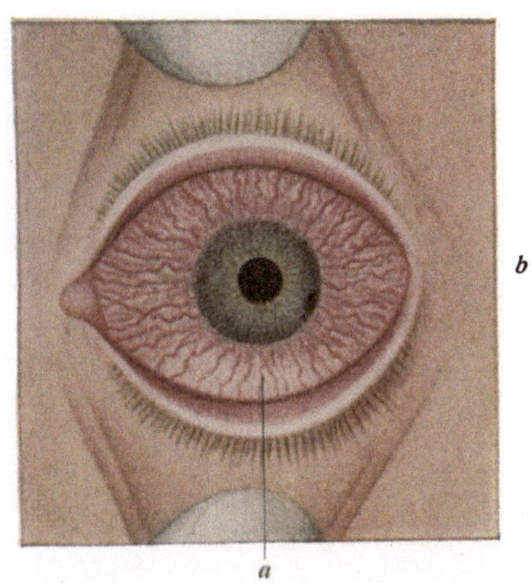

Abb. 1. Pericorneale conj. (a) und subconjunctivale Rötung (b).
Ablösung der Iriswurzel (Iridodialyse).

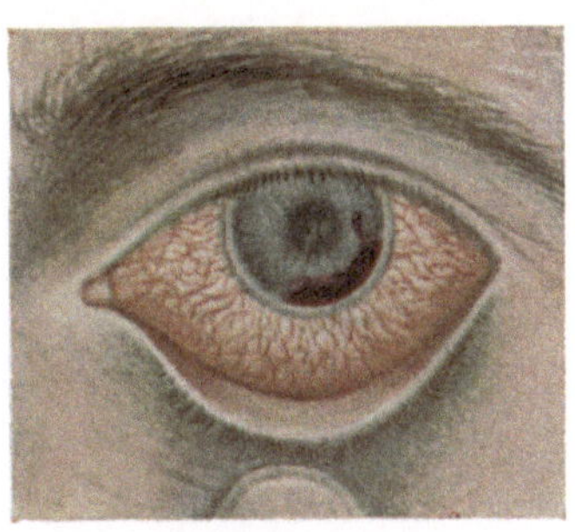

Abb. 2. Herpes der Hornhaut
und hämorrhagische Regenbogenhautentzündung.

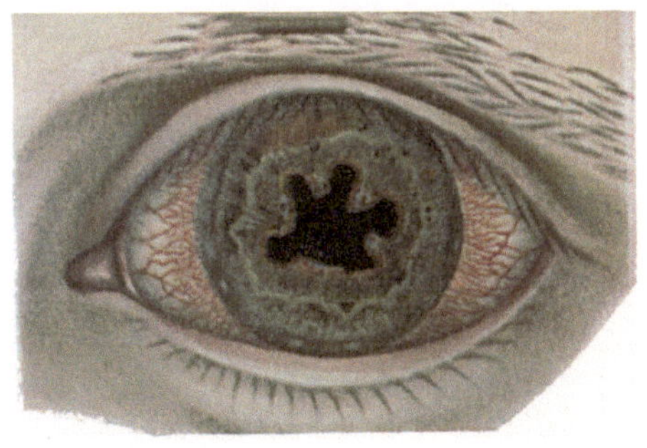

Abb. 3. Rheumatische Regenbogenhautentzündung.

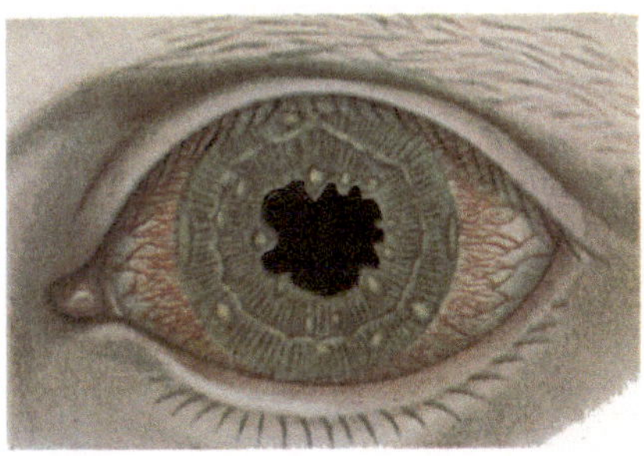

Abb. 4. Tuberkulöse Regenbogenhautentzündung.

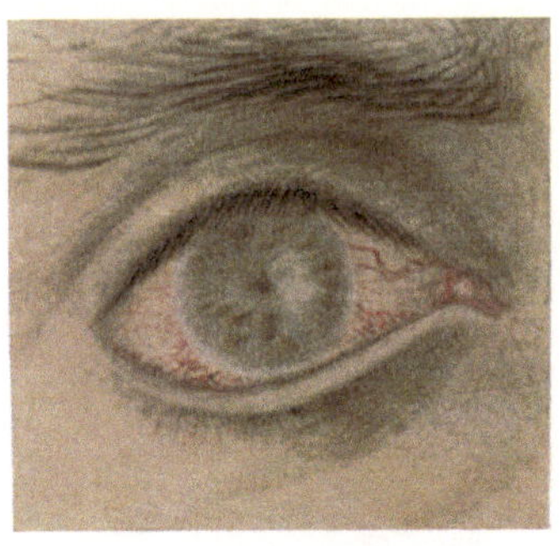

Abb. 5. Pupillarverschluß.

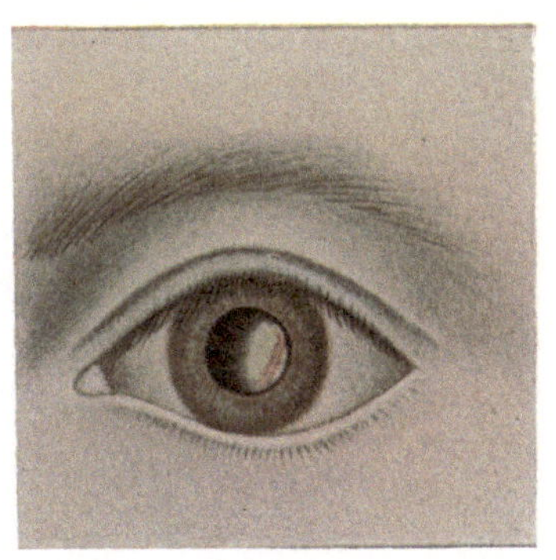

Abb. 6. Pseudogliom.

älteren Kindern beobachtet wird. Der bösartige **Pemphigus hämorrhagicus**
wird von Blasenbildung auf der Bindehaut und auf anderen Schleimhäuten begleitet
und führt zu tödlichem Ausgang. Hinsichtlich des über lange Jahre sich hin-
ziehenden chronischen Pemphigus sei wegen der schweren Begleiterkrankungen an
der Bindehaut auf Seite 43 verwiesen.

Behandlung: Die erkrankten Lider werden mit Reispuder bestreut und mit
milden Salben eingefettet. Innerlich Arsen, Dürckheimer Maxquelle.

Recht selten kommt an der Lidhaut das **Erythema exsudativum multi-
forme** zur Beobachtung und es erscheint dann fortgeleitet von der angrenzenden
Gesichtshaut.

Impetigo simplex und **Impetigo contagiosa** treten in der Regel
fortgepflanzt von der Gesichtshaut, mit Vorliebe im Kindesalter auf, letztere
geradezu in kleinen Endemien in Kindergärten und Schulen. Aus den
kleinen roten Flecken und Knötchen der Impetigo simplex entwickelt sich
schnell ein Eiterpünktchen und nach wenigen Tagen sinkt die Pustel zusammen. Die Blasen bei Impetigo contagiosa bilden sich auf wenig geröteter
Haut, erreichen durch Zusammenfließen Talergröße und brauchen 8—14
Tage bis zum Abfallen der Krusten. Die Ursache sind Staphylokokken,
seltener Streptokokken, die durch Epitheldefekte in die Epidermis eindringen
bez. entlang den Schäften der Lanugohaare wachsen.

Die **Behandlung** besteht örtlich in Anwendung von 2proz. weißer
Präcipitatsalbe, später *Lassar*scher Paste. Bei der gehäuft zur Zeit der Ge-
schlechtsreife auftretenden Form ist zweifellos eine Störung im Gebiet der
Drüsen mit innerer Absonderung mit im Spiele und hier bewährt sich
auch der länger fortgesetzte Gebrauch ableitenden Tees, wie er von der
Volksmedizin immer schon gegen diese Zustände angewandt worden ist.

Impetigo.

2. Das Hordeolum externum.

Die Acne des Lides ist unter dem Namen eines **Gerstenkorns (Hordeolum externum)** bekannt. Es stellt die Staphylokokkeninfektion
einer Talgdrüse des freien Lidrandes dar und kommt in jedem Lebensalter,
besonders aber zur Zeit der Geschlechtsreife vor (A. juvenilis). Den Boden
für die Entwicklung des Hordeolum ext. geben oft Katarrhe der Bindehaut, Erkrankungen der tränenableitenden Wege, ferner ekzematöse Entzündungen ab, besonders wenn wegen begleitender Hornhautentzündung
viel warme Umschläge gemacht worden sind.

Eine anfangs teigartige und wenig umschriebene schmerzhafte Schwellung entwickelt sich zunächst in der tieferen Gewebsschicht; unter
schärferer Abgrenzung auf den eigentlichen Sitz dringt der Prozeß in
2—3 Tagen allmählich mehr gegen die Oberfläche hin vor, wobei der gelbe
eitrige Inhalt immer deutlicher sichtbar durchschimmert. Schließlich kommt
es am freien Lidrande oder in der Nähe desselben auf der Haut zum Durchbruch. Die Schwellung ist am stärksten, wenn sich das Hordeolum ext.
in der Nähe des inneren oder äußeren Lidwinkels entwickelt (Taf. 6, Abb. 5),
sie greift dann auch vom unteren auf das obere Lid über bez. umgekehrt.
Durch Kontaktinfektion entstehen auch an entsprechenden gegenüberliegenden Stellen beider Lider Gerstenkörner. Häufig ist die gleichseitige
Drüse vor dem Ohre geschwellt.

Die **Allgemeinbehandlung** erfordert Hefepräparate bez. Staphylo-
kokkenvaccinen zur Verhütung der so häufigen Rückfälle. Die Reifung

Behandlung.

und Erweichung des Herdes wird durch örtliche Wärmeanwendung erreicht, neuerdings vor allem durch die parenterale Eiweißbehandlung. Nicht zu frühzeitig greife man beim Hordeolum ext. zum Messer, sondern man warte zu, bis der gelbliche Herd deutlich abgegrenzt sich darbietet. Dann aber lege man den kleinen Schnitt zur Schonung des Musc. orbicularis wagrecht an, wobei örtliche Betäubung meistens zu entbehren ist.

3. Der Lidfurunkel und Absceß.

Nicht ganz so häufig ist im Kindesalter der Lidfurunkel, der einen höheren Grad eitriger Entzündung der Talg- oder Schweißdrüsen darstellt und auch mit Fieber einhergehen kann. Er unterscheidet sich vom Hordeolum ext. durch seine Lage in der Augenbrauengegend oder dicht unterhalb. Die erkrankte Stelle fühlt sich zunächst hart an und ist empfindlich. Unter Zunahme entzündlicher Schwellung und Rötung tritt alsbald Erweichung und Durchbruch nach außen ein, falls nicht eröffnet wird. Nach Ausstoßung des nekrotischen Pfropfes Heilung in 2—3 Wochen, doch sah Verf. wiederholt bei Jugendlichen Thrombophlebitis der Augenhöhle und Thrombose des Blutleiters mit tödlichem Ausgang, wobei nicht sicher zu entscheiden war, ob ursprünglich ein Furunkel oder ein Hordeolum ext. vorgelegen hatte.

Tiefer gelegene Lidabscesse treten bisweilen im Säuglingsalter gleichzeitig mit anderen Abscessen spontan auf (Taf. 6, Abb. 1). Auch nach Blennorrhoe der Neugeborenen, nach Lidfurunkel und Erysipel werden sie beobachtet, vor allem ist aber auch stets an Knochenhautentzündung der Augenhöhlenränder und an durchbrechende Nebenhöhleneiterungen zu denken. Zellgewebsentzündungen der Lidhaut sind im allgemeinen von der benachbarten Gesichtshaut weitergeleitet.

Am stärksten ist die Schwellung der Lidhaut beim Erysipel, das bei Kindern gern von Kratzeffekten an Nase, Ohr und Lidwinkeln seinen Ausgang nimmt und zuerst lediglich die Erscheinungen einer Bindehautentzündung machen kann, gelegentlich entwickelt es sich aber auch nach einer Halsentzündung oder nach Nasenerysipel. Sehr schwere Folgen zieht das Erysipel nach sich, wenn es zu Lidabscessen, gangränösem Zerfall der Lider oder gar zu Zellgewebsentzündung der Augenhöhle führt.

4. Die selteneren Infektionen.

Die eigentliche Variola der Lider ist durch den Impfzwang zu einer seltenen Erkrankung geworden. Starke ödematöse Schwellung und Unmöglichkeit der Lidöffnung kennzeichnen den Beginn. Die Pusteln sitzen besonders am Rande des Oberlides und greifen vom Lidrand häufig auf die Bindehaut über. Hierin und in der Mitbeteiligung der Hornhaut liegt die größte Gefahr der Erkrankung. Nach Platzen der Pusteln entstehen unter Ausfall der Wimpern diphtherieartige Geschwüre und in der Folge teils Gewebsverluste am Lidrande, teils Verwachsungen.

Nicht so ganz selten sieht man bei geimpften Kindern und deren Pflegepersonal infolge Selbstansteckung bez. Unachtsamkeit an einem oder beiden Lidern Impfpusteln aufschießen. Diese Vaccinepusteln sitzen am Lidrande bez. in dessen nächster Nähe (Taf. 6, Abb. 3). Auf leicht gerötetem Grunde bildet sich zunächst eine Papel, die allmählich die Größe einer Linse erreicht. Das graue Bläschen zieht sich dann in der Mitte dellenartig ein und wandelt sich innerhalb von etwa 8 Tagen in eine eitrige Pustel um, aus der ein Geschwür entsteht. Der Geschwürsgrund ist mit einem pseudodiphtherischen Belag bedeckt. Sehr häufig entwickelt sich infolge der Berührung beim Lidschluß eine Abklatschvaccinola an gegenüberliegender Stelle des anderen Lides. Lebhafte Schwellung der Drüse vor dem Ohr und Störung des Allgemeinbefindens, Temperatursteigerung und Mattigkeit zeigen den über eine örtliche Störung hinausgehenden ernsteren Krankheitsprozeß an.

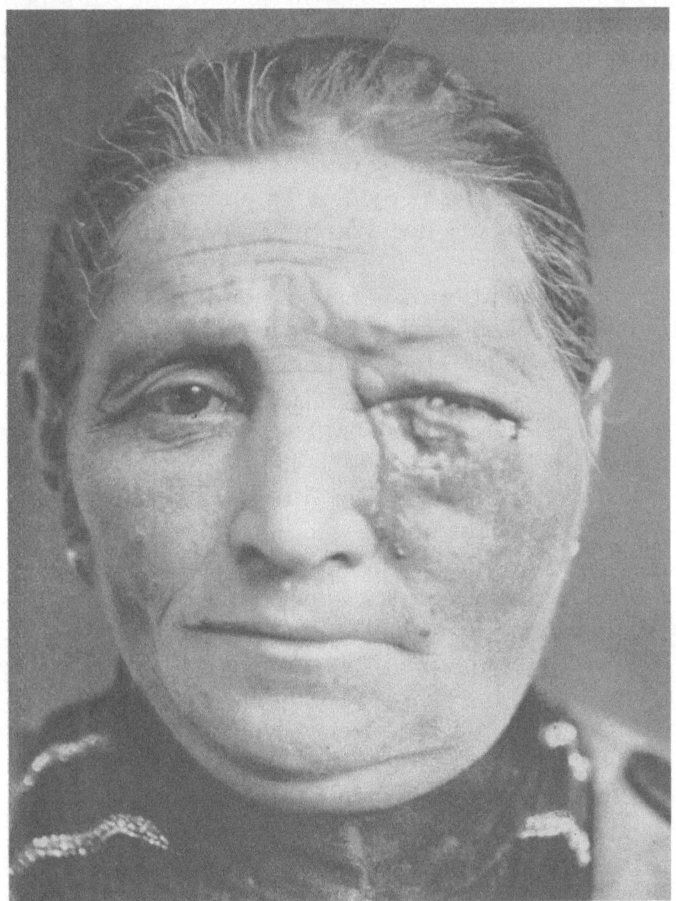

Abb. 12. Lidgangrän bei Vaccineophthalmie. (Pflegerin eines Impflings).

Leichtere Fälle heilen ohne Narbenbildung aus, beim Sitz am freien Lidrande fallen freilich die Wimpern aus. Durch Zusammenfließen mehrerer Pusteln oder durch Nekrose der benachbarten Haut können aber auch gangränöse Geschwüre entstehen (Abb. 12).

Randgeschwüre der Hornhaut auf der Höhe der Liderkrankung pflegen schnell zu heilen. Dagegen stellt die Keratitis disciformis, eine scheibenförmige graue Parenchymtrübung der Hornhaut mit gesättigterem Rande, eine unerwünschte und ernste Begleiterkrankung dar, da eine Trübung der Hornhaut, bisweilen allerdings nicht sehr dicht, stets zurückbleibt. Sie entsteht, indem das Vaccinegift durch einen kleinen Epitheldefekt eindringt, und wird gelegentlich auch ohne vorausgegangene Liderkrankung beobachtet. Die Vorgeschichte ergibt dann Berührung mit einem kürzlich geimpften Kinde.

Behandlung.

Die Gefahr der Hornhautbeteiligung rechtfertigt die Anwendung des Glühbrenners am Lide. Der Versuch soll aber nur im ersten Beginn der Erkrankung gemacht werden, wenn die noch kleine Pustel ohne ausgedehn= tere Lidverschorfung zerstört, die Ausbildung benachbarter Pusteln dadurch noch verhütet werden kann, später beschränke man sich auf Anwendung von Puder und antiseptischer Salbe. Bei der Säuberung der Lidränder von Absonderungen ist auf das sorgfältigste jede Berührung der Hornhaut zu vermeiden, da die geringfügigste Epithelschädigung zur scheibenförmigen Hornhautentzündung den Anstoß geben kann. Die Abstoßung abgestorbener Teile wird durch lauwarme antiseptische Aufschläge, in der Zwischenzeit durch aufgelegte Lintläppchen, die mit Borsalbe oder Lanolin eingefettet sind, erreicht.

Die Verhütung der Ansteckung der Lider mit Impfstoff liegt zum Teil in der Hand des Impfarztes, der bei jedem Impftermin der Pflegerin äußerste Sauberkeit und Vorsicht bei der Wartung des Kindes zur Vorschrift zu machen hat.

Milzbrand.

Mit Milzbrandinfektion ist bei Kindern nur ausnahmsweise, am ehesten noch bei kindlichen Tierhütern zu rechnen. Die brettharte Schwellung und Rötung der Lider erreicht den hohen Grad wie beim Erysipel. Die Infektion äußert sich nach 2—3tägiger Wartezeit in Form eines kleinen roten Fleckes, der sich alsbald zu einer Papel erhebt und nach kurzer Frist in ein Bläschen von livider, bläulichroter Färbung umwandelt, das blutige Flüssigkeit enthält. Die Vorhersage ist nicht nur wegen der Beteiligung der Hornhaut und wegen der Folgezustände, die durch Verkürzung der Lider entstehen können, sondern auch hinsichtlich der Erhaltung des Lebens ernst. Doch tritt der tödliche Ausgang nicht so häufig wie bei Infektion anderer Hautstellen ein, da das Gift wahrscheinlich oft von den örtlichen Lymphbahnen abgefangen, und so die allgemeine Infektion verhütet wird.

Vor der früher geübten chirurgischen Behandlung ist zu warnen wegen der Gefahr der Verschleppung der Erreger in die Blutbahn. Neben der üblichen örtlichen antiseptischen Behandlung, wie sie bei der Vaccinepustel erwähnt worden ist, ist die Serumbehandlung geboten.

Das Ulcus molle, der durch Unreinlichkeit von den Geschlechtsorganen her übertragene weiche Schanker, spielt im kindlichen Alter nur eine unbedeutende Rolle. Dagegen kommen Rotz und Aktinomykose gelegentlich vor. Für alle diese selteneren Entzündungen, die mit Schwellungen der vor dem Ohr und unter dem Kiefer liegenden Drüsen einhergehen und die im Anfang einander sehr ähneln können, ist diagnostisch eine genaue Erhebung der Vorgeschichte von Bedeutung. Ist die Diagnose sichergestellt, so sind Rotz- und Strahlenpilzknoten auszuschneiden, während beim Ulcus molle die Aufstreuung von Jodoform genügt.

Brand.

Die Lidnekrose wird in der Form des trockenen Brandes nach Gewebsquetschungen und Zerreißungen sowie infolge von chemischen und thermischen Einflüssen beobachtet. Die letzte Ursache ist für das Kindesalter besonders bemerkenswert, weil zeitweilige Kälteanwendung bei der Blennorrhoe und Diphtherie der Neugeborenen und Säuglinge üblich und Nekrose hiernach auch tatsächlich schon beobachtet ist; sorgfältigste Überwachung dieser Behandlung ist also geboten.

Auf den feuchten Brand bei den dem Kindesalter eigentümlichen Infektionskrankheiten ist schon auf S. 72 hingewiesen worden. Auch bei septisch-pyämischen Prozessen der Kinder sieht man gelegentlich Gangrän. Septische Embolien in die Gefäße hinein, die vom Gefäßbogen des Lidknorpels entspringen, sind als Ursache dieser Form des Brandes anzusehen, während die Lidnekrosen bei atrophischen Kindern als Folge marantischer Thrombosen oder fehlerhafter Blutmischung aufzufassen sind.

Die Behandlung hat bei der örtlichen oder allgemeinen Ursache des Brandes einzusetzen. Örtlich kommt die Desinfektion der Umgebung, die Entfernung der brandigen Stellen, Einfettung der granulierenden Fläche, später Pellidolsalbe in Betracht.

Die Tuberkulose tritt am häufigsten am Unterlid als Lupus vulgaris auf, der von der Nase oder den Tränenorganen ausgeht, zu Zerstörungen der Lidsubstanz führt und ebenso wie der Lupus der Gesichtshaut schon bei Kindern sehr hochgradige und schwer zu beseitigende Stellungsanomalien, vor allem Narbenektropium zur Folge haben kann.

Seltener sind tuberkulöse Hautgeschwüre, die sich ebenfalls bei Nasen-Tränensacktuberkulose vornehmlich am freien Lidrande unter Schwellung der Drüsen vor dem Ohre entwickeln. Schließlich kann eine tuberkulöse Knochen- und Knochenhautentzündung des Augenhöhlenrandes zu Fisteln der Augenlider und dem Knochen anhaftenden Narben führen. Lieblingssitz ist vor allem die Gegend des unteren äußeren Augenhöhlenrandes.

Die Behandlung besteht neben der üblichen chemischen und kaustischen Inangriffnahme der Geschwürsränder und Flächen in Ausschneidung der Fisteln und vor allem in Röntgenbestrahlung. Unter den bekannten Schutzmaßnahmen durchgeführt, vermag sie, wie Verf. wiederholt gesehen hat, in 3—4 Sitzungen die Tuberkulose der Lider und Bindehaut völlig zu heilen. Natürlich geht damit Hand in Hand die Tuberkulinbehandlung sowie die Versorgung der entsprechenden Leiden des Tränenschlauchs wie der Nase, auch kann bei vorgeschrittenem Leiden der Schutz der Hornhaut plastische Operation notwendig machen.

Auch syphilitische Erkrankungen der Lider sind nicht häufig. Der Primäraffekt entwickelt sich an Lidhaut oder Rand, besonders des Unterlides, infolge von Ansteckung durch die Wäsche oder nach Küssen als derbrötliche livide Schwellung, die anfangs abgegrenzt hagelkornartig aussieht, später über das ganze Lid ausgebreitet ist. Bald entsteht dann das syphilitische Geschwür und bei der nun einsetzenden Schwellung des ganzen Drüsenapparates des Gesichts wird in der Regel auch die Diagnose gestellt.

Auch die Syphilide der Sekundär- und Tertiärperiode haben an den Lidern nicht gerade den Lieblingssitz. Ausgezeichnet sind sie durch gewisse Eigentümlichkeiten, die sich aus der Beteiligung der Lidorgane ergeben: Lidrandentzündung, Wimpern- und Augenbrauenausfall, Defekte und narbige Verkürzungen.

Eine eigenartige, sehr seltene syphilitische Liderkrankung ist die Tarsitis syphilitica, die auch bei angeborener Lues vorkommt und in der Form indolenter hagelkornartiger Gummiknoten auftritt.

Die frühen Erscheinungen sind der spezifischen Behandlung im allgemeinen besser zugängig als die späten, die zu Defekten und schwer zu beseitigenden Verwachsungen zwischen Lid und Augapfel führen können.

5. Der Herpes febrilis uud Herpes zoster.

Verhältnismäßig häufig ist im Kindesalter der **Herpes febrilis** in der Erholung nach fieberhaften Krankheiten. Er tritt in Form von gruppenartig angeordneten Bläschen auf, die, ohne Folgezustände zu hinterlassen, schnell zurückgehen. Als weniger harmlos ist der **Herpes zoster** zu beurteilen, der allerdings im Kindesalter erheblich seltener als beim Erwachsenen sich findet. Nach vorausgegangenen Parästhesien mit Neuralgie sich ankündigend, siedeln sich die Herpesbläschen vornehmlich im Bereich des ersten Trigeminusastes an Oberlid, Stirn oder Nase, seltener im Gebiet des zweiten Astes am Unterlid, in der Oberkiefer- und Jochbeingegend an (Taf. 6, Abb. 4). Da die anfänglich wasserhellen und klaren Blasen sich weiterhin trüben, dann nach Borkenbildung die Kruste sich abstößt, so entstehen schließlich Geschwüre, die dauernde Narben und intermittierende Empfindlichkeit der Haut zurücklassen. Erheblicher sind die Störungen für das Sehorgan, wenn eine Hornhautentzündung den herpetischen Prozeß begleitet (siehe S. 55).

6. Die ekzematösen Liderkrankungen und ihre Folgezustände.

Allgemeines.   Die Einteilung des **Ekzems** der Lidhaut nach rein dermatologischen Grundsätzen hat sich bisher nicht recht einzubürgern vermocht, vielmehr werden nach wie vor die ekzematösen Entzündungen der Lidhaut klinisch als **Blepharitis simplex** oder **squamosa** (Taf. 7, Abb. 1) und Bl. **ulcerosa** (Taf. 7, Abb. 2) bezeichnet.

Auch an dieser Stelle ist zunächst einmal hervorzuheben, daß heute der Begriff des Ekzems am Auge wieder wesentlich enger gefaßt wird als etwa in der Blütezeit der bakteriologischen Epoche, wo Staphylokokkenbefunde an der Bindehaut den Anstoß dazu gaben, auch die phlyktänulären Augenerkrankungen dem Ekzem hinzuzurechnen. Heute ist man unter Berücksichtigung der Körperverfassung und Krankheitsbereitschaft hiervon wieder abgekommen, obgleich die Begleiterscheinungen phlyktänulärer Entzündungen an den Lidern häufig den Charakter eines Ekzema seborrhoicum mit all seinen Folgezuständen annehmen.

Die Haut des Lides teilt die Eigentümlichkeit der kindlichen Haut, besonders zu ekzematösen Entzündungen zu neigen. Als Ursache davon beschuldigte man auf Grund an sich richtiger Beobachtungen eine verminderte Widerstandsfähigkeit der Haut gegen äußere und innere Schädlichkeiten, die auf dem Boden einer mangelhaften körperlichen Entwicklung, z. B. bei Rachitis und Skrofulose Fuß fassen. *Czernys* Lehre von der **exsudativen Diathese** förderte außerordentlich das Verständnis der zu grunde liegenden Konstitutionsanomalie durch den Nachweis, daß die alte Lehre vom Lymphatismus oder von der *Virchow*schen entzündlichen Diathese sich auf eine Anomalie in der Verwertung der Nahrung zurückführen läßt. Die fehlerhafte Verwertung des Eiweißes und des Fettes, vor allem aber des Fettes, führt durch starken Wasser- und Fettansatz bei schwächlicher Muskulatur zum pastösen, lymphatischen Habitus, und dieser eben begünstigt das Ekzem.

Die Kenntnis dieser allgemein-konstitutionellen Ursachen des Ekzems, die besonders beim „Milchschorf“, „Gneis“ und ähnlichen Ausschlägen mit ihren Begleiterscheinungen an den Lidern bedeutungsvoll sind, ist ebenso wichtig wie die Beachtung der örtlichen Ursachen des Lidekzems. Hier sind zunächst alle Bindehautentzündungen mit stärkerer Tränen- und Schleimabsonderung zu beachten, weiter alle Entzündungen der tränenableitenden Wege, an die besonders bei einseitiger Lidentzündung zu denken ist. Schließlich soll man der äußeren Schädlichkeiten gedenken, der staubigen, rauchigen und verbrauchten Luft, die zu chronischen Bindehautentzündungen mit Lidrandkatarrhen umstimmen können und je nachdem mehr die ländliche oder städtische Bevölkerung befallen.

Das Ekzem siedelt sich entweder an der Lidfläche mit oder ohne Beteiligung der Lidränder, am freien Lidrande und seinen Wimperhärchen oder an den Lidwinkeln an. Jede dieser Ansiedelungsstellen weist besondere Formen des Ekzems auf.

Auf der Haut der Lidfläche kann sich das Ekzem ausschließlich entwickeln oder es breitet sich von der benachbarten Gesichtshaut auf die Lider aus bez. umgekehrt oder es ist die Teilerscheinung eines allgemeinen Ekzems. Die häufigste Form des akuten Ekzems der Lidfläche ist das Ekzema papulosum, bei dem zahlreiche kleine rote Knötchen meist an der Stelle der Follikelmündungen aufschießen. Dieses Ekzem geht später in das Ekzema madidans oder impetiginosum über, wobei sich eine diffuse Schwellung der ganzen Lidhaut einstellt. Diese

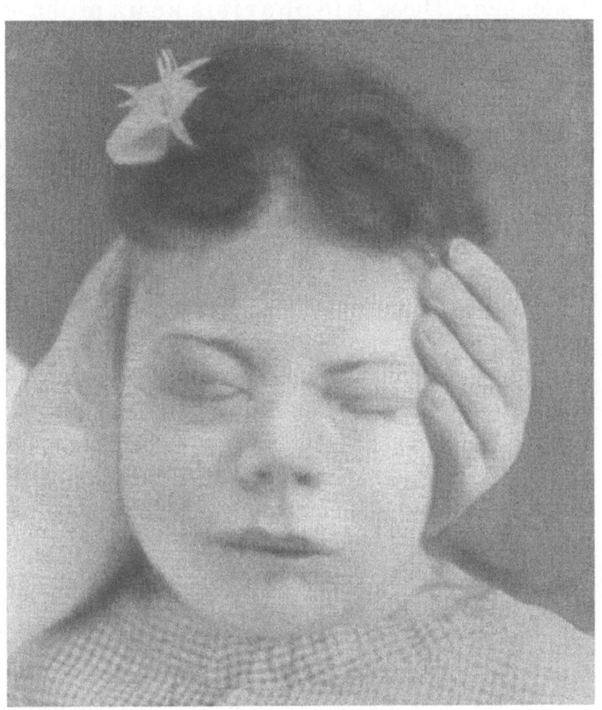

Abb. 13. Lidkrampf bei skrophulöser Ophthalmie.

Schwellung greift besonders vom Unterlid auf die Wange über. Am Oberlide bildet sich dagegen bei den häufigen Rückfällen, wie sie für die exsudative Diathese und die Skrofulose charakteristisch sind, eine chronische Schwellung und Hypertrophie des Lides aus. Dies führt zur Ptosis und trägt mit der Schwellung der Lippen und der Nase zu dem charakteristischen gedunsen-pastösen Aussehen der Skrofulösen bei (Abb. 13).

Bei diesem akuten Ekzem beteiligt sich stets auch der Lidrand, und zwar zunächst mit Rötung und Schwellung. Alsdann tritt eine Infektion des Wimperganges bis zum Wurzelboden in der Regel mit Staphylokokken ein und um die Wimper herum entsteht eine Pustel, die von der Wimper gleichsam durchbohrt wird. Solche Pusteln besetzen schließlich den ganzen Wimperboden. Infolge der dauernden Berieselung der erkrankten Fläche mit Tränenflüssigkeit und durch Kratzen entstehen erst kleinere, schließlich größere Geschwürsflächen am freien Lidrand. Vom Standpunkt des Hautarztes ist diese vom Augenarzt als Blepharitis ciliaris oder ulcerosa bezeichnete Form des Ekzems als Ekzema sycomatosum zu bezeichnen.

Diese mit Geschwürsbildung am Lidrande einhergehende Ekzemform tritt besonders bei Skrofulösen auch ohne vorherige Beteiligung der Lidfläche auf, indem auf dem hyperämischen und von der dauernden Benetzung aufgelockerten Boden sich die Keime aus dem Bindehautsacke ansiedeln, hier günstige Bedingungen finden und kleine Eiterherde bilden, aus denen sich wieder die Bl. ulcerosa entwickelt.

Chronisches Ekzem, Blepharitis squamosa (simplex).

Recht vielgestaltig kann die Genese des chronischen Ekzems des Lidrandes sein, das mit der Bildung kleieartiger Schüppchen einhergeht, die sich an den Wimpern festsetzen, am Unterlide auch die angrenzende Haut bedecken. Diese Blepharitis squamosa unterscheidet sich klinisch von der geschwürigen Form durch geringere Entzündungserscheinungen, sodann aber vor allem dadurch, daß nach Entfernung der Schuppen der Wimperboden nicht blutet, wie das bei der Blepharitis ulcerosa auch nach schonendster Lösung der eingetrockneten Absonderung der Fall zu sein pflegt.

Häufig liegt dieser Bl. squamosa eine Seborrhoe der Talgdrüsen zugrunde. Bei der Seborrhoea sicca der Säuglinge erscheint die Haut fettglänzend, Lidfläche und Rand mit Schuppen und Hornplättchen besetzt. Auch das *Unna*sche Ekzema seborrhoicum kann schon bei Kindern einsetzen, dazu familiär auftreten. Es ist die Form der Lidentzündung, die früher gern mit Übersichtigkeit in Zusammenhang gebracht und auf unausgeglichene Brechungsfehler, auf Spannungen der Nacheinstellung, zurückgeführt wurde. Neueren Untersuchungen hat aber diese Anschauung nicht recht standhalten können. Die Schuppen sitzen lediglich am behaarten Teil der Lidränder, bisweilen nimmt auch die Gegend der Augenbrauen und die Kopfhaut teil. Nach Entfernung der Schüppchen zeigt sich der Lidrand stärker gerötet, auch die Lidbindehaut pflegt hyperämisch zu sein.

Die subjektiven Beschwerden bestehen bei allen diesen Formen der Lidrandentzündung hauptsächlich in einem sehr lästigen Juckreiz, dessen Befriedigung besonders bei kleinen Kindern und bei unachtsamer Umgebung aus den einfach schuppenden Formen zu den geschwürigen führt.

Blepharitis angularis.

Eine ganz eigenartige Form des Ekzems wird durch den Diplobacillus Morax-Axenfeld hervorgerufen. Die lebhaftesten Veränderungen finden sich an den Lidwinkeln. Danach wird die Erkrankung als Blepharitis angularis (Ekzema intertriginosum) bezeichnet. Die Haut der Lidwinkel erscheint gerötet, leicht nässend, dazu treten Abschuppungen und Risse, letztere besonders am äußeren Lidwinkel auf. Oft ist der äußere Lidwinkel etwas stärker befallen als der innere, auch die Lidränder nehmen an der ungemein charakteristischen Entzündung teil (Taf. 1, Abb. 5). Subjektiv klagen die Erkrankten neben dem Jucken und Brennen über das morgendliche Verklebtsein der Lider und ein Gefühl von Trockenheit und Hitze an Lidern und Augen.

Vorhersage.

Besonders hartnäckig ist eine Entzündung des Lidrandes, die auf angeborene Kürze der Lider und dadurch bedingten Lagophthalmus zurückzuführen ist.

Die Vorhersage hängt bei den akuten impetiginösen Formen des Ekzems, die sehr zu Rückfällen neigen, davon ab, ob es bald gelingt, die zugrunde liegende Konstitutionsanomalie zu beeinflussen und damit die allgemeine Ursache des häufig stark ausgebreiteten Ekzems zu beseitigen. Denn eine längere Dauer der mit Geschwürs- und Narbenbildung am freien

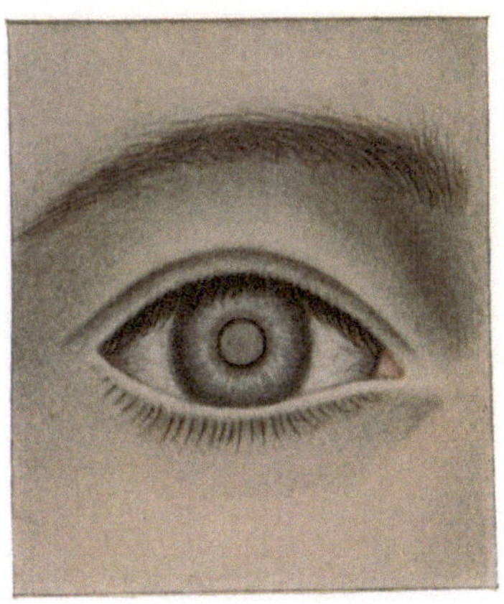

Abb. 1. *Angeborener Totalstar.*

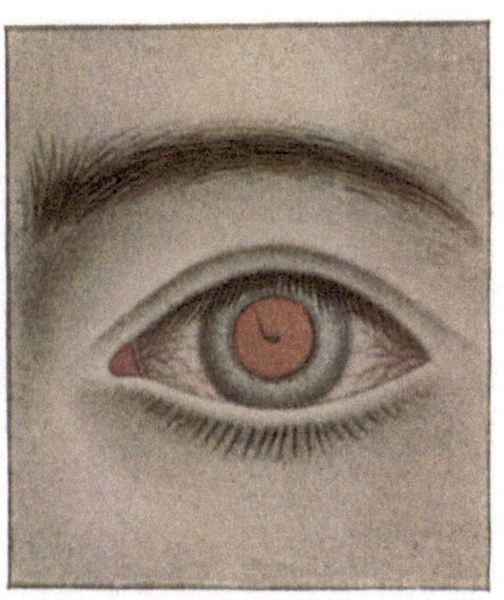

Abb. 2. *Arteria hyaloidea persistens der hinteren Linsenkapsel anhaftend.*

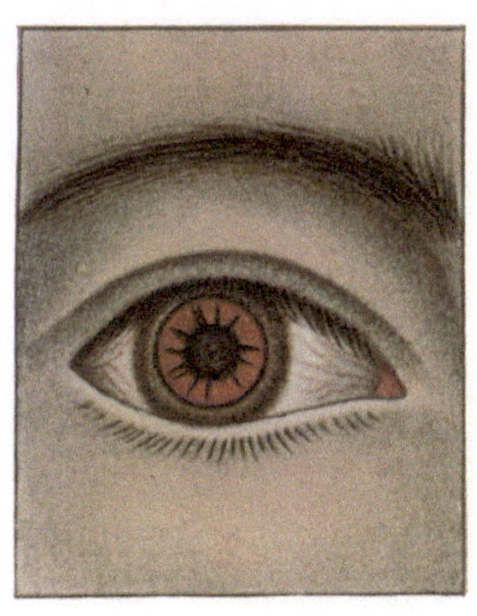

Abb. 3. *Schichtstar.*

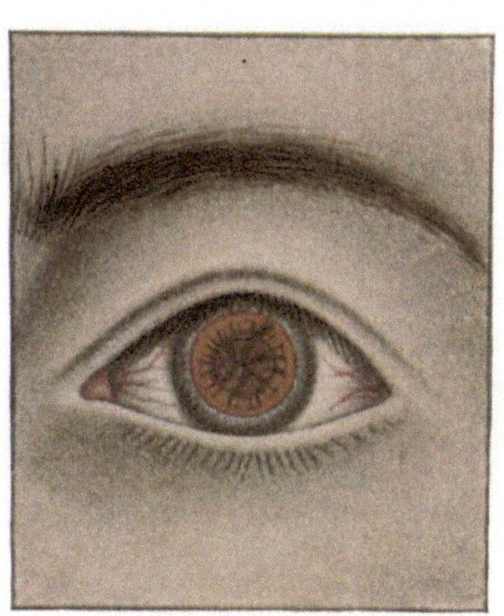

Abb. 4. *Schichtstar.*

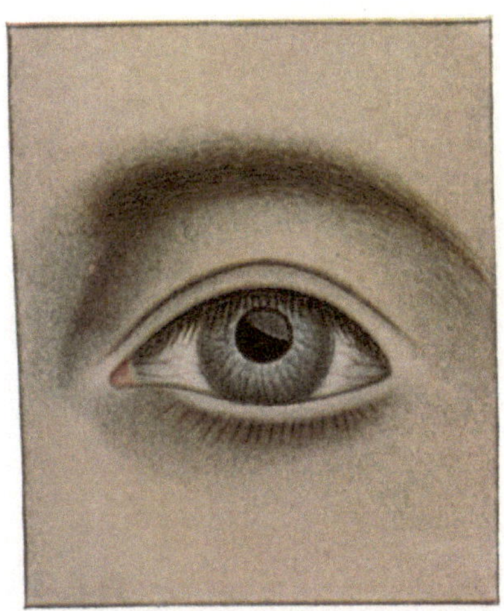

Abb. 5. *Angeborene Linsenverlagerung (seitliche Beleuchtung).*

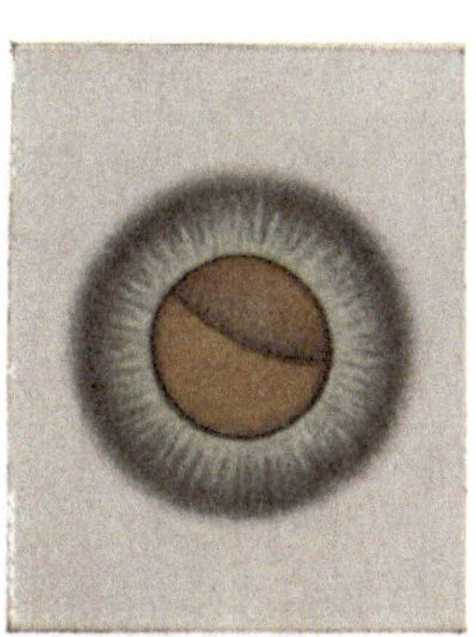

Abb. 6. *Angeborene Linsenverlagerung (Durchleuchtung).*

Lidrande einhergehenden Prozesse bringt sehr schwerwiegende Folgezustände mit sich, die eine regelrechte Funktion dieser wichtigen Hilfsorgane des Auges ausschließen: nämlich schnelleren Wechsel und Ausfall (Mada rosis) und fehlerhafte Stellung der Wimpern (Trichiasis und Disti chiasis), Abschleifung und Verstrichensein des Lidrandes (Tylosis) und schließlich Narbenektropium des Unterlides. Diese Folgezustände begünstigen ihrerseits die Entstehung chronischer Bindehautkatarrhe, die infolge übermäßiger Benetzung des Unterlides mit Tränenflüssigkeit wieder zu Rückfällen des Ekzems führen können. Dieser so gebildete Circulus vitiosus stellt die Behandlung nicht selten vor schwierige und nicht immer dankbare Aufgaben.

Beim Lidekzem des Kindesalters ist die kausale Inangriffnahme durch allgemeine Ernährungsregelung zunächst das wichtigste: Einschränkung von Fett und Eiweiß bei reichlicher Darreichung grüner Gemüse (Gemüsebouillon, Cerealien, Kefir, Malzsuppe). — Daneben kommen Soolbäder oder milde Kaltwasserkuren in Betracht, soweit sie sich nicht durch zu große Ausdehnung des allgemeinen Ekzems verbieten, innerlich Arsen. Behandlung.

Örtlich ist dafür zu sorgen, daß die mechanische Schädigung durch Kratzen und Reiben unterbleibt. Hierzu erweisen sich Pappärmel als nützlich, die den Händen zwar eine gewisse Spielfreiheit gewähren, aber die Beugung der Ellbogengelenke und damit die Berührung der Augen unmöglich machen. Die örtliche Anwendung von Medikamenten kann rechte Wirksamkeit erst entfalten, wenn die Krusten, Borken und Schüppchen entfernt sind, und der erkrankte Abschnitt der Einwirkung des Medikamentes leicht zugängig gemacht ist. Andererseits soll man bei der Reinigung der Lider und des Lidrandes nicht mit Gewalt, sondern so schonend wie möglich vorgehen, kranke Wimperhärchen nur entfernen, soweit sie der Wimpernpinzette leicht folgen, festhaftende Krusten durch milde Salben erweichen, überlaufende Bindehautflüssigkeit durch Wattetupfer aufsaugen usw. Im Stadium der Papel- und Blasenbildung ist Austrocknung zu erstreben; diese erreicht man am besten durch Einpudern bez. durch Aufstreichen von Pasten.

Einmal alle 24 Stunden wird Lassarsche Paste mit einem sterilen Glasstäbchen auf die erkrankten Lidflächen oder Ränder aufgestrichen, darauf dann Reisoder Stärkepuder gestreut. Will man die erkrankten Stellen mit einem Verband bedecken, etwa bei Mitbeteiligung der Gesichtshaut, so nehme man Lintläppchen, die mit der Paste bestrichen werden, während die nässende Gesichtshaut eingepudert wird. Um ein Festkleben des eintrocknenden Lintverbandes zu verhüten, ist der Verband mindestens zweimal täglich zu erneuern. Bei empfindlicher Haut kann ein Wechsel der Paste bzw. die Wahl einer weicheren Grundlage erforderlich werden; als solche hat sich das Mitin bewährt. Pflasterverbände mit Zinkoxyd- oder Salicylsäure-Pflastermull sind bei kleineren Kindern nicht zu empfehlen. Dagegen hat sich beim impetiginösen Ekzem die Peterssche Zink-Ichthyolsalbe bewährt (Ammon. sulfo-ichthyolic. 0,2—0,5; Amyl. tritic., Flor. Zinci āā 10,0; Vas. americ. 25,0).

Rhagaden an den Lidwinkeln heilen am besten auf Betupfung mit 3—5 proz. Höllensteinlösung. Vorsichtige Betupfung der Gechwürsflächen an den Lidrändern führt manchmal auch da zum Ziel, wo Salben und Pasten versagen. Hierbei ist sorgfältig jeder Überschuß der Lösung mit Wattebausch aufzusaugen, damit nichts in den Bindehautsack gelangt.

Auch beim chronischen Ekzem ist die mechanische Reinigung des Lidrandes sehr wichtig und vor Einwirkung aller Medikamente vorzunehmen,

In leichteren Fällen genügt hierzu abendliches Aufstreichen einer nicht reizenden Salbe (Ac. bor. 0,3; Vas. am. puriss. 10,0) mit kleinem Glasstäbchen und am folgenden Morgen Befreiung des Lidrandes von den sich lockernden und lösenden Massen mit Hilfe eines trockenen bez. mit Öl getränkten Wattebausches. Der Arzt nimmt die Reinigung am besten mit einem kleinen scharfen Löffel vor, wie er besonders zu diesem Zwecke üblich ist. Auf jeden Fall ist die Anwendung von feuchten Umschlägen zu vermeiden, da sie zur Heilung nicht notwendig, aber in vielen Fällen geradezu schädlich sind und das Ekzem verschlimmern, nur bei Blepharitis infolge angeborener Lidkürze empfehlen sich nächtliche Borwasserverbände.

Die in der beschriebenen Art vorgenommene Säuberung und Anwendung von Borsalbe führt häufig zum Ziele, wenn die Behandlung regelmäßig und lange genug durchgeführt wird. Doch muß man bei stark schuppendem und juckendem Ekzem seborrhoischen Charakters auch bisweilen zu Schwefel- bez. Teerpräparaten in Salben- und Pastenform übergehen.

Rp. Lac. sulfur. 1,0 (oder Resorcin 0,5), Zinc. oxyd., Amyl. pur āā 5,0, Vas. amer. puriss. 10,0, M. f. Pasta.
Rp. Ol. fagi oder Ol. rusci 0,3—1,0, Pasta Zinci 30,0.

Die gelbe Präcipitatsalbe wendet Verf. höchstens an, wenn die Ursache einer Lidrandentzündung in einem Bindehaut-Hornhautleiden skrofulöser Natur (Kerato-Conj. phlyctänulosa) zu suchen, dieses selbst aber schon in Heilung begriffen ist, sonst sind außer den Schwefel- und Zinkpasten die weniger reizenden Bor- (3%) und Noviformsalben (5%) vorzuziehen, bei Phthiriasis und Pediculosis graue Salbe unter gleichzeitiger Behandlung der Kopfhaut und allgemeiner körperlicher Reinigung.

Wo das Ekzem in Begleitung von Diplobazillenerkrankungen auftritt, bewährt sich am besten 2 proz. Zinksulfatsalbe.

7. Die Entzündungen der Meibomschen Drüsen (Hordeolum und Chalazion).

Hordeolum internum.

Die akute eitrige Entzündung der Meibomschen Drüsen oder das Hordeolum internum (auch akutes Chalazion genannt) ist im Volksmund unter dem Namen des Gerstenkorns bekannt, der auch für das Hord. ext. (siehe S. 73) gebraucht wird.

Die entzündliche Schwellung entwickelt sich in erster Linie auf der Innenfläche des Lides, im Bindehaut-Lidknorpelblatt. Ihre räumliche Ausbreitung findet in dem derberen Gewebe des Lidknorpels mehr Widerstand, daher ist das Hord. int. einerseits viel schmerzhafter, andererseits mehr abgegrenzt als das Hord. ext. Immerhin ist die entzündliche Rötung des Knotens schon an der Lidhaut sichtbar. Bei Betastung fühlt man den tiefer im Lidknorpel gelegenen Knoten, über dem die Haut verschieblich ist. Zur Besichtigung des Krankheitsherdes muß das Unterlid abgezogen, das Oberlid umgestülpt werden. Man sieht dann unter der geschwellten Lidknorpelbindehaut die entzündliche Schwellung von Halbkugelform und etwa Erbsengröße durchschimmern. Bei zunehmender Reifung des Prozesses tritt an Stelle des rötlichen Farbtons in der Mitte immer mehr eine gelbliche Verfärbung. Bei größeren, durch Zusammenfließen mehrerer Knoten entstehenden Gerstenkörnern kann die allgemeine Schwellung so hochgradig und so bretthart sein, daß die Umstülpung des Oberlides gar nicht gelingt.

Innerhalb von 3—4 Tagen tritt Durchbruch und Entleerung des Eiters in den Bindehautsack ein.

Die Bindehaut des Augapfels ist an dem der erkrankten Stelle benachbarten Abschnitt manchmal ödematös geschwellt und beteiligt sich auch nicht selten mit stärkerer Absonderung. Ödem und Lidschwellung sind besonders beim Sitz des Gerstenkorns am äußeren Lidwinkel lebhaft ausgesprochen. Hat vor der ersten Untersuchung schon Durchbruch stattgefunden, so kann in der Lidspalte so reichlich eitrige Absonderung sich finden, daß dem weniger erfahrenen Untersucher das Bild einer Augen-Blennorrhoe vorgetäuscht wird.

Manchmal sieht man mehrere kleine Gerstenkörner an einem Lid, oder gegenüberliegende Drüsen beider Lider sind infolge Berührung der Ausführungsgänge erkrankt oder an allen vier Lidern entwickeln sich Gerstenkörner nahezu gleichzeitig oder kurz nacheinander. Dieser Zustand wird als **Hordeolosis** bezeichnet und er zeigt eine Neigung des Befallenen zur **Staphylokokkeninfektion** an, denn um eine solche handelt es sich beim Hordeolum int. meistens. Grade bei diesen wiederholt sich bildenden Gerstenkörnern verläuft die Entzündung nicht selten abgeschwächt, es erfolgt dann nicht stets Durchbruch, sondern die Eiterung kann auch ohne solchen zurückgehen. In anderen Fällen zeigt ein Granulationsknopf die Stelle des früheren Durchbruchs an.

Der im Bindehautsack oft vorkommende und bei chronischen Bindehautkatarrhen vermehrt wuchernde Staphylokokkus gelangt durch Reiben und Wischen in die Ausführungsgänge der Drüsen. Die Übertragung wird daher durch Unreinlichkeit begünstigt. Das gehäufte Auftreten zur Zeit der Geschlechtsreife, wobei die Gerstenkörner vielfach von Acne und Furunkulose begleitet werden, und zwar bei Individuen, die später von diesen Staphylomykosen nicht mehr geplagt werden, legt den Gedanken nahe, daß vielleicht eine Störung der inneren Absonderung den Boden für die Entwicklung dieser Erkrankungen schaffe.

Die **Vorhersage** ist hinsichtlich des einzelnen Gerstenkorns durchaus günstig. In höchstens 8 Tagen gehen die Entzündungserscheinungen zurück, und zwar in der Regel, ohne Folgezustände zu hinterlassen. Der ganz vereinzelt beobachtete tödliche Ausgang unter den Erscheinungen der Blutleiterthrombose bez. der Sepsis ist als seltene Ausnahme zu bezeichnen. Die Verhütung der Rückfälle bereitet ziemliche Schwierigkeiten, so daß mit einer längeren Dauer der Neigung zur Hordeolosis zu rechnen ist. Zur Behandlung kommen die Erkrankten wegen der Schmerzen und Spannung, die das Leiden verursacht, oft schon, ehe die eitrige Einschmelzung des Drüsengewebes vollzogen ist. In diesem ersten Stadium wirken heiße Umschläge nicht nur die Reife beschleunigend, sondern auch schmerzlindernd, daneben kann die **reizsteigernde Wirkung der parenteralen Behandlung** ausgenutzt werden. Sobald sich die gelbliche Vorwölbung zeigt, ist chirurgisches Eingreifen angezeigt, und zwar die Eröffnung durch **galvanokaustische Punktion** oder durch **Schnitt**. Der Einschnitt ist auf der Innenfläche des Lides parallel zur Richtung der Drüsenausführungsgänge, also senkrecht zum freien Lidrande zu machen. Im allgemeinen genügt es, eine kleine Öffnung anzulegen, aus der der Eiter dann von selber sogleich und in den nächsten Stunden herausquillt. Bei den zu Rückfällen neigenden

Formen ist ein Versuch mit **Staphylokokkenimpfstoff** (Opsonogen, Staphar) bez. mit Hefepräparaten (Cerolinpillen zu 0,1 6—9 Pillen täglich. Lävurinose) angezeigt, außerdem empfiehlt sich wiederholte Reinigung der Lidränder mit Seife und Bestreichen mit 3 proz. Noviformsalbe.

Chalazion.   Das **Chalazion** oder **Hagelkorn** (Taf. 6, Abb. 2), die chronische granulierende Entzündung der Meibomschen Drüsen, kommt im Kindesalter erheblich seltener als beim Erwachsenen vor. Schon hierin liegt ein Hauptunterschied gegenüber dem Hordeolum int. und ext. Klinisch unterscheidet es sich von diesem durch fast völliges Fehlen aller Entzündungserscheinungen objektiver wie subjektiver Art. Es entwickelt sich als eine langsam schmerz- und reizlos wuchernde Geschwulst, die Erbsen-, ja Kleinkirschengröße erreicht, bald mehr nach außen gegen die Lidhaut, bald mehr nach innen gegen den Bindehautsack zu. Im ersteren Fall erscheint es als eine rundliche gegen die Haut verschiebliche Geschwulst von elastischer Konsistenz, die das Oberlid bei nur geringer, durch Stauung bedingter Rötung an umschriebener Stelle etwas vorwölbt. Auch bei vorwiegender Wucherung nach innen zu sieht und fühlt man die Anschwellung schon von außen. Stülpt man nun um, so sieht man die Geschwulst als graurötliche Vorwölbung über die Fläche der Lidbindehaut vorragen. Je länger die Geschwulst besteht, um so mehr bekommt sie ein gleichsam glasiges Aussehen. Sie erreicht in einigen Monaten das Höchstmaß ihrer Größe, ohne andere Beschwerden als etwa eine geringe Spannung und ein Gefühl von Schwere im Lid zu verursachen. Alsdann tritt Stillstand des Wachstums oder eine geringe Verkleinerung durch Schrumpfung oder Erweichung des Inhalts ein.

Nicht selten treten Hagelkörner in Mehrzahl auf, auch können sie nach innen durchbrechen, doch kommt es dann nicht zur völligen Entleerung des Inhalts, sondern zu einem Vorwuchern von Granulationsgewebe, das die Bindehautoberfläche rauh und uneben macht.

Der Inhalt des Hagelkorns besteht aus einem Granulationsgewebe von verschiedenartiger Konsistenz. Manchmal enthält der Knoten noch Reste von Drüsengewebe, das Granulationsgewebe ist sehr reich an Riesenzellen. Trotz vieler Untersuchungen ist das Wesen der Geschwulst noch nicht völlig geklärt. Als Tuberkulose darf man sie nicht auffassen, auch der von *Deyl* angeschuldigte Xerosebacillus dürfte kaum etwas mit der Entstehung des Chalazions zu tun haben. Am meisten hat die Ansicht *v. Michels* für sich, wonach es sich um eine Art Fremdkörpertuberkulose in der Umgebung eingedickter gestauter Drüsenabsonderungen, abgestorbener Drüsenepithelien und zerfallender Bakterien handelt.

Hinsichtlich der Krankheitsabgrenzung kommen **tuberkulöse** oder **luetische Knoten** des Lidknorpels, ferner beginnendes Carcinom, dieses aber wohl nur beim Erwachsenen in Betracht. Doch verlaufen diese ja nicht als rein örtliche Erkrankung. Bei Tuberkulose sind die örtlichen Lymphdrüsen zu beachten, während das Gummi des Lidknorpels bei angeborener Lues sich durch schnelleres Wachstum auszeichnet, abgesehen vom Ausfall der Wa-R, die bald Aufklärung bringt.

Behandlung.   Mit einer spontanen Rückbildung des Hagelkorns ist nicht zu rechnen, auch nicht wenn es durchbricht. Vielmehr muß es nicht nur eröffnet, sondern auch gründlich ausgeräumt werden. Der Eingriff wird meistens am umgestülpten Oberlid von innen her gemacht, nachdem das Operationsgebiet durch Einspritzung einer 5 proz. Novocainlösung gefühllos gemacht und das Lid in eine Klemme gelegt worden ist. Die Schnittrichtung ist parallel den Drüsenausführungsgängen, senkrecht zum freien Lidrande. Jedoch genügt hier nicht wie beim Gerstenkorn die einfache Öffnung, sondern die Granulationsmassen müssen mit einem kleinen scharfen Löffel ausgekratzt werden. Außerdem ist es notwendig, die kapselartige Hülle der Geschwulst mit Pinzette und Schere auszuschneiden. *Eversbusch* machte in der Regel den Eingriff durch galvanokaustische Punktion, ein zwar schonendes, aber doch nicht immer zum Ziele führendes Verfahren. Jedenfalls ist zur Vermeidung von Rückfällen sorgfältig darauf zu achten, daß auch die Kapsel zerstört wird. In der Nachbehandlung: Borsalbenverband, Lidmassage und Wärme.

Zwischen Gerstenkorn und Hagelkorn kommen Übergänge vor. Die eitrige Entzündung des Gerstenkorns geht in ein chronisches Stadium der Granulation über, wenn die von vornherein nicht sehr lebhaften Entzündungserscheinungen nicht zur Eröffnung geführt haben.

Andere chronische Erkrankungen der Meibomschen Drüsen, bei denen es z. B. zu dicklich-teigiger Absonderung kommt, die bei Druck auf den Drüsenkörper am freien Lidrand korkzieherartig sich windend erscheint, oder bei denen sich Verhärtungen im Drüsenausführungsgange bilden, kenntlich an weißen, leicht vorragenden Flecken unter der Lidbindehaut (sog. Meibomsche Infarkte), spielen im Kindesalter nur eine untergeordnete Rolle. Als Behandlung kommt für die erstgenannte Veränderung Ausdrücken durch Lidmassage, für die Meibomschen Infarkte Entfernung mit einer kleinen Fremdkörpernadel in Betracht.

b) Die fehlerhaften Stellungen der Lider.

Die entzündlichen Erkrankungen der Lider und der Bindehaut können eine Reihe von Folgezuständen nach sich ziehen, die zu falscher Stellung der Lider und der Wimperhaare führen. Diese Stellungsanomalien bedingen nicht selten erhebliche Gefahren für die Hornhaut und erfordern daher sorgfältige Richtigstellung. Bei der Trichiasis wachsen die Wimpern nach hinten gerichtet, sind zwar vielfach verkümmert, scheuern aber gleichwohl auf der Hornhaut. Falsche Stellung aller Wimperhaare ist am häufigsten die Folge von Trachom. Die Verkürzung der Lidbindehaut und auch die Narbenbildung im Knorpel ziehen den freien Lidrand im ganzen und mit ihm die Wimpern nach hinten, während die teilweise Trichiasis oft die Folge von geschwüriger Lidentzündung und Gerstenkorn, ferner von Diphtherie der Bindehaut und von Verbrennungen ist.

Das Ausziehen der Wimpern hilft nur vorübergehend, da auch die falsch gerichteten Wimpern stets nachwachsen. Einzelne falsch stehende Wimpern sind daher, nach örtlicher Betäubung der Umgebung, durch Elektrolyse zu zerstören. Bei fehlerhafter Stellung des ganzen Lidrandes ist der Wimpernboden abzutragen und Lippenschleimhaut zu verpflanzen, die später noch tätowiert werden kann.

Erworbenen Ausfall der Wimpern sah *v. Michel* nach Scharlach. Frühzeitiger Pigmentverlust mit Weißfärbung tritt gelegentlich einseitig nach Iridocyclitis, doppelseitig bei sympathischer Ophthalmie auf. Auch als Teilerscheinung einer allgemeinen Vitiligo kann sie sich einstellen.

Eine Verkürzung der Lidspalte in horizontaler Richtung, Blepharophimosis oder Ankyloblepharon, entsteht durch Verwachsung der Lidränder im Bereiche des äußeren Winkels durch Verbrennungen und Verätzungen, aber auch bei Lupus und Diphtherie oder bei narbiger Schrumpfung der Bindehaut infolge von Trachom oder Pemphigus. Der Zustand ist in der Regel mit Entropium oder Ektropium verknüpft. Zu seiner Beseitigung genügt nicht die einfache Erweiterung der Lidspalte durch Blepharotomie, sondern diese muß mit Bildung eines neuen Lidwinkels durch Überpflanzung von Haut bez. Schleimhaut verknüpft werden.

Auch eine scheinbare Blepharophimosis kommt bei langwieriger Keratoconjunctivitis, verbunden mit Lidkrampf (Blepharospasmus), vor. Die vielfach von Tränen- und Bindehautflüssigkeit benetzte Haut entzündet sich ekzematös, wird unter dem Einfluß der Orbicularismuskulatur angerefft und schiebt sich kulissenartig über den äußeren Lidwinkel vor, zieht sich aber auch bei Heilung des Grundleidens spontan zurück, so daß eine operative Inangriffnahme des Zustandes nicht ratsam ist.

Entropium.   *v. Michel* unterscheidet beim Entropium eine Einwärtsrollung und eine Einwärtsverziehung des Lidrandes. Die Einwärtsrollung wird vor allem durch eine schlaffe Haut begünstigt. Im Kindesalter ist daher noch ein besonderes Moment nötig, das zur Einrollung des Lides führt, und dies ist der Lidkrampf. Das Entropium spasticum tritt daher häufig im Verlauf des Lidkrampfes bei skrofulösen Augenleiden auf und trägt, besonders wenn Verband getragen worden ist, infolge der von den einwärts gerichteten Wimpern ausgeübten mechanischen Reizung der Augenoberfläche seinerseits wieder zur Steigerung des Grundleidens bei.

Die Behandlung ist zunächst die des zugrunde liegenden Leidens sowie des Lidkrampfes. Außerdem wird das abgezogene Unterlid, um das es sich ausschließlich handelt, durch senkrecht angeordnete Pflasterstreifen in richtiger Stellung fixiert. Die früher vielfach geübte Blepharotomie wird, weil fast stets nutzlos, besser vermieden.

Das Narbenentropium (E. cicatriceum) findet sich am oberen wie am unteren Lide bei allen Zuständen, die zur Bindehautschrumpfung führen, also unter denselben Bedingungen, die Trichiasis herbeiführen, bei Verbrennungen, Verätzungen, Trachom, Diphtherie und Pemphigus. Bei den letztgenannten Bindehauterkrankungen bestehen gewisse Unterschiede insofern, als beim Trachom häufig beide Lider, bei Diphtherie mehr das obere, bei Pemphigus mehr das untere Lid beteiligt ist.

Die Behandlung ist operativ und besteht in Lidrand- oder Bindehautplastik.

Ektropium.   Der dem Entropium entgegengesetzte Zustand ist die Umstülpung des Lides nach außen, das Ektropium. Sein geringster Grad, das Abstehen eines Teiles des Lidrandes, besonders des inneren mit Auswärtswendung des Tränenpunktes (Eversion der Lidkante), trägt die Bedingungen zu den höheren Graden in sich, indem Tränenträufeln auftritt. Dieses aber führt zur Verkürzung der Haut des Unterlides und damit zur Verstärkung des Ektropiums.

Spastisches Ektropium sieht man bei den skrofulösen Entzündungen der Bindehaut, wenn die Bindehaut hochgradig geschwellt ist und den freien Lidrand abdrängt, Lidkrampf steigert die Neigung zum Ektropium. Der Untersucher ruft häufig dies spastische Ektropium hervor beim Versuch, die Lidspalte durch Auseinanderziehen der Lider behufs Besichtigung zu öffnen. Das spastische Ektropium befällt vor allem das Oberlid. Besteht es länger, so fängt die hyperämische und geschwellte Bindehaut an zu wuchern und bedeckt sich mit Borken (Ektropium luxurians oder sarcomatosum). Geringere Grade des Ektropiums sieht man nicht selten auch bei Lidekzemen und chronischen Bindehautentzündungen.

Die Behandlung durch Reposition führt nur zum Dauererfolg, wenn der Zustand erst seit kurzer Zeit besteht. Auch muß das Lid in der neuen Lage durch Verband festgehalten werden. Länger bestehendes Ektropium muß operativ angegriffen werden. Vor allem gilt dies auch für das Narbenektropium, das infolge von Verletzungen und Verätzungen der Lider und der Bindehaut sowie von gewebszerstörenden Erkrankungen wie Lupus, Lues, Gangrän, Milzbrand sich entwickelt. Ein teilweises Narbenektropium ist nicht selten die Folge einer tuberkulösen Knochenhautentzündung, und zwar sieht man es in erster Linie am unteren äußeren, sodann am oberen äußeren Augenhöhlenrand, wo das narbig verzogene und verkürzte Lid dann angeheftet und die Schleimhaut umgestülpt wird.

Die Heilung dieser Ektropien erfordert in erster Linie eine gründliche Behandlung des zugrunde liegenden Leidens, ja die operative Beseitigung (*Kuhnt*sche Operation) verspricht einigen Erfolg erst, wenn die ursächlich zu beschuldigende Bindehauterkrankung zu einem gewissen Abschluß gekommen ist und damit endgültige Verhältnisse vorliegen.

c) Die Geschwülste der Lider.

Als gutartige Geschwülste der Lidhaut sind zunächst die von den Talgdrüsen ausgehenden zu nennen: Comedonen, Milien und Atheromcysten. Die Comedonen treten als bräunlichgelbe Pünktchen von Stecknadelkopfgröße mit Vorliebe in der inneren Hälfte des Oberlides oder in der Umgebung des äußeren Lidwinkels auf. Zum Ausquetschen kann man sich einer Wimpernpinzette bedienen. Milien oder Hautgries, die nicht selten neben den Comedonen sich finden, sind mattgelbliche Erhebungen, deren Lieblingssitz die zarte Haut der Augenlider ist. Der hornartige Inhalt wird nach Anritzen der Epidermis mechanisch entfernt. Erheblich größer werden die Atherome, Verhaltungscysten der Haarbalgdrüsen, deren Inhalt aus Hornmassen, Haaren, Cholestearin und Kalkablagerungen besteht. Sie werden nach Anlegung eines dem Lidrande parallelen Hautschnittes mitsamt dem Inhalt ausgeschält.

Das Molluscum contagiosum ist eine dem kindlichen und jugendlichen Alter eigentümliche ansteckende Erkrankung, die auf einer epithelialen Neubildung von kugliger Form beruht und in Form von leicht vorragenden kleinen Knötchen auftritt. Nach längerem Bestande fallen die kleinen Epitheliome spontan ab. Der Erreger ist noch unbekannt. Die Behandlung besteht in Abtragung und Betupfen mit Arg. nitr. Auch für die Warzen (Verruca plana juvenilis) wird ein noch unbekannter Erreger angenommen. Sie werden mit dem Glühbrenner zerstört oder mit Trichloressigsäure geätzt.

Primäre Sarkome, ferner Gliome der Lider, als Teilerscheinungen bez. als Rückfälle von Geschwülsten der Nachbarorgane, erfordern chirurgisches Eingreifen, wenn solches überhaupt noch einige Aussichten bietet. Dagegen werden die leukämischen Geschwülste der Behandlung mit Arsen und mit Röntgenstrahlen unterworfen.

d) Die Hyperkeratosen, Hypertrophien und Atrophien der Lidhaut.

Ichthyosis congenita.

Die Ichthyosis congenita oder Fischschuppenkrankheit sieht man nahezu ausschließlich bei Neugeborenen und kleinen Kindern. Sie beruht auf einer sehr starken Verhornung der Haut. Die Lider werden unnachgiebig, lederartig, sind mit Hornmassen bedeckt und schilfern. Infolge der Hautverkürzung entstehen Ektropien an allen Lidern. Durch den nun einsetzenden Lagophthalmus werden die Hornhäute gefährdet. *Sondermann* empfahl zur Verhütung dieses gefährlichen Folgezustandes die Hautverpflanzung, u. U. ist die Haut von Angehörigen zu nehmen. Diese Überpflanzung wurde auch von *Elschnig* schon mit Erfolg ausgeführt. Nur selten aber überschreiten die Kranken das Alter der Geschlechtsreife.

Elephantiasis, Rankenneurom, Sklerodermie.

Zu den seltensten Liderkrankungen gehören auch die Hypertrophien, die Elephantiasis und die Sklerodermie.

Die Elephantiasis kann nach häufig wiederholten Entzündungen bei Ekzemen und Erysipel auftreten. Der Zustand kann einigermaßen dem beim Rankenneurom, der *Recklinghausen*schen Krankheit ähneln. Sklerodermie wurde wiederholt bei kleineren Kindern beobachtet, wobei gleichzeitiges Vorkommen von Myxödem und M. Basedow auf Störung der inneren Absonderung hinweist.

Auch die Blepharochalasis, eine umschriebene Atrophie der Tarso-Orbitalfalte, ist eine vorwiegende Erkrankung jugendlicher Individuen. Nach wiederholten leichtentzündlichen Anfällen der Lider stellt sich unter Verdünnung der zartrötlich schimmernden Haut eine Erschlaffung des Unterhautgewebes ein, so daß das Oberlid herabhängt und eine Ptosis vorgetäuscht wird. Zur Behandlung empfiehlt sich eine Verkürzung der Haut durch Ausschneiden eines horizontalen Lidstreifens. Bei der Hemiatrophia facialis progressiva beteiligt sich die Lidhaut nur am allgemeinen Gewebsschwund der Gesichtshaut.

Xeroderma pigmentosum.

Die Erkrankung des Auges beim Xeroderma pigmentosum läßt sich meistens in ihren Anfängen bis in die frühe Jugend verfolgen. Die Veränderungen an den Lidern entsprechen jenen im Gesicht. Neben Rötung und Pigmentfleckenbildung finden sich weiße Flecke, Teleangiektasien, Narbenatrophie und Schuppenbildung, außerdem Warzen und größere Geschwülste. Die Lidhaut erscheint weißlichglänzend, atrophisch. Dazu tritt durch narbige Verkürzung Ektropium mit den Folgezuständen der chronischen Bindehautentzündung. Die Geschwülste vom Bau der Carcinome sitzen, vom Lide abgesehen, vor allem an der Hornhaut-Lederhautgrenze dem Limbus auf, von wo sie dann weit auf die Hornhaut übergreifen. Einen Überblick über die verschiedenartigen Augenerkrankungen bei Xeroderma pigmentosum gab *Lederer*. An der Regenbogenhaut beschrieb fleckförmige Entartung, begleitet von Pigmentfleckenbildung, *Elschnig*, Veränderungen mehr diffusen Charakters gab *Max* bekannt.

e) Die Erkrankungen der Augenlidmuskeln und Nerven.

Tremor des M. orbicularis.

Fibrilläre Zuckungen des Orbicularis spielen im kindlichen Alter keine erhebliche Rolle. Eigentliches Muskelflimmern macht sich erst zur Zeit der Geschlechtsreife bei Nervösen geltend unter dem Einfluß von Menstruationsstörungen oder sexuellen Mißbräuchen wie Onanie. Man sieht und fühlt durch die Lidhaut hindurch einzelne Muskelbündel flimmern. Dauerndes Muskelwogen sah *Vitek* bei einem Knaben zurückbleiben, der einen tonischen Krampf der rechten Gesichtshälfte durchgemacht hatte. Bei Aufhören der Ursache schwinden auch die Zuckungen.

Krämpfe des M. orbicularis.

Die Orbiculariskrämpfe treten unwillkürlich, willkürlich oder reflektorisch auf, entweder als Teilerscheinung eines allgemeinen Facialiskrampfes oder isoliert. Die unwillkürlichen Krämpfe können unter dem Bilde von Blinzelbewegungen bei funktionellen motorischen Neurosen und bei orga-

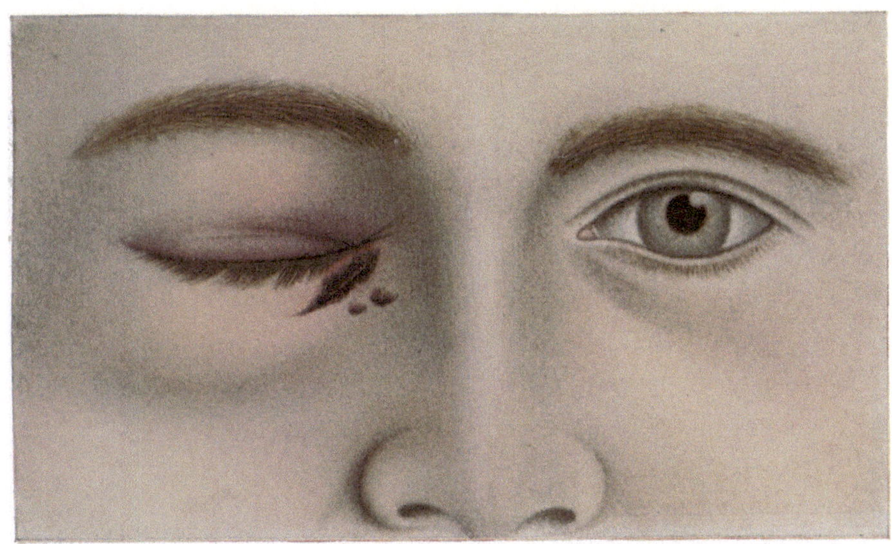

Abb. 1. Exophthalmus durch retrobulbären Bluterguß infolge Quetschung.

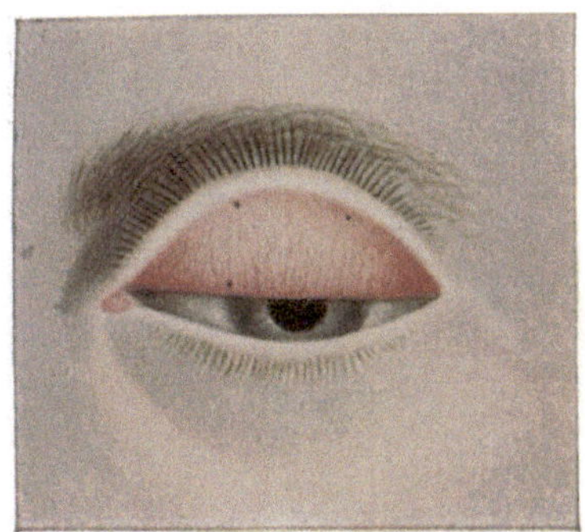

Abb. 2. Fremdkörper auf der Bindehaut des Oberlides.

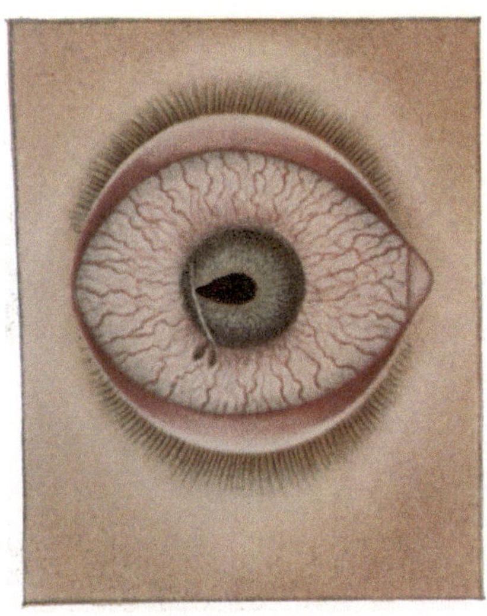

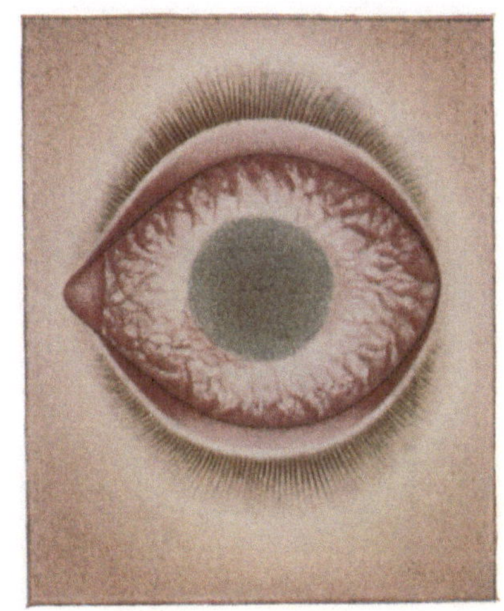

Abb. 3. Kalkverätzung der Bindehaut und Hornhaut.

Abb. 4. Pericorneale ciliare Rötung. Hornhautnarbe mit Iriseinheilung.

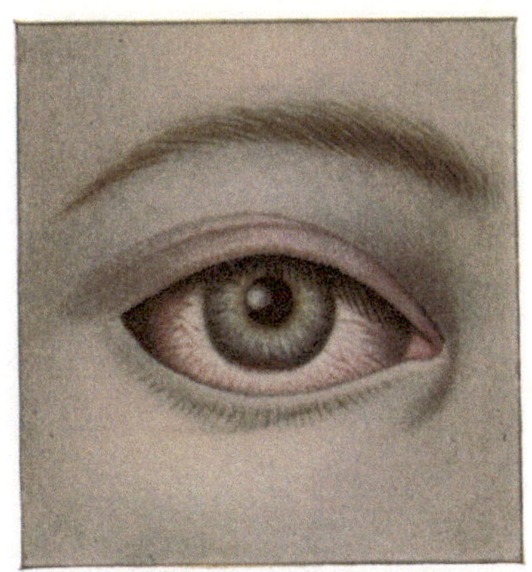

Abb. 5. Bluterguß in die Vorderkammer bei Prellung des Auges.

nischen Gehirnerkrankungen verlaufen. So sieht man klonische Krämpfe bei Chorea, Tetanie, aber auch bei Wurmkrankheit.

Meige sah bei einem 15 Jahre alten Knaben, der erblich neuropathisch belastet war, seit 7 Jahren bestehendes Augenblinzeln, das aufhörte, wenn er stotterte, und umgekehrt. Zum gewohnheitsmäßigen Blinzeln neigen Kind und Jugendliche aus Nachahmungstrieb, nach Überanstrengungen, bei Masturbation, Anämie und neuropathischer Belastung, bei Follicularkatarrh und Asthenopie.

Klonische und tonische Krämpfe treten oft gemischt auf oder wechseln miteinander ab. Beim tonischen Krampf verengert sich die Lidspalte, ja sie wird fest geschlossen, und trotz Inanspruchnahme der gesamten Hilfsmuskulatur gelingt dem Kranken die Öffnung der Lidspalte nicht. Die häufigste Form des Lidkrampfes im Kindesalter ist der entzündliche Blepharospasmus, hauptsächlich bei Erkrankungen der Hornhaut, aber auch bei Entzündungen der Regenbogenhaut und des Strahlenkörpers. Er ist ein fast regelmäßiges Begleitsymptom der oberflächlichen Hornhautentzündung der Skrofulösen, der Keratoconj. phlyctaenulosa und kommt infolge Freiliegens der subepithelialen Nervenendigungen der Ciliarnerven zustande, die von der Bindehautflüssigkeit bespült und gereizt werden und reflektorisch den Lidkrampf auslösen. Die gleichzeitig vorhandene Lichtscheu steigert den Krampf. Auch bei einseitigem Hornhautleiden pflegt der Krampf doppelseitig aufzutreten, auf dem nichtentzündeten Auge aber in geringerer Stärke.

Auch Reizung anderer Äste des Trigeminus im Bereiche der Gesichtshaut, der Mundhöhle und des Rachens (cariöse Zähne, hypertrophische Tonsillen), der Nase (chronische Katarrhe, Polypen) und der Nebenhöhlen kann Lidkrampf auslösen. Äußerst schmerzhaft ist er nach Einwirkung ultravioletter Strahlen (Ophthalmia electrica, Schneeblindheit), die zur Epithelschädigung der Hornhaut mit folgender Trigeminusreizung führen.

Die bei der kindlichen Augenskrofulose so wichtige Behandlung dieses Zustandes hat zunächst die Aufgabe, die Lichtscheu zu bekämpfen. Dies geschieht durch den Aufenthalt in gut belichteten hellen Räumen; dunkle Schutzbrillen sind auf das Strengste zu verbieten; selten wird es nötig sein, von dieser Regel abzuweichen. Ferner ist die von unvernünftigen oder unwissenden Eltern vielfach unterstützte Flucht der Kinder ins Dunkle, das Vergraben des Kopfes in die Kissen zu verhindern. Auch das Tragen der Kinder ist unzweckmäßig, weil sie den Kopf in die Kleider verstecken, was die Lichtscheu wieder steigert und überdies zur Übertragung von Ansteckungsstoff führen kann.

Die Trigeminusreizung wird durch wiederholtes Einstreichen einer 3—5 proz. Novocainsalbe bekämpft. Sodann muß der Kopf häufig in kaltes Wasser gesteckt werden, jedesmal mehrmals rasch hintereinander. Nach einigem Widerstand gelingt das bei vernünftigen Kindern ganz gut, wenn sie erst die krampflösende Wirkung bemerkt haben. Außerdem kommt Milcheinspritzung, örtlich Höhensonne in Betracht.

Nur in den schwersten und hartnäckigsten Fällen von skrofulöser Ophthalmie, bei denen der Krampf u. U. monatelang besteht und all den genannten Behandlungsmethoden trotzt, ist die Erweiterung der Lidspalte durch Blepharotomie angezeigt. Die hierbei erfolgende Durchtrennung des Ringmuskels setzt den Erregungszustand herab, und die nun erfolgende Öffnung der Lidspalte gestattet ein schnelleres Abfließen gestauter Absonderungen und wirkt hierdurch auch günstig auf das primäre Augenleiden ein. Der Eingriff empfiehlt sich aber nur, wenn alle andern Mittel erschöpft sind, besonders, wenn der Zustand durch Rhagadenbildung und Verwachsungen zu einer Verkürzung der Lidspalte geführt hat.

Man durchtrennt den äußeren Lidwinkel durch einen genau horizontal gerichteten Scherenschlag und beachtet genau, ob auch die Orbicularisfasern gründlich durchtrennt sind. Da auch die örtliche Blutentziehung günstig wirkt, ist es unnötig, das Stehen der Blutung zu beschleunigen. Dagegen vermeide man eine Verletzung der Augapfelbindehaut in der Gegend der äußeren Commissur, da sonst eine Verziehung der Bindehaut nach dem äußeren Winkel, eine Art Ektropium, die Folge sein kann. Die Wunde kann durch wiederholtes Auseinanderziehen der Wundränder länger klaffend erhalten werden, auch kann der Eingriff wiederholt werden. Jedenfalls ist dies Verfahren der eigentlichen Kanthoplastik, wie sie *Eversbusch* eingehend beschrieben hat, vorzuziehen, weil selbst bei richtiger Anlegung der Nähte eine dauernde Entstellung der Kinder durch Veränderung der äußeren Lidwinkel nicht stets zu vermeiden ist.

Eine **Lähmung des M. orbicularis** sieht man im Kindesalter vor allem als Folge der peripheren Facialislähmung, nach akuten Infektionskrankheiten, vor allem Scharlach (Mittelohrentzündung) und Diphtherie, sodann bei Mittelohrentzündung und Felsenbeinerkrankungen, z. B. tuberkulöser Caries. Die Orbicularislähmung kann als einziges Symptom einer Facialislähmung auftreten, oder sie ist die Teilerscheinung einer totalen Facialislähmung. Das charakteristische Bild besteht in weitgeöffneter Lidspalte, mangelndem Lidschluß und Herabgesunkensein des Unterlides mit Eversion. Auch findet der Lidschlag seltener statt; das Auge bleibt im Schlafe geöffnet (**Lagophthalmus paralyticus**), was durch Verdunstung zur Austrocknung der Hornhaut führen kann (Keratitis e lagophthalmo). Infolge Abstehens des unteren Tränenpunktes kommt es zu **Tränenträufeln**, mit folgendem Ekzem des Unterlides und **Ektropium paralyticum**. Andererseits versagt die Tränenabsonderung bei Sitz der Störung in der Gegend des Ganglion geniculi.

Die **Behandlung** der peripheren Facialislähmung durch den galvanischen Strom, wie sie z. B. bei rheumatischer Lähmung angebracht ist, wird im Kindesalter nur ausnahmsweise in Betracht kommen. Dagegen ist wiederholt bei längerem Bestehen einer nicht spontan zurückgehenden Lähmung die Einpflanzung des peripheren Facialisstammes in den Hypoglossus mit Erfolg vorgenommen worden.

Hinsichtlich der häufig angeborenen **Ptosis** vgl. S. 91. Die erworbene Lähmung des M. levator palp. sup., die z. B. bei progressiver Muskeldystrophie oder bei Myasthenia gravis beobachtet wird, spielt im Kindesalter kaum eine Rolle, dagegen ist die Ptosis als Teilerscheinung einer Oculomotoriuslähmung bedeutungsvoll; diese Form der Ptosis ist meist einseitig und von Pupillenerweiterung begleitet. Doppelseitige Ptosis sieht man dagegen häufig nach Encephalitis. Bei der paralytischen Ptosis kann man eine vorübergehende Erweiterung der Lidspalte durch Reizung der vom Sympathicus versorgten Lidheber, des M. tarsalis sup. und inf., vermittelst Cocaineinträufelung erzielen. Diese Erweiterung der Lidspalte beim Cocainversuch bleibt bei der Ptosis auf der Grundlage einer Sympathicuslähmung aus. Diese Ptosis pflegt Teilerscheinung der *Horner*schen **Symptomengruppe**: Ptosis, Miosis, Enophthalmus zu sein, zu der als viertes Symptom nach neueren Forschungen noch die hellere Färbung der Regenbogenhaut der betroffenen Seite zu rechnen ist, die aber mit ganz vereinzelten Ausnahmen nur bei angeborener Sympathicuslähmung beobachtet wird.

Die Behandlung der Lähmungsptosis hat in erster Linie die Ursache zu berücksichtigen und ist daher gegen die Lues, gegen Kropf, Basedowsche Krankheit gerichtet. Auch ist schon im Kindesalter an Veränderungen der Lungenspitze zu denken, die eine Sympathicuslähmung auslösen können. Die Ptosisoperationen (siehe S. 92) kommen nur in veralteten Fällen, die der ursächlichen Behandlung sich nicht zugängig erwiesen haben, in Betracht und auch nur bei hochgradiger Störung; gerade bei sympathischer Ptosis ist aber die Veränderung nicht selten ziemlich geringfügig.

Gelegentlich ist eine Ptosis auch die Folge einer **Fremdkörperver-letzung** der Augenhöhle, bei der der M. levator palp. mit verletzt worden ist. *Verletzungs-ptosis.* Doch kann auch ohne dessen Mitverletzung durch langandauernde Entzündungsvorgänge im Oberlide und die mit ihnen verbundene ödematöse Schwellung und die zunehmende Schwere des Oberlides sich eine **scheinbare Ptosis** entwickeln. *Schein-ptosis.* Am häufigsten bleibt eine solche nach hartnäckiger skrofulöser Ophthalmie zurück, da der M. lev. palp. infolge des jahrelang bestehenden Grundleidens erschlafft ist, so daß auch nach völligem Abklingen aller Entzündungsvorgänge eine normale Lidhebung nicht mehr erfolgt.

Zur Behebung der Verletzungs-Ptosis ist der Fremdkörper zu entfernen, der Levator u. U. zu vernähen, für die Scheinptosis kommt außer der Anregung des Muskels durch Galvanisation die Ptosisoperation in Frage.

Mannigfaltig sind die Störungen der zusammenwirkenden Lid-Augapfelbewegungen, die bei Erkrankungen des Nervensystems sich einstellen können, *Anormale Mitbewegungen.* aber auch als Ausdruck örtlicher Veränderungen. Das gilt z. B. für das **umgekehrte** *Bell*sche **Zeichen**. Unter dem eigentlichen *Bell*schen Zeichen versteht man den physiologischen Vorgang, daß beim Lidschluß die Augen sich nach oben bewegen. Diese Bewegung kann sich nun auch ändern: Das Auge bewegt sich beim Lidschluß dorthin, wo es den besten Schutz findet, z. B. bei narbiger Schrumpfung des Oberlides nach unten (*Fleischer*). Ein wichtiges Symptom der Basedowschen Krankheit ist sodann das *Graefe*sche **Zeichen**, der Mangel der Senkung des Oberlides bei Bewegung des Auges nach unten. Manchmal stellt sich auch eine anormale Hebung oder Senkung des Oberlides bei Seitwärtsbewegung des Auges, sowohl bei Auswärts- wie bei Einwärtswendung ein, auch das Pupillenspiel kann von Mitbewegungen des Oberlides begleitet werden. Selbst bei Bewegungen des Unterkiefers und des Mundes kommt Mitbewegung des Oberlides vor, und zwar in der Regel bei gleichzeitiger Ptosis. Die letztgenannten Zustände zeigen sich schon in frühester Jugend, während das umgekehrte *Bell*sche und das *Graefe*sche Zeichen erst mit dem Auftreten der zugrunde liegenden Erkrankung oder Augenveränderung sich zeigen. Dies gilt auch für das **Pseudo -** *Graefe*sche **Zeichen**, das in anormaler Hebung oder Senkung bei gestörten Augenbewegungen, vorwiegend bei in Rückbildung begriffener einseitiger Oculomotoriuslähmung besteht. Hierbei ist in erster Linie an Veränderungen im Kerngebiet des Oculomotorius zu denken.

f) Die angeborenen Anomalien der Lider.

Die **angeborene Ptosis** kommt im Gegensatz zur erworbenen meist *Angeborene Ptosis.* einseitigen Ptosis etwas häufiger doppelseitig vor. Bei diesem oft erblichen

Bildungsfehler fehlt der Levator palp. sup. ganz, oder er ist unvollkommen entwickelt, oder es handelt sich um Störungen im Kerngebiet des Oculomotorius. Bei höheren Graden hängt das Lid schlaff und faltenlos herunter, die Deckfalte ist verstrichen (Abb. 14). Von der Hornhaut ist mindestens die obere Hälfte vom Lide bedeckt, der Kopf wird daher bei doppelseitiger Ptosis behufs besserer Ausnutzung der Pupille zur Vergrößerung des Gesichtsfeldes stark rückwärts gestreckt gehalten. Dies gibt zusammen mit der Senkung des Lides und der mimischen Störung den charakteristischen Ausdruck des Zustandes. Häufig finden sich zugleich anderweitige Bildungsfehler, und zwar Kolobome, hochgradige Brechungsfehler mit Sehschwäche und Augenzittern, auch anderweitige körperliche Störungen, vor allem aber auch am Auge selbst Beweglichkeitsstörungen von seiten der Heber, manchmal sogar aller vom Oculomotorius versorgten äußeren Augenmuskeln. Diese Beweglichkeitsdefekte des Augapfels finden sich stets bei der erblichen Ptosis, die in mehreren Generationen zahlreiche Familienmitglieder, nicht nur die männlichen befällt.

Die Lidspalte ist nicht nur in senkrechter Richtung verkleinert, sondern auch oft in wagrechter Richtung verkürzt. Hierzu trägt der oft gleichzeitig vorhandene Epicanthus bei, eine zu beiden Seiten des Nasenrückens vorspringende Hautfalte, die sich über den inneren Augenwinkel vorschiebt und ihn zum Teil verdeckt (Abb. 14). Ein leichterer Grad von Epicanthus ist bei der Mongolenrasse physiologisch (Mongolenfalte) auch bei Kaukasiern sind geringe Grade von Epicanthus nicht selten, verlieren sich aber später bei steilerem Wachstum des Nasenrückens.

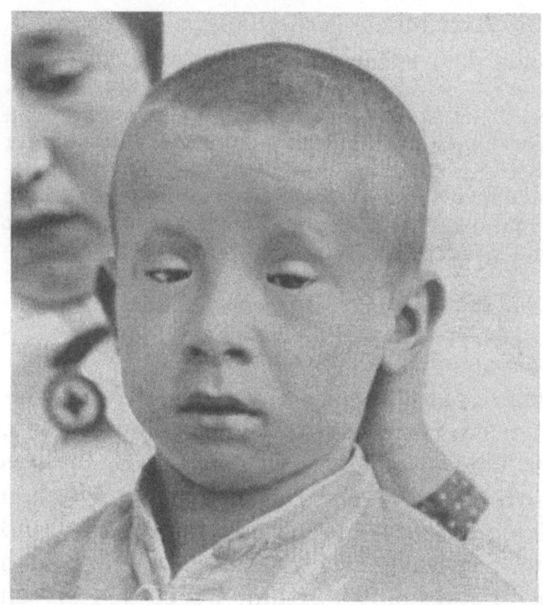

Epicanthus.

Abb. 14. Angeborene Ptosis und Epicanthus.

Behandlung.   Eine friedliche Behandlung mit Ptosisbrillen, die mechanisch das Lid hochheben, kommt nur bei Verweigerung operativer Eingriffe in Betracht. Operationen sind aber zweckmäßig nicht vor dem fünften Lebensjahr vorzunehmen, da bisweilen in den ersten Lebensjahren die Ptosis etwas zurückgeht. Die angegebenen Methoden sind zahlreich, und sie gehen von ganz verschiedenen Grundsätzen aus. Die Eingriffe, die zum Ziele haben, die Wirkung des Stirnmuskels auf das Oberlid zu übertragen bzw. zu steigern, haben zur Voraussetzung, daß man sich vorher vom Grade der Wirkung dieses Muskels im vorliegenden Fall überzeugt. Nur wenn es den Kindern gelingt, durch Zusammenziehung des Stirnmuskels und des Corrugator supercilii (Stirnrunzeln) auch das Oberlid etwas zu heben, versprechen diese Eingriffe, von denen die Operation nach *Hess* am meisten geübt wird, Erfolg.

Nach Rasieren der Augenbraue wird in örtlicher Betäubung der Hautschnitt von gut 3 cm Länge in der Augenbrauengegend angelegt. Alsdann wird die Lidhaut vom darunterliegenden Orbicularis mit dem Messer bis nahe dem freien Lidrande abpräpariert. Dann wird mit Pinzette von hinten her durch Hochziehen der frei präparierten Lidhaut die Gegend ermittelt, wo sich am besten eine Deckfalte bildet, und hier werden nun von außen mit großen Nadeln drei doppelt bewaffnete Fäden eingeführt. Oberhalb des Hautschnittes werden die Nadeln durch das Gewebe des Stirnmuskels nach außen geführt, so daß die Ausstichstellen fächerförmig auseinander streben, die Fäden werden kräftig angezogen und über Perlen geknüpft. Man schneide die Fäden nicht zu kurz über der Naht ab, damit die Wirkung nötigenfalls durch späteres Anziehen noch verstärkt werden kann. Die Fäden bleiben 10—14 Tage liegen.

Der Vorzug der *Hess*schen Operation besteht in ihrer technischen Einfachheit, in der späteren Unsichtbarkeit des in der Augenbrauengegend liegenden Hautschnittes und in der Bildung einer Deckfalte. Die gleichfalls nicht selten geübte Operation von *Motais* sucht die Wirkung des geraden Augenhebers auf das Oberlid zu übertragen, kommt also nur bei guter Leistung dieses bei Ptosis selbst oft geschädigten Muskels in Betracht. Wieder andere Operationen, die aber nur bei nicht zu hochgradiger Ptosis Aussicht auf Erfolg bieten, suchen nach dem Vorgange von *Eversbusch* die Wirkung des zu schwach] entwickelten Levator durch Faltung oder Vorlagerung zu steigern.

Wagerechter Hautschnitt in der Mitte zwischen Lidrand und Augenbraue. Nach Unterminierung der Haut und Beiseiteschieben des Orbicularis Freilegung des oberen Lidknorpelrandes und der Levatorsehne. Hoch oben durch die Levatorsehne werden drei Fadenschlingen gelegt, je eine in der Mitte, nasen- und schläfenwärts. Die Enden der Schlingen werden zwischen Lidknorpel und Haut herabgeführt, im intermarginalen Saume ausgestochen und geknüpft. Hierdurch wird die Sehne gefaltet und verkürzt.

Einen mit der Zeit übrigens zunehmenden Erfolg hat die Operation nach *Eversbusch* nur bei Ptosis geringeren Grades, der anfängliche Übererfolg der *Hess*schen Operation läßt dagegen bald nach. Verf. erzielte daher bei hochgradiger Ptosis wiederholt sehr schönes Dauerergebnis durch Verbindung dieser beiden Eingriffe. Der Epicanthus wird durch die Ptosisoperation meist mit behoben. Wo er ohne Ptosis sich findet, kann er durch Ausschneiden eines halbmondförmigen Hautstückchens zwischen Nasenrücken und innerem Lidwinkel beseitigt werden.

Das angeborene K o l o b o m findet sich häufiger am oberen Lide (Taf. 7, Abb. 3) als am unteren. Sein Vorzugssitz ist der innere Abschnitt des Lides. Dieses zeigt eine Lücke von der Form eines spitzwinkligen Dreiecks, dessen Basis dem Lidrande entspricht, während die Spitze dem Augenhöhlenrande näher gelegen ist. An und für sich ziemlich selten, ist das Kolobom gelegentlich auch mit anderen Anomalien verbunden. Am häufigsten findet sich an der dem Gewebsausfall entsprechenden Stelle dem Augapfel aufsitzend das fehlende Schaltstück in Form einer symblepharonartigen Hautbrücke, die noch mit dem Lide in Verbindung steht, oder es sitzt dort ein Dermoid. Die angrenzende Hornhaut ist dann getrübt. Anderweitige Bildungsanomalien am Auge sind aber seltener als Verbildungen im Gesicht wie Hasenscharte, Wolfsrachen.

Die B e h a n d l u n g des Lidkoloboms geschieht durch plastische Operation.

Kryptoph-
thalmus.

Beim Kryptophthalmus bleibt die Ausbildung von Lidern und Bindehautsack überhaupt aus, oder die Lidspalte ist nur unvollkommen angedeutet. Da bei diesen Mißbildungen das verborgene Auge nicht leistungsfähig ist, würde sich ein Einschreiten gegen den Zustand erübrigen, auch wenn die Früchte überhaupt lebensfähig blieben. Sie pflegen aber schon nach wenigen Tagen zu sterben.

Seltenere Lidanomalien sind schließlich die wirkliche Blepharophimosis durch Verkleben der Lidränder, sodann Verwachsung der Lider (Ankyloblepharon), die vornehmlich bei Mikrophthalmus und Anophthalmus beobachtet wird.

Distichiasis.

Von weiteren Veränderungen am freien Lidrande ist das seltene angeborene Entropium der Unterlider (*Hessberg*) und die angeborene Distichiasis zu nennen. Hier finden sich zwei Reihen von Wimpern, deren innere nach hinten gerichtet ist und weniger dicht zu sein pflegt. Einzelne falsch stehende Haare können durch Elektrolyse zerstört werden, sonst sind operative Eingriffe angezeigt, die den Haarzwiebelboden in die richtige Lage bringen.

Ange-
borene Ge-
schwülste.

Auch die mannigfaltigen angeborenen Geschwülstchen der Lider wie Haar- und Pigmentnaevi, Lipome und Neurofibrome sind operativ zu beseitigen, wobei behufs Vermeidung von Ektropium auf möglichste Schonung der Haut Bedacht zu nehmen ist. Dagegen hat sich bei Angiomen und Teleangiektasien Elektrolyse und Kohlensäureschnee bewährt. Die ersteren liegen entweder oberflächlich oder subcutan oder stehen auch in Beziehung zu Angiomen der Bindehaut. Hinsichtlich der Dermoide siehe S. 107.

Quellenverzeichnis:
Eversbusch, Klin. Monatsbl. f. Augenheilk. 1883. — *Hess.* Archiv f. Augenheilk. Bd. 28, 1893. — *Elschnig*, Festschrift für Neumann, 1900. — *Fleischer*, Archiv f. Augenheilk. Bd. 52, 1904. — *Michel*, Graefe-Saemischs Handbuch, 2. Aufl., 1908. — *Max*, Klin. Monatsbl. f. Augenheilk. 1, S. 750. 1912. — *Lederer*, v. Graefes Archiv Bd. 100, 1919. — *Hessberg*, Klin. Monatsbl. f. Augenheilk. Bd. 68, 1922. — *Sondermann*, Klin. Monatsbl. f. Augenheilk. Bd. 70, 1923. — *Elschnig*, Klin. Monatsbl. f. Augenheilk. Bd. 71, 1923.

2. Die Erkrankungen der Tränenorgane.

Anat.-phys.
Vorbe-
merkungen.

Die Tränenorgane bestehen aus den Tränen bereitenden Drüsen und den Tränen ableitenden Wegen. Die größere orbitale Tränendrüse liegt verborgen in einer Nische der knöchernen Augenhöhlenwand in deren oberem äußeren Winkel, der als Tränendrüsengrube bezeichnet wird. Die Läppchen der kleineren Liddrüse liegen den nach unten gerichteten Ausführungsgängen der oberen Drüse an. Oft kann man sich diesen Lidabschnitt dadurch sichtbar machen, daß man das obere Lid stark nach oben und außen zieht und gleichzeitig nach unten blicken läßt.

Die Tränenwege beginnen mit den nahe dem nasalen Ende der freien Lidränder gelegenen Tränenpunkten. Diese bilden die Mündungen der Tränenröhrchen, die nach kurzem, senkrecht gerichtetem Verlauf rechtwinklig abbiegen und dem Tränensack zustreben. Dieser, in der Furche des Tränenbeins gelegen, bildet mit dem Tränennasengang den Tränenschlauch. Die Kuppe des Tränensacks liegt hinter dem Lig. palp. nasale. Dieses Band springt als wagerechte Leiste etwas vor, wenn die Lidspalte, durch Zug am äußeren Lidwinkel angespannt, verzogen wird. Der engste Teil der Tränenwege ist die Übergangsstelle vom Tränensack in den Tränennasengang, dort, wo die Tränengrube sich zum knöchernen Kanal schließt. Der Tränennasenkanal mündet im unteren Nasengang aus. Kanal wie Mündung sind bei Kindern in den ersten Lebensjahren im Verhältnis zur lichten Weite des unteren Nasenganges ziemlich weit, was aufsteigende Infektionen begünstigt. Auch die geschwellte Schleimhaut der unteren Muschel legt sich nicht selten vor die Mündung des Tränennasenganges und verursacht hiermit Störungen der Tränenableitung. Von den Nebenhöhlen der Nase tritt die Kieferhöhle schon in den ersten Lebensjahren in räumliche Beziehungen zum Tränennasengang (*Onodi*), der von ihr durch eine schmale Knochenspange getrennt ist.

Die Triebkraft der Tränenableitung ist der Lidschlag. Die angesammelten Tränen bilden den Tränensee, in den die Tränenpunkte eintauchen. Erfolgt nun ein Lidschlag, so ziehen sich auch die vom medialen Lidbande entspringenden Orbicularisfasern zusammen, und der mit dem Lidbande verbundene Tränensack wird erweitert. Hierdurch wird die Tränenflüssigkeit angesaugt. Durch die Elastizität des Tränensackes werden dann die Tränen weiter in den Tränennasengang befördert.

a) Die Entzündungen und Geschwülste der Tränendrüsen.

Eine akute Tränendrüsenentzündung tritt metastatisch bisweilen nach Infektionskrankheiten, bei Kindern vor allem nach Masern, Scharlach und Diphtherie auf. Der Schläfenteil der Oberlider ist lebhaft gerötet und geschwellt, die Drüse wölbt sich prall vergrößert bei Ab- und Hochheben des Oberlides gegen den Bindehautsack vor. Von seiten der stark geschwellten Bindehaut wird serös-schleimige Flüssigkeit abgesondert. Die Beteiligung der Bindehaut beschränkt sich aber im wesentlichen auf ihren schläfenwärts gelegenen Abschnitt, so daß Rötung und Schwellung nasenwärts immer geringer werden. Hierin liegt auch der differential-diagnostisch wichtige Unterschied gegen Blennorrhoe der Bindehaut, auch gegen Phlegmonen bei Caries. Die Temperatur steigt bei diesen Nachkrankheiten der Diphtherie und der Exantheme des Kindesalters von neuem an, wenn auch nur in geringem Grade bis etwa 38°. Dementsprechend ist auch die Störung des Allgemeinbefindens nicht sehr hochgradig. Ein etwaiger Durchbruch des Eiters findet in den Bindehautsack, seltener durch die Haut nach außen hin statt.

Doppelseitige chronische Tränendrüsenentzündung sieht man bei Mumps, sie wird dann begleitet von Schwellungen der bei Ohr, Zunge und Kiefer gelegenen Speichel- und Lymphdrüsen, während Parotitis im allgemeinen vorausgegangen ist. Doch kommt diese Form der Dakryoadenitis auch ohne Parotiserkrankung vor (Mumps der Tränendrüsen). Schließlich gehört Schwellung der Tränendrüsen auch zur *Miculicz*schen Symptomengruppe, deren Beziehungen zur Tuberkulose heute anerkannt sind. Überhaupt verlaufen unter dem Bilde der chronischen Dakryoadenitis mit geschwulstmäßiger Vergrößerung der Drüse die syphilitischen und tuberkulösen Entzündungen der Tränendrüsen.

Zu letzteren darf man die auch bei Kindern vorkommende eigenartige Erkrankung rechnen, die von *Heerfordt* zuerst als Febris uveo-parotidea beschrieben worden ist: nach leichteren fieberhaften Krankheitserscheinungen eines Vorläuferstadiums Auftreten einer doppelseitigen Gefäßhautentzündung, in deren Verlauf die Iris wiederholt tuberkulöse Knötchen zeigte. Daneben findet sich doppelseitige chronische Parotitis, und bisweilen, aber nicht regelmäßig gesellen sich dazu die Erkrankungen der anderen Speichel- und der Tränendrüsen.

Mit dem Mumps bringt schon *Heerfordt* diese Erkrankung nicht in Zusammenhang. *Lehmann*, *Gjessing* und *Rieth* konnten überzeugend die Bedeutung der Formen von Tuberkulose und Lues nachweisen, die mit Schwellung des lymphatischen Apparates einhergehen. Auch sonstige chronische Infektionen spielen vielleicht eine Rolle. Für das Kindes- und jugendliche Alter ist jedenfalls Tuberkulose an erster Stelle anzunehmen.

Behandlung.   Bei der akuten Tränendrüsenentzündung kommt örtlich die Anwendung kalter Umschläge bzw. einer Eisblase in Betracht. Daneben wird aber heute von der parenteralen Eiweißbehandlung ein Umschwung erwartet werden können. Bei Erweichung eröffnet man den Eiterherd durch Einschnitt entsprechend dem oberen äußeren Augenhöhlenrande, wenn möglich vom Bindehautsack aus.

Die Behandlung der chronischen Tränendrüsenentzündung richtet sich ganz nach der Ursache. Die Tuberkulinbehandlung hat zuerst *Fleischer* mit gutem Erfolg angewandt, Verf. kann sie auf Grund seiner Erfahrungen nur dringend empfehlen. Jedenfalls kommt die von *Eversbusch* befürwortete Ausschälung der tuberkulösen Drüse heute um so weniger in Betracht, als wir auch in der Röntgenbestrahlung über ein schon mehrfach erprobtes Verfahren verfügen. Die Beziehungen zur Tuberkulose sind durchaus nicht immer leicht nachzuweisen. Wo dann eine unklare Erkrankung des lymphatischen Apparates im Vordergrunde steht, wird man die Arsenbehandlung heranziehen.

Geschwülste. Dakryops.   Bösartige Geschwülste der Tränendrüse kommen im Kindesalter kaum vor, zumal da man damit rechnen muß, daß die als Sarkome oder Lymphosarkome beschriebenen Fälle einer Tuberkulose des lymphatischen Apparates zuzuzählen sind. Dagegen wurde der Dakryops, die an und für sich sehr seltene Verhaltungsgeschwulst der Tränendrüse, die durch Verstopfung oder Verletzung ihrer Ausführungsgänge entsteht, auch schon bei Kindern beobachtet. Es bildet sich in der Tränendrüsengegend eine kirschbis walnußgroße cystische Geschwulst, über der die Haut verschieblich ist. Die Ausschälung dieser aus der Drüse hervorgegangenen Cyste bietet keine besonderen Schwierigkeiten.

Versiegen der Tränenabsonderung.   Verringerung und Versiegen der Tränenabsonderung kommt nach Erkrankungen mit starkem Wasserverluste vor, bei Kindern also hauptsächlich nach Brechdurchfall, ferner bei Lähmung der die Tränendrüse versorgenden Nerven, nämlich des Facialis, wenn die Leitungsunterbrechung oberhalb des Ganglion geniculi sitzt, und des Sympathicus, wenn die Lähmung frisch ist.

b) Die Erkrankungen der Tränen ableitenden Wege.

1. Das Tränenträufeln.

Ursache und Sitz des Leidens.   Abnormes Tränenträufeln (Epiphora) ist meist die Folge einer Behinderung der Tränenabfuhr. Doch setzt es auch bei Reizung der Trigeminusendigungen am Auge und in der Nase ein. Fremdkörper der Bindehaut und Hornhaut, entzündliche Erkrankungen des vorderen Augenabschnittes und der Nase, auch Neuralgien des Trigeminus sind hier als Ursachen zu nennen.

Das mechanische Hindernis für die Abfuhr der Tränen kann an sehr verschiedenen Stellen seinen Sitz haben. Bei Ermittlung der Ursache ist der ganze Weg der Tränen vom Tränensee bis zum unteren Nasengang zu berücksichtigen. Wenn die Tränenpunkte, vor allem der untere, nicht in den Tränensee eintauchen können, ist Tränenträufeln die Folge. Daher sieht man Tränenträufeln als Folge der Facialislähmung, der Auswärtswendung der Tränenpunkte und des Ektropiums. Am obersten Teil der

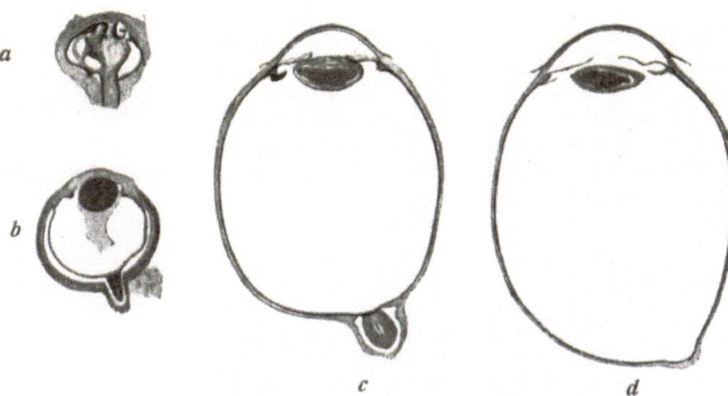
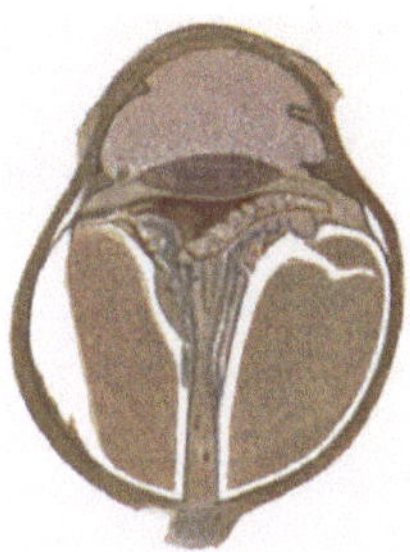

Abb. 1.　a Mikrophthalmus mit Netzhautablösung.
　　b Normales Auge eines Neugeborenen.
　　　(Linse bei der Härtung nach vorn gerückt.)
　　c Achsenverlängerung des Auges (32 mm)
　　　bei hochgradiger Kurzsichtigkeit.
　　d Angeborenes Glaukom (Hydrophthalmus).

Abb. 2.
Hydrophthalmus mit starker Vertiefung
der Vorderkammer.
Trichterförmige Netzhautablösung.

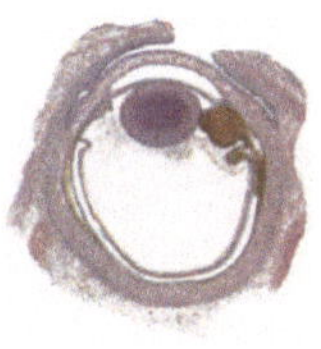
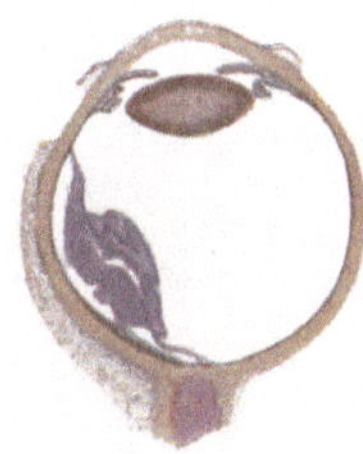
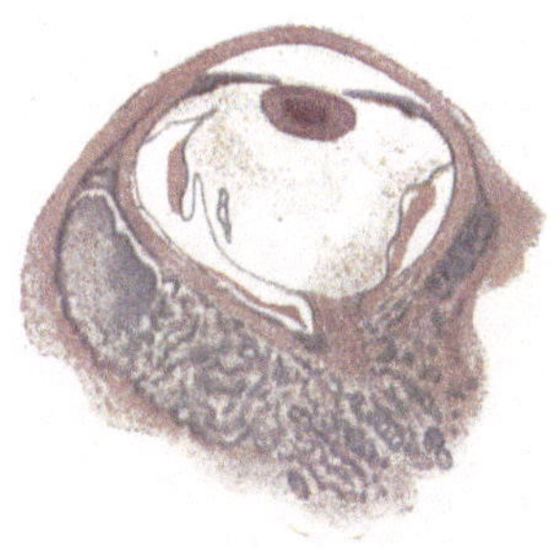

Abb. 3. Lider, Bindehautsack
und Auge des Neugeborenen.
Ciliarkörperblutung
(Zangengeburt).

Abb. 4. Metastatische
Ophthalmie (Abszeß
des Augeninneren).

Abb. 5.　Aderhauttuberkulose.
Durchbruch in die Augenhöhle.

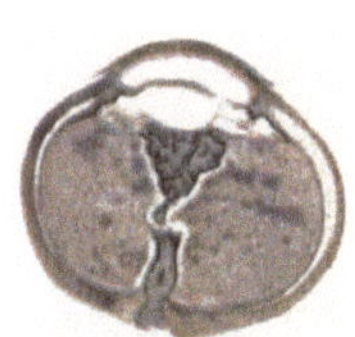
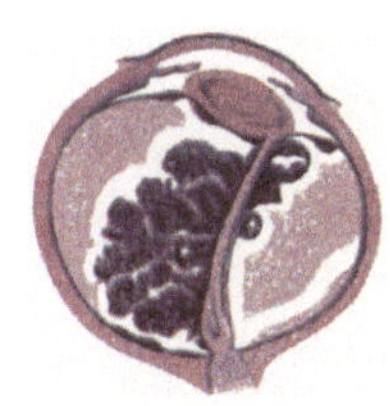
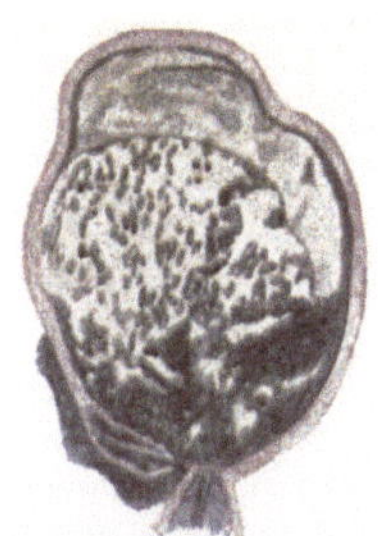

Abb. 6. Glioma endophytum.

Abb. 7. Glioma exophytum.

Abb. 8.　Gliom im Stadium
des Durchbruchs nach hinten.

Tränenwege kommt angeborenes Fehlen der Tränenpunkte und Verschluß der Röhrchen vor. Verstopfung der Röhrchen durch Wimperhaare oder durch Verhärtungen (Streptothricheen, sog. Aktinomykose der Tränenröhrchen) ist bei Kindern selten. Vorzugsstelle für die Verengerungen des Tränennasenkanals sind die Gegend des Ein- und Ausgangs des knöchernen Kanals. Abnorme Enge des Kanals, Knochenhautentzündung kann hier zur Strombehinderung führen. Aber auch wenn die Wege selbst frei sind, können Hindernisse im unteren Nasengang den Tränenabfluß unmöglich machen, so Schwellung der Nasenschleimhaut und der unteren Muschel, ferner Schiefstand der Nasenscheidewand. Auch greift katarrhalische Schwellung der Nasenschleimhaut nicht selten auf die Schleimhaut des Kanals über und gerade im Kindesalter sind die Ursachen für Schwellungen der Nasenschleimhaut sehr zahlreich. Außer dem akuten Schnupfen kommen skrofulöse und tuberkulöse bzw. lupöse und syphilitische Erkrankungen der Nase in Betracht, häufig auch adenoide Wucherungen im Nasenrachenraum. Dagegen tritt im Kindesalter die primäre narbige Schrumpfung der Nasenschleimhaut bei der Ozaena (Rhinitis atrophicans) entschieden an Bedeutung zurück. Die topographischen Verhältnisse beider Seiten sind nun häufig verschieden, so daß das gleiche doppelseitige Hindernis sich nur einseitig bemerkbar macht. So tritt z. B. einseitiges Tränenträufeln, u. U. stets auf derselben Seite, bei jedem akuten Schnupfen auf.

Die Diagnose eines Hindernisses ist an sich nicht schwer zu stellen, besonders weist einseitige Lid-Bindehautentzündung fast ausnahmslos auf eine Störung der Tränenabfuhr hin. Sicher gestellt wird die Diagnose durch den Fluoresceinversuch. Man träufelt einige Tropfen einer 2 proz. Fluoresceinkalium-Lösung in den Bindehautsack. Bei guter Durchgängigkeit des Tränenweges erscheint die Nasenabsonderung bzw. ein in die Nase eingelegter Tupfer schon nach wenigen Minuten grün gefärbt. *Diagnose.*

Schwieriger ist die Feststellung des Sitzes eines Hindernisses. Das früher so beliebte Probesondieren ist, wenn irgend möglich, zu unterlassen, d. h. man verschaffe sich zunächst auf andere Weise Gewißheit darüber, ob Beginn oder Ende der Tränenwege Sitz des Hindernisses sind. Für den Beginn des Weges genügt in der Regel die äußere Betrachtung bzw. die Betastung der Tränenpunkte bzw. der Röhrchen. Für die Beurteilung des Ausganges ist die Nasenuntersuchung erforderlich. Nicht selten führt schon die Einlage eines mit 2—3% Novocain und einigen Tropfen einer Suprareninlösung 1 : 1000 getränkten Wattebäuschchens in die Nase zum Ziele, indem die Abschwellung der Schleimhaut der Nase bzw. der unteren Muschel die untere Öffnung des Ganges nun für den Durchgang der Tränen frei macht. Erst wenn diese Hilfsmittel und die Durchspülung der Wege keine Klarheit über den Sitz des Hindernisses ergeben haben, greife man zur Sonde. Der so harmlos und einfach aussehende Eingriff muß sehr schonend ausgeführt werden und erfordert viel Übung.

Zur diagnostischen Sondierung benutzt man eine konisch zugespitzte Sonde (Taf. 25 Abb. 6), die den Vorteil bietet, daß sie stets ohne vorherige Schlitzung des unteren Tränenröhrchens eingeführt werden kann. Die Sonde wird dann wagrecht vorgeschoben, bis man die nasale Tränensackwand erreicht hat und hier den Widerstand des Tränenbeins fühlt. Dann wird die Sonde aufgerichtet und um mehr als 90⁰ gedreht und so vorgeschoben, daß die Sondenspitze die Richtung nach dem Nasenflügel zu nehmen scheint. Ein Hindernis ist vorsichtig tastend, nicht mit Gewalt, zu überwinden.

Die allgemeine Richtung des Kanals kann aus der Stellung der Sonde erschlossen werden, aber die genaue Beschaffenheit der lichten Weite, die Gestaltung der Schleimhautoberfläche enthüllt die Sonde nicht, daher ist die durch *v. Szily* erfolgte Einführung der Röntgendiagnostik bei Erkrankungen der tränenableitenden Wege als ein entschiedener Fortschritt zu begrüßen.

Nach Erweiterung des unteren Tränenröhrchens wird mit der gewöhnlichen Tränensackspritze ein Brei aus Thorium oxydatum anhydr. und Paraffinum liq. purissimum eingespritzt.

Das Verfahren ist besonders wichtig zur Fragestellung und auch zur späteren Beurteilung der Sondenbehandlung sowie bei der Wahl des einzuschlagenden operativen Eingriffs.

Hinsichtlich der Behandlung sei auf S. 99 und 100 verwiesen.

2. Die chronische Tränensackentzündung (Dakryocystitis chronica).

Behinderung der Tränenabfuhr durch Weghindernisse unterhalb des Tränensackes ist die Hauptursache für die eitrigen Erkrankungen der Tränenwege, die Dakryocystitis chronica (Dakryocystoblennorrhoe) und acuta (Tränensackphlegmone). Der gestaute Inhalt des Tränensacks zersetzt sich unter Mitwirkung von Mikroorganismen, die aus dem Bindehautsack und der Nase in die Tränenwege hineingelangen. Pneumokokken spielen unter ihnen die Hauptrolle. Gleichzeitig gerät die Schleimhaut des Tränensacks in den Zustand einer katarrhalisch-eitrigen Entzündung (Taf. 12, Abb. 2). Dieser Zustand der chronischen Dakryocystitis wird an einer mehr oder weniger hochgradigen Schwellung der Tränensackgegend schon äußerlich erkannt. Zum mindesten fällt beim Vergleich mit der anderen Seite das Fehlen der Tränensackgrube auf. Bei sanftem Druck auf die Tränensackgegend quillt in den Bindehautsack reichlich schleimig eitrige Absonderung vor, seltener ergießt sie sich nach unten in den Nasengang. Fast stets bestehen mindestens leichtere Zeichen einseitiger Lid- und Bindehautentzündung, doch findet sich die Erkrankung auch gar nicht selten doppelseitig, allerdings kaum bei Kindern. Äußere Entzündungserscheinungen an der Haut über dem Tränensack fehlen vollkommen bei dieser chronischen Form. Infolge der Flüssigkeitsstauung wird der Tränensack ausgedehnt, seine Wandungen verlieren die Elastizität, es entwickelt sich das Bild der Ektasie des Tränensacks, auch als Atonia oder Hydrops sacci lacr. bezeichnet. Selbst wenn der Tränennasengang nun wieder wegsam geworden ist, werden nun die Tränen wegen der mangelnden Elastizität des Sackes nicht mehr weiter befördert.

Bei Kindern spielt die Pneumokokkeneiterung des Tränensackes eine viel geringere Rolle als beim Erwachsenen. Dagegen führt bei ihnen oft tuberkulöse und lupöse Erkrankung des knöchernen Nasengerüstes sowie der Bindehaut und der Nasenschleimhaut zur chronischen Tränensackerkrankung mit völliger Verlegung des Sackraumes und weiterhin zur Pericystitis. Der Tränensack und seine Umgebung wird in ein schwammiges Granulationsgewebe umgewandelt. Auch gummöse Knochenhautentzündung zeitigt diese Folgen für den Tränensack.

Behandlung. Die Behandlung der Verengung der Tränenwege und der chronischen Tränensackentzündung erfordert viel Geduld, weil die Beseitigung der Ursache nicht leicht ist. Nachdrücklich zu warnen ist vor voreiligem und u n n ö t i g o f t w i e d e r h o l t e m S o n d i e r e n , eine Behandlung, die vielfach üblich ist, aber mehr Schaden als Nutzen stiftet, da schon oft Verletzungen und falsche Wege selbst vom geübten Augenarzt geschaffen worden sind, akute Pericystitis und Tränensackphlegmone sind dann die Folge. Gerade bei Kindern läßt das Tränenträufeln oft nach, wenn es gelingt, die Schleimhaut der Nase und des Kanals zum Abschwellen zu bringen. Denn katarrhalische Zustände der Nasenschleimhaut sind häufig die Ursache. Wiederholtes Tuschieren der Nasenschleimhaut mit 2 proz. Höllensteinlösung kann daher mit Beseitigung des Nasenkatarrhs auch das Tränenträufeln beseitigen. Liegt weniger Katarrh als chronische Schwellung der Schleimhaut vor, so kann auch die Einführung eines mit Cocain-Suprarenin getränkten Wattetupfers in die Nase bzw. die Anwendung einer entsprechenden Salbe zum Ziele führen. Kommt nach diesen Maßnahmen die Tränenabfuhr wieder in Gang, so liegt jedenfalls kein ernsteres Hindernis im Kanal selbst vor, und die geschilderte Nasenbehandlung macht Sondierung unnötig.

Da die einfachen Verengerungen (Strikturen) des Kanals im Kindesalter viel seltener als beim Erwachsenen vorkommen, in der Regel vielmehr tuberkulöse, lupöse und luetische Veränderungen des Knochengerüstes Ursache der chronischen Erkrankungen der Tränenwege sind, sei man mit d e r S o n d e n b e h a n d l u n g n o c h z u r ü c k h a l t e n d e r a l s b e i m E r w a c h s e n e n . Die wiederholte Einführung der *Bowman*schen Sonden (Taf. 25, Abb. 7) mit kurzfristigem Liegenlassen verwirft Verf. überhaupt und zieht an deren Stelle die einmalige Einführung einer s i l b e r n e n D a u e r s o n d e vor, deren umgebogenes kürzeres Ende auf die Haut, mit etwas Watte gepolstert, zu liegen kommt. So kann die Sonde bis zu acht Tagen liegenbleiben und dadurch eine dauernde Erweiterung des Weges einleiten, während das wiederholte Einführen der *Bowman*schen Sonde selten Nutzen bringt, dagegen häufig zu Verletzungen den Anstoß gibt.

Auch bei der chronischen Tränensackentzündung der Kinder vermeide man das wiederholte Sondieren. Wenn die Nasenuntersuchung kein Hindernis in der Nase ergeben hat, ist die oben geschilderte diagnostische Probesondierung mit dünner *Bowman*sonde geboten. Zur Behandlung sind Durchspülungen des Tränenschlauches mit antiseptischen Lösungen (Hydr. oxycyanat. 1 : 1500, Protargol 3—4%) u. U. abwechselnd mit Adstringentien unbedingt vorzuziehen.

Behufs Durchspülung muß zunächst das untere Tränenkanälchen durch konisch zugespitzte Sonde erweitert werden. Die noch heute nicht ganz aufgegebene Schlitzung durch das geknöpfte, mit der Schneide nach hinten gerichtete *Weber*sche Tränenmesserchen ist besser zu vermeiden. Die Durchspülung geschieht vermittelst der *Anel*schen Tränensackspritze (Taf. 25, Abb. 8).

Die Durchspülungen sind zwei- bis dreimal wöchentlich drei bis vier Wochen lang fortzusetzen. Ist dann noch nicht erhebliche Besserung des Zustandes zu verzeichnen, so ist die A u s s c h ä l u n g d e s T r ä n e n s a c k e s geboten. Das gleiche gilt, wenn Erschlaffung des erweiterten Sackes vorliegt bzw. wenn die Probesondierung rauhen Knochen, d. h. Knochenhautentzündung tuberkulösen oder luetischen Ursprungs ergeben hat.

Die Operation ist in örtlicher Betäubung leicht auszuführen, verlangt aber sehr genaue Kenntnis der anatomischen Verhältnisse. Der Hautschnitt beginnt ein wenig oberhalb der Mitte des inneren Lidbandes und wird 2 cm lang nach abwärts in nach außen leicht konkavem Bogen angelegt. Dann legt man den Sack sorgfältig präparierend frei, wobei seine Verletzung zu vermeiden ist. Sind Schübe von akuter Entzündung vorausgegangen, so kann das Auffinden des Sackes aus der entzündlich veränderten Umgebung Schwierigkeiten machen. Erleichtert wird die Auffindung durch vorherige Einführung der Sonde. Ist die Entfernung des Sackes im ganzen nicht gelungen, so muß sein Lager gründlich mit dem scharfen Löffel ausgeschabt werden, da sonst Rückfälle bestimmt eintreten.

Nachteil der Tränensackausschälung ist das Zurückbleiben von Tränenträufeln, das auch nach Entfernung der Lid-Tränendrüse nicht immer ganz aufhört. Es wurde daher nach anderen Operationsverfahren gesucht, die eine breite neue Verbindung zwischen dem nur teilweise zu entfernenden Tränensack und der Nase bewerkstelligen. Von diesen hat sich die endonasale *West*sche Methode vor allem bei den Nasenärzten, die Dakryocystorhinostomie nach *Toti* besonders bei den Augenärzten eingebürgert.

Bei letzterem Verfahren, das sich auch dem Verf. oft sehr bewährt hat, werden die Crista lacr. ant. und ihre umgebenden Knochenspangen mit scharfem Hohlmeißel entfernt, Tränensack- und Nasenschleimhaut eingeschnitten und nach dem Vorgange von *Sattler* miteinander vereinigt.

3. Die akute Tränensackentzündung (Dakryocystitis acuta, Tränensackphlegmone).

Eine akute Tränensackentzündung kommt gelegentlich primär bei akuten Infektionskrankheiten wie Scharlach, Rose und Grippe, vor. Häufiger tritt sie als akute Entzündung des den Tränensack umgebenden Gewebes, als Pericystitis zu einer schon lange bestehenden chronischen Tränensackentzündung hinzu (Taf. 7, Abb. 5). An dieser Tränensackphlegmone nimmt die ganze Umgebung teil. Die lebhafte und schmerzhafte Schwellung des Tränensacks greift auf die Lider und auf die Bindehaut über. Letztere wird chemotisch. In wenigen Tagen bereitet sich der Durchbruch nach außen, seltener durch die Übergangsfalte in den Bindehautsack bzw. die Augenhöhle hinein vor, auch die Störung des Allgemeinbefindens ist ziemlich lebhaft, erst mit Entstehung der Tränenfistel lassen alle Symptome nach. Solche Fisteln schließen sich oft erst nach monatelangem Bestehen. Sobald sie aber geschlossen sind, besteht die Gefahr eines Rückfalles der Phlegmone.

Behandlung.   Nur im ersten Beginn der akuten Tränensackentzündung kann man versuchen, die Absceßbildung durch wiederholtes Ausspülen des Tränensackes mit antiseptischen Flüssigkeiten oder auch mit der von *Wessely* empfohlenen Jodtinktur einzudämmen. Jetzt soll der Sack nicht ausgedrückt werden, schon um das geschädigte Gewebe nicht neuen Schädigungen auszusetzen, auch wäre das Ausdrücken jetzt schmerzhaft und nutzlos. In der Regel wird es sich darum handeln, die Abscedierung durch heiße Umschläge, Kataplasmenverband und parenterale Behandlung zu beschleunigen. Rückgang der Entzündung ohne Durchbruch kann manchmal auf diese Weise erzielt werden, häufiger ist aber Durchbruch nach außen in der Gegend unterhalb des Lidbandes. Wo solcher Durchbruch mit gelber Vorwölbung sich vorbereitet, schreite man zur Eröffnung, da die spontan sich bildende Tränensackfistel erfahrungsgemäß später sich schlechter schließt als die durch Einschneiden geschaffene. Die Wunde ist durch eingelegte Gazestreifen so lange offen zu halten, bis die Entzündung völlig zurückgegangen ist. Dann kann der Versuch gemacht werden, die Wegsamkeit des Tränenschlauches durch die Sondenbehandlung wieder herzustellen, doch sind die Aussichten hierzu nicht allzu günstig. Im allgemeinen ist die Entfernung der Infektionsquelle durch Ausschälung des Tränensackes bzw. die *Toti*sche Operation nach Ablauf der Entzündung empfehlenswerter, schon zur Verhütung von Rückfällen.

4. Die Tuberkulose und Syphilis der Tränenwege.

Durch besonders schweren und hartnäckigen Verlauf können die tuberkulösen Tränensackerkrankungen ausgezeichnet sein. Sie sind im Kindesalter verhältnismäßig häufig. Die tuberkulöse Tränensackentzündung nimmt ihren Ausgang entweder von einer lupösen Nasen- oder Bindehauterkrankung oder von einer Knochenhautentzündung. Die Eiterabsonderung steht bei der Tränensacktuberkulose weniger im Vordergrunde bzw. ist mehr Folge von Mischinfektionen der Tränenwege. Vielmehr äußert sich die Tuberkulose entweder durch Geschwürsbildung der Schleimhaut, oder sie führt zur Bildung eines schwammigen Granulationsgewebes. Die Sonde stößt oft auf rauhen Knochen. Wo die Diagnose nicht von vornherein klar liegt durch gleichzeitigen Lupus der Nase oder Tuberkulose der Bindehaut, kann daher die Sondierung und die Röntgenuntersuchung die Diagnose sichern. Erstere gelingt gerade bei Tuberkulose oft glatt, während Flüssigkeit sich nicht durchspülen läßt. Jedenfalls tut man gut daran, bei langwierigen Tränensackentzündungen des Kindesalters immer an Tuberkulose zu denken und die geeigneten Maßnahmen einzuschlagen, ehe schwere Folgezustände wie Fistelbildung und Knochenwucherung sich ausgebildet haben.

Bei der Tränensacktuberkulose empfiehlt sich als beste Behandlung die Radikaloperation, die Ausschälung des Tränensacks. *Behandlung.*

Seltener ist die s y p h i l i t i s c h e   T r ä n e n s a c k e n t z ü n d u n g - Auch sie ist in der Regel die Folge syphilitischer Nasenerkrankung mit Zerstörung des Nasengerüstes. Da oft Rhinitis atrophicans vorliegt, sind die Erfolge spezifischer Behandlung meist ungenügend, und es muß auch hier operativ eingegriffen werden. Die Wahl der Methode hängt hier von dem Grade der Knochenerkrankung ab. Das T r a c h o m des Tränensacks erfordert eine gründliche Behandlung des Trachoms der Bindehaut und der Nase und Tränensackentfernung. *Syphilis und Trachom.*

5. Die angeborenen Anomalien und Erkrankungen der Tränenwege.

Während die chronisch entzündlichen Erkrankungen der Tränenwege bei Kindern erheblich seltener sind als beim Erwachsenen, abgesehen von den durch Tuberkulose, Lupus und Syphilis der Bindehaut und der Nase bedingten, treten in den ersten Lebensmonaten infolge von Entwicklungsstörungen vielfach Erkrankungen der Tränen ableitenden Wege auf.

Erwähnt wurde schon der angeborene V e r s c h l u ß (Atresie) bzw. das F e h l e n   d e r   T r ä n e n p u n k t e. Im ersteren Fall ist die Mündung des Kanälchens noch durch die Epitheldecke verschlossen. Beim Fehlen der Tränenpunkte ist die Kanalisation des Epithelzapfens, aus dem sich der Kanal bildet, nicht bis zum Ende gediehen, ein wirkliches Fehlen der Tränenröhrchen ist dagegen noch nicht erwiesen. Auch überzählige Tränenpunkte und Kanälchen kommen vor. Vereinzelt wurde Fehlen der ganzen Tränenwege bei gleichzeitiger Verbildung der Nase beschrieben. *Verschluß (Atresie) und Fehlen der Tränenpunkte.*

Am häufigsten ist aber ein a n g e b o r e n e r   V e r s c h l u ß   d e r   u n t e r e n M ü n d u n g   d e s   T r ä n e n s c h l a u c h e s in die Nase. In solchen in der Regel einseitigen Fällen ist es nicht rechtzeitig im siebenten Fötalmonat zur Kanali- *Verschluß des Tränenschlauches.*

sierung des unteren Endes der soliden Anlage des Tränenschlauches gekommen, und eine verbleibende fötale Gewebsschicht verschließt die Einmündungsstelle in die Nase. Auch Druck der Muschel auf die untere Öffnung des Schlauches kann dieselben Folgen wie der Verschluß zeitigen. Es entwickelt sich nämlich infolge der Stauung der Absonderung schon in den ersten Tagen nach der Geburt eine chronische bis subakute Tränensackentzündung. Bei längerem Bestehen kommt es zur Erweiterung des Tränensacks. Da sich im Bindehautsack der Säuglinge bei diesem Leiden viel schleimigeitriges Sekret ansammelt, wird trotz der Einseitigkeit häufig irrtümlich Bindehautentzündung bzw. sogar Blennorrhoe der Bindehaut angenommen und unzweckmäßige Behandlung eingeleitet. Nur wenn der Zustand vernachlässigt wird, kommt es zur Fistelbildung, dagegen kommen angeborene Tränensackfisteln infolge Unterbleibens der Abschnürung des zum Kanal sich umwandelnden Epithelstranges oder nach Tränensackentzündung im Mutterleibe vor.

Behandlung.
Der angeborene Verschluß läßt sich meistens durch allmählich zunehmenden Druck und Massage der Tränensackgegend beseitigen, indem die angehäufte nun unter Druck stehende Absonderung das Hindernis am Ende des Tränennasenkanals sprengt. Erst wenn diese Massage nicht zum Ziele geführt hat, greife man zur Sonde, ohne das Tränenröhrchen zu schlitzen. Der Eingriff ist nur einmal nötig und wird zweckmäßig im Chloräthylrausch gemacht.

Die Behandlung der Tränensackentzündung des Neugeborenen geschieht nach den schon gegebenen Anweisungen, doch kann man hier besonders schonend und erhaltend vorgehen. Das gilt auch für die angeborenen Tränenfisteln, deren Öffnung sehr fein zu sein pflegt.

Quellenverzeichnis:

Heerfordt, v. Graefes Archiv f. Ophthalmol. Bd. 70, 1909. — *Fleischer*, Klin. Monatsbl. f. Augenheilk., S. 269, 1910. — *Hermann*, Ophth. Ges. zu Kopenhagen, Bericht, Klin. Monatsbl. f. Augenheilk. I., S. 302, 1916. — *Gjessing*, Klin. Monatsbl. f. Augenheilk. I., S. 252, 1916. — Derselbe, Klin. Monatsbl. f. Augenheilk. I., S. 249, 1918. — *v. Szily*, Klin. Monatsbl. f. Augenheilk. Bd. I., S. 857, 1914. — *Wessely*, Heidelberger Bericht 1913. — *C. H. Sattler*, Bericht über die 44. Zusammenkunft der Deutschen ophthalmologischen Gesellschaft in Heidelberg, Bergmann, München 1924.

3. Die Erkrankungen der Augenhöhle.

Anat.-phys. Vorbemerkungen.
Die Beziehungen der Augenhöhle zum Augapfel und zu seiner Nachbarschaft geben ihren Erkrankungen Bedeutung und klinisches Gepräge. Die Augenhöhle stellt eine vierseitige liegende Pyramide dar, deren Grundfläche dem Augenhöhleneingang entspricht, während ihre Spitze am Sehnervenkanal liegt. Doch wird diese Form erst im Laufe der Jahre erreicht; beim Neugeborenen ist die Augenhöhle auch verhältnismäßig erheblich enger, auch fehlt die Begrenzung durch Siebbeinzellen und Kieferhöhle. Aber schon beim heranwachsenden Kinde ist die Nachbarschaft zu den Nebenhöhlen der Nase, den nasenwärts und hinten gelegenen Siebbeinzellen und der Keilbeinhöhle, der Stirnhöhle oben und der Kieferhöhle unten von Bedeutung. Knochenkanäle für den Durchtritt der Nerven und Gefäße vermitteln den Übertritt entzündungserregender Schädlichkeiten, auch sind die knöchernen Wandungen, besonders auf der Nasenseite außerordentlich dünn. Der Augenhöhleninhalt besteht außer aus dem Augapfel und dem Sehnerven aus Bewegungsapparat und Tränendrüse einerseits, aus Fettgewebe und Gefäßen andererseits. Diese Gewebsteile sind alle mitbestimmend für die Lage des Augapfels. Das Fettgewebe der Augenhöhle dient

teils der Raumfüllung, teils der Polsterung des Augapfels, die Gefäße können durch Stauung Stellungsänderung des Auges bewirken. Besonders gilt dies für die Venen, deren Hauptstämme durch die obere Augenhöhlenspalte in den Sinus cavernosus einmünden. Der Tonus der geraden Augenmuskeln wirkt auf den Augapfel zurückziehend, der der schrägen vordrängend. Auch die Anspannung der Fascia tarsoorbitalis hemmt ein Vortreten des Augapfels.

Die Lage des Augapfels in der Augenhöhle hängt von Form und Größe des Auges, vom Rauminhalt der Augenhöhle und von Masse und Konsistenz des in der Augenhöhle enthaltenen Gewebes ab. Das wichtigste Symptom aller Augenhöhlenerkrankungen ist die Stellungsveränderung des Augapfels. Meist tritt durch Vermehrung des Augenhöhleninhaltes oder durch Raumbeengung Exophthalmus (Abb. 16, S. 108 u. Taf. 10, Abb. 1), seltener durch Verringerung des Inhaltes Enophthalmus auf.

Der Exophthalmus kann nun die allerverschiedensten Ursachen haben. Entzündungen und Geschwülste stehen an erster Stelle. Doch spielen gerade bei Kindern der ersten Lebensjahre Verbildungen der Augenhöhlenwand eine bedeutende Rolle. So findet sich ein meist nicht sehr hochgradiger doppelseitiger Exophthalmus beim Turmschädel. Ausnahmsweise kann er aber auch so hochgradig werden, daß ein Auge an Keratitis e lagophthalmo und Phthisis bulbi zugrunde geht (*Uhthoff*). Der Exophthalmus ist hier die Folge einer Verkürzung der Augenhöhle, die durch Frontalstellung des großen Keilbeinflügels entsteht. Auch beim Hydrocephalus tritt manchmal Exophthalmus auf, doch gehört er hier nicht wie beim Turmschädel zu den häufigen Zeichen der Erkrankung, sondern stellt sich seltener ein, weil der vermehrte Druck in der Schädelhöhle bei unverschlossenen Nähten und genügender Dehnbarkeit der Schädelkapsel meist nach anderen Richtungen als nach dem Augenhöhlendach hin sich ausgleicht. Der Exophthalmus kommt hier durch Abwärtsdrängung und Frontalstellung der oberen Augenhöhlenwand zustande. Selten ist rachitische Schädelverbildung die Ursache des Exophthalmus. Die Raumbeengung in der Augenhöhle erfolgt entweder durch Verbindung der Rachitis mit einem Hydrocephalus oder durch Knochenhautwucherung der Augenhöhlenwand.

Schließlich kann Exophthalmus und Augenverlagerung ein Zeichen der Erweiterung der Nebenhöhlen sein. Die Stirnhöhle kommt hier weniger in Betracht, weil sie erst im zweiten Jahrzehnt größeren Raum einnimmt. Doch sind Mukokelen, ausgehend von den Siebbeinzellen im Kindesalter nicht ungewöhnlich, im Gegenteil nach Masern, Scharlach wiederholt beobachtet. Es findet sich dann eine Vorwölbung in der Gegend des inneren Lidrandes. Sie kann so hart sein, daß ein Osteom vorgetäuscht wird. Auch Verwechslungen mit Tränensackerkrankungen sind vorgekommen. Die Diagnose kann erschwert sein, weil Nasenuntersuchung nicht immer die Diagnose klärt, vor allem auch nicht vor Verwechslung mit Tränensackleiden schützt.

Am häufigsten ist Exophthalmus Folge einer Vermehrung des Augenhöhleninhalts. Entzündungen und Geschwülste kommen hier ursächlich in Betracht. Hier wird auch das zweite Symptom der Augenhöhlenerkrankungen in der Regel nicht vermißt werden, nämlich die Beweglichkeitsbeschränkung des Augapfels.

a) Die Entzündung der Augenhöhle.

Die Entzündungen der Augenhöhle sind glücklicherweise nicht gerade häufig, sie verdienen aber wegen der Größe der von ihnen ausgehenden Gefahr für Sehorgan und Leben des Erkrankten ernste Beachtung, zumal die Einleitung der richtigen Behandlung funktions- und lebensrettend wirken kann. Das Krankheitsbild kann als Knochenhautentzündung, als Augenhöhlenabsceß oder als Gewebseiterung verlaufen, je nach Ausgangspunkt, Lokalisation und Charakter der Infektion.

1. Knochenhautentzündung, Gewebseiterung (Phlegmone), Absceß.

Die Knochenhautentzündung der Augenhöhle ist am häufigsten eine sekundäre Erkrankung, fortgeleitet von einer Nebenhöhlenentzündung. Die Knochenhautentzündung ist also nur Teilerscheinung einer Knochenentzündung. Ihr wichtigstes Symptom ist die Verlagerung des Augapfels nach vorn und nach der dem Herde entgegengesetzten seitlichen Richtung nebst der entsprechenden Beweglichkeitsstörung. Dazu kommen alle Zeichen der Entzündung, Schwellung und Rötung der Lider und Bindehaut nebst Schmerzen in der Augenbrauengegend und umschriebener Druckempfindlichkeit der Augenhöhlenwand. Nur am Augenhöhlenrande ist die Knochenhautentzündung häufig auch primär. Knochen- und Knochenhautentzündung kommen verhältnismäßig häufig bei Kindern vor, teils ohne bekannte Ursache, teils nach Masern, Scharlach und anderen Infektionen, und zwar in diesen Fällen meist durch Vermittlung einer Nebenhöhlenentzündung, ziemlich häufig auch nach Verletzung des Augenhöhlenrandes.

Einen chronischen Verlauf nehmen die auf Lues und Tuberkulose beruhenden Fälle. Angeborene Lues ist verhältnismäßig häufig Ursache der Knochenhautentzündung, aber noch häufiger trifft man Tuberkulose des Augenhöhlenrandes bei skrofulösen und lupösen Kindern an. Mit Vorliebe wird von ihr der äußere obere und untere Augenhöhlenrand befallen.

Die Vorhersage ist verschieden, je nachdem die Augenhöhlenwand vor oder hinter dem Septum tarsoorbitale betroffen ist. Im ersteren Falle ist die Diagnose an sich leichter, die Kinder werden früher gebracht, und die Heilungsaussichten sind daher günstiger. Auch sind die Gefahren überhaupt geringer, weil weder der Augapfel noch die Hirnhäute so leicht in Mitleidenschaft gezogen werden, wie bei Erkrankung weiter rückwärts liegender Teile der Augenhöhlenwand. Die Behandlung der Knochenhautentzündung richtet sich nach Entstehung und Sitz des Herdes, die spezifische oder Sinusbehandlung nötig machen können. Fluktuierende Abscesse am Augenhöhlenrande können durch breite Einschnitte eröffnet und so der Heilung zugeführt werden, wenn für ausgiebigen Abfluß gesorgt und erkrankter Knochen beseitigt wird. Bei tiefer liegendem Herde ist nach größerem Einschnitte am Augenhöhlenrande die Knochenhaut abzulösen und der Erkrankungsherd nach streng chirurgischen Grundsätzen zu behandeln. Besondere Vorsicht ist bei Erkrankung des Augenhöhlendaches geboten.

Siedelt sich die Entzündung im retrobulbären Gewebe an, so entsteht das Bild der Augenhöhleneiterung (Phlegmone) oder des Abscesses, je nachdem, ob es zur diffusen eitrigen Infiltration oder zur umschriebenen Bildung eines Eiterherdes kommt. Oft sind beide Vorgänge nicht von einander zu trennen. Unter lebhaften Schmerzen entwickelt sich ein hochgradiger ent-

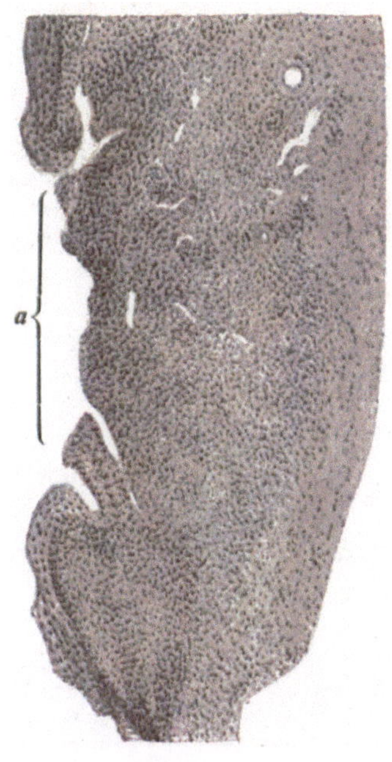

Abb. 1. Phlyktänuläre Bindehautentzündung.
Abstoßung des Epithels über der Mitte bei a.

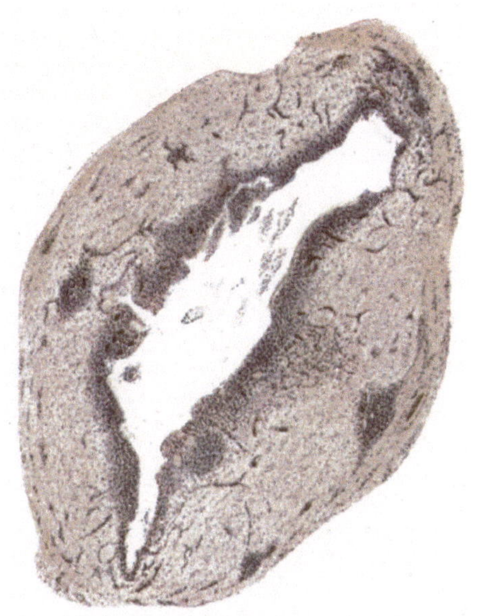

Abb. 2. Chronische Entzündung des Tränensacks.

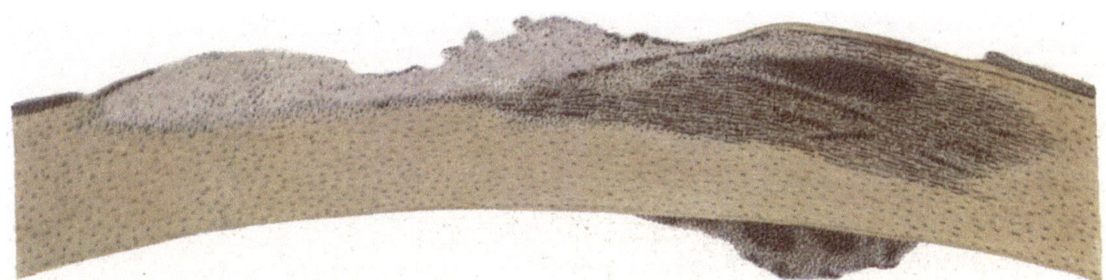

Abb. 3. Kriechendes Hornhautgeschwür mit Eiterkuchen an der Rückfläche der Hornhaut.

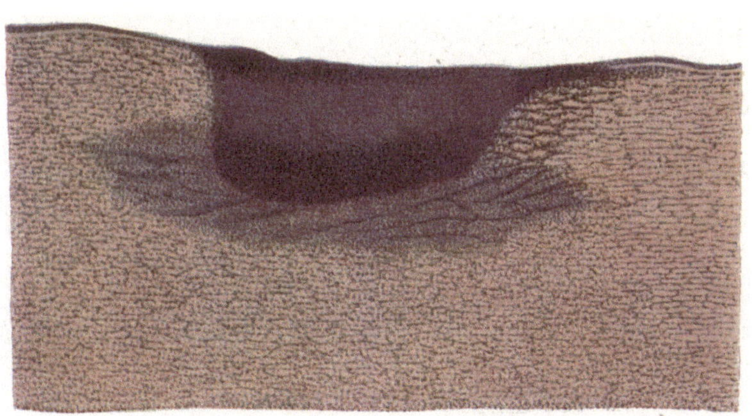

Abb. 4. Hornhautnekrose bei Keratomalacie.

zündlicher Exophthalmus mit Lidödem, Chemose, hoher Temperatur und mit Hirnerscheinungen, wie Benommenheit, Kopfschmerz, Pulsverlangsamung und Erbrechen.

Zum Unterschiede von der metastatischen Ophthalmie und der Panophthalmie, bei der ähnliche Bilder sich zeigen können, ist wenigstens im Beginn das innere Auge unbeteiligt, später stellt sich freilich Sehnerven- und Netzhaut- oder eitrige Aderhautentzündung ein.

Die große Gefahr dieser schweren Erkrankung liegt in der Thrombophlebitis der Augenhöhlenvenen und im Übergreifen der Thrombose auf die venösen Blutleiter, ferner im Auftreten der Hirnhautentzündung oder des Hirnabscesses.

Am häufigsten ist die Entzündung der Augenhöhle Folge einer Nebenhöhlenerkrankung, und sie wird wieder durch die Erkrankung der knöchernen Augenhöhlenwand vermittelt. Besonders gefährlich ist die Stirnhöhleneiterung, weil sie durch Zerstörung des Augenhöhlendaches verhältnismäßig häufig zur tödlichen Hirnhautentzündung oder, wie Verf. z. B. bei einem dreizehn Jahre alten Knaben sah, zur Abseßbildung im Stirnhirn führt. Derartige Fälle kommen bei Kindern vor allem nach Masern und Scharlach zur Beobachtung. Ob dann neben der örtlichen Augenhöhlen-Behandlung endonasales Eingreifen oder Ausräumung der Stirnhöhle in Frage kommt, hat der Nasenarzt zu entscheiden. Das gleiche gilt für die Eiterungen des Siebbeinlabyrinths, die gleichfalls bisweilen zu Augenhöhlenabsceß und Phlegmone führen. Bei Ansiedlung der Entzündung in der Spitze der Augenhöhle durch Eiterung der hinteren Siebbeinzellen oder des Keilbeins treten dagegen die eigentlichen Augenhöhlen-Symptome hinter den Sehstörungen, die durch frühes Übergreifen der Entzündung auf den Sehnerven bedingt sind, entschieden zurück. Die Augenhöhlenentzündung bei Kieferhöhleneiterung geht in der Regel auf einen cariösen Zahn zurück. Sie verläuft entweder unter dem Bilde des subperiostalen Abscesses mit Verdrängung des Augapfels nach oben und Beweglichkeitsstörung nach unten oder verhältnismäßig häufig auch als Augenhöhlen-Gewebseiterung.

Die Heilung all dieser Augenhöhlenentzündungen erfordert, wie schon hervorgehoben, außer der Entleerung des Eiters einen radikalen Eingriff zur Beseitigung des Eiterherdes in den Nebenhöhlen. Außer diesen Eingriffen der Nasenchirurgie kann auch die temporäre Resektion nach *Krönlein* notwendig werden. Die Vorhersage dieser Zustände bleibt aber immer wegen der bedrohlichen Folgeerscheinungen sehr ernst, wenn nicht die Erkrankten sehr frühzeitig in sachgemäße Behandlung kommen.

Selten ist im Kindesalter eine im wesentlichen auf die Tenonsche Kapsel beschränkte Entzündung, die Tenonitis. Man kann eine solche annehmen, wenn mäßiger Exophthalmus, Chemose und Beeinträchtigung der Bewegungen des Augapfels mit Schmerzen bei der Bewegung vorliegen. Ursächlich kommen Erkältungen, Influenza, aber auch Verletzungen und vor allem Schieloperationen in Betracht, bei denen nicht so ganz selten dies Bild beobachtet worden ist. Als begleitende Symptomengruppe sieht man die Tenonitis bei schweren Eiterungen des Augeninneren wie metastatischer Ophthalmie und Panophthalmie.

Die Behandlung besteht in Anwendung von Wärme, nach Schieloperationen in Lösung der Fäden.

2. Syphilis und Tuberkulose der Augenhöhle.

Wie überall, so nehmen auch unter den Entzündungen der Augenhöhle Syphilis und Tuberkulose eine besondere Stellung ein. Die angeborene Lues kann beim Kinde als Knochenhautentzündung oder Gummi der Augenhöhle auftreten, und zwar vorwiegend im ersten Jahrzehnt. Auch hier kann je nachdem das Bild einer Knochenhautentzündung des Augenhöhlenrandes, der Augenhöhlenwand oder einer luetischen Nebenhöhlenerkrankung mit ihren Folgen vorliegen. Obgleich die Entzündungen teils einen akuten, teils chronischen Verlauf nehmen, läßt sich eine scharfe Trennung in Erkrankungen der sekundären und tertiären Periode kaum durchführen. Ausgangspunkt der Knochenhautentzündung ist vor allem der leicht Verletzungen ausgesetzte obere Augenhöhlenrand. Die langsame u. U. doppelseitige Entwicklung der Geschwulst bei heftiger Supraorbitalneuralgie kann zur richtigen Diagnose führen, vor allem achte man bei langsamer Entwicklung des Bildes einer entzündlichen Augenhöhlenerkrankung auf anderweitige Äußerungen der Syphilis sowohl an den Schädelknochen wie am Körper überhaupt.

Wenn die syphilitische Geschwulstbildung noch nicht zu ausgedehnt ist, kann man damit rechnen, durch spezifische Behandlung Heilung zu erzielen. Ausgedehntere gummöse Prozesse im Spätstadium der angeborenen Lues trotzen aber, wie Beobachtungen von *Brückner* und *Lauber* zeigen, der Behandlung, so daß Augapfel und Augenhöhleninhalt in eine zerfallende Geschwürsmasse umgewandelt werden.

Auch die Tuberkulose der Augenhöhle ist nicht so ungewöhnlich, wie man früher· angenommen hat. Sie spielt sich vor allem als Erkrankung des Augenhöhleneingangs ab, daher pflegen die Verdrängungserscheinungen zu fehlen. Caries des oberen äußeren oder unteren Augenhöhlenrandes, seltener an anderen Stellen, ist nicht gar so ungewöhnlich bei schwer skrofulösen oder lupösen Kindern, im späteren Lebensalter kommt dagegen diese Erkrankung kaum vor. Die meist schleichende Entwicklung der Erkrankung ist schuld daran, daß die Kinder oft erst in vorgerücktem Stadium dem Arzt zugeführt werden, wenn Fistelbildung und Anheftung der Haut am Augenhöhlenrand mit den Folgezuständen an Lidern und Bindehaut (Ektropium, Bindehautentzündung) die Aussichten auf Wiederherstellung ungünstiger gestaltet haben. An sich ist die Vorhersage nicht ungünstig, wenn kalte Abscsssse rechtzeitig entleert, Sequester beseitigt werden. Haben sich erst Fisteln gebildet, so gestaltet sich die Behandlung langwieriger, weil die Folgezustände eigene Eingriffe notwendig machen, deren Vornahme u. U. aufgeschoben werden muß, bis die Vernarbung abgeschlossen ist.

Tuberkulose des hinter dem Augapfel gelegenen Gewebes ist im Kindesalter viel seltener, doch greifen tuberkulöse Erkrankungen der Tränendrüse, des Tränensacks und der Aderhaut manchmal sekundär auf die Augenhöhle über (vgl. Taf. 11, Abb. 5). Es entsteht dann das Bild einer langsam wachsenden Augenhöhlengeschwulst, so daß die Krankheitsabgrenzung Schwierigkeiten machen kann.

b) Die Geschwülste der Augenhöhle.

Leukämische Geschwülste. Dem jugendlichen Alter eigentümlich sind die doppelseitig auftretenden großen Augenhöhlengeschwülste, die früher als Lymphomatosen und Lymphosarkomatosen bezeichnet wurden, mit vereinzelten Ausnahmen aber ins Gebiet der **Leukämie** und **Pseudoleukämie** gehören (vgl. Abb. 15). Die Geschwülste gehen aus der adenoiden Schicht der Bindehaut oder aus dem lymphadenoiden Gewebe der Tränendrüse hervor und stellen nur eine Teilerscheinung der über den ganzen lymphatischen Apparat ausgedehnten Erkrankung dar (*Meller*).

Die Geschwülste wachsen vor allem im unteren Augenhöhleneingang als brettharte Wülste hervor, erfüllen aber auch das hinter dem Augapfel gelegene Gewebe, so daß hochgradiger Exophthalmus, u. U. mit Lagophthalmus und schwerer Hornhautentzündung eintritt. Unter dem Einfluß des Fiebers können die Geschwülste im kachektischen Stadium wieder zerfallen. Manche Fälle stehen auch der Gruppe des Lymphosarkoms und des Chloroms nahe, im allgemeinen handelt es sich aber um homoplastische, nicht um heterotope Bildungen.

Schwierig kann die Abgrenzung dieser Geschwülste gegen entzündliche Scheingeschwülste der Augenhöhle sich gestalten, die *Birch-Hirschfeld* als diffuse Lymphomatose bezeichnet. Denn auch diese können doppelseitig auftreten, stellen aber rein örtliche Lymphomatosen dar, wie sich aus der Blutuntersuchung und dem gutartigen Verlauf ergibt.

Die Vorhersage ist durchaus ungünstig. Die Erkrankung führt im allgemeinem und so auch in dem auf Abb. 15 wiedergegebenen Fall eines 3 Jahre alten Kindes unter allgemeinen Verfall zum Tode. Es kann sich bei der Behandlung dieser kindlichen Leukämien nur um Versuche handeln. Jod

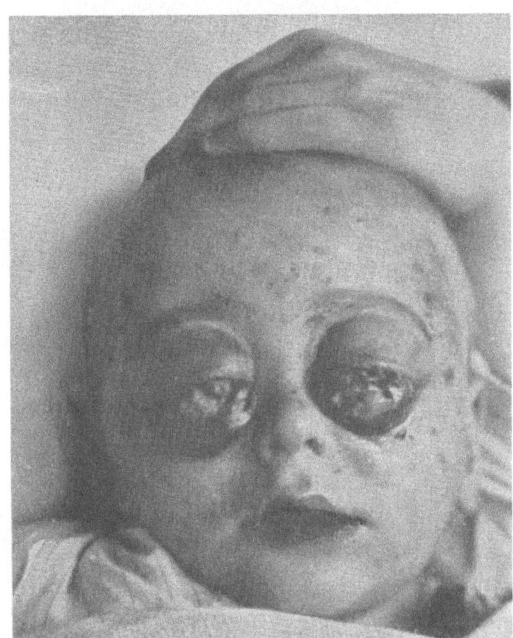

Abb. 15. Leukämische Geschwülste der Augenhöhle („Lymphosarkomatose").

oder andere Luesspecifica kommen hauptsächlich aus diagnostischen Erwägungen in Betracht. Sonst steht, abgesehen von der üblichen Arsenbehandlung, die Röntgenbestrahlung wohl an erster Stelle (Milz, Leber oder Knochen). Mehr als eine Verzögerung des Prozesses und Milderung der Beschwerden wird man allerdings in der Regel nicht erreichen.

Die Dermoidgeschwülste der Augenhöhle gehen zweifellos auf angeborene Anlagen zurück, wenn sie auch nicht stets schon im ersten Jahre oder gar im ersten Jahrzehnt beobachtet werden. Sie entwickeln sich vielmehr oft aus kleinen kaum beachteten Anlagen erst im späteren Alter zu Geschwülsten von stattlicher Größe. Meist kommen sie aber doch schon im Kindesalter zur Behandlung. Sitz der Dermoide ist vor allem der obere äußere, etwas weniger häufig der obere innere Teil der Augenhöhle, die Gegend der Naht zwischen Stirnfortsatz des Jochbogens und Stirnbein. Sobald die Geschwülste nach der Tiefe der Augenhöhle zu sich ausbreiten, entsteht Exophthalmus und Verdrängung des Auges meist nach unten (siehe Abb. 16), Beweglichkeitsstörung meist nach oben.

Die Dermoide entstehen durch Abschnürung von der Hautanlage in sehr früher Epoche embryonalen Lebens in der Gegend der Stirn-Oberkieferspalte, woraus sich auch die häufig gefundenen Defekte am Knochen erklären. Ihre Wandung sind Bestandteile der Haut, ihr Inhalt Produkte der Hautdrüsen und zerfallende Epithelien.

Die Behandlung besteht in operativer Entfernung. Die gänzliche Ausschälung gelang in dem auf Abb. 16 wiedergegebenen Fall durch breite Freilegung von vorne. Bei tieferem Sitz ist oft *Krönlein*sche Operation notwendig.

Teratom.

Eine sehr seltene, aber bösartige Geschwulst ist das Teratom der Augenhöhle. Die große Geschwulst ist schon bei der Geburt vorhanden, sie drängt das Auge stark vor und führt durch sehr rasches Wachstum meist schon in den ersten Lebenswochen das tödliche Ende herbei. Bei rechtzeitiger Entfernung kann das Leben aber erhalten werden, selbst wenn es sich um eine so weitgehende Entwicklung wie bei dem teratoiden Foetus handelt, den *Mizuo* aus der linken Augenhöhle eines sonst wohlentwickelten Kindes heraushängen sah.

Enkepha-
lokele.

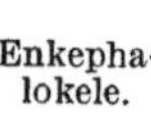

Abb. 16. Dermoid der Augenhöhle mit Exophthalmus und Verlagerung des Augapfels nach unten.

Die Enkephalokele der Augenhöhle stellt einen Gehirnbruch dar, der durch Knochendefekte im Bereich des Stirn- oder Siebbeins in die Augenhöhle vordringt. Der Knochendefekt liegt meist im oberen inneren Augenhöhlenwinkel, so daß die Geschwulst in der Gegend der Nasenwurzel sichtbar und abzutasten ist. Die Anschwellung kann schon in den ersten Lebenstagen hervortreten, oft fällt sie erst später durch Größenzunahme auf. Die Geschwulst enthält Hirnhäute und Flüssigkeit, manchmal auch Hirnmasse, fluktuiert und läßt sich mitunter durch Druck verkleinern. Die Verdrängung des Auges erfolgt mehr nach der Schläfenseite als nach vorne. Differentialdiagnostisch kommen Dermoidcysten und Mukokelen in Betracht, die Entscheidung bringt die aseptisch vorzunehmende Punktion. Die Vorhersage ist immer ernst, wenn auch manchmal das Leiden keine Neigung zum Fortschreiten zeigt. Als Behandlung kann nur die Radikaloperation mit osteoplastischer Deckung in Frage kommen. Der Eingriff birgt natürlich die Gefahr der Hirnhautentzündung.

Osteom.

Zu den seltensten Vorkommnissen im Kindesalter gehören die Osteome, die entweder als Nebenhöhlenosteome oder als Exostosen auftreten. Auch diese Geschwülste dürfen nicht sich selbst überlassen werden, da sie unter Durchbrechung der Sinuswand auf das Gehirn übergreifen und zu Erblindung und tödlichem Ausgang führen können.

Angiom.

Angeboren sind auch die Angiome und Cavernome der Augenhöhle. Sie wachsen meist langsam und können zeitweilig das Symptomenbild des intermittierenden Exophthalmus vortäuschen. Stauung im Venengebiet des Kopfes, z. B. beim Schreien der Säuglinge führt zur Zunahme des Exophthalmus. Die Entfernung geschieht am besten durch *Krönlein*sche Operation.

Gemeinsam ist allen bisher beschriebenen, im wesentlichen an sich gutartigen, wie auch den folgenden bösartigen Geschwülsten der Augenhöhle, daß sie durch Raumbeengung und die Nachbarschaft mit dem Sehnerven das Sehvermögen, durch Übergreifen auf die Schädelhöhle oft auch das Leben des Erkrankten bedrohen. Handelte es sich nun bei den bisher genannten Geschwülsten teils um entzündliche Neubildungen, die allerdings durch Bösartigkeit ausgezeichnet sind, ferner abgesehen vom Teratom um gutartige Geschwülste, die meist angeboren sind und nur durch ihr Übergreifen auf die Nachbarschaft verhängnisvoll wirken, so ist das Sarkom der Augenhöhle eine ganz ausgesprochen bösartige Neubildung mit allen Eigentümlichkeiten der bösartigen Geschwülste, wie schnelles Wachstum, Neigung zu Rückfällen und Metastasen. An sich wie die andern Augenhöhlengeschwülste recht selten, stellt es aber unter ihnen die häufigste Geschwulstform der Augenhöhle dar und ist übrigens gerade im ersten und zweiten Lebensjahrzehnt entschieden häufiger als in jedem anderen. Gerade die Rundzellensarkome kleinerer Kinder sind durch ihre Bösartigkeit, schnellstes Wachstum und schnelle Zunahme des Exophthalmus ausgezeichnet.

Sarkom.

Unter den sekundären Geschwülsten der Augenhöhle ist im Kindesalter das wichtigste das Gliom, das nach Durchbruch bis zu Faustgröße heranwachsen kann und in diesem Stadium stets den tödlichen Ausgang herbeiführt (vgl. Abb. 23 S. 166).

Sekundäre Geschwülste.

Die Behandlung ist vorwiegend chirurgisch; entweder Radikaloperation, d. h. Ausräumung der Augenhöhle, oder Krönlein mit Versuch der Erhaltung des Augapfels. Über Erfolge der Röntgenbestrahlung mit neuzeitlicher Technik müssen noch weitere Erfahrungen gesammelt werden, da die bisherigen Ergebnisse frühzeitiger Bestrahlung ohne vorherige Eingriffe nicht günstig genannt werden können. Jedoch schickt man der Operation zur Verhütung der Rückfälle zweckmäßig mehrere Bestrahlungen nach.

Behandlung.

c) Exophthalmus pulsans, Exophthalmus intermittens.

Der pulsierende Exophthalmus ist die Folge eines Risses der Carotis interna im Bereich des Sinus cavernosus. Die Diagnose wird durch die Pulsation, fühl- und hörbäres Schwirren und Brausen gestellt. Das Brausen entsteht durch das unter erhöhtem Druck erfolgende Einströmen des Carotisblutes in die zu dem Blutleiter führenden Augenhöhlenvenen, es stellt für den Verletzten das quälendste Symptom dar. Der Zustand kann durch Unterbindung der Halsschlagader bzw. der Augenhöhlenvenen geheilt oder erheblich gebessert werden.

Der intermittierende Exophthalmus ist durch einen Wechsel der Augapfelstellung unter dem Einfluß der Körperhaltung gekennzeichnet. Der Augapfel tritt bei Neigung des Kopfes, Druck auf die Jugularis, auch beim Schreien der Kinder, also bei venöser Stauung der Augenhöhle vor, bei Nachlassen dieser Momente wieder zurück. Das sehr seltene Leiden ist stets einseitig und, weil es auf eine angeborene Anlage zurückgeht, auch wiederholt bei Kindern, sogar Säuglingen beobachtet worden. Dem Leiden liegt nämlich eine Varicenbildung der Augenhöhlenvenen zugrunde, die sich oft erst unter dem Einfluß mechanischer Verhältnisse im späteren Leben auswirkt.

Die Vorhersage ist an sich nicht ungünstig, doch können Augenhöhlen- und Hirnblutungen den Verlauf verwickeln, vor allem auch zur Erblindung durch Sehnervenentartung führen. Besserung ist möglich, wenn alle die Stauung des Augenhöhlenvenenblutes begünstigenden Schädlichkeiten vermieden werden, doch sind die Aussichten hierzu wohl gerade beim frühen Auftreten im Kindesalter recht gering.

d) Die Basedowsche Krankheit.

Doppelseitiger Exophthalmus ist das sinnfälligste Zeichen der Basedowschen Erkrankung. Die volle Symptomengruppe der Herz- und Nervenstörungen, der Schilddrüsenerkrankung und des Exophthalmus ist aber im Kindesalter nur selten schon entwickelt, doch lassen sich einzelne Symptome und unter ihnen auch der Exophthalmus mit ihrem Beginn bis ins Kindesalter zurückverfolgen. Das Auftreten eines doppelseitigen Exophthalmus muß daher auch im Kindesalter Veranlassung geben, nach den anderen Symptomen der Erkrankung zu fahnden. Am Auge selbst kommt das Zurückbleiben der Oberlider bei Blicksenkung (*Graefes* Symptom), verlangsamter Lidschlag (*Stellwags* Symptom) und mangelhafte Konvergenz (*Möbius'* Symptom) in Betracht. Nächtlicher Verband bzw. Verkürzung der Lidspalte durch Tarsoraphie zur Verhütung von Folgezuständen des Exophthalmus an der Hornhaut wird im kindlichen Alter noch kaum nötig sein.

e) Die Luxation des Augapfels.

Als höchster Grad des Exophthalmus ist nach *Birch-Hirschfeld* die Luxation des Auges zu bezeichnen. Sie ist bei Kindern wiederholt als Geburtsverletzung beobachtet worden, die entweder durch die Zange verursacht oder auch spontan bei zu engem Becken zustande gekommen war. Der Augapfel liegt losgerissen von den Bändern und Augenmuskeln, nur noch an einzelnen Gewebsfetzen oder am Sehnerven hängend, vor der Augenhöhle auf der Wange. Ein noch höherer Grad dieser Verletzung ist die völlige Losreißung oder Avulsio bulbi. Eine Erhaltung des luxierten Auges hat nur Zweck, wenn der Sehnerv nicht mit zerrissen ist, sie gelingt nur, wenn der Fascien- und Muskelapparat nicht zu hochgradig geschädigt ist. Häufig tritt aber durch gleichzeitige Verletzung der Schädelknochen ein tödlicher Ausgang ein. Zwei vom Verf. beobachtete Fälle nahmen aber nach Abtragung des vorgefallenen, nicht zurückdrängbaren Auges hinsichtlich des Lebens einen günstigen Verlauf.

f) Enophthalmus.

Zurücksinken des Auges in die Augenhöhle, Enophthalmus, wird erheblich seltener gesehen als das bisher erörterte Gegenteil, der Exophthalmus. Ein geringer Grad dieser Stellungsänderung gehört zu dem von *Horner* beschriebenen Bild der Sympathicuslähmung und ist mit Ptosis, Miosis und manchmal auch mit Hellerfärbung der Regenbogenhaut auf der Seite der Sympathicuslähmung vergesellschaftet. Solche Heterochromie findet sich vor allem bei der angeborenen Sympathicuslähmung.

Ein ganz eigenartiges Krankheitsbild ist der traumatische Enophthalmus, der auch im Kindesalter verschiedentlich nach schweren Verletzungen beobachtet worden ist, so nach Schlag auf den Augenhöhlenrand und nach schwerem Sturz sowie nach Pferdehuf- und nach Wurfverletzungen. Nicht selten ist dann ein Bruch am Knochenrand zu fühlen. Beim Zustandekommen dieses einer Behandlung nicht zugänigen Leidens spielen sicher verschiedene Momente eine Rolle. Unter ihnen sind Schwund des tiefen Augenhöhlengewebes und Erweiterung der Augenhöhle durch Depressionsfraktur die wichtigsten.

g) Die angeborenen Anomalien der Augenhöhle.

Unter den angeborenen Anomalien der Augenhöhle nehmen die Geschwülste den weitaus größten Raum ein. Die Enkephalokelen, Dermoide, Teratome und andere, auf angeborene Anlage zurückgehende Geschwülste wurden schon auf Seite 107 u. f. besprochen. Hier ist noch der Orbitopalpebralcysten zu gedenken. Diese Geschwulst ist Teilerscheinung einer Entwicklungsstörung, die auch das Auge betroffen und zu Mikrophthalmus bzw. Anophthalmus geführt hat. Die cystische Geschwulst hängt mit dem verkleinerten Augapfel zusammen und erscheint als kuglige Schwellung, die das Unterlid vorwölbt. Solche Cysten entstehen entweder durch Ausstülpung eines Teils der primären Augenblase oder durch Ausstülpung der Netzhautduplikaturen am Rande der sekundären Augenblase (*Natanson*) oder auch durch Erweiterung des Sehnervenstiles (*Bergmeister*).

Ist die Cyste klein, so kann sie allein entfernt werden, weil in solchen Fällen das Auge manchmal verhältnismäßig gut entwickelt ist. Bei großer Cyste pflegt dagegen nur ein kleiner Augenstumpf vorzuliegen, der besser mit der Cyste gleichzeitig entfernt wird.

Auch seröse Augenhöhlencysten, die versprengter Schleimhaut der Nasenhöhle ihren Ursprung verdanken und im inneren Augenwinkel liegen, kommen gelegentlich vor.

Die ganze Augenhöhle ist bei Mikrophthalmus und Anophthalmus oft verkleinert, bleibt doch sogar im postfötalen Leben die Augenhöhle nach frühzeitiger Enukleation gern im Wachstum zurück.

Augen-höhlen-cysten.

Quellenverzeichnis:

Uhthoff, Klin. Monatsbl. f. Augenheilk. 43. Jg., 1905. — *Meller*, Zeitschr. f. Augenheilk. Bd. 15, 1906. — *Mizuo*, Bericht über die 35. Heidelberger Versammlung, 1908. — *Natanson*, v. Graefes Archiv Bd. 67, 1908. — *Bergmeister*, v. Graefes Archiv Bd. 84, 1913. — *Birch-Hirschfeld*, Die Krankheiten der Orbita, Graefe-Saemischs' Handbuch 1907, 1910, 1912 und 1915.

III. Die Erkrankungen der mittleren Augenhaut (Gefäßhaut, Uvealtractus).

1. Die Erkrankungen der Regenbogenhaut und des Strahlenkörpers.

Die Regenbogenhaut und der Strahlenkörper stellen den zusammengehörenden vorderen Abschnitt der Gefäßhaut des Auges, der Uvea, dar. Dieser vordere Abschnitt der Gefäßhaut, und zwar vor allem der ganze Strahlenkörper, dient der Flüssigkeitsabsonderung des inneren Auges, und durch den Ciliarmuskel ist er beim Naheinstellungsakte beteiligt, während der Regenbogenhaut die Rolle der Irisblende beim Sehakte zukommt. Die unversehrte Funktion des Strahlenkörpers ist demnach für die Ernährung des Auges sowie vor allem beim Sehakte für die Naheinstellung, die freie Beweglichkeit der Regenbogenhaut für das Pupillenspiel von größter Bedeutung.

Regenbogenhaut und Strahlenkörper werden von den gleichen Blutgefäßen gespeist, und zwar durch die beiden hinteren langen Ciliararterien und durch die vorderen Ciliararterien, die aus den vier geraden Augenmuskeln an den Augapfel herantreten, die Lederhaut nahe dem Hornhautrande durchbohren und hier Äste

Anat.-phys. Vorbe-merkungen.

einerseits zum Randschlingennetz der Hornhaut, andererseits zur Iriswurzel abgeben, wo sie mit den hinteren langen Ciliararterien den Circulus arteriosus major, ein Ringgefäß bilden, von dem die Irisgefäße radiär gerichtet der Iriskrause zustreben, wo sie sich aufsplitternd und anastomosierend den Circulus art. minor aufbauen. Während der Hauptteil des venösen Blutes aus Regenbogenhaut und Strahlenkörper nach hinten durch die Wirbelvenen abgeführt wird, verläßt das venöse Blut des Ciliarmuskels den Augapfel durch die vorderen Ciliarvenen, welche die gleichnamigen Arterien begleiten. Diese Venen stehen in Verbindung mit dem Schlemmschen Kanal, der an der Innenfläche der Hornhautlederhautgrenze verläuft und als ein der Aufsaugung des Kammerwassers dienender venöser Ringblutleiter aufzufassen ist.

Iris und Strahlenkörper sind auch sehr reich an sensiblen Nerven, die von den Ciliarnerven, Ästen des Trigeminus abstammen. Die akuten Entzündungen der Regenbogenhaut und des Strahlenkörpers sind daher oft mit lebhaftem Schmerz in Auge und Stirn verbunden. Durch Übergreifen des Reizes auf andere Zweige des Trigeminus tritt vermehrte Tränenabsonderung, auch Lichtscheu hinzu.

a) Die Entzündung der vorderen Gefäßhaut.

Symptomatologie. Die Gemeinsamkeit der Blutversorgung von Regenbogenhaut und Strahlenkörper bedingt die gemeinsame Erkrankung der beiden vorderen Abschnitte der Gefäßhaut, die als Iridocyclitis zusammen gefaßt wird. Die mit der Entzündung verbundene Hyperämie greift auf die so innig benachbarten Gefäßbezirke der Regenbogenhaut und des Strahlenkörpers über, auch wenn die bakterielle Metastase nur in einen der beiden Abschnitte der Membran hinein stattgefunden hat.

Die Symptome der Regenbogenhautentzündung, bedingt durch Hyperämie und Exsudation, sind folgende: pericorneale, ciliare Rötung, Verfärbung und Schwellung des Gewebes der Regenbogenhaut selbst, Veränderungen der Pupillenform - Reaktion und Weite durch hintere Synechien (Taf. 8, Abb. 3—5), Pupillarverschluß und Abschluß (Occlusio [Taf. 8, Abb. 5] und Seclusio pupillae), Trübung des Kammerwassers und Exsudatablagerung an die Wandungen der Vorderkammer, nämlich Beschläge an der Descemetschen Membran und auf der vorderen Linsenkapsel, außerdem unter Umständen Hypopyon und Hyphaema (Taf. 8, Abb. 2).

Die Symptome der Strahlenkörperentzündung sind Glaskörpertrübung, Veränderung des intraokularen Drucks im Sinne einer Druckherabsetzung durch Versiegen der Flüssigkeitsabsonderung oder einer Drucksteigerung durch Verstopfung der vorderen Abflußwege im Kammerwinkel.

Die Fälle, die lediglich unter dem Bilde der Regenbogenhaut- oder der Strahlenkörperentzündung auftreten, sind die Ausnahme, in der Regel verbinden sich die Zeichen der Erkrankungen beider Abschnitte miteinander. Zu den objektiven Zeichen gesellen sich die subjektiven, hauptsächlich durch Reizung der Trigeminusendigungen bedingten, nämlich Schmerzen, Lichtscheu und vermehrter Tränenfluß. Während diese Krankheitszeichen hauptsächlich die Fälle akuten Ablaufs begleiten, erreichen die Funktionsstörungen durch Herabsetzung der Sehschärfe infolge von Trübung der brechenden Mittel und Begleiterkrankungen von seiten des hinteren Augenabschnittes höhere Grade bei chronischem Verlauf.

Begleiterkrankungen. Als Begleiterscheinungen der Iritis können sich Entzündungszustände der äußeren Augenhaut entwickeln, und zwar sowohl an Hornhaut wie an

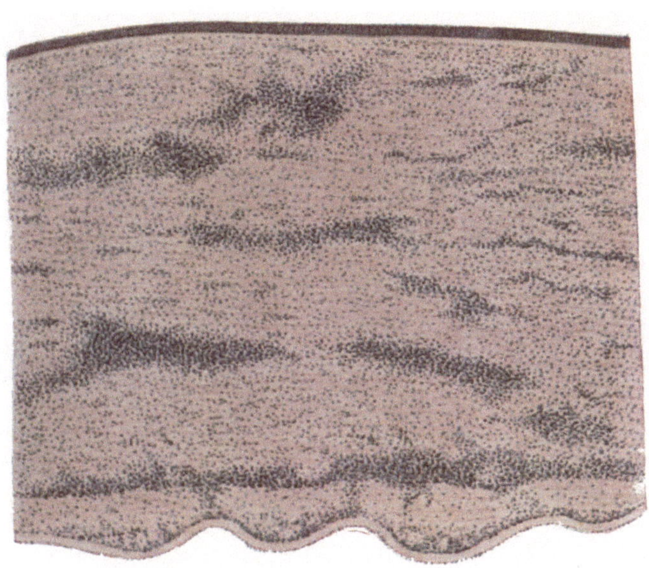

Abb. 1. Parenchymatöse Hornhautentzündung.

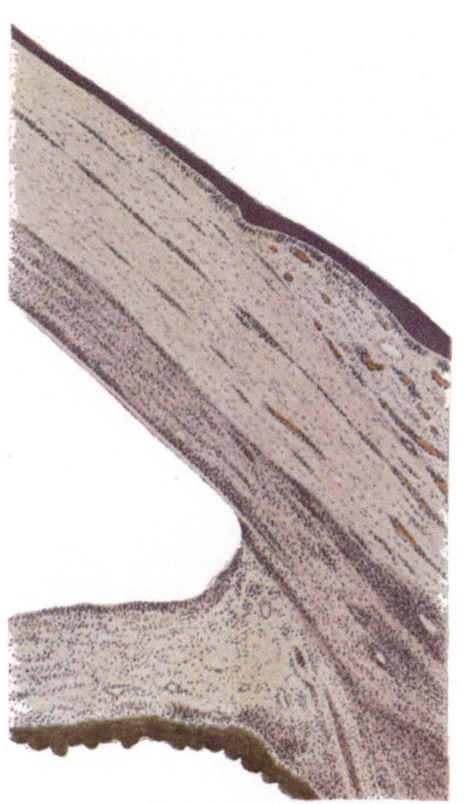

Abb. 2. Tiefe Infiltration bei parenchymatöser Hornhautentzündung.

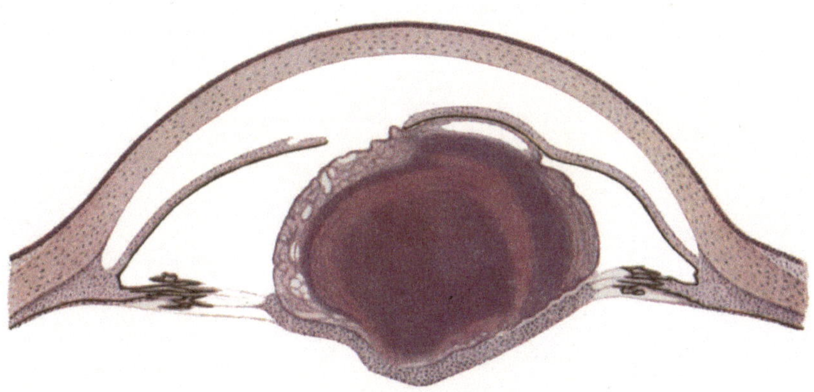

Abb. 3. Persistenz der Linsengefäßhülle (Pseudogliom). Zerfall der Linsenrinde.

Lederhaut, wobei manchmal nicht leicht zu entscheiden ist, ob die Entzündung der Lederhaut und Hornhaut oder die der Regenbogenhaut der primäre Vorgang ist. In neuerer Zeit sind auch wieder die schon von *Schnabel* beschriebenen Begleiterscheinungen an Netzhaut und Sehnervenkopf mehr beachtet worden, die im wesentlichen als gleich zu bewertende Folgen derselben Ursache anzusehen sind (*Meller, Kleinsasser*). Eine Mitbeteiligung der Linse (komplizierter Star) kommt bei auf die vordere Gefäßhaut beschränkter Entzündung nur ausnahmsweise vor.

Die primäre Iridocyclitis gehört im Kindesalter nicht gerade zu den häufigen Augenentzündungen. Unter 600 vom Verf. beobachteten Fällen standen nur 11 im ersten Lebensjahrzehnt, allerdings schon 70 im zweiten Jahrzehnt, doch setzt diese Häufung der Fälle erst nach dem fünfzehnten Lebensjahre ein, wenn die während der Kindheit erworbene tuberkulöse oder septische Infektion auch sonst zu allerlei ernsten Folgezuständen führt.

1. Die akute Iridocyclitis.

Die Mehrzahl aller Entzündungen der Regenbogenhaut läßt sich in zwei Gruppen einreihen. Von diesen umfaßt die eine Erkrankungen akuten Ablaufs, die sich vor allem während des Verlaufs und in der Wiedergenesung nach schweren Infektionskrankheiten entwickeln. Im Kindesalter kommen hier vor allem Masern, Scharlach und Diphtherie, seltener Pneumonie, Typhus und andere Darmerkrankungen in Betracht. Aber auch bei den erstgenannten Infektionskrankheiten gehört die Iritis zu den selteneren Komplikationen. Diese Iritiden stellen den Typus der Oberflächeniritis dar und sind durch lebhafte ciliare Rötung, ausgesprochene Irishyperämie, Pupillenverengerung, Trübung des Kammerwassers und lebhafte Augen- und Stirnkopfschmerzen ausgezeichnet. Die Verklebung der Regenbogenhaut mit der Linsenkapsel ist saumförmig und auf den Pupillenrand beschränkt.

Auf Atropinisierung reißen die Synechien leicht ein, und es entstehen die Nieren-, Herz- und Kleeblattformen der Pupille (Taf. 8, Abb. 3 u. 4). Setzt die richtige Behandlung rechtzeitig ein, so wird nach einigen weiteren Tagen die Pupille weit und rund, das Auge blaßt ab, der Kopfschmerz läßt nach, und die Entzündung klingt in 2 bis 3 Wochen unter Hinterlassung nur spärlicher Pigmentablagerungen im Pupillargebiet oder auch ohne jegliche Folgezustände ab.

Relativ häufig sieht man akute Iritis bei Hirnhautentzündung, jedoch ist sie hier in der Regel Teilerscheinung einer die ganze Gefäßhaut befallenden Entzündung vom Charakter einer milden Ophthalmie, auf die beim Pseudogliom (S. 131) näher einzugehen ist.

Eine häufige Ursache der Regenbogenhautentzündung beim Erwachsenen, der chronische Rheumatismus, spielt im Kindesalter eine nur unbedeutende Rolle, weil die diesem zu Grunde liegenden Infektionen (Erkrankungen der Zähne, der Hals- und Rachenmandeln, Eiterungen, Gonorrhoe) zwar im Kindesalter oft genug vorkommen, aber doch verhältnismäßig selten schon zur septischen Verallgemeinerung der Infektion geführt haben.

2. Die chronische Iridocyclitis.

Die zweite Gruppe von Entzündungen ist durch sehr langwierigen und hartnäckigen Verlauf ausgezeichnet. Meist sind sie auch chronisch, doch kommen während des ganzen Ablaufs auch akute Anfälle zur Beobachtung.

a) Tuberkulose.

Die überhaupt häufigste Ursache aller Entzündungen der Gefäßhaut ist die Tuberkulose, und sie steht auch bei der Iridocyclitis des Kindesalters mit an erster Stelle. Die tuberkulöse Erkrankung des Kinderauges verläuft verhältnismäßig oft, jedenfalls viel häufiger als beim Erwachsenen als klein - oder großknotige Miliartuberkulose. Entsprechend dem Immunitäts- zustand des kindlichen Organismus findet sich eben häufiger die spezifisch tuberkulöse Reaktion als die späteren Stadien entsprechende exsudative Ent- zündung. Die Tuberkel schießen an den verschiedensten Stellen des Iris- gewebes: im Kammerwinkel und im Ciliarteil, in der Krausengegend oder endlich im Pupillarteil der Iris als graue bis graugelbliche wenig vasculari- sierte Knötchen von submiliarer, miliarer und gutmiliarer Größe auf (Taf. 8 Abb. 4). Gerade die kleinsten, mit freiem Auge kaum sichtbaren Knötchen finden sich gern innerhalb des kleinen Kreises und im Sphinctergebiet, während die größeren Knoten von zwei und mehr Millimeter Durchmesser den Ciliarteil bevorzugen (vgl. Taf. 8, Abb. 4).

Die Entwicklung der Knoten geht zunächst im Irisgewebe vor sich, der wachsende Knoten gelangt schließlich, von Gefäßen umsponnen, an die Oberfläche. Die Rückbildung erfolgt durch Verkleinerung und Einsinken des Tuberkels, und zwar bei den submiliaren Formen ohne Zurückbleiben irgendwelcher Gewebsveränderungen, bei größeren Knoten zeigen atrophi- sche Flecken den früheren Sitz der Tuberkel an.

Lebhaftere Entzündungserscheinungen sind an Aussaat und Wachstum der Tuberkelknötchen in der Iris durchaus nicht gebunden. Die Reiz- erscheinungen sind vielmehr in der Regel auffallend gering. Mit zunehmen- der Hyperämie treten aber auch exsudative Vorgänge hinzu. Beim Sitz der Knoten im Pupillargebiet führt das dann zur Bildung von festen Ver- klebungen, an deren Aufbau sich nicht nur wie bei der akuten Iritis das Pig- mentblatt der Regenbogenhaut, sondern auch das geschwellt über den Pigmentsaum ins Pupillargebiet hinübergreifende Stromablatt beteiligt („Stromasynechien“). Manche der in dieser Art erkrankten Augen gehen durch die schweren Folgezustände an der Hornhaut (tiefe Parenchymtrübung), im Pupillargebiet (Occlusio pupillae) und im hinteren Abschnitt (Hypotonie, Glaskörpertrübung und Schwarten) für die Funktion verloren, doch kommt auch Ausgang in Heilung mit Erhaltung eines Teiles der Funktion vor.

Einen ungünstigen Ausgang nimmt dagegen stets die dem Kindesalter geradezu eigentümliche zweite tuberkulöse Erkrankungsform der vorderen Gefäßhaut, nämlich die konglobierte Tuberkulose, die vom Strahlen- körper ihren Ausgang nimmt und zur Bildung von graugelblichen bis gelb- rötlichen Granulationsgeschwülsten führt, die schließlich die vordere Kammer ganz erfüllen können und in der Gegend der Hornhaut-Lederhaut- grenze zum Durchbruch führen, wenn das Auge nicht schon vorher wegen Schmerzen, Entstellung und der Gefahr weiterer Ausbreitung entfernt wurde.

Die diffuse Form der Iritis, die ohne sichtbare Knötchenbildung einhergeht und bei Erwachsenen recht häufig ist, kommt bei Kindern kaum zur Beobachtung, dagegen sieht man im zweiten Lebensjahrzehnt bisweilen eine eigenartige Erkrankung, die früher unzweckmäßig Iritis serosa, jetzt richtiger als Iridocyclitis mit Präcipitaten oder I. ob- turans bezeichnet wird und ganz vorwiegend auf einer Erkrankung des

Strahlenkörpers beruht. Bei geringen Reizerscheinungen und meist ganz zurücktretender Beteiligung der Iris finden sich an der Hornhautrückfläche zahlreiche feine graue Beschläge, die in Form eines gleichschenkligen Dreiecks mit Spitze an der Hornhautmitte angeordnet sind. Nach Verf.s Erfahrung ist diese Erkrankung gerade bei Kindern fast stets tuberkulösen Ursprungs.

Diese Entzündung nimmt einen erheblich gutartigeren Verlauf und kann nach 2—3 Monaten mit runder beweglicher Pupille und voller Sehschärfe ausheilen.

Eine besondere Form von doppelseitiger Iridocyclitis, deren Eigenart in der Vergesellschaftung mit monatelang andauerndem Fieber, mit Parotisschwellung und Parese cerebrospinaler Nerven besteht, ist zuerst von *Heerfordt* als **Febris uveoparotidea** beschrieben worden. Die Erkrankung wurde schon im zweiten Lebensjahrzehnt, häufiger allerdings erst später beobachtet und stellt in der Regel eine atypische Form der Tuberkulose dar. Febris uveo-
parotidea.

Die Ansiedelung der hämatogenen Tuberkulose geht mit Vorliebe in der Gefäßschicht vor sich, und so sind die Nachbarschaft des Circulus art. major und des Krausengebietes Lieblingssitz der Knoten. Diese können aber auch an jeder anderen Stelle des Gewebes, auch in der Tiefe, dicht vor dem Pigmentepithel sich entwickeln (Taf. 14, Abb. 1). Andere oberflächlich dem Gewebe aufsitzende „Impf"tuberkel werden auf Verschleppung von bacillenhaltigem Material mit dem Flüssigkeitsstrom vom Strahlenkörper nach vorn zurückgeführt. Der Strahlenkörper zeigt sich besonders stark bei der geschwulstbildenden Form der Tuberkulose beteiligt, so daß in schweren Fällen die Linse vorne, seitlich und zum Teil auch hinten von tuberkulösen Gewebsmassen geradezu eingemauert ist (Taf. 14, Abb. 2). Patho-
logische
Anatomie.

Im Vordergrund steht die Allgemeinbehandlung durch Tuberkulin, die unter Vermeidung stärkerer allgemeiner oder örtlicher Reaktionen durchgeführt werden soll. Da in der Regel Frühstadien der verallgemeinerten Tuberkulose vorliegen, ist der Organismus meist kräftig genug, Immunstoff zu bilden. Für die Technik der Tuberkulinkur ist zu beachten, daß der Augenarzt, wie *Hertel* ausgeführt hat, bestrebt sein muß, jeden Millimeter gesunder Substanz zu erhalten, daher kann er nicht den Bestrebungen folgen, die von vornherein auf eine besonders langsame Heilwirkung abzielen (*Sahli, Beraneck*). Die Tuberkulose der vorderen Gefäßhaut erfordert vielmehr eine beschleunigte Tuberkulineinwirkung, die durch Ausnutzung der reaktiven Hyperämie einer vorsichtig dosierten Herdreaktion zu erreichen ist. *Verf.* benutzt ebenso wie *Hertel* das T. v., während andere wieder über günstige Erfolge mit dem T. r. bzw. der Bacillenemulsion berichten oder die Kur mit Krysolganbehandlung verbinden. Freilich ist der Erfolg der Behandlung sehr schwer abzuschätzen, da die Behandlung ja unter gleichzeitiger örtlicher Behandlung durchgeführt wird, auch viele Fälle Neigung zur Spontanheilung zeigen. Nach Verf.s Erfahrungen ist aber gerade das letztere bei den lebhaft Knoten-bildenden Tuberkulosen der kindlichen Gefäßhaut recht selten der Fall, vielmehr trotzen diese nur zu oft jeder Behandlung, so daß das Auge entfernt werden muß. Behandlung.

In allerjüngster Zeit sind auch sehr ermutigende Erfolge mit der Röntgenbestrahlung der Iristuberkulose erzielt worden, doch sind hier noch weitere Erfahrungen erwünscht.

Die übliche örtliche Behandlung mit pupillenerweiternden Mitteln und Wärmeanwendung kann durch subconjunctivale Einspritzungen mit Kochsalzlösung (2—5%) oder Hetol unterstützt werden. Die Wirkung Örtliche
Behandlung.

8*

dieser Eingriffe wird noch besonders gesteigert, wenn sie unmittelbar vor einer Punktion der Vorderkammer vorgenommen werden. Diese Punktionen wirken durch Anregung des örtlichen Stoffwechsels und durch Befreiung der Vorderkammer von Schlacken. Größere Eingriffe wie Iridektomie sind bei noch frischer Entzündung zu vermeiden, da sie zu neuer Aussaat von Tuberkeln führen können, dagegen sind sie in der Nachbehandlung oft zur Bekämpfung der Drucksteigerung oder zur Schaffung günstigerer optischer Verhältnisse angebracht.

b) Syphilis.

Während die Tuberkulose etwa 50% aller Entzündungen der vorderen Gefäßhaut ausmacht, treffen auf die Lues beim Erwachsenen etwa 15—20%. Beim Kinde ist die Beteiligung der Lues aber entschieden größer, aber nicht etwa auf Kosten der Tuberkulose, die auch beim Kinde die häufigste Ursache der Iridocyclitis ist oder doch zum mindesten ebenso oft wie die angeborene Lues anzuschuldigen ist, sondern wegen des starken zahlenmäßigen Zurücktretens der anderen Ursachen akuter und rückfälliger Entzündungen. Zieht man nur das erste Lebensjahrzehnt in Betracht, so mag die angeborene Lues allerdings unbestritten die erste Stelle einnehmen.

Gewiß beruhen manche der abgelaufenen leichteren Iritiden, die man bisweilen bei Kindern sieht, auf angeborener Lues, denn da die syphilitische Iritis im Säuglingsalter zum Unterschied von der beim Erwachsenen oft nahezu reizlos verläuft, wird sie gewiß manchmal übersehen. Auch sonst ist der Verlauf beim Säugling anders als beim Erwachsenen, indem nämlich papulöse Knötchen und die akute Form sehr selten, ein schwerer aber chronischer Verlauf durch starke Exsudatbildung im Pupillargebiet und im Glaskörper aber vergleichsweise häufig ist. So kann auch das Bild des Pseudoglioms durch Lues bedingt sein. In der Tertiärperiode ist Iritis sehr selten, immerhin sind einige Male Gummen mit sekundärer Hornhautbeteiligung gesehen worden.

Behandlung.　Die örtliche Behandlung ist die übliche gegen Regenbogenhautentzündung. Im frischen Entzündungsstadium Atropin und Wärmeanwendung, nach Ablauf der Entzündung u. U. operative Eingriffe zur Druckentlastung oder zur Schaffung günstigerer optischer Verhältnisse. Die Allgemeinbehandlung erzielt bei Iritis infolge angeborener Lues weniger günstige Resultate als bei der erworbenen; besonders bei gummöser Erkrankung läßt sich oft ein schlechter Ausgang wegen Übergreifens auf den Glaskörper und die Membranen des Augenhintergrunds nicht verhüten.

c) Lepra.

Die Lepra der vorderen Gefäßhaut kommt wie die Tuberkulose bei Kindern erheblich seltener als beim Erwachsenen vor. Auch sie kann als diffuse Iritis oder unter Bildung von Knötchen verlaufen, die Lepraknoten ähneln sehr der Tuberkulose, mit der die knotenbildende Lepra auch den langwierigen Verlauf teilt. Die Behandlung ist rein symptomatisch, prognostisch sind die Irisleprome nach *Borthen* ungünstig zu beurteilen.

b) Die Geschwülste und Cysten der Regenbogenhaut.

Gliom.　Geschwülste gehören zu den seltensten Vorkommnissen in der Pathologie der Regenbogenhaut. An erster Stelle ist beim Kinde das Gliom

zu nennen. In der Vorderkammer treten Geschwulstmassen von orange-
gelber Farbe auf (*Axenfeld, Weekers*). Sie ähneln der tuberkulösen Granulationsgeschwulst, der allerdings der Orangeton abzugehen pflegt. Auch
das völlig reizlose Wachstum ist bei der Krankheitsabgrenzung für die
Gliomdiagnose zu verwerten. Die histologische Untersuchung ergibt den
Ausgang der Geschwulst vom Pigmentblatt der Regenbogenhaut, allerdings
ist es nicht immer aufgeklärt worden, ob primäre Irisgeschwulst oder
Metastase von seiten einer Netzhautgeschwulst vorlag.

Gelegentlich kommt auch A u s s a a t v o n G l i o m m a s s e n auf die Iris
vor, so daß das Bild der tuberkulösen Knötcheniritis vorgetäuscht wird
(*Behr, Meisner, Sijpkens*). Auch hier bestehen erhebliche Schwierigkeiten
der Krankheitsabgrenzung, weil beide Zustände mit Vorliebe die ersten
Kinderjahre befallen und die Tuberkulose fast ebenso reizlos wie das Gliom
verlaufen kann. Therapeutisch kommt nur die Enukleation in Betracht.

Wohl noch seltener als das Gliom ist das S a r k o m der kindlichen
Regenbogenhaut, zumal ein Teil der früher bekannt gegebenen Fälle
zweifellos als tuberkulöse Geschwulstbildung aufzufassen ist. Immerhin
liegen einige sichere Beobachtungen vor, wonach sich Sarkome aus kleinen
Pigmentflecken oder nach Augenverletzungen entwickelt haben. Ist die
Geschwulst scharf begrenzt, so wird man gerade beim Kinde zunächst die
Entfernung durch I r i d e k t o m i e versuchen dürfen. Meist ist aber die Ent-
fernung des ganzen Auges nicht zu vermeiden.

Die hauptsächlich bei Kindern und Jugendlichen beobachteten Cysten
der Regenbogenhaut sind entweder angeboren oder gehen auf eine angeborene Anlage zurück. Jedoch muß man zwei ganz verschiedene Gruppen
von Cystenbildungen auseinanderhalten, die sich sowohl nach ihrer Entstehungsweise wie nach Lage und klinischem Bilde scharf unterscheiden
lassen. Für das Kindesalter kommt vor allem die erste Gruppe in Betracht,
die Cysten, die sich wirklich im I r i s s t r o m a, im mesodermalen Gewebsteil
der Regenbogenhaut entwickeln. Diese Cysten wachsen aus dem Stroma
in die Kammer hinein als grauliche bis grauweisse Vorwölbung, die vorwiegend in der Peripherie der Kammer wächst, im allgemeinen nur vorübergehende entzündliche Reizungen auslöst, aber schließlich doch zu
Drucksteigerung führen kann.

Diese Cysten werden heute nach *Juselius* auf unpigmentierte Epithel-
reste zurückgeführt, die während des embryonalen Lebens nicht zur Bildung
der Irismuskulatur verbraucht worden sind.

Meist läßt sich die Cyste mit dem ihr anhaftenden Gewebe durch Iridektomie entfernen, und Rezidive bleiben aus, wenn auch die Entfernung
z. B. durch Zerreißung der Wand nicht ganz geglückt ist. Die Entfernung des
Auges kommt erst in Frage, wenn die Angehörigen die Cyste haben größer werden lassen, so daß die Funktion durch Sekundärglaukom vernichtet worden ist.

Die zweite Gruppe spontaner Iriscysten nimmt ihren Ausgang vom
P i g m e n t b l a t t der Regenbogenhaut. Unter Verdrängungserscheinungen
entwickelt sich auf der Rückfläche der Regenbogenhaut im Gebiet der
Hinterkammer und der Pupille ein anscheinend solider braunschwarzer
Knoten, der auch wiederholt schon fälschlich für Sarkom gehalten worden
ist. Diese cystischen Geschwülste beruhen auf Blasenbildung des Iris-
pigmentblattes und kommen im Gegensatz zur erst genannten Gruppe der

spontanen Iriscysten bei Jugendlichen nur ausnahmsweise zur Beobachtung, und dann sind auch hier Entwicklungsstörungen anzuschuldigen, über deren Natur allerdings noch nicht völlige Klarheit herrscht. Man denkt an Störungen in der Entwicklung des Sinus annularis *v. Szily*, der im Pupillarteil der Regenbogenhaut liegt und vom Pigmentepithel seinen Ausgang nimmt. Die kleineren dieser Cysten haben eine gewisse Ähnlichkeit mit verwandten, aber regelmäßig vorhandenen Gebilden am Pupillarrand der Tiere, den Flocculi und den Traubenkörnern des Pferdes. Sie könnten daher auch als Atavismen gedeutet werden.

Diagnose und Behandlung. Wiederholt wurden bei diesen Cysten Zitterbewegungen wahrgenommen. Wo dies der Fall ist, und wo bei diaskleraler Durchleuchtung das dunkle geschwulstartige Gebilde sich als durchleuchtbar erweist, ist die Diagnose ziemlich gesichert und man kann durch Punktion der Cyste, gegebenenfalls durch Iridektomie das Auge vor den verhängnisvollen Folgen der Drucksteigerung zu bewahren versuchen.

c) Die angeborenen Anomalien der Regenbogenhaut und des Strahlenkörpers.

Typisches Iriskolobom. Einen der häufigsten Bildungsfehler der Regenbogenhaut stellt das typische Iriskolobom (Taf. 7, Abb. 6), ein nach unten gerichteter Spalt in der Regenbogenhaut dar, der in der Regel vom Pupillarrand bis zur Iriswurzel reicht und nach der Kammerperipherie zusammenstrebende Schenkel aufweist. Manchmal ist am Pupillenrand eine Gewebsbrücke erhalten (Brückenkolobom), häufiger findet sich an Stelle der Iriswurzel ein Gewebsstumpf, der allerdings klinisch meist nicht sichtbar ist. Dieses typische Kolobom ist die Folge einer Störung im Verschluß der fötalen Augenspalte, und es kann formal die Iris allein betreffen, während es genetisch auf Störung der Papillenanlage hinweist (*v. Szily*), oder es ist nur der äußerlich sichtbare Ausdruck einer tiefer greifenden Störung im Augenblasenspaltenschluß, die sich auf den Strahlenkörper, die Aderhaut, die Sehnervenscheiden und selbst den Sehnerven fortsetzen kann. Das Iriskolobom ist etwas häufiger einseitig als doppelseitig. Die Funktionsstörung kann gering sein, wenn die Entwicklungsstörung auf die Regenbogenhaut und höchstens noch den Strahlenkörper beschränkt ist.

Nicht ganz so selten findet man in der Gegend der früheren Blasenspalte auch einen oberflächlichen Ausfall im Gewebe, der als Andeutung eines Koloboms zu deuten ist und die geringste Stufe eines Oberflächen-Koloboms darstellt.

Atypisches Iriskolobom. Das atypische Iriskolobom ist viel seltener. Es unterscheidet sich vom typischen durch seine abweichende Richtung nach außen oder nach innen, ja sogar nach oben ist es beobachtet worden. Die Form des atypischen Koloboms kann der des typischen gleichen, bisweilen ist der Defekt aber auch erheblich größer und stellt schon den Übergang zum Irismangel dar. Das atypische Iriskolobom ist wohl noch häufiger einseitig als das typische. Die gleiche Störung abnorm lang persistierender mesodermaler Stränge kann aber auch in geringerem Grade am anderen Auge sich geltend machen und z. B. zu Ektropium uveae an der entsprechenden Stelle führen, wie es in einem vom Verf. beschriebenen Falle zutraf.

Irismangel. Der Name „Aniridie" oder „Irideremie" bezeichnet nach *Seefelder* nur die auffälligste Erscheinung unter verschiedenen an Zahl und Intensität wechselnden Anomalien ein und desselben Auges. Sie ist als das klinische Hauptsymptom einer Entwicklungsstörung, welche die ganze junge Augenanlage in empfindlicher Weise getroffen hat, zu bezeichnen. Je nachdem, ob noch ein Saum von Regenbogenhaut zu sehen ist oder nicht, unterscheidet man eine partielle oder totale Aniridie. Aber auch wenn klinisch kein Gewebsstumpf zu sehen ist, weist die anatomische Untersuchung doch das Vorhandensein eines schmalen Irisstumpfes nach, in dem allerdings die Irismuskulatur zu fehlen scheint. Die Gebilde des Kammerwinkels weisen oft ausgesprochene Anomalien auf, die Augen mit Aniridie gehen daher gern unter den Erscheinungen des Hydrophthalmus oder Glaukoms zugrunde. Zahlreiche andere Anomalien begleiten die Aniridie, so abnorme Kleinheit und Trübungen der Linse, Aplasie der Ciliarfortsätze und vor allem Fehlen oder mangelhafte Entwicklung der Netzhautmitte. Wie *Seefelder* zuerst ausgesprochen hat, liegt bei dieser eigenartigen Mißbildung die eigentliche Hemmung in der Netzhaut selbst. Je unvollkommener die Foveaanlage ist, um so hochgradiger ist die funktionelle Minderwertigkeit des irislosen Auges. Überhaupt gehört zum Irismangel Sehschwäche und Augenzittern dazu, und diese Dreizahl stellt die häufigste vererbbare Augenmißbildung dar.

Eine nicht ganz zentrische Lage der Pupille ist außerordentlich häufig. Ausgesprochene Verlagerung bezeichnet man als **Korektopie.** Die Verlagerung ist in der Regel doppelseitig, und zwar am häufigsten nach unten innen, doch kann sie auch nach jeder anderen Richtung vorkommen und mit starker Verkleinerung der Pupille verbunden sein. In leichteren Fällen handelt es sich um eine nur die Iris selbst betreffende Entwicklungsstörung. In schwereren Fällen liegt dagegen eine tiefer greifende Störung vor, die man schon an der Verlagerung der Linse (Pupillen- und Linsenektopie) erkennt. Diese erfolgt im allgemeinen nach der entgegengesetzten Seite wie die Pupillenverlagerung, weil an der Schmalseite der Iris die Zonula Zinnii oft defekt ist und daher an dieser Seite Zug und Spannung durch das Aufhängebändchen wegfallen. Diese wohl charakterisierte Mißbildung kommt nach *Seefelder* dadurch zustande, daß der Pupillarrand der Iris an der Schmalseite durch einen bindegewebigen Strang nach hinten gezerrt wird, doch gilt diese Erklärung nicht für alle Fälle.

Bei der **Polykorie** handelt es sich nicht eigentlich um in der Mehrzahl angelegte Pupillen, sondern um radiär gestellte Spalten, die neben der wirklichen Pupille gelegen, Defekte im Irisgewebe darstellen. Ganz unklar ist noch die Pathogenese einer sehr seltenen Mißbildung der Iris, nämlich der **schlitzförmigen Pupille.** Vielleicht liegt hier ein Atavismus vor, da manche Tiere (Katzen) die gleiche Pupillenform aufweisen.

Eine verhältnismäßig häufige Anomalie des Pupillarrandes ist das **Ektropium des Pigmentblattes** der Regenbogenhaut, das nicht ganz zutreffend früher als Ektropium uveae bezeichnet worden ist. Das Pigmentblatt greift über den Pupillarsaum der Regenbogenhaut hinüber und breitet sich auf der Vorderfläche der Regenbogenhaut halskrausen- oder schürzenartig aus. Nicht selten ist auch das Stroma in der Umgebung solchen Ektropiums stärker pigmentiert. Anatomisch wies *Reis* für diese funktionell oft bedeutungslose Anomalie Duplikaturen, Falten- und Schleifenbildung des Pigmentepithels nach. Doch kommen nach den embryologischen Untersuchungen *Gallengas* auch Störungen in Betracht, die durch abnorm langen Bestand des Sinus annularis *v. Szily* hervorgerufen sind.

Zu den häufigsten Veränderungen im Pupillargebiet gehören die **per-sistierenden Reste der Pupillarmembran**, des vordersten Abschnittes der fötalen Gefäßhülle der **Linse**, während Störungen in der Rückbildung der anderen Abschnitte, der M. capsularis an der Hinterfläche der Linse und der M. capsulo-pupillaris, welche die vordere Linsenfläche vom Äquator bis zur Umschlagsstelle der Augenblase überzieht, verhältnismäßig selten sind.

Diese mehr oder weniger zarten Fäden nehmen häufig ihren Ursprung von der Vorderfläche der Iris, und zwar in der Regel von der Gegend der Krause, manchmal aber auch weiter peripher (Abb. 17). Die Fäden können wie eine Sehne das ganze Pupillargebiet überspannen und im gegenüberliegenden Irisabschnitt endigen oder sie enden frei im Pupillargebiet. Manchmal treten die Fäden zu einem ganzen Netzwerk zusammen, das als helle oder pigmentierte Platte einen Teil des **Pupillar**gebietes deckt. *Brückner* hat zuerst darauf aufmerksam gemacht, daß die Fäden bisweilen auch vom freien Pupillarrande ihren Ausgang nehmen können. Auch endigen sie nicht immer frei beweglich im Pupillargebiet, sondern können der Linsenkapsel anhaften. Die Linse selbst weist dann nicht selten subcapsuläre Trübungen auf. Recht häufig sind endlich punkt- und sternchenförmige braune Reste auf der vorderen Linsenkapsel, die aber der Beobachtung mit freiem Auge nicht zugänglich sind und erst mit geeigneten optischen Hilfsmitteln

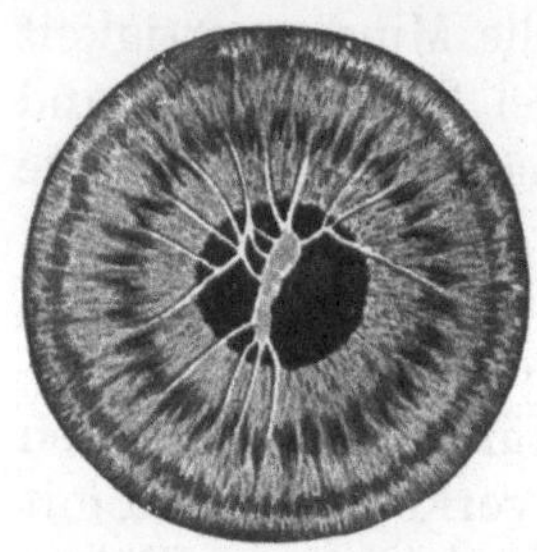

Abb. 17. Membrana pupillaris perseverans nach *E. von Hippel*.

(Lupe, Hornhautmikroskop) wahrgenommen werden können. Selten **haft**en Fäden einer Pupillarmembran der Hornhaut **an**. Diese zeigt dann an der Ansatzstelle tiefe pigmentierte Trübung.

Differentialdiagnostisch kommen hintere Synechien in Betracht, besonders wenn Entzündungen vorausgegangen sind. In der Mehrzahl der Fälle ist der Pupillarrand bei persistierender Pupillarmembran frei beweglich und rund im Gegensatz zu hinteren Synechien nach Iritis. Dieser diagnostische Anhalt fällt aber weg, wenn die Pupillarmembranfäden ihren Ausgang vom Pupillarrand nehmen, und die Unterscheidung kann dann unmöglich sein oder sie muß sich lediglich auf die **Vorgeschichte** stützen.

Optisch-funktionell sind die Punkte und kleineren Fäden des Pupillargebietes trotz ihrer zentralen Lage bedeutungslos, erst größere Membranen stellen ein optisches Hindernis dar, das operatives Eingreifen erfordert.

Schließlich beruhen zahlreiche feinere Abweichungen im Aussehen des Irisreliefs auf rudimentären Entwicklungsstörungen bzw. auf Vererbung besonderer Anlagen. So hat die Iriskrause häufig eine zum Pupillarrande exzentrische Lage, so fehlen bisweilen in der Gegend der früheren Blasenspalte die Trabekel, oder das Gewebe ist umgekehrt dort besonders verdichtet, stärker pigmentiert oder pigmentarm (*Arnold*), alles Veränderungen, die auf Störungen beim Verschluß der Augenblase hinweisen.

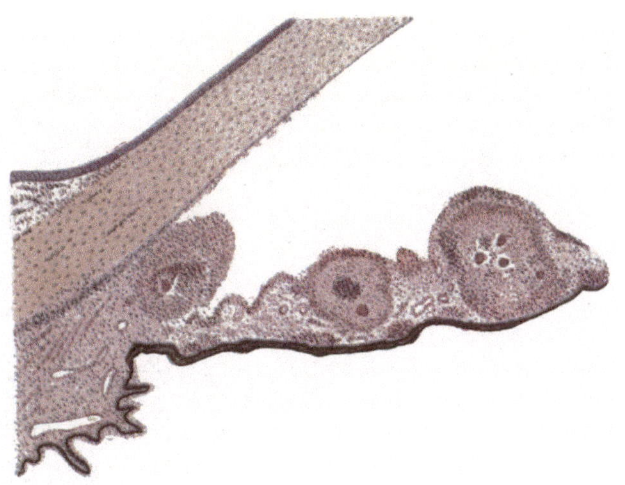

Abb. 1. Iristuberkulose (vgl. Tafel 8, Abb. 4).

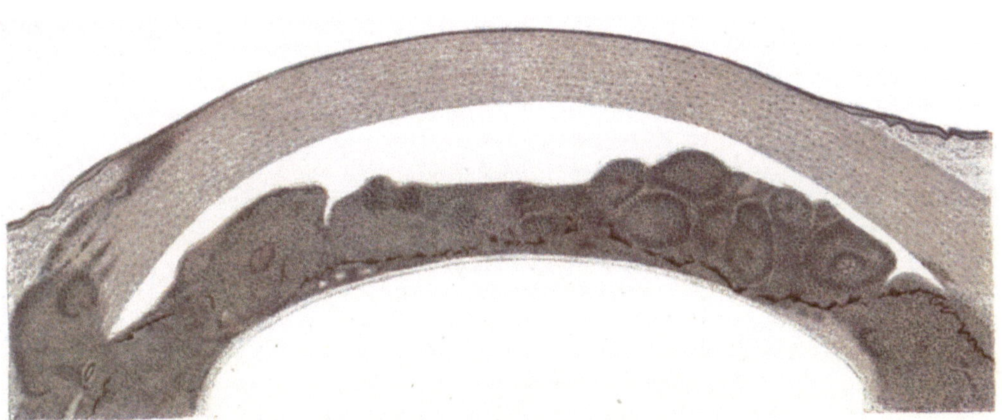

Abb. 2. Geschwulstbildende Form der Iristuberkulose.

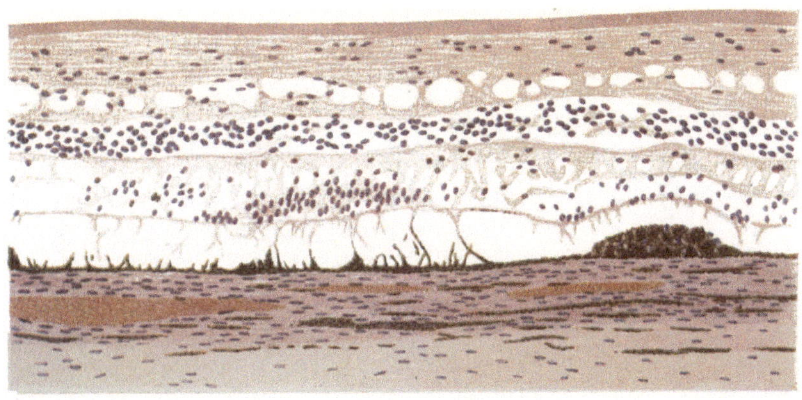

Abb. 3. Netzhautentartung bei angeborener Syphilis (Pfeffer- und Salz-Hintergrund).

Die angeborenen Anomalien der Pigmentierung pflegen sich nicht auf Pigment-
anomalien. die Regenbogenhaut zu beschränken, vielmehr betrifft die Entwicklungsstörung in gleicher Weise auch den Strahlenkörper und die Aderhaut, ja u. U. auch das Pigmentepithel der Netzhaut.

Am stärksten ausgesprochen ist die Störung beim **Albinismus**. Dieser Albinismus. ist ausgezeichnet durch völligen Pigmentmangel der ganzen Gefäßhaut sowie durch Mangel bzw. sehr schwache Entwicklung des Pigments im Pigmentepithel der Netzhaut. Die Iris hat einen ungewöhnlich hellblauen Farbton mit fast weiß erscheinendem Balkenwerk, und da das Licht nicht nur durch die Pupille, sondern auch durch die des schützenden Pigmentes ermangeln-

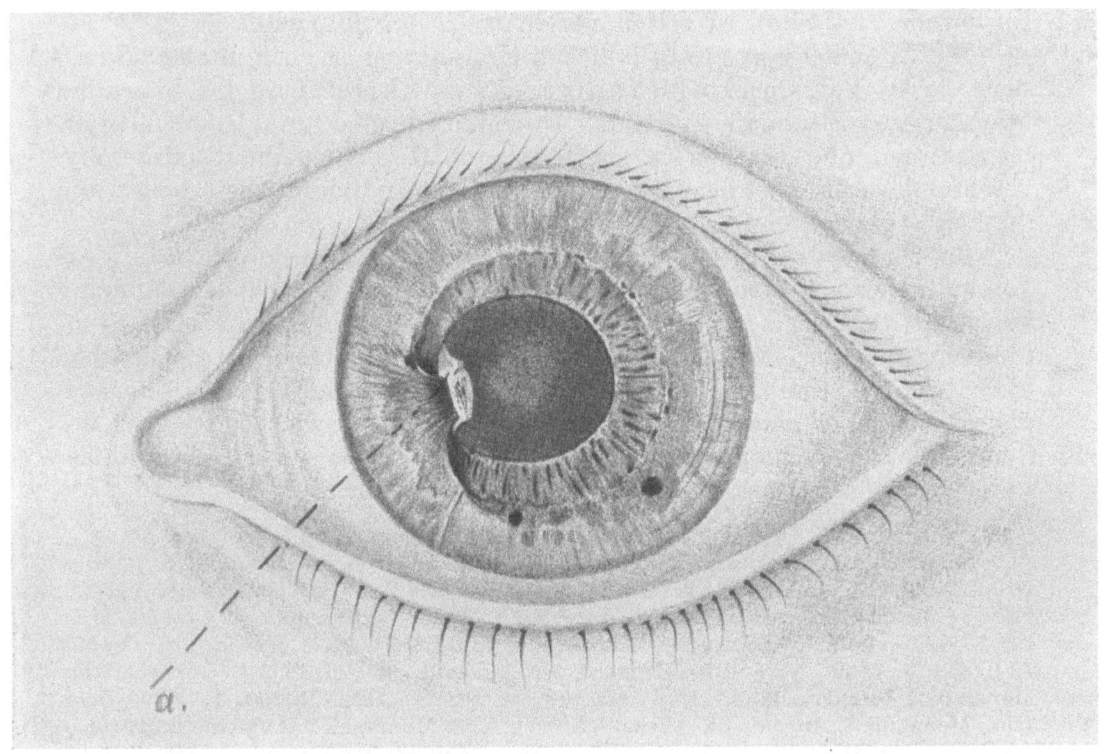

Abb. 18. Rest der Pupillarmembran anhaftend an einem Vorderkapselstar.

den Augenhüllen eindringen kann, leuchtet die Pupille rot auf. Diese Augen leiden daher in hohem Maße an **Blendung**, außerdem an **Schwachsichtigkeit** und **oszillierendem** Nystagmus. Die letzten beiden Störungen sind vor allem Folge einer mangelhaften oder ganz fehlenden Entwicklung der Netzhautmitte (*Elschnig, Gilbert*).

Zur Verringerung der Blendung empfiehlt sich die Verordnung von rauchgrauen Schutzgläsern.

Schon gegen Ende des ersten Lebensjahres, wenn die Regenbogenhaut Heterochro-
mie und
Cyclitis. ihre endgültige Färbung annimmt durch mehr oder weniger starke Entwicklung des Stromapigmentes, fällt den Eltern manchmal ein ausgesprochener Unterschied in der Färbung beider Augen auf, so daß die eine Iris braun, die andere blau erscheint, wenn der Unterschied sehr hochgradig ist. Das hellere Auge kann auch graublau erscheinen. Man bezeichnet diesen nicht so ganz seltenen Zustand als Heterochromie. Er beruht auf einem Ausbleiben der Entwicklung des Stromapigmentes im helleren Auge, und zwar betrifft der Pigmentmangel nicht nur die Iris, sondern die ganze Gefäßhaut. Die Störung beschränkt sich nun nicht auf das Zurückbleiben der Pigmententwicklung im helleren Auge, sondern dieses Auge ist zu einer Reihe von Erkrankungen geneigt, von denen Cyclitis und Star am wichtigsten sind, während Glaskörpertrübung und chorioiditische Herde dagegen im Kindesalter entschieden an Bedeutung und Häufigkeit zurückstehen. Trotz des Auftretens feiner heller Beschläge unterscheidet sich diese Form der Cyclitis erheblich von den anderen Entzündungen der vorderen Gefäßhaut, da sie fast ohne Reizerscheinungen und Synechienbildung verläuft. Die Entfernung des Stars ist selten vor dem dritten Jahrzehnt nötig.

Heterohyperchromie. Die Ursache dieser eigentümlichen Erkrankung ist noch unklar. *Streiff* sieht sie als Folge unvollständiger Rassenkreuzung bei blau- und braunäugigen Eltern an. Auch das Auftreten einzelner dunkler pigmentierter Sektoren und Flecken in sonst hellerer Regenbogenhaut (Heterohyperchromie) gilt als Folge der Kreuzung von Individuen mit heller und dunkler Irisfarbe.

Sympathicus-Heterochromie. Ganz anderer Natur ist die Sympathicusheterochromie. Sie kommt nahezu ausnahmslos nur bei angeborener Sympathicuslähmung vor und tritt hier als viertes Symptom zur bekannten *Horner*schen Symptomengruppe der Ptosis, Miosis und des Enophthalmus. Offenbar bleibt infolge trophischer Störung die Pigmentierung der Irischromatophoren aus. Bei erworbener Sympathicuslähmung sowie bei Reizung des Sympathicus sind entsprechende Beobachtungen bisher nur ganz ausnahmsweise gemacht worden und bedürfen noch weiterer Bestätigung.

Quellenverzeichnis:

Schnabel, Arch. f. Augenheilk. Bd. 18. — *Gallenga*, Arch. di Ottalmol. 13, 1906. — *Brückner*, Archiv f. Augenheilk. Bd. 56, Erg.-Heft 1907. — *Fritsch*, Anat. Anz. 30, 1907. — *Juselius*, Klin. Monatsbl. f. Augenheilk. 1908. — *Heerfordt*, v. Graefes Arch. Bd. 70, 1909. — *Reis*, Zeitschr. f. Augenheilk. Bd. 22, 1909. — *Seefelder*, v. Graefes Arch. Bd. 70, 1909. — *Seefelder*, Zeitschr. f. Augenheilk. Bd. 25, 1911. — *Arnold*, Klin. Monatsbl. f. Augenheilk. 1911. — *Elschnig*, v. Graefes Arch. Bd. 84, 1913. — *Behr*, Klin. Monatsbl. f. Augenheilk. 1919. — *Streiff*, Klin. Monatsbl. f. Augenheilk. 1919. — *Meisner*, Klin. Monatsbl. f. Augenheilk. 1921. — *Gilbert*, Arch. f. Augenheilk. Bd. 88, 1921. — *Meller*, v. Graefes Arch. Bd. 105, 1921. — *Kleinsasser*, Zeitschr. f. Augenheilk. Bd. 48, 1922. — *Sijpkens*, Klin. Monatsbl. f. Augenheilk. 1922. — v. *Szily*, Tagung d. nordwestdeutschen u. niedersächsischen Augenärzte zu Bremen. Zeitschr. f. Augenheilk. 1926, Bd. 60, S. 78.

2. Die Erkrankungen der Aderhaut.

Anat.-phys. Vorbemerkungen. Die Blutversorgung der Aderhaut geschieht durch die unweit von der Papille in sie eintretenden hinteren kurzen Ciliararterien. Die Aufästelung der Arteriolen ist am reichlichsten in der Äquatorgegend, der Blutstrom daher dort etwas träger. Hierdurch wird die Ansiedelung im Blute kreisender Schädlichkeiten in der Äquatorgegend begünstigt. Der an die Ora serrata angrenzende vorderste Abschnitt der Aderhaut wird aber auch durch rückläufige Äste der Iris und Strahlenkörper versorgenden hinteren langen Ciliararterien gespeist. Dieser vorderste Abschnitt der Aderhaut beteiligt sich daher gern bei der Iridocyclitis. Durch besondere Äste der hinteren kurzen Ciliararterien, die in der Lederhaut die Papille umkreisen, anastomosieren die Aderhautgefäßchen auch mit dem Zentralgefäßsystem der Netzhaut und des Sehnerven, so daß manche Fälle von Aderhautentzündung am hinteren Pol auch von Sehnervenentzündung begleitet sind. Sehr innig sind auch die Beziehungen zu den Venen der vorderen Gefäßhaut. Fast das gesamte venöse Blut passiert die Aderhaut auf dem Wege zu den Sammelbecken der Wirbelvenen.

Das Übergreifen von Entzündungen der vorderen Gefäßhaut auf den hinteren Abschnitt, die Aderhaut, geht nun entweder auf dem Wege der geschilderten Gefäßversorgung oder im Gewebe weiterkriechend vor sich. Andererseits ist der Flüssigkeitsstrom im Auge hauptsächlich von hinten nach vorn gerichtet, und so gesellt sich umgekehrt zu den späteren Stadien der Aderhautentzündung auch nicht selten eine Iridocyclitis.

Tönung nnd Färbung des Augenhintergrundes im Augenspiegelbilde wird durch den Pigmentgehalt des Pigmentepithels und der Gefäßzwischenräume der Aderhaut bestimmt. Liegt das Pigmentepithel als überall gleichmäßig dichter Schleier vor der Aderhaut, so ergibt sich im allgemeinen bei Blonden der gleichmäßig lebhaftrote (Taf. 15a), bei Brünetten der dunkel-braunrote Augenhintergrund (Taf. 15b), bei dem Einzelheiten der Aderhaut sich der Beobachtung völlig entziehen. Zeichnen sich bei weniger dicht pigmentiertem Pigmentepithel die Zwischengefäßräume durch besonders starken Pigmentgehalt aus, so liegt der getäfelte Augenhintergrund (Taf. 15d) bei Armut oder völligem Fehlen des Pigmentes in Aderhaut und Pigmentepithel der helle Augenhintergrund vor, wie er am ausgesprochensten beim Albino sich findet (Taf. 15c).

Färbung und Zeichnung des normalen Augenhintergrundes.

a) Die Entzündung der Aderhaut.

Sehen wir von der angeborenen Lues zunächst ab, so treten Entzündungen der Aderhaut im Kindesalter nicht eben häufig auf. So sah Verf. das Bild der Chorioiditis disseminata unter 150 Fällen nur 2mal im ersten, aber schon 34mal im zweiten Lebensjahrzehnt. Davon war das kindliche Alter von elf bis fünfzehn Jahren aber nur 9mal befallen. Mit der einsetzenden Geschlechtsreife schnellt dann die Häufigkeitskurve erheblich hinauf. Die Erkrankung ist viel häufiger doppel- als einseitig, wenn auch nicht immer beide Augen gleichzeitig erkranken. Schon von den erwähnten 11 Fällen im Kindesalter traten 9 doppelseitig erkrankt in die Behandlung.

Statistisches.

Bei der Aderhautentzündung des Kindesalters spielt ätiologisch die bakterielle Metastase die allergrößte Rolle. Konstitutionelle Faktoren treten ganz zurück, endokrine Störungen machen frühestens zur Zeit der Geschlechtsreife sich geltend. Bei den angeborenen Erkrankungsformen ist die Lues, bei den später erworbenen die Tuberkulose anzuschuldigen. Nur ganz vereinzelt kommen akute Infektionen wie Masern und Scharlach in Betracht. Diese rufen auch mehr eine diffuse Erkrankung der innersten Aderhautschichten, der Choriocapillaris mit Schädigung des Pigmentepithels und Nachtblindheit hervor, als die schweren herdförmigen Veränderungen, die das bekannte Bild der Chorioiditis disseminata ergeben.

Ätiologie.

Die vielfach übliche Benennung der Chorioiditis als Chor. disseminata, centralis, macularis, areolaris, aequatorialis, juxtapapillaris spiegelt die oben dargelegten Verhältnisse der Blutversorgung wider und ist eine rein topographische Einteilung, hat mit ätiologischen Gesichtspunkten nichts zu tun.

Bei frischer Aderhautentzündung bietet der chorioiditische Herd das Bild eines graugelblichen Fleckchens von rundlicher bis ovaler Form, ganz verschwommen in den Grenzen und ohne jedwede Zeichnung. Nicht selten erscheinen die Netzhautgefäße über dem frischen chorioiditischen Herd infolge Anschwellung der Aderhaut im Bereiche des Herdes geschlängelt. Auch ist der eigentliche entzündliche Herd der Aderhaut oft durch eine leichte über ihm liegende entzündliche Trübung der Netzhaut verdeckt, die am besten bei Untersuchung im rotfreien Licht sichtbar wird. Der ältere chorioiditische Herd gewinnt ein anderes Aussehen durch

Der frische Aderhautherd.

Der ältere Herd.

Übergang der entzündlichen Veränderungen in mehr oder weniger schnell sich entwickelnde atrophisch-degenerative bzw. regenerative (Taf. 20, Abb. 2). Der Herd nimmt scharfe Grenzen an, in seinem Bereich schwindet mit dem Untergang des Aderhautgewebes der rote Farbton und macht einem gelbweißen bis reinweißen Platz. Diese Veränderung des Bildes wird erst dadurch möglich, daß das die Aderhaut deckende Pigmentepithel sich lichtet und die Choriocapillaris freigelegt wird. Die Gefäße erscheinen dann bisweilen schon im jugendlichen Alter als gelbweiße sklerotische Stränge, soweit sie im Bereiche des Herdes nicht überhaupt mit dem Gewebe zugleich schwinden. Vervollständigt wird das Augenspiegelbild durch schwere sekundäre Veränderungen an der Netzhaut. Aus den zugrunde gehenden Pigmentepithelien wird das Pigment verschleppt, es wandert in die Netzhaut ein, und so entstehen die schwarzen Flecke, Säume und Kränze, die den Aderhautherd einfassen bzw. decken und zugleich mit der Funktionsstörung darauf hinweisen, daß es sich beim älteren Herd um Entartungen handelt, die mehr noch in der Netzhaut als in der Aderhaut ihren Sitz haben (Taf. 20, Abb. 1 und 2).

Begleitzustände. Unter den Begleitzuständen der Aderhautentzündung sind an erster Stelle die Glaskörpertrübungen zu nennen, die gerade bei jugendlichen Individuen teils verhältnismäßig häufig, teils besonders reichlich sind. Sie treten vor allem bei Beteiligung des vordersten Abschnittes oder der Umgebung der Papille auf. Nicht selten ist auch gerade bei Jugendlichen eine gleichzeitige Erkrankung der Netzhaut und des Sehnerven, ausgehend vom Zentralgefäßsystem der Netzhaut. Die weiteren Begleit- und Folgezustände wie Chorioidal-Star, Linsenverschiebung, Irisablösung, Synchysis scintillans, Netzhautablösung, Sehnervenentzündung und Augenzittern sind abgesehen vom Star und dem Augenzittern im Kindesalter selten, kommen aber alle doch gelegentlich vor. Am häufigsten sieht man Hornhautflecken, die auf überstandene skrofulöse Hornhautentzündung hinweisen.

Funktionsstörungen. Sehstörungen machen sich erst bemerkbar, wenn die vorderste Peripherie oder die Gegend des hinteren Poles befallen ist. Im ersteren Falle infolge von Begleiterscheinungen von seiten des Strahlenkörpers und der Iris, im letzteren infolge von Schädigung der Netzhautmitte. Während bei Beteiligung der vorderen Gefäßhaut Medientrübung vorliegt, handelt es sich bei der Netzhautschädigung zuerst um Reizerscheinungen an der Schicht der Stäbchen und Zapfen, die zu Flimmern, Blitz- und Funkensehen (Photopsien) führen. Die zentrale Sehschärfe ist oft selbst bei Sitz der Erkrankung hinter der Netzhautmitte überraschend lange in nur geringem Maße herabgesetzt, schließlich nimmt sie aber doch erheblich ab und die Verzerrung der Stäbchen und Zapfen ruft Metamorphopsie (Makropsie und Mikropsie) hervor. Ein regelmäßiges Frühsymptom ist dagegen die Herabsetzung der Lichtempfindlichkeit der Netzhaut (Hemeralopie oder Nachtblindheit). Sie kann so hohe Grade erreichen, wie sie von der Pigmententartung der Netzhaut bekannt sind.

Patholog. Anatomie. Die pathologisch-anatomischen Veränderungen spielen sich zunächst fast ausschließlich in der Aderhaut selbst ab, da die Lamina elastica einem Übergreifen der Entzündung nach innen lange Halt gebietet. Die zellige Infiltration nimmt bei der frischen exsudativen Aderhautentzündung vorwiegend die Schicht der großen, dann der mittleren Gefäße ein. Durch thrombotische, endo- und perivasculitische Prozesse kommt es schließlich zur Sklerosierung bzw. zum Untergang der Gefäße. Auf die Lichtung des Pigments und dessen Auswanderung in die Netzhaut infolge Absterbens der Pigmentepithelien wurde zuvor schon hingewiesen. Außerdem treten noch weitere sekundäre Veränderungen im Bereiche des chorio-retinitischen Herdes auf, wie arkadenförmige Abhebungen der Netzhaut infolge von subretinaler Exsudation, ferner chorioretinale Synechie.

Die Erfolge einer rechtzeitig eingeleiteten Behandlung sind oft über-raschend angesichts der ausgedehnten und schweren zum großen Teil unabänderlichen Veränderungen des Augenspiegelbildes. Erhebliche Seh-störungen gehen schon in kurzer Zeit zurück, volle Sehschärfe kann wieder hergestellt werden. Der Erfolg ist aber bei der Aderhautentzündung noch mehr als bei der Iridocyclitis nicht nur der örtlichen Behandlung, sondern mindestens ebensosehr der mit ihr verbundenen Allgemeinbehandlung, körperlicher Ruhe, Schonung des Organs und Hebung der Ernährung zu-zuschreiben. *Behandlung.*

Ziel der Behandlung bei frischer Aderhautentzündung ist es, den Kreis-lauf anzuregen bzw. aufrecht zu erhalten. Dies wird in erster Linie durch die **subconjunctivalen Kochsalzeinspritzungen** (2—5%) erreicht. Die durch sie gesetzte Hyperämie trägt am meisten auch zur Aufsaugung der entzündlichen Exsudate und der Glaskörpertrübungen bei. Daneben kommen die **Resorbentien** in Betracht, bei frischer Entzündung auch die **Reizkörperbehandlung**, bei älteren Fällen mit Glaskörpertrübung die **Punktion des Glaskörpers** nach *zur Nedden* bzw. an deren Stelle die ähnlich wirkende **Sklerotomie**. Schwitzkuren sind dagegen nur dann heranzuziehen, wenn die Tuberkulose als ätiologischer Faktor aus-geschaltet werden kann und einer der recht seltenen Fälle von Aderhaut-entzündung auf der Grundlage akuter Infektionskrankheiten vorliegt.

1. Die tuberkulöse Aderhautentzündung.

Die **disseminierte miliare Tuberkulose** der Aderhaut tritt in zwei Formen auf, die sich nach Verlauf und Ausgang erheblich unterscheiden; nämlich einmal als Teilerscheinung der akuten miliaren Tuberkulose fast ausschließlich bei schwerkranken Individuen kurze Zeit vor dem Tode. Hier steht die Verallgemeinerung der Infektion so sehr im Vordergrunde, daß das Augenleiden sich ganz der Kenntnis der Kranken entzieht und nur als diagnostisch wichtiger Nebenbefund vom danach suchenden Arzt fest-gestellt wird. *Dissemi-nierte Ader-hauttuber-kulose.*

Verf. sah diese miliare Aderhauttuberkulose zweimal bei sterbenden Kindern der *v. Pfaundler*schen Klinik. Auffallenderweise war die vordere Gefäßhaut in beiden Fällen völlig unbeteiligt, wie auch umgekehrt bei zwei Fällen von miliarer Iristuber-kulose der gleichen Klinik, deren einer histologisch nachgeprüft wurde, die Aderhaut ganz unbeteiligt war.

Häufiger als diese Miliartuberkulose der Aderhaut im Endstadium einer allgemeinen Tuberkulose sieht man eine gleichfalls **disseminierte Ader-hauttuberkulose bei anscheinend ganz gesunden Kindern des zweiten Lebensjahrzehntes.** Aber auch hier handelt es sich um verall-gemeinerte Tuberkulose bzw. um Folgen der Bacillämie bei Drüsentuber-kulose, wenn auch um gutartige Formen, die keine oder nur geringe Allge-meinerscheinungen machen. Diese Form verläuft unter dem bekannten

Bilde der Chorioiditis disseminata (Taf. 20, Abb. 2). Die Befallenen kommen meist erst nach längerem Bestehen der Entzündung in Behandlung, wenn die Herde über den hinteren Pol sich ausgebreitet oder Begleiterscheinungen zu Sehstörungen geführt haben, die ja anfangs ganz fehlen können. Da solche im wesentlichen schon abgelaufenen Erkrankungen gelegentlich nur als Nebenbefunde bei Erwachsenen festgestellt werden, ist es nicht weiter verwunderlich, daß auch bei Kindern der Beginn der Erkrankung oft übersehen wird.

Im Gegensatz zu der erst erwähnten Form der miliaren Aderhauttuberkulose, die nur im Endstadium der tödlich endigenden Miliartuberkulose zur Beobachtung kommt, sieht man also diese an sich bei Kindern etwas häufigere Form der miliaren Aderhauttuberkulose in der Regel nur in weiter vorgerückteren Stadien unter dem Bilde der Chorioiditis bzw. Chorio-Retinitis disseminata. Ja man darf es heute getrost aussprechen, daß die Chor. diss. bis auf verschwindende Ausnahmen tuberkulösen Ursprungs ist. Ganz ähnliche Bilder kommen nur bei Lepra, allenfalls noch bei Lues vor, doch kann der Geübte die luetische Aderhautentzündung meist schon klinisch von dem typischen Bilde der tuberkulösen abgrenzen.

Zu Beginn der Erkrankung schießen zahlreiche runde gelbliche Herde von scheinbarer Linsen- bis Bohnengröße auf, die sich unscharf begrenzt gegen die Umgebung verlieren. Eine zarte Netzhauttrübung liegt nicht selten wie ein Schleier über diesen Herden. Daneben besteht manchmal eine ausgesprochene Trübung der Netzhaut in der Umgebung der Papille und deutliche Schwellung des Papillenkopfes mit starker entzündlicher Hyperämie der Papillengefäße als Zeichen einer gleichzeitigen tuberkulösen Erkrankung des Sehnerven und seiner Scheiden. Diese Entzündungserscheinungen im Sehnervenkopf sind aber ausnahmslos flüchtigen Charakters und haben sich um die Zeit schon größtenteils zurückgebildet, wenn sich der Übergang der frischen Chorioiditis in den älteren chorioiditischen Herd vollzieht. Dieser Übergang setzt spätestens Ende der dritten Woche ein; an irgendeiner Stelle wird eine Pigmentierung des Herdes sichtbar, zuerst fein und staubförmig, später sammelt sich das Pigment an gewissen Stellen des Herdes zu Pigmentzentren. Gleichzeitig ändert sich auch im übrigen der Farbton, indem unter Schwund der Aderhaut immer mehr das Weiß der Lederhaut bzw. eines narbigen Bindegewebes hervortritt. Blutungen, die zweifellos infolge tuberkulöser Gefäßerkrankung vorkommen, sieht man aber nur sehr selten. Im weiteren Verlauf entwickelt sich dann das Bild des älteren chorioiditischen Herdes, wie es S. 124 schon geschildert worden ist.

Neben abgeheilten älteren Herden sieht man bisweilen frische entzündliche Herde aufschießen, dagegen pflegt die ausgedehnte diffuse Aderhautentartung mit hochgradiger Gefäßsklerose bei Kindern noch kaum entwickelt zu sein.

Begleiterkrankungen.

Auf die das Anfangsstadium begleitende Sehnervenentzündung wurde schon hingewiesen. Die Iris ist zu Beginn frei, später gesellt sich manchmal diffuse Iritis mit Synechienbildung als Ausdruck perifokaler Entzündung, seltener knötchenbildende Iritis hinzu. Auch flüchtige Lederhautentzündung begleitet manchmal die Chorioiditis tuberculosa, während Chorioidal-Star bei der tub. Aderhautentzündung der Kinder noch kaum vorkommt.

Das Allgemeinbefinden ist gar nicht oder nur wenig gestört, gelegentlich lassen sich aber doch Anzeichen für Metastasen in andere Aufzweigungsgebiete der Halsschlagader finden. Hier ist zunächst der hartnäckige, wenn auch nicht sehr heftige Kopfschmerz zu nennen, auf den Verf. zuerst als ein fast regelmäßiges Begleitsymptom der frischen Chorioiditis aufmerksam gemacht hat. Er deutet auf eine leichte Form der tuberkulösen Hirnhautentzündung hin, wie sie denn später auch von interner Seite *v. Frisch* beschrieben hat. Im gleichen Sinne der Beteiligung der Hirnhäute ist dann auch der von *Heine* nachgewiesene erhöhte Lumbaldruck zu verwerten. Allgemein-
störungen

Hinsichtlich der pathologischen Anatomie ist auf S. 124 zu verweisen. Freilich sind die bisherigen Untersuchungen fast ausschließlich an Augen der ersten Gruppe angestellt worden bei Kranken des anergischen Endstadiums. Immerhin waren auch hier neben der lymphocytären Infiltration, neben Tuberkelbildung und sekundärem Übergreifen des Prozesses auf die Netzhaut, schwere Veränderungen an den Gefäßen nachweisbar. Bei älteren Herden der zweiten gutartigeren Gruppe der Chor. diss. tritt chorioretinale Narben- und Bindegewebsbildung hinzu. Pathogenese
und patho-
logische
Anatomie.

Die Behandlung geschieht nach den auf S. 125 gegebenen allgemeinen Grundsätzen: Ruhe und Schonung des Auges, Subconjunctivaleinspritzungen, Lederhautpunktion. Allgemein: vorsichtige Tuberkulinkur, bei ganz frischen Fällen auch Reizkörperbehandlung, wenn möglich längerer Aufenthalt im Hoch- und Mittegebirge oder an der See. Behandlung.

Eine dritte Form der Aderhauttuberkulose unterscheidet sich von den beiden vorher besprochenen Formen durch Geschwulstbildung (Taf. 11, Abb. 5). Diese tuberkulöse Erkrankung ist geradezu dem Kindesalter eigentümlich. Die konglobierte Aderhauttuberkulose kommt gerade wie die entsprechende Iriserkrankung jenseits der Zeit der Geschlechtsreife kaum zur Beobachtung. Konglo-
bierte Ader-
hauttuber-
kulose.

Schon das äußere klinische Bild ist erheblich anders. Die Kinder werden nämlich mit einem schweren äußeren Entzündungszustand gebracht, der auf keine Weise zu beeinflussen ist: Chemose, Lidschwellung, Hornhauttrübung und Iridocyclitis bestimmen das Bild, dazu kommt aus der Tiefe gelbweißlicher Schein oder Glaskörpertrübung, die eine Besichtigung des Augenhintergrundes verwehrt. Auf dies Stadium akuter Iridocyclitis folgt Durchbruch der Wucherung nach außen, entweder durch die Lederhaut mit buckliger Vortreibung oder in der Umgebung des Sehnerven nach hinten in die Augenhöhle mit folgender Vortreibung des Augapfels. Das Stadium der Entzündung kann aber auch durch den Übergang in Phthise abgelöst werden.

In mehrfacher Hinsicht bestehen bezüglich der Krankheitsabgrenzung Schwierigkeiten. Einmal unterscheidet sich der Verlauf keineswegs immer von dem der bösartigen Geschwülste des Augeninneren. Diese tuberkulösen Geschwülste treten aber vorwiegend gegen Ende des ersten oder im zweiten Lebensjahrzehnt auf, also in einem Alter, das sowohl für Gliome wie für Sarkome ungewöhnlich ist. Sodann haben die tuberkulösen Geschwülste zum Unterschiede von den bösartigen Neubildungen die Neigung, frühzeitig nach außen durchzubrechen. Schwierig kann auch die Unterscheidung gegen heftige Lederhautentzündung sein, da die tuberkulöse Aderhautgeschwulst zeitweise auch das Bild der schweren Lederhautentzündung vor- Krankheits-
abgrenzung.

täuschen kann. Auch hier wird das Alter meist den Ausschlag geben, da primäre Lederhautentzündung längerer Dauer im Kindesalter sehr ungewöhnlich ist. Auch einer epibulbären Geschwulst kann der durch die Lederhaut durchbrechende Tuberkel ähneln, z. B. dem Dermoid.

Patholog. Anatomie. Welch stattliche Größe diese Geschwülste erreichen hönnen, und wie sie die Lederhaut aufsplittern und durchwachsen, nach innen gegen den Glaskörperraum, nach außen in die Augenhöhle hinein durchbrechen, geht deutlich aus Taf. 11, Abb. 5 hervor, die das Auge eines fünf Jahre alten Kindes wiedergibt.

Behandlung. Die Aussichten einer erhaltenden Behandlung sind bei der geschwulstmäßig wachsenden Tuberkulose ungünstig. Nur ausnahmsweise gelingt es, das erblindete Auge als solches zu erhalten, am ehesten noch nach Durchbruch und vorsichtigem Auskratzen der tuberkulösen Massen. In der Regel verfällt das Auge der Enukleation. Bei ihrer Ausführung ist besonders auf Vermeidung der Fensterung zu achten, da die Augenwand des hinteren Poles infolge Durchwachsens der Granulationsgeschwulst nach außen sehr verdünnt ist.

2. Die Aderhaut- und Netzhauterkrankung bei angeborener Lues.

Die Hintergrunderkrankungen bei angeborener Lues nehmen unter den Aderhautentzündungen des Kindesalters an Häufigkeit und praktischer Bedeutung die erste Stelle ein. In der Regel werden sie erst nach dem Eintritt in die Schule bemerkt, wenn an das kindliche Auge größere Anforderungen gestellt werden. Untersucht man aber die syphilitischen Säuglinge auf chorioretinale Veränderungen, so können diese schon in den ersten Lebenswochen nachgewiesen werden. Zuerst ist das von seiten *Hirschbergs* und *Sidler-Huguenins* geschehen. Sie stellten beim Säugling chorioretinitische Prozesse fest, und zwar in der Regel in der Form von peripher gelegenen, kleinen gelben und gelbweißen Herdchen. Die Veränderungen sind also zum Teil sicher angeboren und dann der Frühperiode fötaler Lues zuzuweisen.

Die Entwicklung des Pfeffer- und Salzhintergrundes, den Übergang der frischen Aderhautentzündung in den pigmentierten Zustand der älteren konnte sodann *Igersheimer* schon zwischen dem ersten und zweiten Lebensjahr beobachten. Auch die anderen, noch zu besprechenden Formen dürften auf die ersten Lebensjahre zurückgehen, obgleich sie öfter erst nach dem Hinzutreten einer parenchymatösen Hornhautentzündung beobachtet wurden. Immerhin kann auch nach jahrelangem Stillstand eine weitere Ausbildung der Hintergrundsveränderungen sich entwickeln, so daß aus einer seit frühester Jugend vorhandenen peripheren Aderhautentzündung eine allgemein ausgebreitete entsteht.

Einteilung der Chorioretinitis luetica. Den außerordentlichen Formenreichtum der Chorioretinitis bei angeborener Lues hat schon *Hirschberg* zu ordnen versucht. Wir folgen hier der im wesentlichen angenommenen Darstellung, die *Sidler-Huguenin* von diesen Prozessen gegeben hat. Er hat die zahlreichen Bilder der angeborenen Lues des Augenhintergrundes nach vier Typen gruppiert, die man allgemein heute in drei Typen zusammengezogen hat, bei denen allen die Aderhaut beteiligt ist, wenn gleich sie nicht überall im Vordergrunde der Erscheinungen steht.

Typus 1. Der erste Typus umfaßt die feinfleckige, gelblichrötliche Sprenkelung neben feiner punktförmiger brauner Pigmentierung des Augenhintergrundes, den sog. Pfeffer- und Salzhintergrund.

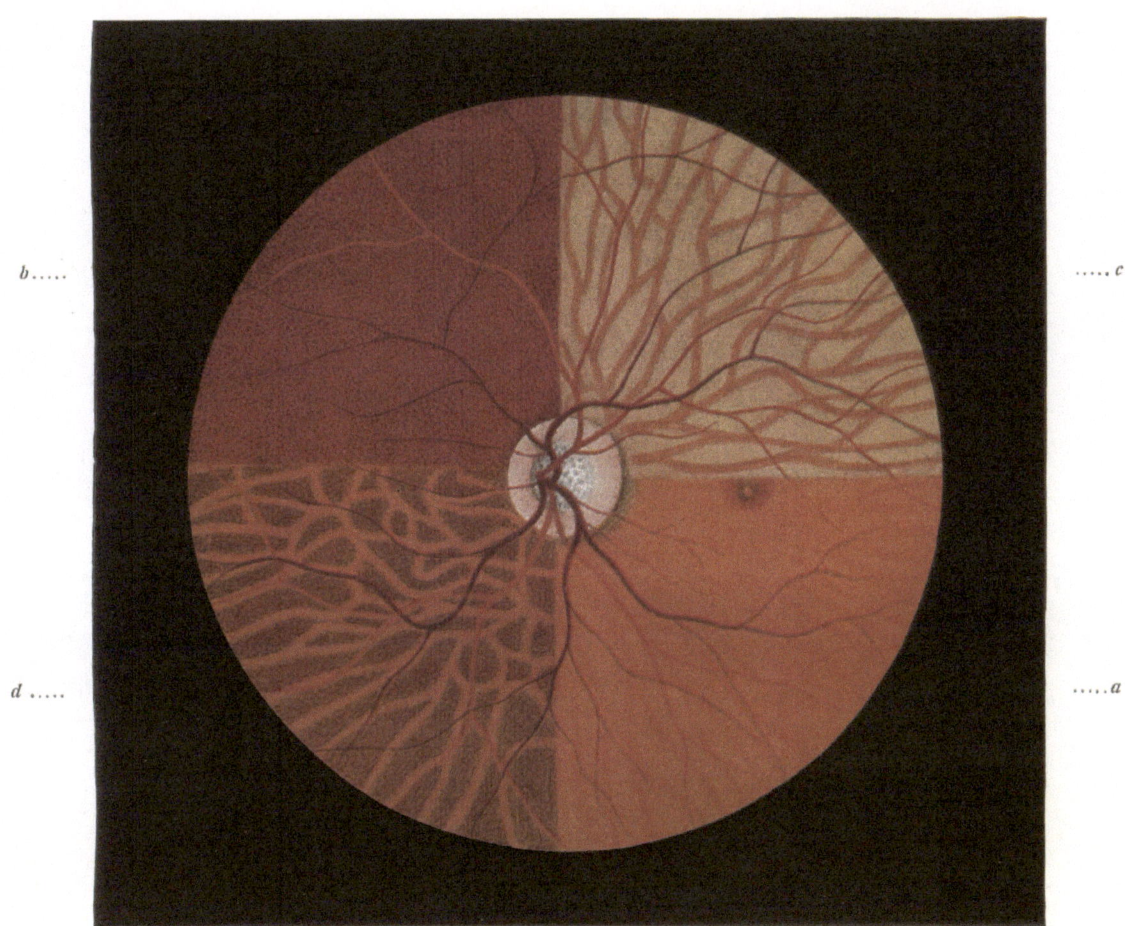

Normaler Augenhintergrund
(verschiedene Färbung je nach dem Pigmentgehalt von Pigmentepithel und Aderhaut).
    a Hellroter Augenhintergrund
    b Stark pigmentirter („chagrinirter") Augenhintergrund
    c Albinismus
    d Getäfelter Augenhintergrund (fundus tabulatus).

Die rundlichen gelbroten Flecken heben sich von einem fein braun getüpfelten Hintergrund ab, der wie mit Schnupftabak bestreut aussieht. Die Peripherie des Augenhintergrundes ist oft bleigrau verfärbt. Die gelbroten Flecken heben sich gegenüber ihrer Umgebung deutlich ab, die viel kleineren Pigmentpünktchen sind im umgekehrten Bilde gerade noch wahrzunehmen. Diese Erkrankung ist bisweilen nur auf einzelne Quadranten beschränkt und wird dann besonders bei Freibleiben der Netzhautmitte als zufälliger Nebenbefund entdeckt. Die leichteren Fälle, die gern übersehen werden, entsprechen den von *Antonelli* so genannten „Stigmates ophthalmoscopiques rudimentaires".

Schwerere Fälle dieses Typus verursachen aber Störungen der zentralen Sehschärfe, des Gesichtsfelds und des Lichtsinnes. Es tritt dann bei leichter atrophischer Verfärbung der Papille und Verengerung der Netzhautgefäße die Sprenkelung und Tüpfelung bis hart an die Papille heran. Nach der Peripherie zu werden die Herde gern etwas größer, doch fehlen größere helle Aderhautherde. Der Glaskörper bleibt ganz frei von Trübungen. Gerade dieser Typus ist wiederholt in den ersten Lebenswochen beobachtet worden, wahrscheinlich also angeboren. Das Bild pflegt sich später nicht zu verändern.

Die sichtbaren Veränderungen spielen sich hier wohl ausnahmslos in der Netzhaut bzw. im Pigmentepithel ab, doch liegt vermutlich eine Erkrankung der Choriocapillaris zugrunde.

Der Typus 2 umfaßt die **grobfleckige Chorioretinitis** hauptsächlich peripheren Sitzes (Taf. 20, Abb. 1). Zahl, Farbe und Größe der chorioiditischen Herde wechseln sehr. Durch Zusammenfließen entstehen hand- und blattförmige Figuren. Die hellen Aderhautherde werden von einem zarten Pigmentring eingefaßt oder das Pigment entsteht auch im Innern des Fleckens (Schießscheibenfigur). Häufig finden sich Glaskörpertrübungen, auch ist oft parenchymatöse Hornhautentzündung vorausgegangen, dagegen bleiben Sehnerv und Netzhautgefäße unbeteiligt. Verminderung der Funktion ist nur bei Vorrücken der Herde gegen den hinteren Pol zu erwarten. Ist die Erkrankung einmal abgelaufen, so neigt sie nicht mehr zu Rückfällen.

Eine Untergruppe (*Sidlers* Typus 2) ist vorwiegend durch reichliche Pigmentmassen gekennzeichnet, welche die Peripherie bevorzugen und ohne voraufgegangene Entzündung sich in der Netzhaut entwickeln. Möglicherweise liegt wie bei der Durchschneidung der Ciliargefäße eine Erkrankung der Choriocapillaris zugrunde, während die sichtbaren Veränderungen vorwiegend retinale sind. Diese Form verbindet sich nun häufig mit einer anderen (*Sidlers* Typus 3), bei der sich vorwiegend chorioidale Veränderungen finden, und zwar stehen hier entzündliche Prozesse und ihre Folgen mehr im Vordergrunde als die sekundäre Pigmentierung. Kleinere oder größere weißliche runde pigmentierte Herde in der Peripherie des Hintergrundes mit Neigung zur Verschmelzung, von wo aus dann in Abständen Zonen sowie isolierte kleinere Herde gegen den hinteren Pol sich ausbreiten. Auch diese hellen Flecken können jahrelang unverändert bleiben oder es tritt entsprechend den Vorgängen bei der Chor. diss. eine sekundäre Pigmentierung ein. Die Pigmentherde sind im Gegensatz zur vorerwähnten Untergruppe zackig und miteinander verzweigt.

Der dritte Typ (*Sidlers* Typus 4) zeigt neben einer Erkrankung des Pigmentepithels, neben größeren chorioretinitischen Herden eine Erkrankung des Sehnerven und der Netzhautgefäße mit entsprechender Herabsetzung der Funktionen. Hierunter finden sich Fälle, die u. U. eine weit-

Typus 2.

Typus 3.

gehende Ähnlichkeit mit der Pigmententartung der Netzhaut (Retinitis pigmentosa S. 161) aufweisen.

Die Gegend des hinteren Pols ist bleigrau verfärbt, die Pigmentfiguren sind gern zackig. Die gesamten Pigmentveränderungen beruhen auf einem flächenhaften Schwund (helle Flecken), auf flächenhafter Wucherung des Pigmentepithels (bleigrauer Grund) und auf einer herdförmigen Pigmentierung (schwarze Herde). Die Veränderungen an der Papille, fahlgelbgraue Verfärbung und Verkleinerung des Gefäßkalibers, sind als Folgen der Pigmententartung und als aufsteigende Entartung aufzufassen.

Diese verschiedenen Typen gehen nun nicht ineinander über, aber gelegentlich kommen Mischformen vor, und zwar kombiniert sich gern Typus 1 mit beiden Formen des Typus 2, die man wieder mit Vorliebe nach parenchymatöser Hornhautentzündung antrifft. Bei Mischung mit Typus 1 kann dann angenommen werden, daß Typus 2 sich zu dem schon vorher bestehenden Typus 1 hinzugesellt hat.

Entstehung und pathologische Anatomie.

Pathogenetisch verdient hervorgehoben zu werden, daß es nach vielen Versuchen *Igersheimer* geglückt ist, das Krankheitsbild auch im Tierversuch hervorzurufen. Bald nach der Einspritzung der Spirochaeten entstehen zuerst unscharf begrenzte Herde, die aber schon in wenigen Tagen ihre verwaschene Grenze verlieren. Dann tritt die Pigmentwanderung auf und es entsteht das vom Augenspiegeln des Menschen her bekannte Bild der Chagrinierung des Fundus (vgl. Taf. 15b). Histologisch tritt in der gleichen Zeit an Stelle der akuten Aderhautentzündung Zerstörung der äußeren Netzhautschichten mit Wucherung und Einwanderung des Pigmentes in die Netzhaut.

Taf. 14, Abb. 3 stammend von einem Neunzehnjährigen mit angeborener Lues zeigt, wie sich das histologische Bild bei der menschlichen Chorioretinitis specifica gestaltet: das Pigmentepithel ist teils gelichtet, teils zu Haufen zusammengeballt. Die Pigmentkörnchen sind in Auswanderung in die Netzhaut begriffen, wobei sie die Säulen der Gliafasern als Klettergerüst benutzen. Die Netzhaut selbst ist von den äußeren bis zu den inneren Schichten im Zustande mehr oder weniger hochgradiger Entartung, so daß von Stäbchen und Zapfen keine Rede mehr ist, Körner- und Zwischenkörnerschichten kaum auseinander gehalten werden können.

Vorhersage und Behandlung.

Die Vorhersage der Aderhauterkrankungen bei angeborener Lues ist, soweit es sich um Fälle der Typen 1 und 2 handelt, nicht so ungünstig. Allerdings ist mit einem Behandlungserfolg nur zu rechnen, wenn die Kinder im Säuglingsalter mit noch relativ frischen Prozessen zur Behandlung gebracht werden. Länger fortgesetzte Hg-Einreibekuren, verbunden mit Salvarsan- und Wismuteinspritzungen, haben sich wiederholt sehr wirkungsvoll erwiesen und die derartig erkrankten Augen können dauernd leidlich gute Funktion bewahren. Eine spezifische Behandlung späterer Stadien, wenn an Stelle der frisch-entzündlichen Veränderungen die reinen Entartungsformen das Bild beherrschen, ist aussichtslos, beim dritten Typ vom Bilde der Pigmententartung sind die Funktionsstörungen an sich hochgradiger und einer Besserung überhaupt nicht zugängig. Daß bei Säuglingen eine allgemein-kräftigende diätetisch-hydrotherapeutische Behandlung die Erfolge einer spezifischen Kur unterstützen muß, ist selbstverständlich.

Gumma der Aderhaut.

Gummöse Erkrankungen der Aderhaut gehören bei der angeborenen Lues zu den größten Seltenheiten. Auch zeigen sie sich u. U. erst nach der Zeit der Geschlechtsreife. So untersuchte *Hanssen* ein Aderhautgumma bei einem Siebzehnjährigen mit angeborener Lues, das unter dem Bilde eines in den Glaskörper vorragenden grauweißen Herdes mit Blutungen in die Umgebung trotz spezifischer Kur zur Erblindung führte.

3. Die lepröse Aderhautentzündung.

Die Lepra der Aderhaut und Netzhaut (Chorioretinitis leprosa) galt früher als sehr selten. Seitdem man aber auch frühe Stadien beachtet hat, konnte von *Rubert* u. a. festgestellt werden, daß die Aderhaut bei schwerer lepröser Gefäßhautentzündung geradezu regelmäßig mitbeteiligt ist, und zwar verläuft die Erkrankung unter dem Bilde der Chorioretinitis disseminata. Die starke Beteiligung des vorderen Augenabschnittes mit Verwachsungen und Pupillenverschluß verhindert in späteren Stadien aber die Augenspiegel-Untersuchung und damit die Feststellung des Leidens.

Bei der ernsten Natur der Erkrankung ist von der Behandlung kein besonderer Erfolg zu erwarten. Sie wird sich im wesentlichen gegen die Begleiterscheinungen am vorderen Augenabschnitt und gegen das Sekundärglaukom richten müssen, das im Gefolge der Iridocyclitis leprosa auftritt. Wo die Erkrankung auf den hinteren Augenabschnitt beschränkt ist, kommt örtlich die Subconjunctivalbehandlung, allgemein ein Versuch mit Krysolgan in Betracht.

4. Die metastatische Ophthalmie.

Die schwere eitrige Entzündung des Augeninneren nimmt ihren Ausgang entweder von der Gefäßhaut oder bei doppelseitigen Fällen häufiger von der Netzhaut. Diese metastatische Entzündung bei Kindern ist eine Teilerkrankung schwerer Infektionskrankheiten. Besonders handelt es sich um Begleiterscheinung durch Mischinfektion bei den akuten Exanthemen, Masern, Scharlach, Varicellen, ferner kommen ätiologisch Diphtherie, Mumps, Phlegmonen und vor allem die Meningitis cerebrospinalis in Betracht, bei Neugeborenen auch Nabelentzündung.

Klinisch ist die Entscheidung, ob eine metastatische Aderhaut- oder Netzhautentzündung eitrigen Charakters vorliegt, nur möglich, wenn die Augenuntersuchung sehr frühzeitig vorgenommen wird. Bei primärer Embolie der Netzhaut trübt sich nämlich der Glaskörper viel schneller als bei primärer Embolie der Aderhautgefäße, bei der der Glaskörper zunächst einige Tage klar bleibt. Die Bakterienembolie als solche ruft die Sehstörung nicht hervor, diese ist vielmehr Folge der schnell einsetzenden septischen Entzündung. Das Auge erblindet schließlich in wenigen Tagen unter dem Bilde einer schweren Ophthalmie, einer Entzündung, die sich also nicht auf die Gefäßhaut oder die Netzhaut beschränkt, sondern einerseits durch Eiterabsetzung ins Augeninnere (Taf. 11, Abb. 4) zu schwerer Iridocyclitis oder Glaskörperabscedierung, andererseits durch Toxinwirkung zu hochgradiger Chemose der Bindehaut, Schwellung der Lider, ja zu Entzündungserscheinungen der ganzen Augenhöhlengebilde führen kann. Die Eiterung des Augeninneren führt entweder nach Durchbruch oder auch ohne solchen zur Schrumpfung.

Gerade bei Kindern ist der Verlauf der Ophthalmie nicht selten verhältnismäßig milde. Dies gilt z. B. für die Ophthalmie bei Meningitis cerebrospinalis. Hier ist sogar bei dem schweren Allgemeinzustand die Augenbeteiligung wiederholt von Arzt und Eltern zuerst übersehen worden. Erst die Folgezustände im Pupillargebiet oder im Glaskörper oder die Augenschrumpfung lenken die Aufmerksamkeit auf das Vorausgegangene. Hat die Entzündung die vordere Gefäßhaut lebhaft in Mitleidenschaft gezogen, so findet man flache oder aufgehobene Vorderkammer und Pupillarschwarte. Hat sie sich mehr im hinteren Abschnitt abgespielt, so sieht man aus der Tiefe des Auges einen gelbweißlichen Schein (Taf. 8, Abb. 7), es liegt das Bild des Pseudoglioms vor, d. h. Schwartenbildung im vorderen Glaskörper, die ein Gliom vortäuschen kann.

Vorhersage
und
Behandlung.

Die Aussichten für Erhaltung eines Teils des Sehvermögens sind außerordentlich gering. Immerhin ist grade bei Kindern ein abortiver Verlauf beschrieben und auch vom Verf. mehrmals am Material der *v. Pfaundler*schen Kinderklinik beobachtet worden. Mit solch günstigem Ausgang kann man aber nicht rechnen, sondern die Vorhersage ist hinsichtlich der Funktion ungünstig zu stellen, aber auch hinsichtlich der Erhaltung des Lebens ist sie besonders bei doppelseitiger Ophthalmie recht ernst.

Bei der geringen Widerstandsfähigkeit des Glaskörpers gegen eitrige Infektionen verspricht eine Serumbehandlung selbst da keinen Erfolg, wo es wirklich gelingen sollte, frühzeitig die Natur des Erregers festzustellen. Sich selbst überlassen aber erblinden die Augen in der überwiegenden Mehrzahl. Daher ist ein Versuch der Glaskörperpunktion nach *zur Nedden* oder der Lederhautschnitt kombiniert mit Reizkörperbehandlung geboten. Nur bei ungewöhnlich mildem Verlauf und geringerer Beteiligung des hinteren Augenabschnittes gelingt es u. U., durch Iridektomie einmal einem derartig erkrankt gewesenen Auge einen geringen Teil des Sehvermögens zu erhalten bez. wiederzugewinnen.

b) Die Geschwülste der Aderhaut.

Sarkom.

Im Kindesalter gehören Aderhautgeschwülste zu den größten Seltenheiten. In Betracht kommen nur Sarkome und Angiome. Die Zahl der bekannt gegebenen Sarkome verringert sich noch sehr, wenn man erwägt, daß nicht selten Fehldiagnosen gestellt worden sind, indem tuberkulöse Aderhautgeschwülste oder auch rein entzündliche Neubildungen, wie sie z. B. wiederholt nach Verletzungen beschrieben worden sind, für Sarkome gehalten wurden. Immerhin liegen aber sichere Beobachtungen von Sarkom im ersten Lebensjahrzehnt vor.

Verf. sah unter 80 histologisch kontrollierten Sarkomen der Aderhaut zwei, die das zweite Lebensjahrzehnt betrafen, davon allerdings nur eins im wirklich kindlichen Alter von vierzehn Jahren.

Klinisch tritt die Geschwulst je nach Pigmentgehalt als hellerer oder dunklerer Knoten auf, der unter Vordrängung der Netzhaut gegen den Glaskörperraum hin wuchert. Trotz des ungewöhnlichen Alters ist die Augenspiegel-Diagnose nicht schwer, wenn Blutungen im Augenhintergrunde oder im Glaskörper und äußere Reizerscheinungen fehlen. Deren Vorhandensein muß allerdings daran gemahnen, auch die anderen obengenannten Möglichkeiten zur Krankheitsabgrenzung in Betracht zu ziehen. Geht allerdings die Geschwulst aus dem Stadium reizlosen Wachstums in das Stadium der Drucksteigerung über, so versagen die genannten Unterschiede und es ist Sache sorgfältigster Erhebung der Vorgeschichte und klinischer Beobachtung, die Diagnose zu sichern. Wiederholt ist dies neuerdings durch Punktion des Tumors bez. eines von ihm ausgehenden subretinalen Ergusses und durch den Nachweis der Geschwulstzellen im Punktate gelungen (*Meisner*), ein Eingriff, der allerdings als nicht ganz harmlos bezeichnet werden kann.

Therapeutisch kommt nur die Enukleation in Frage, auch wenn die Diagnose nicht ganz gesichert sein sollte, denn in der Regel kommen die tuberkulöse Geschwülste bergenden Augen auch zur Enukleation. Nur bei Einäugigen ist der Versuch gestattet, das Geschwulstwachstum durch Röntgenbestrahlung zu beeinflussen.

Gleichfalls recht selten, aber doch dem kindlichen bez. jugendlichen Alter eigentümlich ist das Angiom der Aderhaut. Einige der bisher bekannt gewordenen etwa 35 Fälle lassen sich mit dem Beginn der Symptome bis ins Kindesalter zurück verfolgen. Ein eigentlich für Angiom charakteristisches Augenspiegelbild gibt es aber, wie *Reis* überzeugend ausgeführt hat, nicht. Diese Geschwulst geht aus einer angeborenen Anlage hervor, indem ein umschriebener Gefäßbezirk aus dem physiologischen Verbande ausgeschaltet wird. Das Spiegelbild stellt sich nun entweder als eine geschwulstartige sarkomverdächtige Netzhautabhebung oder als großblasige Netzhautabhebung dar, die durch Komplikationen hervorgerufen ist. In beiden Fällen entzieht sich die Geschwulst selbst der Untersuchung, denn das Spiegelbild der soliden Vorbuckelung und Netzhautabhebung von weißlich-bläulichem oder grünlichem Farbton ist nicht durch das Angiom an sich, sondern durch sekundäre cystoide Veränderung der Netzhaut über der Geschwulst hervorgerufen. Die über dem Tumor an den äußeren Netzhautschichten sich abspielenden Vorgänge sind denn auch Ursache der subjektiven Licht- und Reizerscheinungen (Photopsien), über die die Kranken oft zu klagen hatten.

Die Diagnose kann wohl nur gestellt werden, wenn gleichzeitig Teleangiektasien der Gesichtshaut vorhanden sind, wie das in der Mehrzahl der Fälle zutraf. Komplikationen wie Drucksteigerung und Entzündung führen schließlich auch bei richtig gestellter Diagnose doch zur Enukleation, die allerdings nur selten schon im Kindesalter nötig geworden ist.

c) Die angeborenen Anomalien der Aderhaut.

Unter den angeborenen Fehlern der Aderhaut ist der wichtigste das Kolobom der Aderhaut. Das typische Aderhautkolobom findet sich unten vom Sehnerveneintritt. Häufig umgreift es diesen (siehe Abb. 19), doch kommt es auch getrennt von der Papille vor, so daß zwischen Sehnerveneintritt und Kolobomgebiet eine Brücke normaler Aderhaut von ein bis mehreren Papillendurchmesser Breite sich findet. Im Bereiche der kolobomatösen, meist ektatischen Partie ist die Lederhaut der Betrachtung mit dem Augenspiegel freigelegt und man sieht daher eine große weiße Fläche, an deren Rand manchmal sich Pigmentanhäufungen finden. Denn im Kolobomgebiet fehlt nicht nur die Aderhaut völlig, sondern auch von der Netzhaut sind nur Reste erhalten. Daher fällt auch die Funktion der kolobomatösen Partie aus. Bei kleineren Kolobomen kann sich die Störung auf einen Ausfall des Gesichtsfeldes beschränken, in der Regel besteht aber auch hochgradige Beeinträchtigung der zentralen Sehschärfe. Oft besteht auch ein Kolobom im Bereich der vorderen Gefäßhaut, der Regenbogenhaut und des Strahlenkörpers, doch pflegt auch hier eine Brücke Aderhautgewebe zwischen dem Kolobom des vorderen und des hinteren Augenabschnittes erhalten zu sein.

Das typische Aderhautkolobom liegt in der Richtung der Fötalspalte und wurde daher schon frühzeitig mit einer Störung im Verschluß dieser

Spalte in Zusammenhang gebracht, die durch mangelhafte Rückbildung des in den Fötalspalt eingestülpten Kopfplattengewebes bedingt wird. Auf die Erblichkeit der Kolobome wurde schon S. 8 hingewiesen.

Eine besondere Stellung nimmt das Kolobom der Macula (Taf. 24, Abb. 3) ein. Es stellt einen rundlichen oder ovalen glänzenden Herd von der Größe mehrerer Papillendurchmesser dar, der wiederholt doppelseitig gesehen worden ist. Dies Kolobom läßt sich seiner Lage wegen nicht in Beziehung zur Fötalspalte bringen, seine Genese ist noch ungeklärt, soweit

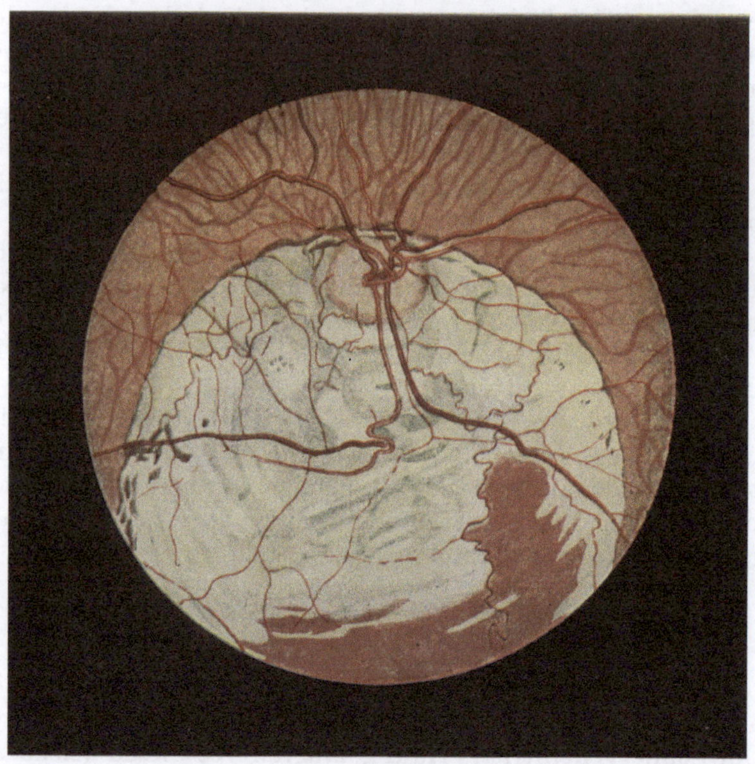

Abb. 19. Kolobom der Aderhaut nach Ed. v. Jaeger.

es sich nicht um Folgezustände fötaler Entzündungen handelt, die fälschlich als Kolobom gedeutet werden.

Choriovaginale Venen. Als Bildungsfehler sind auch die hinteren Wirbelvenen zu bezeichnen. Sie werden wegen ihrer oft festgestellten Beziehungen zu den Sehnervenscheiden als Venae vorticosae choriovaginales bezeichnet. Es sind größere Wirbelvenenstämme, die ihr Blut nicht aus der Äquatorgegend, sondern aus dem hinteren Augenabschnitt sammeln und in der Nachbarschaft der Papille den Augapfel verlassen. Solche Venen werden im Bereich des myopischen Conus am besten sichtbar und das ist vielleicht mit einer der Gründe, warum diese Venen bisher fast ausschließlich in hochgradig kurzsichtigen Augen beschrieben worden sind. Diese Augen waren stets auch hochgradig schwachsichtig, so daß *Attias* eine Symptomengruppe „Hintere Venae vorticosae, Myopie und Amblyopie" aufgestellt hat.

Quellenverzeichnis:

Hirschberg, Centralblatt f. Augenheilkunde 1895. — *Sidler-Huguenin*, Deutschmanns Beiträge z. Augenheilkunde Bd. 6, 1901. — *Rubert*, Mitt. aus der Augenklinik von *Fejer*, H. 2, 1905.— *Reis*, Zeitschr. f. Augenheilk. Bd. 26, 1911. — *Attias*, Klin. Monatsbl. f. Augenheilk. 1912. — *Heine*, Münch. med. Wochenschr. 1914. — *Igersheimer*, Syphilis und Auge, Berlin, Springer 1918. — *Gilbert*, Dtsch. Archiv f. klin. Med. Bd. 192. — *Frisch*, Beitr. z. Klin. d. Tuberkul. Bd. 49, 1921.

IV. Die Erkrankungen der Linse und des Glaskörpers.

1. Die Erkrankungen der Linse.

Die Linse, durch ihr Aufhängeband, die Zonula Zinnii, eingespannt in den Ring der Ciliarfortsätze, trennt den kleineren vorderen Abschnitt des Auges mit Vorder- und Hinterkammer vom größeren hinteren Abschnitt, dem Glaskörperraume, ab. Die ganze Masse der Linse wird vorn und hinten von der Kapsel überzogen, die ihrerseits ein Ausscheidungsprodukt des nur an der vorderen Fläche unter der Kapsel liegenden Epithels ist. Die Epithelzellen wachsen am Äquator zu den Linsenfasern aus, welche die Hauptmasse der Linse ausmachen. Die ältesten Linsenfasern nehmen den zentralsten Teil der Linse ein und bilden hier im späteren Leben den Linsenkern, der, in der Kindheit noch wenig ausgebildet, später durch größere Härte und festgefügte Masse sich von der Linsenrinde unterscheidet. Diese wieder wird von den jüngeren, vom Äquator aus nachrückenden Linsenfasern gebildet. Es findet also auch im postfötalen Leben ein dauerndes Weiterwachstum der Linse statt, was zu einer langsamen aber stetigen Größenzunahme der Linse führt, und zwar insgesamt um etwa $^1/_3$ im postfötalen Leben, obgleich eine geringe dauernde Abnahme des Flüssigkeitsgehaltes dem entgegenwirkt.

Hand in Hand mit der Größenzunahme geht auch eine Formveränderung. Beim Neugeborenen hat die Linse im Zustande der Akkommodationsruhe nahezu Kugelform, der Pfeildurchmesser beträgt nahezu $^3/_4$ des 6 mm messenden Äquatorialdurchmessers, im höheren Alter dagegen sind die Maße 4—5 mm sagittal zu 10 mm äquatorial.

Die Erkrankungen der Linse äußern sich entweder in Trübungen ihrer Substanz, der Linsenfasern und der Kapsel bzw. beider oder in Veränderungen der Form und Lage.

a) Die Trübungen der Linse.

Die Linsentrübungen werden unter dem Namen der Katarakte oder Stare zusammengefaßt. Doch sollte man sich gerade bei den angeborenen Staren stets vor Augen halten, daß zahlreiche Linsentrübungen niemals fortschreiten, andere erst im höheren Lebensalter, und daß sie keine oder nur unbedeutende Funktionsstörungen machen. Deshalb ist den Eltern gegenüber die gefürchtete Bezeichnung „Star" zu vermeiden und von Linsentrübung zu sprechen.

Die Einteilung der Stare kann nach verschiedenen Grundsätzen erfolgen, von denen aber keiner ganz befriedigt. Trennt man z. B. die angeborenen von den erworbenen Starformen, so ist diese Einteilung schon für das Kindesalter unzulänglich und es werden rein äußerlich Trübungen, die ganz verschiedenen Ursachen ihren Ursprung verdanken, zusammengestellt und andererseits nach ihrer Entstehungsweise identische Trübungen auseinandergerissen. Wählt man die Einteilung nach dem Verlauf und unterscheidet stillstehende und fortschreitende Starformen, so kommt man heute auch hier in eine gewisse Schwierigkeit, weil manche lange Zeit hindurch für unveränderlich (stationär) angesehene Starformen schließlich doch mit neueren Untersuchungsmethoden als fortschreitend erkannt worden sind, wie man andererseits erkannt hat, daß anscheinend erst dem späteren Lebensalter angehörende fortschreitende Starformen auf feine angeborene Veränderungen zurückgehen. Und da die Zeit für eine ursächliche Einteilung trotz vieler Fortschritte unserer Kenntnisse noch nicht gekommen ist, so erscheint die Einteilung nach klinischen Gesichtspunkten, nach Sitz und Ausdehnung der Trübung am zweckmäßigsten.

Pathologie und Entstehung. Die Trübung der Linse ist, ganz allgemein gesagt, Ausdruck einer Schädigung der Linsenkapsel, des Epithels oder der Linsenfasern. Diese Schädigung kann auf die verschiedenste Weise erfolgen. Am klarsten liegen die Verhältnisse beim Wundstar. Infolge Verletzung der Kapsel dringt Flüssigkeit aus Vorder- und Hinterkammer oder Glaskörper in den Kapselsack und bringt die Linsenfasern zum Aufquellen und zum Zerfall. Wenngleich der Wundstar erst bei den Verletzungen des Auges dargestellt werden soll, ist doch auf diesen Zusammenhang auch hier hinzuweisen, weil eine einigermaßen ähnliche Enstehung manchen angeborenen Staren gewiß zukommt. Mechanischen Momenten wurde nämlich früher eine erhebliche Rolle in der Entstehung der angeborenen Stare zugeschrieben. Störungen bei der Abschnürung des Linsenbläschens, bei der Rückbildung der Pupillarmembran und der Glaskörpergefäße wurden zur Erklärung von Pol-, Schicht- und Totalstaren in Anspruch genommen, vielfach sicher zu Unrecht, aber daß manchmal Startrübungen durch solche mechanisch traumatische Schädigungen entstehen, kann doch nicht in Abrede gestellt werden.

Kaum auf einem Gebiete augenärztlicher Forschung sind nun im letzten Jahrzehnt solche Forschritte erzielt worden wie in der Erforschung der Entstehung angeborener Stare. An Stelle der viel erörterten Anschauungen über mechanische und chemisch-toxisch-nutritive Störungen trat die Erörterung der entwicklungsgeschichtlichen Grundlagen für die Erklärung der angeborenen Stare (*v. Szily*), sowie die Berücksichtigung der Ergebnisse experimenteller Vererbungsforschung (*Vogt*) und des Studiums der Avitaminosen (*v. Szily*). Zudem ergab die Anwendung des Spaltlampenmikroskops eine Fülle von neuen Anhaltspunkten für das Verständnis der Entstehung. Daß die neu gewonnenen Erkenntnisse zum Teil auch der Verhütung und Behandlung nutzbar gemacht werden können, liegt auf der Hand. Jedenfalls können chemisch-nutritive Schädigungen zur Erklärung von Linsentrübungen nicht mehr herangezogen werden, bei denen Erblichkeit und die Anlage im Keimplasma nachgewiesen ist, und mechanische Entwicklungsstörungen nur insoweit, als eben in der idioplasmatischen besonderen Anlage der Grund zur mechanischen Entwicklungsstörung gegeben ist.

Angeborene Auflagerungen. Schon bei Besprechung der angeborenen Reste der Pupillarmembran wurde auf die feinen pigmenthaltigen Auflagerungen vorwiegend von Sternchenform hingewiesen, die sich häufig auf der Linsenkapsel finden und funktionell bedeutungslos sind. Auch im Gebiete der Hinterkammer können solche Reste als Überbleibsel der Membr. capsulo-pupillaris und capsularis vorkommen. Alle diese sehr zarten Auflagerungen sind im allgemeinen erst mit den geeigneten optischen Hilfsmitteln sichtbar zu machen und wenn auch selbst bedeutungslos, sind sie doch u. U. Begleiterscheinungen

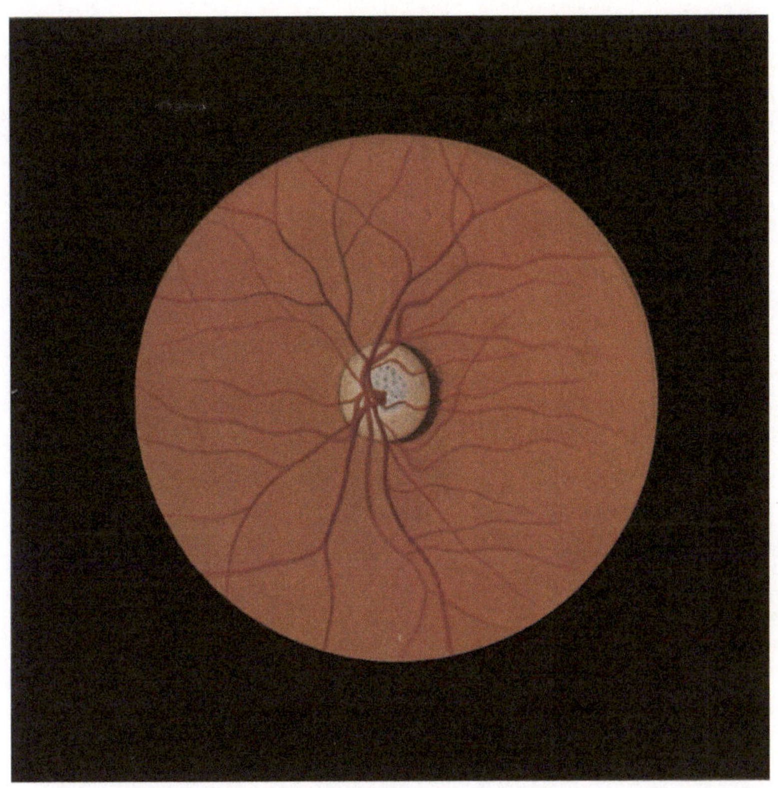

Abb. 1. Physiol. Exkavation, Pigmentsaum.

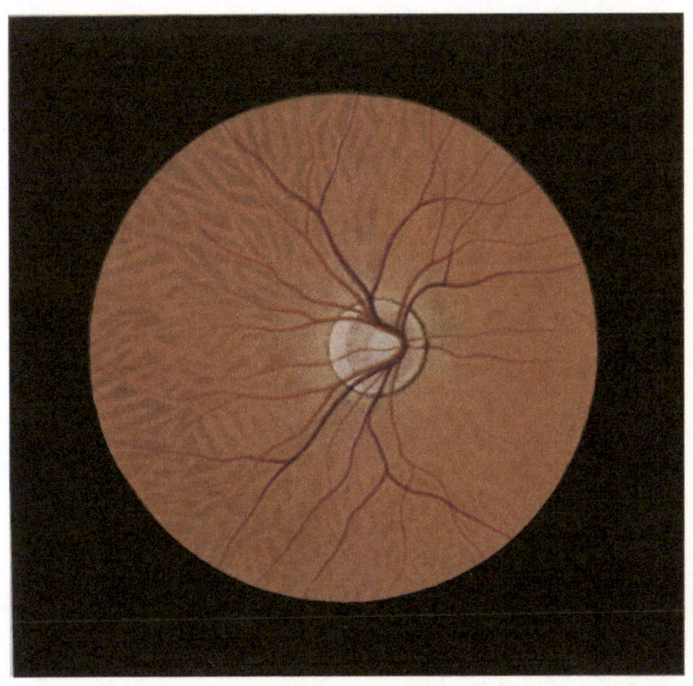

Abb. 2. Lederhautring.

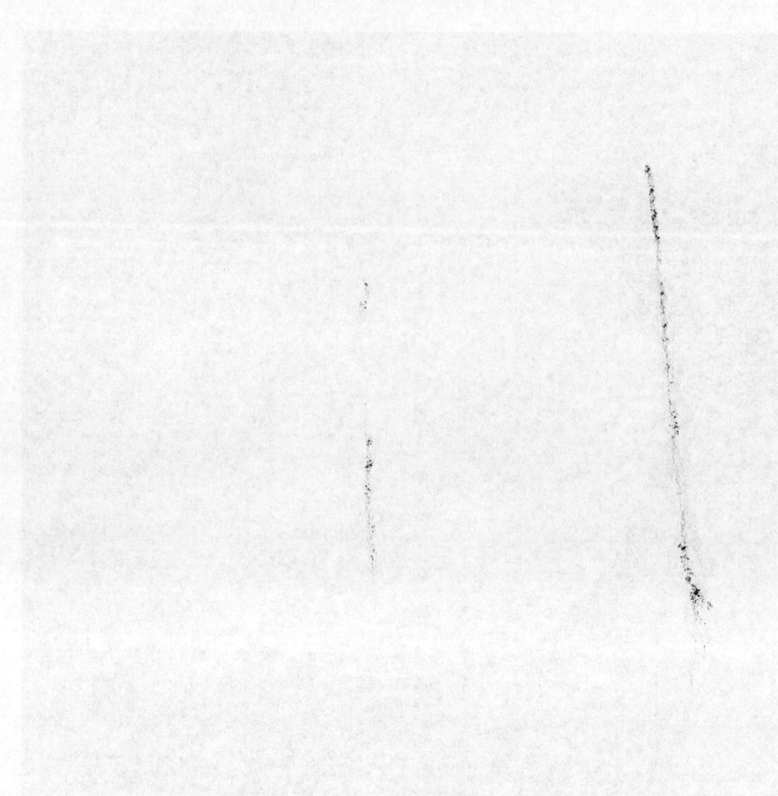

von anderweitigen, die Funktion herabsetzenden Entwicklungsfehlern wie Kolobom, Art. hyaloidea persistens. Zu den angeborenen Staren sind diese feinen Anomalien nicht zu rechnen, weil die Linse selbst nicht verändert ist, sondern nur Auflagerungen enthält.

1. Der Polstar.

Polstare gehören zu den häufigsten Startrübungen des Kindesalters. Sie treten als scharf umschriebene, meist lebhaft glänzende Trübungen von 1 bis höchstens 2 mm Durchmesser am vorderen oder am hinteren Pol, nicht selten auch an beiden zugleich auf. Der vordere Polstar ist nicht selten mit einer Gestaltveränderung der Linse am vorderen Pol verknüpft, die infolge Wucherung der Linsenkapsel und ihrer Epithelien zustande kommt. Solche Pol- und Kapselstare werden wegen ihrer spitz in die Vorderkammer hineinragenden Form als Pyramidalstar bezeichnet. Ähnliche Auflagerungen gegen den Glaskörper hin kommen auch bei hinteren Polstaren zur Beobachtung. Auch der Spindelstar (Cataracta fusiformis) steht wohl in engen genetischen Beziehungen zum vorderen Polstar: wenn die noch wachsenden Linsenfasern an einer vorderen Poltrübung ein Wachstumshemmnis finden, so kann die Linse eine Verkleinerung ihres Pfeildurchmessers erfahren, und die Startrübung selbst wird spindelförmig nach hinten ausgezogen. Auch die wiederholt beobachtete Verlagerung des Linsenkerns nach hinten findet auf diese Weise ihre Erklärung.

Die Genese der vorderen Polstare ist nicht einheitlich. Zunächst ist zu betonen, daß nicht nur angeborene, sondern auch im frühen Säuglingsalter erworbene Vorderpoltrübungen in Betracht kommen.

Der angeborene vordere Polstar ist ausgesprochen erblich. Zu seiner Erklärung griff man bisher gern auf einen Befund v. *Hess'* bei einem Hühnerembryo zurück, bei dem eine Störung in der Abschnürung des Linsenbläschens zur Linsenmißbildung geführt hatte. Nun findet aber die Abschnürung des Linsenbläschens gegen Ende des ersten Fötalmonats statt und gerade die ältesten Linsenpartien der ersten Embryonalmonate pflegen bei vorderem Polstar vollkommen klar und intakt zu sein, so daß *Vogt* mit Recht betont, daß die meisten angeborenen Polstare einem späteren Abschnitt des Embryonallebens ihre Entstehung verdanken. Ob hierbei besondere Zirkulationsstörungen im Bereiche der Gefäßmembran eine Rolle spielen, ist noch ganz unentschieden. Gerade das Auftreten der Polstare am vorderen wie am hinteren Pole scheint Verf. für Beziehungen zur Gefäßmembran einerseits, zur Glaskörperschlagader andererseits zu sprechen. Das wichtigste ist aber die Tatsache der Vererbung der Polstare.

Wie häufig sie ist, konnte erst von *Vogt* mit der Spaltlampe festgestellt werden, die mikroskopisch kleine Poltrübungen auch bei anscheinend nicht befallenen Geschwistern nachweist. So fand *Vogt* in einer Familie die verschiedensten Variationen des Polstares vom Pyramidalstar zum flachen makroskopischen und mikroskopischen Polstar mit und ohne Pupillarfäden, die auf dominante Vererbung zurückzuführen waren. Auch Verf. konnte wiederholt die Erblichkeit der Polstare feststellen und hält sie für eine der häufigsten vererbbaren Starformen. Histologisch besteht der Polstar hauptsächlich aus Kapselzellen.

An der hinteren Linsenfläche kommen angeborene Trübungen nicht nur am hinteren Pol, sondern etwas nasenwärts von ihm an der Stelle vor, wo nach *Vogt* der Ansatz des physiologischen Hyaloidearestes liegt.

Der im postfötalen Leben erworbene vordere Polstar ist auf Durchbruch eines Hornhautgeschwürs meist infolge von Blennorrhoe zurückzuführen. Klinisch besteht völlige Gleichheit der Startrübung, doch erkennt man die abweichende Entstehung an der auf das überstandene Geschwür hinweisenden Hornhauttrübung, die sowohl sehr dicht sein kann und z. B. mit einem Pyramidalstar noch verwachsen ist oder auch soweit sich aufgehellt hat, daß sie erst bei geeigneter Dunkelzimmeruntersuchung gefunden wird.

Behandlung.   Die Funktionsstörung bei Polstar hängt von Ausdehnung und Dichtigkeit der Trübung ab. Die zarten und mikroskopisch kleinen Stare sind überhaupt bedeutungslos, doch können die größeren nicht unerhebliche Sehstörungen hervorrufen, zu deren Behebung die Iridektomie oder Sphinkterektomie in Betracht kommt.

Vorderer axialer Embryonalstar.   Recht häufig ist nach *Vogts* Untersuchungen der vordere axiale Embryonalstar. Es handelt sich um Gruppen von Trübungen, die in und um die vordere zentrale embryonale Y-Naht angeordnet sind. Diese Starform besteht aus zerstreuten schneeweißen Herden von fast mikroskopischer Ausdehnung, nur die größten Trübungen erreichen 0,1—0,3 mm Durchmesser. Sie ist daher der Betrachtung mit freiem Auge nicht zugängig und wurde erst bei Spaltlampenuntersuchung in etwa 25% aller Augen aufgefunden. Diese Starform ist angeboren, ausgesprochen stationär und macht keine Funktionsstörung. Die Entwicklungsstörung ist möglicherweise in jenem Zeitpunkte zu suchen, in dem die vorderen Faserenden sich zur Naht zu ordnen beginnen.

2. Der Schichtstar.

Der Schichtstar (Cat. zonularis oder perinuclearis) ist unter den praktisch-wichtigen Staren des Kindesalters der häufigste und bedeutsamste. Die Startrübung stellt eine Zone oder Schicht dar, die wie eine mittlere Fruchtschale zwischen zentralem Linsenkern und peripherer Linsenrindenzone liegt. Der zentral gelegene Kern ist häufig gar nicht oder nur wenig getrübt, soweit sich das klinisch überhaupt entscheiden läßt. Die jüngere Linsenrinde pflegt ganz klar zu sein.

Klinisch zeigt sich der Schichtstar bei seitlicher Beleuchtung als grauliche Scheibe von Kreisform, bei Durchleuchtung als mehr oder weniger zusammenhängende schwarze Scheibe auf rotem Grunde (Taf. 9, Abb. 3 u. 4). Die Trübung pflegt am Rande der Scheibe, wo vorderer und hinterer Abschnitt der getrübten Schale in einander übergehen, am meisten gesättigt und ganz undurchsichtig zu sein, während die mittleren Teile der Trübung oft noch Licht durchlassen. Die Größe des Trübungsdurchmessers ist sehr verschieden, sie schwankt zwischen 2—8 mm, am häufigsten beträgt sie etwa 5 mm. Nicht selten wird die Haupttrübungsschicht von noch einer zweiten oder gar dritten weniger dichten Trübungszone umgeben, die von der älteren zentralen durch eine verhältnismäßig klare Zone getrennt ist, oder der getrübten Schale sitzen in sonst klarer Rinde radiär gestellte Trübungen, die „Reiterchen", auf. Fast stets ist der Schichtstar doppelseitig.

Untersucht man mit Hornhautmikroskop und Spaltlampe, so zeigt sich die Trübung aus zahlreichen, bald mehr grauen, bald mehr weißlich oder auch bläulich schimmernden Punkten, Kugeln, Spangen und Strichen zusammengesetzt. Häufig sind auch die Linsennähte auffallend getrübt und aus der Lage der Trübungsschalen, zu der die Nähte gehören, lassen sich Schlüsse auf die Entstehungszeit der Trübung ziehen.

Der Schichtstar ist häufig angeboren. Klinisch wurde dies durch Untersuchung der Neugeborenen aus Schichtstarfamilien erhärtet. Er konnte aber auch schon aus dem nicht so selten beobachteten kleinen Durchmesser der mehr zentral gelegenen Trübungszone geschlossen werden. Andererseits weisen gerade die starken Unterschiede im Durchmesser und daher auch in der Lage der Trübungszone darauf hin, daß die Schädigung zu ganz verschiedenen Zeiten sich geltend machen kann, so daß auch die Entstehung von Schichtstaren im postfötalen Leben schon klinisch als sichergestellt gelten kann. Vererbbarkeit kann natürlich für den nach der Geburt sich entwickelnden Schichtstar ebenso bedeutungsvoll sein wie für den im fötalen Leben schon angelegten Schichtstar. Denn es liegt kein zwingender Grund dafür vor, dem angeborenen Schichtstar und dem im postfötalen Leben auftretenden eine verschiedenartige Entstehungsweise zuzuschreiben. Beide können natürlich idiotypisch im Keimplasma bedingt sein, beide können aber auch paratypische Bildungsfehler darstellen. Es fragt sich nur, worin die eigentliche Natur des Bildungsfehlers besteht, welcher Art die Keimesvariation ist und andererseits welche Art toxischnutritiver Beeinflussung beim Menschen eine Rolle spielen kann.

Frühzeitig war man schon auf die engen Beziehungen aufmerksam geworden, die zwischen dem Schichtstar und gewissen Allgemeinerkrankungen bestehen. Krämpfe, Zahnverbildungen, besonders an den bleibenden oberen Schneidezähnen, Schädelanomalien, Rachitis wurden in recht hohen Verhältniszahlen gefunden. Man hat daher den Schichtstar in enge Beziehungen zur Rachitis, später zur Tetanie gebracht (*Peters*), ohne daß jedoch diese Erklärungen voll befriedigten. Und gerade für den erblichen Schichtstar hat man nicht nur an die vererbliche Neigung zur Rachitis, sondern auch an eine Insufficienz der Epithelkörperchen als erbliche Anomalie gedacht.

Beziehung zu Allgemeinerkrankung

Schon *v. Hippels* Untersuchungen haben gezeigt, daß die fötal auftretenden Linsentrübungen auf einer fehlerhaften Keimanlage nicht beruhen müssen, sondern auch auf äußere Schädigung des wachsenden Organs bezogen werden können. Beispiele sind die Stare durch Röntgenbestrahlung des Muttertieres und durch Naphthalinfütterung (*Pagenstecher*). Einen erheblichen Fortschritt der Kenntnisse bedeuten nun die Untersuchungen *v. Szilys* und *Ecksteins* an säugenden Ratten. Sie erzielten durch vitaminarme Ernährung der Muttertiere klinisch und histologisch Stare von verschiedener Ausdehnung, darunter mehrere Fälle von typischem Schichtstar. Wahrscheinlich handelt es sich bei diesem als Avitaminose auftretenden Schichtstar primär um eine Diathese mit Störung des Kalkstoffwechsels und um Kalkspeicherung in der geschädigten Linse. Rachitis zeigten diese jungen Tiere im Gegensatz zu älteren, die unter dieselben Bedingungen versetzt wurden, nicht.

Experimenteller Schichtstar.

Diese neueren experimentellen Ergebnisse beanspruchen deswegen auch für die Entstehung des Schichtstares beim Menschen eine große Bedeutung, weil die gleichen Verhältnisse bei der Ernährung des Fötus und des Kindes sich geltend machen können. Die Annahme einer vorübergehenden Entwicklungsstörung wäre dann entbehrlich.

Gegenwärtig ist die Behandlung des Schichtstars fast ausschließlich noch eine operative. Eine Änderung hierin ist erst dann zu erwarten, wenn der Schichtstar als Avitaminose beim Menschen beobachtet ist, so daß der Versuch gemacht werden kann, ihn durch Änderung der Ernährung zu beeinflussen, wie das beim experimentell erzeugten Schichtstar *v. Szily* wieder-

Behandlung.

holt geglückt ist. Immerhin soll gerade der Schichtstar nicht zu früh operiert werden, einmal weil nach *Wesselys* Versuchen Linsenoperationen in den ersten Lebensjahren das Wachstum des Auges ungünstig beeinflussen, sodann weil die Sehstörung oft nicht hochgradig ist und durch Ausgleich der häufig gleichzeitig vorhandenen Kurzsichtigkeit noch erhebliche Besserung erzielt werden kann. Hat die Trübungszone nur kleinen Durchmesser, ist sie scharf begrenzt und die Trübung dicht und wird durch Pupillenerweiterung ausreichende Besserung der Sehschärfe erzielt, so kommt eine schmale optische Iridektomie in Frage, und zwar in der Regel nach unten innen. Bei ihr wird dem Auge die Einstellung für die Nähe erhalten, indessen muß man doch damit rechnen, daß der Schichtstar später noch fortschreiten kann. Allerdings pflegt das nur selten und auch dann erst im höheren Alter der Fall zu sein. Gleichwohl gibt man heute im allgemeinen der Entfernung der Linse durch wiederholte Discissionen den Vorzug.

Centralstar.

Viel seltener als der Schichtstar ist eine zentrale Trübung der ältesten Linsenteile. Sowohl die Ergebnisse der experimentellen Starforschung wie die klinische Beobachtung von Schichtstar auf dem einen, Centralstar auf dem anderen Auge sprechen dafür, daß die Entstehung eine ähnliche wie beim Schichtstar ist.

3. Der Totalstar.

Angeborener Totalstar.

Auch der Totalstar gehört zu den selteneren angeborenen Starformen. Die ganze Linse bis zur vorderen Kapsel erscheint bei früh zur Untersuchung kommenden Kindern grauweiß oder rein grau (Taf. 9, Abb. 1), die Vorderkammer von normaler Tiefe, die Pupille ist rund und reagiert. Werden die Kinder erst nach einigen Jahren gebracht, so findet man häufig sekundäre Veränderungen an der Linse und ihrer Nachbarschaft, nämlich Wucherungen an der Linsenkapsel in Form von weißen Auflagerungen, Schrumpfung der Linse und Verwachsungen. Die manchmal sehr weitgehende Schrumpfung der Linse führt zur Vertiefung der Vorderkammer und bei frei beweglicher Iris zum Irisschlottern. Der Kapselsack enthält dann wie beim Nachstar nur noch Reste der Linsenmassen, die zum Teil verkalkt sind. Diese Umwandlung des einfachen Totalstars in schrumpfenden verkalkten Star geht zweifellos mit Reizerscheinungen einher, wie aus den häufigen Verwachsungen mit der Regenbogenhaut geschlossen werden darf (Cataracta calcarea accreta).

Auch die Entstehungsweise der Totalstare ist nicht einheitlich. Ein Teil von ihnen wird als vorgeschrittener Schichtstar aufgefaßt, ein weiterer Teil ist zweifellos Folge von fötalen Rissen der hinteren Linsenkapsel. Diese kann durch verzögerte Rückbildung der Vasa hyaloidea erfolgen und das Eindringen der Glaskörperflüssigkeit bringt dann die Linse zum Zerfall. Schließlich ist ein Teil der Totalstare sicher nicht auf fehlerhafte Keimanlage, sondern auf fötale Gefäßhautentzündung

Erworbener Totalstar.

zurückzuführen, deren Ursache in der Regel fötale Lues ist. Totalstare treten im postfötalen Leben nun auch infolge schwerer chronischer Erkrankung des Augeninneren auf. Während die hintere Pol- und Rindentrübung bei der Pigmentartung der Netzhaut (siehe S. 159) im Kindesalter noch nicht bis zum Totalstar weiterzuschreiten pflegt, trifft dies für den gleichfalls zuerst in der hinteren Rinde auftretenden Chorioidealstar doch

nicht so ganz selten zu. Vor allem entwickelt sich aber bei der Zucker-
krankheit der Kinder bisweilen in wenigen Tagen eine Cataracta diabetica, die wohl durch Aufblähung der Linse infolge schneller Wasseraufnahme zu erklären ist.

Zur Beseitigung des Totalstars kommen verschiedene operative Ein- Behandlung.
griffe in Betracht. Handelt es sich um doppelseitigen Star, was im allgemeinen der Fall ist, so wird man wegen der geistigen und körperlichen
Entwicklung des Kindes zum mindesten mit der einseitigen Operation nicht
solange zögern, wie man unter Berücksichtigung der *Wessely*schen Versuche
am wachsenden Auge wohl möchte, und schon im zweiten, spätestens im
dritten Jahre zur Operation schreiten. Liegt einfacher, nicht geschrumpfter Star vor, so kommt die lineare Ausziehung in Frage. Bei tiefer Kammer darf man aber mit großer Sicherheit auf hochgradige Schrumpfung des Stares schließen, da die Beobachtungen von *Gilbert* und *Seefelder* erwiesen haben, daß der Inhalt des Kapselsackes durch primäre oder sekundäre Kapselrisse sich zum großen Teil spontan entleert und aufsaugt; so stellt in solchen Fällen die Discission, die sich schon wegen ihrer Einfachheit und leichteren Nachbehandlung beim Kinde besonders emp-fiehlt, den gebotenen Ein-griff dar. Dieser vollzieht sich dann, wie Verf. wieder-

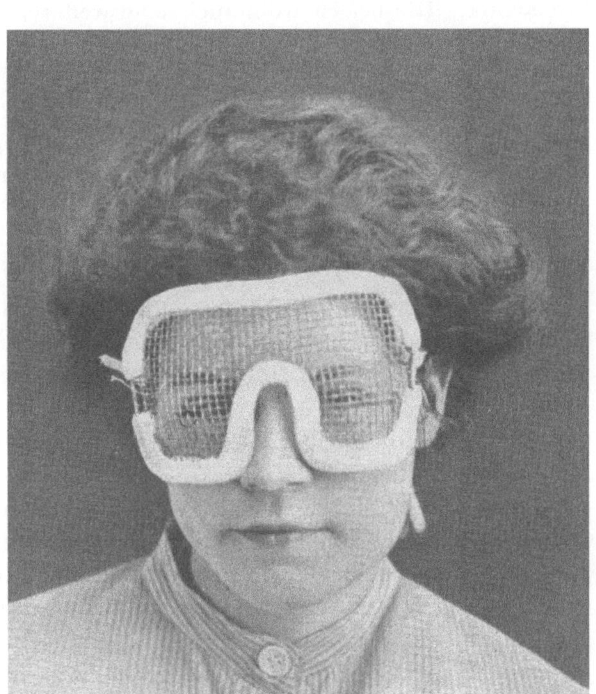

Abb. 20. Augengitter.

holt beobachtet hat, wie eine Nachstaroperation: nach Spaltung der Kapsel
und Entleerung des geringen Inhaltes wird das Pupillargebiet schnell klar.
Sehr schwierig kann sich die Ausziehung der durch Verwachsung und Verkalkung komplizierten Totalstare gestalten und bis zur Klärung des Pupillargebietes sind meist mehrere Eingriffe nötig. In der Nachbehandlung
nach Linsenoperationen hat sich heute fast allgemein die offene Wund-
behandlung, d. h. Schutz des operierten Auges zuerst durch eine Metall-
kapsel, dann durch ein Gitter, das die Augenbewegungen frei gestattet,
eingebürgert (Abb. 20). Indessen ist gerade bei kleinen Kindern der Verband schlecht zu entbehren, man wählt dann unter Weglassung von Binden
den Heftpflasterverband. Will man nach einigen Tagen den Verband weg-
lassen und durch Gitterschutz ersetzen, so ist dies nur bei ständiger
guter Aufsicht statthaft.

Die Vorhersage ist nicht unbedingt günstig. Denn die mit Totalstar Vorhersage.
behafteten Augen bergen nicht selten noch andere Bildungsfehler, welche

die Sehschärfe beeinträchtigen oder sie sind in mehr oder weniger hohem Grade mikrophthalmisch. Die Starbrille soll nach gelungener Operation schon im dritten Lebensjahre gegeben werden, damit die Entwicklung des Kindes eine normale ist. Auf keinen Fall darf das Brillentragen bis zum Schulbesuch aufgeschoben werden.

Kranzstar.   Schließlich ist noch kurz einer erst in jüngster Zeit gewürdigten Starform zu gedenken, des Kranz- oder Coronarstars (*Vogt*), der in engen Beziehungen zum Altersstar steht. Der Altersstar ist ja weniger als Krankheit denn als vitale Erscheinung des Alters aufzufassen, die als solche den Vererbungsgesetzen unterliegt. Die Anlage des Coronarstars als Rindenstarform, die kranzförmig um den Kernäquator angeordnet ist, wurde zwar bei Kindern noch nicht, wohl aber um die Zeit der Geschlechtsreife beobachtet. Hierher ist wohl auch eine weitere, auch bei Kindern nicht selten zu sehende Trübung zu rechnen, die als Cataracta caerulea bezeichnet wird und bei der ebenfalls in der Kernäquatorgegend und in der ganzen Rinde zahlreiche blaue kleine und kleinste Pünktchen auftreten. Die Funktion wird im jugendlichen Alter wenig beeinträchtigt, doch schreitet diese Starform oft später fort. Nicht selten ist die Cataracta punctata mit einer gleichfalls bläulich gefärbten Trübung von der Form eines aufrechten oder umgekehrten Y, einer Cataracta stellata vergesellschaftet, die sich in der Gegend der vorderen bzw. hinteren Embryonalnaht entwickelt.

b) Die Anomalien der Form und Lage.

Linsenkegel.   Die Formveränderungen der Linse, Lenticonus bzw. Lentiglobus ant. und Lenticonus post. sind recht selten. Besonders gilt das für den Lenticonus anterior. Eine kegelförmige Zuspitzung der Linse im Pupillargebiet ist erst einige Male bei Jugendlichen beobachtet worden, und genetisch liegen sicher keine einheitlichen Verhältnisse vor. Dies darf schon daraus geschlossen werden, daß die durch den Lenticonus hervorgerufene Sehstörung wiederholt sich erst zur Zeit der Geschlechtsreife geltend gemacht hat, während grade die beiden histologisch untersuchten Fälle von *Seefelder-Wolfrum* und *Mohr* zeigen, daß die Entwicklungsstörung im fötalen Leben sich abgespielt hat. Denn zweifellos handelt es sich um Entwicklungsstörungen, die im Zusammenhang mit Verwachsungen stehen. Jedenfalls entspricht der Zug, der von einer vorderen Verwachsung ausgeht, die Ausziehung des vorderen Linsenteils und Verdünnung der Vorderkapsel beim Lenticonus ant. durchaus dem Zug der Hyaloidea, der Ausziehung des hinteren Linsenteils, Verdünnung und Defekten der hinteren Linsenkapsel beim Lenticonus post. Von diesem besitzen wir etwas bessere Kenntnisse. Die kegelförmige Vorwölbung der Gegend des hinteren Linsenpoles kommt hier und da angeboren gleichzeitig mit hinterer Poltrübung und mit Art. hyaloidea persistens vor und ist nach den anatomischen Untersuchungen von *Hess* Folge einer Kapselruptur. Die Träger dieser Anomalie klagen über hochgradige Sehstörung, die nur manchmal durch starke Zerstreuungsgläser teilweise gebessert werden kann. Die Spiegeluntersuchung ergibt in den mittleren Pupillenteilen eine um viele Dioptrien höhere Brechung als in den Randteilen. Auch sieht man die mit dem Lenticonus verbundene hintere Poltrübung auffallend weit hinter der Pupillarebene.

Kolobom.   Das Kolobom der Linse tritt als Teilerscheinung des Koloboms der ganzen Augenanlage auf, wird aber häufig übersehen, da sich die peripher gelegene Einkerbung des Linsenrandes leicht der klinischen Untersuchung entzieht, wenn die benachbarten Linsenabschnitte, die der Beobachtung besser zugängig sind, klar geblieben sind. Die Ursache dieser Bildungsstörung muß in Persistenz mesodermaler Gewebsstränge bzw. von Gefäßen der fötalen Linsenkapsel, schließlich auch in Defekten des Aufhängebandes der Linse, der Zonula Zinnii gesucht werden.

Die Linsenverlagerung (Ektopie) ist meist eine Begleiterscheinung der Pupillenverlagerung. In der Regel ist die Verlagerung doppelseitig, und zwar nach oben oder oben außen (Taf. 9, Abb. 5 u. 6). Die Linsenverlagerung findet sich nach der entgegengesetzten Seite wie die Pupillenverlagerung. Der Linsenrand ist bei Augenspiegeluntersuchung im Pupillargebiet als schwarze konvexe oder gerade Linie sichtbar, bei diaskleraler Durchleuchtung als hellglänzende Linie, die den linsenlosen vom linsenhaltigen Teil des Pupillargebietes trennt. Die vordere Augenkammer ist von ungleicher Tiefe, und zwar dort vertieft, wo die Linse fehlt. Dort pflegt auch die Iris zu schlottern, auch die Linse selbst führt Zitterbewegungen aus.

Während des Kindesalters bleibt die verlagerte Linse im allgemeinen klar, während sie später sich nicht selten trübt. Die Funktionsstörung hängt ab vom Grade der Verlagerung, nämlich davon, ob der linsenhaltige oder linsenlose Teil des Pupillargebietes für den Sehakt benutzt wird. Im letzteren Falle ist die Verordnung von starken Sammelgläsern zum Ausgleich der Linsenlosigkeit erforderlich. Außerdem besteht oft einäugiges Doppelsehen. Operatives Eingreifen ist bei hochgradiger Sehschwäche bzw. Sehstörung durch das Doppelsehen erforderlich oder wenn durch weitere Lageveränderung der Linse infolge Schädigung der Zonula Glaukom droht. Im letzteren Fall ist die Entfernung der Linse notwendig, die wegen Gefahr des Glaskörpervorfalls nicht leicht ist und bei kleinen Kindern besser vermieden oder aufgeschoben wird. Ergibt die Funktionsprüfung bei Pupillenerweiterung brauchbares Sehvermögen, so wird man mit optischer Iridektomie bez. Sphinkterektomie auszukommen suchen.

Die Ursache der angeborenen Verlagerung ist vielfach im Erhaltenbleiben abnormer Bindegewebsstränge zu suchen (siehe S. 119), die ihrerseits die Entwicklung der Zonula Zinnii hemmen oder die Iris nach hinten und die Linse nach oben verdrängen.

Beginnt die verlagerte Linse den ihr vorbehaltenen Raum immer mehr zu verlassen, z. B. durch weitere Schiefstellung nach hinten, so spricht man von Subluxation, verläßt sie ihn ganz, so liegt Verschiebung (Luxation) vor. Dieser letztere Zustand ist meist die Folge von Verletzungen. Die Luxation kann in den Glaskörper, in die vordere Kammer oder bei Verletzungen auch unter die Bindehaut erfolgen.

Die spontane Luxation der Linse ist im Kindesalter fast stets die Folge hochgradiger Kurzsichtigkeit. Die Spontanluxation eines totalen angeborenen oder chorioidealen Stars spielt daneben kaum eine Rolle. *Hess* berichtet auch über angeborene Luxation der Linse in einem emmetropischen Auge. Erfolgt die Luxation in den Glaskörper, so kann die Linse dort lange reiz- und beschwerdelos ertragen werden. Mit starkem Sammelglas besteht dann befriedigende Sehschärfe. Doch ruft die Luxation in den Glaskörper oft durch Reizung des Strahlenkörpers später Cyclitis mit Drucksenkung, durch Druck auf die vorderen Abflußwege Drucksteigerung hervor.

Sofort bedrohlich wirkt dagegen die Luxation in die vordere Kammer, da sie in der Regel schnelle Drucksteigerung zur Folge hat: die Kammer erscheint stark vertieft und wie durch einen Öltropfen, die klare Linse, ausgefüllt. Sehr selten kommt eine frei bewegliche Lens natans vor, die wiederholt die Lage hinter der Pupille mit der vor der Pupille in der Vorderkammer vertauscht.

Verf. sah diesen Zustand wiederholt bei einem sechs Jahre alten Knaben. Beim Bücken des Kopfes trat die Linse vor die Pupille und Myopie von 20 D. war die Folge. Beim Zurücklegen des Kopfes trat die Linse wieder hinter die Iris zurück. Durch dauernde Anwendung von Eserin gelang es, die Linse hinter der Pupille fest zu halten.

Abnorme Länge der Zonulafasern dürfte die Ursache für dies seltsame Verhalten sein.

Behandlung. Die Entfernung der Linse aus dem Glaskörper ist, wie schon hervorgehoben, oft nicht nötig. Jedenfalls sollte der Versuch zu diesem schwierigen Eingriff nur gemacht werden, wenn Folgezustände die Erhaltung der Sehkraft oder des Auges überhaupt bedrohen, denn Glaskörperverlust schon vor dem Versuche der Linsenentfernung vereitelt u. U. das eigentliche Ziel der Linsenentfernung. Das gleiche Ereignis stört auch die Entfernung der Linse aus der vorderen Kammer, dazu kommt, daß bei diesem Eingriff die Linse sich durch Zurücksinken in den Glaskörper der Ausziehung entziehen kann, wenn nach Eröffnung der Vorderkammer Glaskörper abgeflossen ist. Diese Operationen sollten daher bei Kindern im ersten Lebensjahrzehnt grundsätzlich nur in Narkose gemacht werden.

Quellenverzeichnis:

Peters, Graefes Archiv f. Ophth. Bd. 39, H. 1, 1893 u. Bd. 40, H. 3, 1894; ferner Die Erkrankungen des Auges im Kindesalter, Bonn, Cohen 1910. — *Heß*, Graefe-Saemisch: Handbuch der Augenheilkunde. 2. Aufl., Bd. 6, 1905. — *Seefelder* u. *Wolfrum*, Graefes Archiv f. Ophth. Bd. 65, 1907. — *v. Hippel*, Graefes Archiv f. Ophth. Bd. 69, 1907. — *v. Szily*, 36. Heidelberger Bericht 1910. — *Pagenstecher*, 37. u. 38. Heidelberger Bericht 1911 u. 1912. — *v. Szily* u. *Eckstein*, Klin. Monatsbl. f. Augenheilk. Bd. 71, 1923. — *Vogt*, Zeitschr. f. Augenheilk. Bd. 40, 1918; Bd. 41, 1919. — Graefes Archiv f. Ophth. Bd. 107, 1922 und Bd. 108, 1922, Abschnitt 5. — *Mohr*, Klin. Monatsbl. f. Augenheilk. Bd. 191.

2. Die Erkrankungen des Glaskörpers.

Anat.-phys. Vorbemerkungen. Der Glaskörper ist ein ektodermales Gebilde und nimmt seinen Ursprung aus der Netzhaut, und zwar aus den *Müller*schen Stütz- oder Gliazellen durch Entstehung von Radiärfasern, die größtenteils vom Ciliarteil der Netzhaut ausgehen. Die Beziehungen des Mesoderms zum Glaskörper sind lediglich nutritive und kommen schon bald nach der Geburt mit der fast restlosen Rückbildung der Glaskörpergefäße zum Abschluß. Das Gliagerüst bildet aber nur einen winzigen Teil des Glaskörpers, sein Hauptbestandteil ist eine gallertartige Masse von einer dem Kammerwasser sehr ähnelnden Zusammensetzung. An seine normale Durchsichtigkeit ist wie bei Linse und Kammerwasser seine Funktion als lichtbrechendes Mittel geknüpft.

a) Glaskörpertrübungen.

Symptome und Vorkommen. Die Erkrankungen des Glaskörpers äußern sich klinisch im Auftreten von Trübungen, die sich subjektiv und objektiv bemerkbar machen. Die Ursache dieser Trübungen liegt fast stets in einer Erkrankung der nachbarlichen Membranen, der Gefäßhaut, besonders des Strahlenkörpers und der Netzhaut, ferner des Sehnerven. Nur ausnahmsweise liegt bei erworbenen Erkrankungszuständen die Ursache im Glaskörper selbst, z. B. bei Verletzungen, Eindringen von Parasiten.

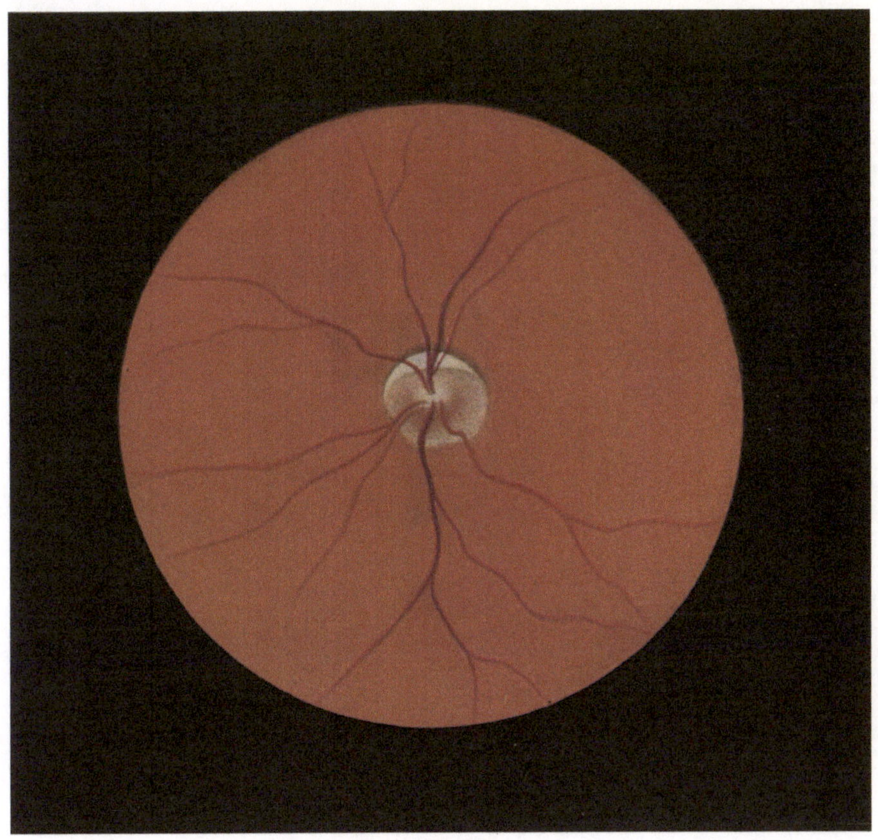

Abb. 1. Sichel nach unten (Conus inf.).

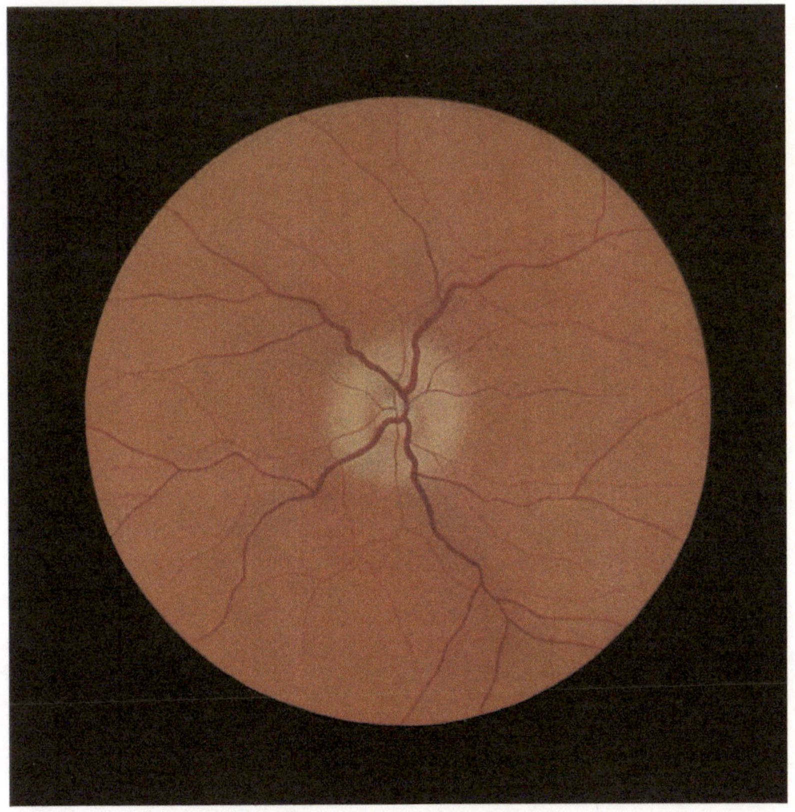

Abb. 2. Stauungspapille.

Bei seitlicher Beleuchtung erkennt man Glaskörpertrübungen nur, wenn sie groß und massig sind und die vordersten Abschnitte des Glaskörpers hinter der Linse einnehmen, wo sie z. B. bei den Blutungen Jugendlicher kulissenartig sich hin und her bewegen können. In der Regel bedarf es zur Feststellung der Durchleuchtung mit dem Augenspiegel, wobei die Trübungen als schwarze Punkte oder Flocken mehr oder weniger vor dem Augenhintergrund vorbeihuschen, wenn der Glaskörper gleichzeitig durch wiederholte Augenbewegungen aufgewirbelt wird.

Die pathologischen Trübungen des Auges nimmt der Kranke selbst bei Durchsichtigkeit der vorderen brechenden Medien entoptisch wahr, indem er je nach der Form der Trübungen Flocken, Fäden u. dgl. vor dem Auge schwimmen sieht.

Die Trübung des Glaskörpers geht nun gleichzeitig mit einer Verflüssigung seiner Masse einher. Handelt es sich um wenige geballte Trübungen, die bei Ruhe des Auges auf den Boden des Glaskörpers sich senken, so kann die zentrale Sehschärfe gut bleiben. Meist ist sie aber entsprechend der Dichtigkeit und Masse der Trübungen herabgesetzt. Infolge der Glaskörperverflüssigung schwimmen sie bei Augenbewegungen frei umher. Verflüssigung wie Trübung sind Folge der Erkrankungen der benachbarten Augenmembranen, vor allem des Strahlenkörpers, aber auch der Aderhaut und der Netzhaut. Infolgedessen begegnet man Trübungen:

1. Bei Entzündungen der Gefäßhaut, besonders des Strahlenkörpers. Es handelt sich hier um entzündliche Ausschwitzungen, seltener um Blutungen aus der primär erkrankten Membran. Entsprechend der nicht großen Häufigkeit der Gefäßhautentzündungen bei Kindern sind auch Glaskörpertrübungen dieser Herkunft im Kindesalter nicht gerade häufig.

2. Bei Entzündung der Netzhaut, besonders bei Erkrankung des Netzhautgefäßsystems. Hier kommt vor allem die Erkrankung in Betracht, die wir nach *Axenfeld* als Periphlebitis retinalis adolescentium bezeichnen. Diese in der Regel auf Tuberkulose, seltener auf Lues beruhende Erkrankung des Netzhautgefäßsystems kommt auch schon bei Kindern des zweiten Lebensjahrzehntes vor und führt zu wiederholten, u. U. sehr massigen Blutungen in den Glaskörper, weswegen sie früher vor Bekanntwerden der Ursachen auch als rückfällige Glaskörperblutung bezeichnet wurde. Näheres über Verlauf und Vorhersage dieser ernsten Erkrankung siehe S. 156. Hier sei nur erwähnt, daß diese aus der Netzhaut stammenden Blutergüsse sich in der Regel nicht oder nur sehr langsam und unvollkommen aufsaugen, so daß es schließlich unter Organisation der wiederholten Ergüsse zur bindegewebigen Schwarten-, manchmal auch zur Blutgefäßneubildung im Glaskörper und damit zu hochgradiger Funktionsstörung kommt.

3. Bei hochgradiger Kurzsichtigkeit. Diese Trübungen sind oft spinnwebenartig und fetzig oder auch flockig und neigen im Gegensatz zu den vorher angeführten wenig zur Aufsaugung. Sie werden bei höheren Graden der Kurzsichtigkeit auch im Kindesalter häufig beobachtet und machen sich bei ihrem plötzlichen Auftreten sehr störend bemerkbar. Die Entstehung dieser Trübungen ist noch völlig unklar. Am meisten Wahrscheinlichkeit hat die Annahme für sich, daß es sich um zusammengeballte Reste des Glaskörpergewebes handelt, dessen Fibrillen infolge zunehmender Dehnung des kurzsichtigen Auges eingerissen sind. Demgegenüber treten entzündliche Vorgänge, wie sie sich im vorderen Abschnitt des kurzsichtigen Auges bisweilen abspielen, an Bedeutung entschieden zurück. Das gleiche

gilt für Blutungen. Wo diese einmal eine Rolle spielen, handelt es sich wohl stets um die Augen älterer Personen.

4. Nach Linsenoperationen und Augenverletzungen. Eine eigentlich primäre Hyalitis, wie sie von *Straub* angenommen wurde, liegt aber auch hier nicht vor, denn schon frühzeitig setzt Beteiligung der Augenmembranen ein und das gesamte Exsudat stammt aus der Umgebung.

Behandlung. Der Behandlung der Trübungen schwebt als Ziel vor, die entzündlichen Ausschwitzungen zur Aufsaugung zu bringen. Dies Ziel hat bei tatsächlich entzündlichen Trübungen Aussicht auf Verwirklichung. Örtlich kommt also die Dionineinträufelung (2—5%), ferner subconjunctivale Kochsalzeinspritzung in Betracht, allgemein Resorbentien, Jod und Quecksilber ferner Schwitzkuren, doch ist mit letzteren bei der tuberkulösen Periphlebitis Vorsicht geboten, das gleiche gilt von der Tuberkulinkur bei Netzhautgefäßerkrankung. Hier ist ein Versuch mit Krysolgan vorzuziehen. Daß ein Erfolg bei den Trübungen kurzsichtiger Augen oft ausbleibt, ist nach dem oben über die Natur dieser Trübungen Gesagten verständlich. Bei Kurzsichtigkeit verbietet sich wegen der mannigfachen Gefahren, die dem höhergradig kurzsichtigen Auge drohen, auch die von *zur Nedden* eingeführte Punktion bez. Absaugung des Glaskörpers, die sonst besonders bei größeren Blutergüssen in den Glaskörper gute Erfolge aufzuweisen hat.

b) Die angeborenen Anomalien des Glaskörpers.

Fliegende Mücken. Als geringsten Grad einer angeborenen Glaskörperanomalie kann man die fliegenden Mücken bezeichnen. Allerdings gehört dieser Zustand nach Entstehung und Häufigkeit, weniger hinsichtlich seines subjektiven Bemerkbarwerdens noch in den Bereich des Physiologischen. Es handelt sich nämlich um Reste der embryonalen Glaskörperzellen, die als bewegliche Schnüre, Fäden oder Flocken wahrgenommen werden, und zwar am deutlichsten im unkorrigierten kurzsichtigen Auge. Einer Augenspiegel-Wahrnehmung sind diese mikroskopischen Partikelchen nicht zugängig, subjektiv machen sie sich beim Blick auf helle Flächen bemerkbar, aber im allgemeinen erst, wenn eine körperliche oder nervöse Überanstrengung vorausgegangen ist.

Da schon eine gewisse Beobachtungsgabe zur Wahrnehmung dieser Gebilde gehört, so wird frühestens in den späteren Schuljahren über Störungen durch fliegende Mücken geklagt.

Als Behandlung kommt örtlich der Ausgleich von Brechungsfehlern, allgemein körperliche und geistige Ruhe und Schonung in Betracht.

Physiologische Reste der Glaskörperschlagader. Reste der Glaskörperschlagader sind beim Neugeborenen in der Regel am Sehnervenkopf noch vorhanden. Man sieht sie als Zapfen von der Papille in den Glaskörper hineinragen. Dann verschwindet dieser aus der Fötalperiode übriggebliebene Gewebsstummel schnell und restlos in den ersten Lebenswochen. Dagegen haben die Untersuchungen *Vogts* mit Hilfe der Spaltlampe und des Hornhautmikroskops erwiesen, daß Überreste der Glaskörpergefäße und der gefäßhaltigen Linsenkapsel auch später noch physiologischerweise als freilich mikroskopisch feine Gebilde bestehen bleiben können. Etwas nasal vom hinteren Linsenpol sieht man an der hinteren Linsenkapsel den mikroskopisch feinen Ansatz eines geschlängelten grauweißen Gebildes, das sich gegen den Glaskörper hin verliert (Taf. 9, Abb. 2).

Zum Unterschiede von diesen mehr oder weniger physiologischen Überbleibseln aus der Fötalperiode ist die eigentliche Art. hyaloidea persistens eine ausgesprochene Mißbildung, die meist einseitig in Augen vorkommt, die auch sonst Zeichen von Bildungsfehlern aufweisen, wie Reste der Linsengefäßhülle und der Pupillarmembran, Kolobom u. dgl. mehr. Das schlauch- oder strangförmige Gebilde kann, den ganzen Glaskörper durchziehend, von der Papille bis zur hinteren Linsenfläche reichen oder das Verbindungsstück fehlt oder ist eingerissen und man sieht von der Papille einen bei Augenbewegungen lebhaft flottierenden, mehr oder weniger

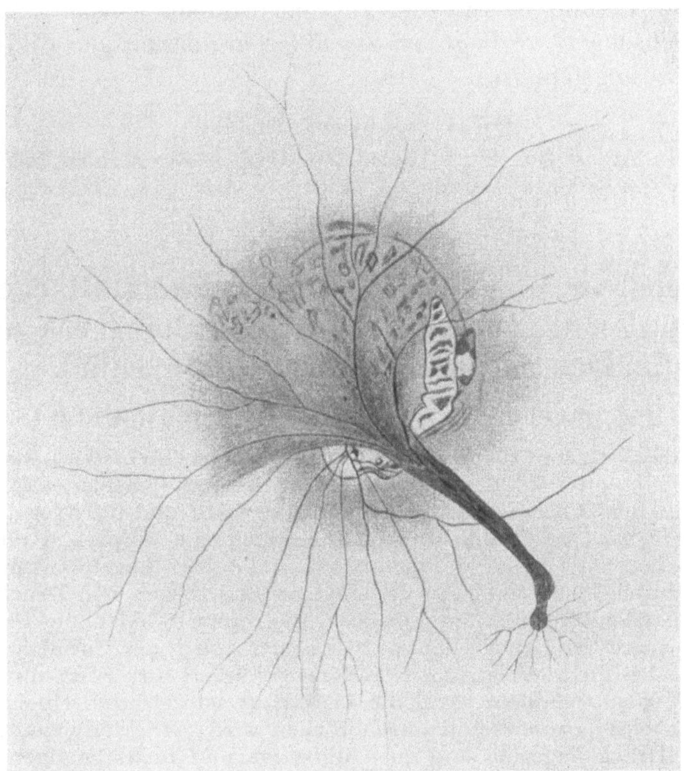

Abb. 21. Arteria hyaloidea persistens mit Verdichtung des Gliamantels und Abzerrung der Netzhaut nach O. Eversbusch.

großen Zapfen in den Glaskörper vorragen, dessen Zusammenhang mit der Centralarterie u. U. noch sichtbar ist (vgl. Abb. 21 u. Taf. 9, Abb. 2). Ein Erhaltenbleiben des Gliamantels und begleitender mesodermaler Gewebszüge kann den Ansatz an der Papille zeltdachartig gestalten oder bei fächerförmigem Ausstrahlen in die Netzhaut eine umschriebene Netzhautablösung bzw. ein Bild, das als Sichtbarsein des Canalis Cloqueti beschrieben worden ist, hervorrufen. Das vordere Ende des Stranges kann knopf- oder fadenförmig sich im mittleren oder vorderen Glaskörper finden, oder es setzt sich etwas nasal unten vom hinteren Linsenpole an. Ebendort kann sich nun auch das allein erhaltene vordere Ende des Stranges finden (Taf. 9, Abb. 2). Sind außer der Glaskörperschlagader ausgedehntere Reste der Linsengefäßhülle erhalten geblieben, so ergibt sich ein Augenspiegelbild, das mit Aufleuchten gelblicher Massen hinter der Linse das Bild des Glioms vortäuschen kann (Taf. 13, Abb. 3). Es mehren sich gerade neuerdings die Beobachtungen, daß Augen mit derartigen Bildungsfehlern wegen Gliomverdachts oder als Pseudogliome entfernt worden sind. Künftig wird es daher Sache eingehender Beobachtung des Verlaufs mit Spaltlampe und Hornhautmikroskop sein, solche Fehldiagnosen zu vermeiden und damit u. U. das Auge zu erhalten. Allerdings ist wiederholt noch postfötale Zunahme der gefäßhaltigen Massen und Komplikation durch Starbildung festgestellt worden, so daß Irrtümer nicht stets ausgeschaltet werden können.

Die Persistenz der Glaskörperschlagader an sich macht keine Funktionsstörung, ja der Befund ist oft rein zufällig erhoben worden. Wo Herabsetzung der Sehschärfe vorliegt, ist sie Folge anderweitiger Bildungsfehler bzw. von Brechungsfehlern.

Quellenverzeichnis:

Vogt, Graefes Archiv Bd. 100, 1919; Bd. 101, 1920. — *Zur Nedden*, Klin. Monatsbl. 1919, Bd. 64; Außerordentl. Tagung der Wiener ophth. Ges. 1921, Klin. Monatsbl. Bd. 67, 1921.

V. Das angeborene Glaukom (Hydrophthalmus, Gl. congenitum oder infantile), Gigantophthalmus (Megalocornea) und das Glaukom der Jugendlichen (Gl. juvenile).

1. Das angeborene Glaukom (Hydrophthalmus).

Anat.-phys. Vorbemerkungen.

Das Auge des Neugeborenen und des Kindes besonders im ersten Lebensjahrzehnt unterscheidet sich von dem des Erwachsenen durch die größere Nachgiebigkeit und Dehnbarkeit der äußeren Augenhaut, der Lederhaut und der Hornhaut. Überschreitet beim Erwachsenen der Augenbinnendruck die normale Höhe, so trägt entweder der Sehnerv, die Stelle, wo die mittlere und äußere Augenhaut unterbrochen bzw. siebartig durchlöchert sind, die verhängnisvollen Folgen von Drucksteigerung, oder schon vorhandene Zirkulationsstörungen, die ihrerseits Glaukom hervorgerufen haben, werden durch die Druckerhöhung vermehrt, indem der Circulus vitiosus geschlossen wird; aber die sclerale Augenwandung verändert ihre Form nur in seltenen Ausnahmefällen, dann nämlich, wenn die Lederhaut selbst durch eine Entzündung oder eine Geschwulst erweicht und durchbrochen wird. Im kindlichen Auge greift der gesteigerte Druck dagegen eine noch unfertige und nicht genügend gefestigte Architektonik an, eine Vergrößerung der Hornhaut und Lederhaut und Vertiefung der Vorderkammer ist die Folge, der Sehnerv beantwortet die Drucksteigerung wie beim Erwachsenen mit Aushöhlung, mit glaukomatöser Exkavation.

Beginn und Verlauf.

Die Veränderung des hydrophthalmischen Auges, vor allem die ausgesprochene Vergrößerung der Hornhaut wird oft schon gleich nach der Geburt bemerkt, mindestens ebenso häufig zeigt sie sich aber erst im Verlauf des ersten oder zweiten Lebensjahres, selten noch später. Die Vergrößerung schreitet in vielen Fällen dauernd fort und erreicht schließlich so hohe Grade, daß Längenmaße von 30—40 mm am enukleierten Auge nichts Ungewöhnliches sind (Taf. 11, Abb. 1 d). Das Leiden ist bald doppelseitig, bald einseitig, oder es bestehen auf beiden Seiten ausgesprochene graduelle Unterschiede derart etwa, daß sich nur auf der einen Seite dauernd fortschreitende Vergrößerung und Erblindung zeigt, während auf der andern Seite nur mäßige Vergrößerung der Hornhaut (Cornea globosa von 11—12 mm Durchmesser) ohne Drucksteigerung und mit guter Funktion vorliegt. Knaben sind doppelt so häufig befallen wie Mädchen.

Klinisch erscheinen schon Augenhöhle, Lidspalte und Lider erheblich vergrößert. Am Augapfel fällt vor allem die erhebliche Verbreiterung des Limbus auf, der als bläulich durchschimmernde Zone von 3—5 mm Breite von der Hornhaut zur Lederhaut überleitet. Umschriebene Lederhautektasien (Intercalarstaphylom) sind seltener. Die Hornhaut erreicht in späteren Stadien einen Durchmesser von 15—16 mm Größe, doch betrifft die Größenzunahme gleichmäßig den vorderen und hinteren Abschnitt des Auges und sämtliche Bauelemente mit Ausnahme der Linse.

Die anfangs klare Hornhaut trübt sich allmählich unter dem Einfluß der zunehmenden Druckerhöhung. Bald liegen die Trübungen oberflächlich oder tiefer im Gewebe, bald liegt schmerzhafte Blasenbildung des Epithels vor (Keratitis bullosa). Dazu kommen eigenartige Streifen und leistenartige Trübungen auf der Rückfläche der Hornhaut. Sie beruhen auf Rissen in der Descemetschen Membran, die dem Dehnungsprozeß ihren Ursprung verdanken.

Die Vorderkammer ist sehr vertieft (vgl. Taf. 11, Abb. 2), die Iris nicht selten schlotternd, die Pupille manchmal erweitert. In späteren Stadien ist auch die Linse infolge von Defekten des Aufhängebändchens oft verlagert, oder sie erscheint starig. Die Spannung ist stark erhöht, die Papille, soweit sie sichtbar gemacht werden kann, deutlich ausgehöhlt.

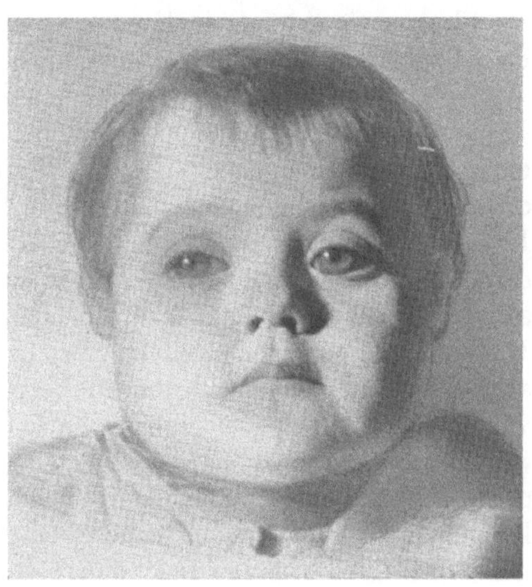

Abb. 22. Angeborener Hydrophthalmus links.

Bisweilen ist der Hydrophthalmus von anderen leicht kenntlichen Entwicklungsstörungen des Auges und der Nachbarschaft begleitet, so von Rankenneurom und Elefantiasis, von Epicanthus, Iriskolobom, Irisfehlen, Pupillenverlagerung, Linsenkegel, ja sogar von Gliom.

Diagnostische Schwierigkeiten können unter Umständen gegenüber der parenchymatösen Hornhautentzündung entstehen, besonders wenn es sich um noch ganz kleine Kinder handelt, bei denen die Hornhautvergrößerung fehlen kann, während die rauchige glaukomatöse Trübung der Hornhaut irrtümlich als diffuse entzündliche Trübung gedeutet wird. Eine sorgfältige Beachtung des Verlaufs sowie der Wirkung der pupillenerweiternden und verengenden Mittel und Erhebung der Vorgeschichte hinsichtlich Entwicklungsstörungen und Lues wird in der Regel gestatten, bald die richtige Diagnose zu stellen.

Das Leiden tritt ausgesprochen familiär und erblich auf. Die kollaterale Erblichkeit ist häufiger als die direkte. Wiederholt wurden mehrere Kinder aus Verwandtenehen von diesem furchtbaren Leiden doppelseitig befallen; wie *Reis* und *Seefelder* gezeigt haben, ist die Entstehung des Hydrophthalmus keine einheitliche, aber in der Regel finden sich abnorme Verhältnisse in der Kammerbucht, die eine Verlegung der Filtrationswege bedeuten. Der sehr wesentliche Unterschied gegenüber dem Glaukom des Erwachsenen liegt nun darin, daß das Abflußhindernis nicht etwa auf einer Verlötung der Kammerbucht beruht, vielmehr besteht das Filtrationshindernis hier in der Regel bei offener Kammerbucht. Es handelt sich um eine Entwicklungshemmung, welche die Hauptabflußbahn des Kammerwinkels, den *Schlemm*schen Kanal, betrifft. Dieser fehlt oder ist nur mangelhaft entwickelt. Auch abnorme Persistenz des fötalen uvealen Gerüstwerkes kann die eigentliche Ursache der Filtrationsstörung abgeben. Somit gehört der Hydrophthalmus zu den ausgesprochenen Hemmungsmißbildungen.

Vorhersage und Behandlung. Die Erkenntnis des Hydrophthalmus als einer Hemmungsmißbildung der Organe der Kammerbucht gestattet nicht, hochgespannte Erwartungen für die Erfolge der Behandlung zu hegen, gleichgültig, ob man nun medikamentös oder operativ vorgehen will. Gewiß ist es wiederholt geglückt, den Prozeß auf Jahre hinaus durch die pupillenverengenden Mittel günstig zu beeinflussen, eine Dauerheilung ist indessen höchstens bei den Erkrankungsformen zu erwarten, bei denen nur eine mangelhafte, nicht eine eigentliche Fehlbildung des Schlemmschen Venengeflechts vorliegt, bei denen das Leiden also auch spontan einen Stillstand erfahren kann. Daß diese durch Befreiung des Kammerwinkels wirkenden Mittel nur dort helfen können, wo sekundär Verwachsungen im Kammerwinkel sich ausgebildet haben, liegt auf der Hand. In der Regel läßt sich operatives Eingreifen nicht vermeiden. Bei der Wahl der Operationsmethode ist sehr sorgfältig das Stadium zu betrachten, in dem der Kranke gebracht wird. Wie *Seefelder* ausgeführt hat, liegt der Kern der Behandlung in einer möglichst frühzeitig ausgeführten Operation. In den Frühstadien, wenn die Augenhüllen noch nicht übermäßige Dehnung erfahren haben, Glaskörperverflüssigung noch nicht besteht und die Netzhautgefäße noch normal sind, kann die Iridektomie sofortigen Stillstand des Leidens herbeiführen, ja Heilung mit guter Funktion wurde schon für viele Jahre festgestellt. Daneben wurde auch vielfach die Sklerotomie ausgeführt, doch sind die Dauerresultate weniger gut. Einen entschiedenen Fortschritt bedeuten aber zwei neuere Operationsmethoden, weil sie besser als die älteren Verfahren den Flüssigkeitsabfluß aus der Vorderkammer gewährleisten, nämlich die Cyclodialyse (*Heine*) und die Trepanation nach *Elliot*. Bei der Cyclodialyse wird von einem Lederhautschnitt aus durch Vorschieben eines Spatels zwischen Lederhaut und Strahlenkörper in die Vorderkammer hinein eine Verbindung des Suprachorioidealraums mit der Vorderkammer geschaffen. Hierdurch soll der Flüssigkeit des Augeninneren ein Abfluß geschaffen werden. Dasselbe wird bei der besonders von *Fleischer* empfohlenen Trepanation durch Herausstanzen eines Stückchens Lederhaut von der Hornhautlederhautgrenze angestrebt. Die Flüssigkeit findet dann ihren Abfluß in die episkleralen und subconjunctivalen Gefäßbahnen. Die vorher genannten älteren Operationsmethoden haben schließlich die doppelseitige Erblindung und Enukleation sowie die Überweisung der unglücklichen kleinen Kranken in Blindenanstalten in etwa 20% der Fälle nicht zu verhüten vermocht. Ob bei der Cyclodialyse und Trepanation die Endergebnisse sich wesentlich besser gestalten werden, muß die Zukunft erst lehren.

2. Megalocornea und Gigantophthalmus (Megalophthalmus).

Einige weitere Veränderungen der Hornhaut bzw. des ganzen Auges wurden früher nur als andere Entwicklungsstufen des gleichen Leidens dem Hydrophthalmus zugerechnet. Zuerst ist hier die Megalocornea zu nennen. Die Vergrößerung des normalen Hornhautdurchmessers von 11 mm um einige Millimeter ist nicht so ganz ungewöhnlich und liegt nach *Seefelder* noch im Bereiche des Physiologischen, sofern der sonstige Bau der Augen nicht vom physiologischen abweicht.

Anders verhält es sich mit dem Riesenwuchs oder Gigantophthalmus. Diese sehr seltene Anomalie besteht in einer ganz wesentlichen Vergrößerung des Auges bei dauernd guter Funktion. Vom Hydrophthalmus unterscheidet sich dieser merkwürdige Zustand durch Fehlen jeglicher Hornhauttrübung sowie jeglicher Andeutung von Limbusverbreiterung, also durch scharfe Hornhautlederhautgrenze bei starker Vergrößerung des vordersten Augenabschnittes. Schließlich erscheint auch die Lederhaut trotz starker Vertiefung der Vorderkammer normal und nicht verdünnt. Vor allem aber fehlt die Drucksteigerung und damit nicht nur die glaukomatöse Exkavation, sondern auch die Funktionsstörung.

Die Entstehung des Gigantophthalmus ist noch völlig ungeklärt. Berücksichtigt man die Tatsachen der Entwicklungsmechanik, so kann nur die Netzhaut die primär vergrößerte Membran sein, und von dieser aus wird vielleicht innersekretorisch das ganze Wachstum des Auges und damit auch der Hornhaut beeinflußt.

3. Das Glaukom der Jugendlichen.

Wie der Hydrophthalmus eine besondere, auf Entwicklungshemmungen beruhende angeborene Glaukomform darstellt, die nicht dem primären Glaukom des Erwachsenen gleichgestellt werden kann, so gibt es auch eine etwa zwischen dem 5. und 35. Lebensjahr, am häufigsten in der zweiten Hälfte des zweiten Lebensjahrzehntes auftretende Glaukomform, die als Glaukom der Jugendlichen dem Altersglaukom gegenüberzustellen ist. Dieses Glaucoma juvenile verläuft entweder als entzündlich-hämostatisches oder — entschieden häufiger — als einfaches, Glaucoma simplex. Beim männlichen Geschlecht tritt es zum Unterschied vom Altersglaukom häufiger auf als beim weiblichen. Auch ist der gewöhnlich anzutreffende Brechzustand zum Unterschied vom Altersglaukom der kurzsichtige. Der Grund hierfür ist ein zweifacher. Einmal trifft man beim Glaucoma simplex an sich ziemlich häufig Kurzsichtigkeit, sodann aber entwickelt sich eine Achsenkurzsichtigkeit zweifellos nicht selten im kindlichen Auge sekundär infolge der Drucksteigerung bei noch verhältnismäßig stark nachgiebiger Augenwandung.

Da sichere Fälle von primärem Glaukom schon zwischen dem 5. und 10. Lebensjahr beobachtet sind, andererseits manche Fälle von Hydrophthalmus erst um diese Zeit sich deutlich entwickeln, so kann während dieser Zeitspanne ein primäres Glaukom sich sowohl unter dem Bilde des Hydrophthalmus wie des gewöhnlichen Glaukoms zeigen.

Gewisse Besonderheiten des klinischen Verlaufs erklären sich eben aus dem eigentümlichen Bau des jugendlichen Auges an sich und des zu

Klinisches
Bild.

Glaukom disponierten jugendlichen Auges im besonderen. An erster
Stelle ist hier das auffallend lange Vorverlaufsstadium zu nennen. Die
größere Elastizität der Augenwand, die Unversehrtheit des kindlichen Gefäßsystems gestatten dem kindlichen Auge eine schnellere Anpassung
bzw. leichtere Ausgleichung drucksteigernder Einflüsse. Sodann ist
das Glaucoma juvenile verhältnismäßig häufig ein Glaukom mit tiefer
Kammer, nach *Löhlein* darf man in 20% mit vertiefter Kammer und ebensohäufig mit normal tiefer Kammer rechnen. Man geht sicher nicht fehl
darin, wenn man mit *Löhlein* als Ursache dieses Glaukoms mit tiefer
Kammer eine mangelhafte Durchlässigkeit der vorderen Abflußwege annimmt. Vermutlich handelt es sich dann also um r u d i m e n t ä r e F o r m e n
d e s H y d r o p h t h a l m u s.

Was die Beziehung des Glaucoma juvenile zur Kurzsichtigkeit anlangt,
so hat *Löhlein* in überzeugender Weise dargelegt, daß es ein eigentliches
Glaucoma myopicum, also ein Glaukom infolge der Kurzsichtigkeit, nicht
gibt. Vielmehr liegt entweder eine Kurzsichtigkeit infolge des vorbe-
stehenden Glaukoms vor, oder G l a u k o m u n d K u r z s i c h t i g k e i t sind
g l e i c h g e o r d n e t a l s A u s d r u c k e i n e r g e m e i n s a m e n E r b a n l a g e.

Damit kommen wir zu der für das Glaukom der Jugendlichen so bedeutungsvollen Erbveranlagung. Je jünger die Glaukomkranken sind, um
so häufiger ist direkte bzw. kollaterale Erblichkeit nachweisbar.

Die noch sehr spärlichen Beobachtungen von Glaukomvererbung, verfolgt durch
3 Generationen, kann Verf. um eine vermehren. Ein 18 Jahre alter junger Mann wurde
mit tiefer glaukomatöser Exkavation und Amaurose links, hochgradiger Sehschwäche
infolge des gleichen Leidens rechts vorgeführt. Bildungsfehler waren klinisch nicht
nachweisbar. Die Mutter war 2 Jahre zuvor im Alter von 42 Jahren wegen entzündlichen Glaukoms doppelseitig iridektomiert worden und zeigte bei der Untersuchung rechts gute Sehschärfe, links war sie wie der Sohn erblindet. Wieder einige
Jahre zuvor war der Großvater von entzündlichem Glaukom befallen worden,
nicht rechtzeitig in richtige Behandlung gekommen und doppelseitig erblindet. Er
bot das Bild des Gl. absolutum.

Gleichfalls direkte, außerdem aber noch kollaterale Vererbung zeigte eine andere
vom Verf. untersuchte Glaukomfamilie, in der Vater und beide Kinder, Sohn und
Tochter, alle drei unter dem Bilde des Gl. simplex fast völlig erblindet waren, der
Vater Mitte der 30, die Kinder im Alter von 15 und 17 Jahren.

Beide Glaukomfamilien erhärten aufs neue die Tatsache, daß das erbliche Glaukom in den späteren Generationen stets früher auftritt. Je
jünger die Glaukomkranken sind, um so häufiger findet man bei ihnen auch
angeborene Anomalien wie Irismangel, Kolobom der Iris und Linse, Pupillarmembran, Schichtstar, Pigmententartung der Netzhaut und Mikrophthalmus, alles Veränderungen, die an sich nicht zu Glaukom führen müssen,
aber in ihrer Häufung wie beim Hydrophthalmus auf das gleichzeitige Vorhandensein anderer Entwicklungsstörungen hinweisen, die für die Glaukom-
entstehung von Bedeutung sein können. So nimmt denn das Glaukom
der Jugendlichen eine Mittelstellung zwischen dem Hydrophthalmus und
dem Altersglaukom ein.

Behandlung.　　　Die Behandlung richtet sich im allgemeinen nach den für den Hydrophthalmus dargelegten Grundsätzen. Die Iridektomie ist nur für die Fälle
mit Entzündungserscheinungen zu empfehlen. Für die gerade beim Gl. der
Jugendlichen so häufige Form des Glaucoma simplex ist Operation nach
Verf.s Erfahrung nur im Frühstadium empfehlenswert, d. h. wenn die Funk-

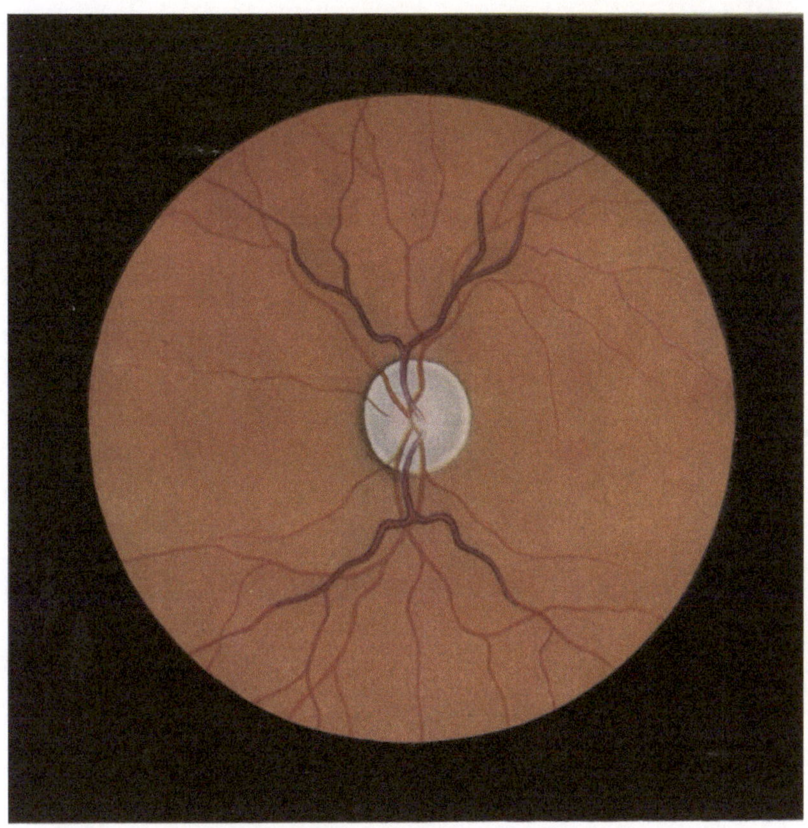

Abb. 1. Einfache Entartung des Sehnerven.

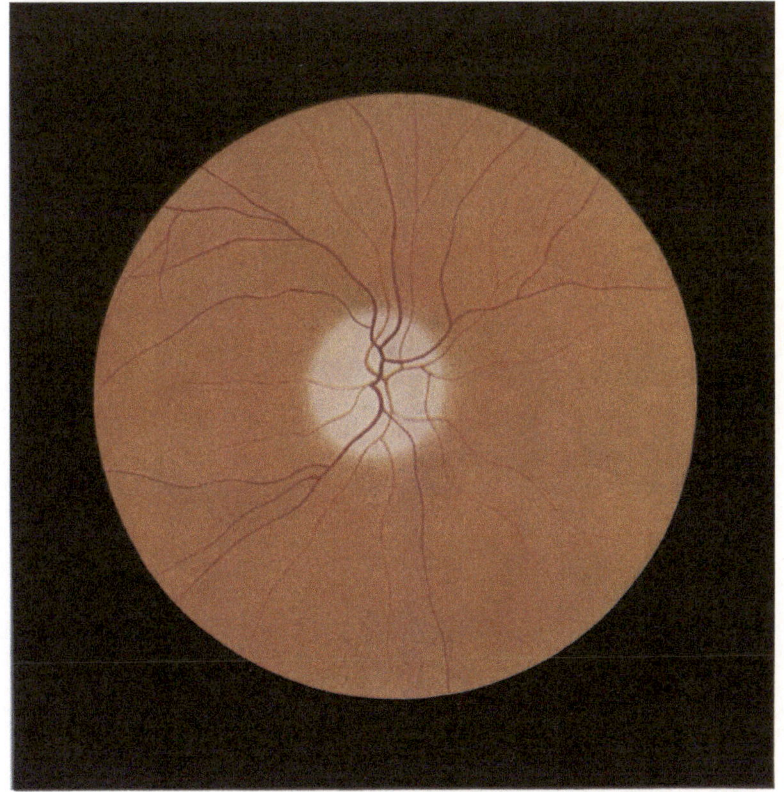

Abb. 2. Entzündliche Entartung des Sehnerven.

tion noch gut ist, und zwar ist besondere Aufmerksamkeit dem Gesichtsfeld zu widmen. Vorgerücktere Fälle mit hochgradiger Gesichtsfeldeinschränkung eignen sich nicht zu operativer Behandlung. Die plötzliche Druckentlastung kann zu plötzlichen Kreislaufstörungen und zu Flüssigkeitsaustritt im schon vorher kranken Sehnerven und damit zu Gewebszerreißung und zu hochgradigem schnellem Funktionsverfall führen. In solchen vorgerückten Stadien hat sich dem Verf. die konservative Behandlung mit den pupillenverengernden Mitteln mehr bewährt als die Operation. Dazu ist neuerdings die Suprarenin- bzw. Glaukosanbehandlung getreten (*Hamburger*), die aber gleichfalls nicht ungefährlich ist. Dauernden Funktionsverfall kann man freilich auch auf konservativem Wege nur ausnahmsweise in Fällen verhüten, die zur Spontanheilung neigen, aber es kann wenigstens der Behandlung nicht das Verschulden schneller Erblindung zugeschoben werden. Am wenigsten gefährlich ist in solchen Stadien die S k l e r o t o m i e, die den Druck nicht sehr erheblich herabsetzt und oft wiederholt werden kann. Für Frühstadien kommen C y c l o d i a l y s e und T r e p a n a t i o n nach *Elliot* in Betracht.

Q u e l l e n v e r z e i c h n i s :

Reis, Graefes Archiv Bd. 60, 1905. — *Seefelder*, Graefes Archiv Bd. 63, 1906. — *Löhlein*, Graefes Archiv Bd. 85, 1913. — *Kayser*, Klin. Monatsblatt f. Augenheilk. Bd. 52, 1914. — *Stähli*, Klin. Monatsbl. f. Augenheilk. Bd. 53, 1914. — *Seefelder*, Klin. f. Monatsbl. Augenheilk. 1916 u. 1919. — *Hamburger*, Heidelberger Bericht 1925.

VI. Die Erkrankungen der Netzhaut und des Sehnerven.

1. Die Erkrankungen der Netzhaut.

Die Netzhaut ist entwicklungsgeschichtlich ein vorgeschobener Teil, funktionell gewissermaßen ein Beobachtungsposten des Gehirns, mit dem sie durch den Sehnerven verbunden ist. Außer der Befestigung der Sehnervenfasern an der Papille besteht nur noch eine Anheftung der Netzhaut an ihre Unterlage in der Gegend der Ora serrata, sonst liegt sie nur der Aderhaut an, durch den Glaskörper leicht angedrückt. Nur das Pigmentepithel, das entwicklungsgeschichtlich allein das äußere Blatt der sekundären Augenblase vertritt, ist fester mit der Aderhaut als mit den übrigen Netzhautschichten verbunden, die zusammen Abkömmlinge des inneren Blattes darstellen. Von diesen ist wieder die äußerste Schicht, die der Stäbchen und Zapfen, die eigentlich lichtempfindliche, und diese steht in engen räumlichen Beziehungen zu pigmentführenden Ausläufern der Pigmentepithelien, von denen sie die für den Sehakt nötigen Substanzen erhält. Von diesen ist nur der S e h p u r p u r bekannt.

Das Stützgerüst der Netzhaut ist das gleiche wie im Centralnervensystem, die G l i a. Die Netzhautgefäße sind anastomosenfreie Endgefäße der Centralarterie der Netzhaut und gehören als solche wie die Hirngefäße zum Verbreitungsgebiet der Carotis interna Aber nur die inneren Schichten der Netzhaut hängen in ihrer Ernährung von den Zentralgefäßen ab, die äußeren werden von der Choriocapillaris ernährt.

So sind die Netzhauterkrankungen mit einigen Ausnahmen, die durch die Besonderheit der Lage der Netzhaut bedingt sind, entweder Teilerscheinungen von Allgemeinerkrankungen oder Anzeiger von ähnlichen und verwandten Vorgängen im Gehirn. Sowohl nach dem Augenspiegelbefund wie nach der Funktionsstörung kann man nun die Erkrankungen der äußeren Netzhautschichten denen der inneren Schichten gegenüberstellen.

Bei den Erkrankungen der ä u ß e r e n S c h i c h t e n leiden vornehmlich die S t ä b c h e n und Z a p f e n. Sie verraten sich daher schon klinisch durch

Sehstörungen, die den Sitz der Erkrankung im Neuroepithel anzeigen, nämlich durch das Auftreten von Flimmererscheinungen, Blitzen und Funken (Photopsien), Verzerrung und Verkleinerung der Netzhautbilder (Metamorphopsie, Mikropsie), besondere Formen des Gesichtsfeldausfalls (ringförmige, und bei Erkrankung der Netzhautmitte, centrale Skotome), schließlich Nachtblindheit und herabgesetzte Empfindlichkeit der Netzhaut in der Dämmerung sowie verzögerte Anpassung an Lichtreize. Dem entsprechen histologisch Veränderungen, die von der Choriocapillaris und vom Pigmentepithel ihren Ausgang nehmen: die Pigmentepithelien gehen teils zugrunde, teils wuchern sie entlang den Gliasäulen in die inneren Netzhautschichten hinein und lagern sich hier an die Gefäße. Dies sind die Veränderungen, wie sie sich vor allem bei der Pigmententartung der Netzhaut und bei der angeborenen Lues finden. Ganz andere ophthalmoskopische Veränderungen treten dagegen bei Ausgang der Erkrankung von den inneren Netzhautschichten auf, nämlich Trübung des Gewebes, Blutungen und weiße bis weißgelbliche Flecken. Hier liegen in der Regel infektiöse, toxische oder sklerotische Schädigungen der Netzhautgefäße zugrunde.

a) Die Cirkulationsstörungen und Blutungen der Netzhaut.

Allgemeine und auch örtliche Kreislaufstörungen verraten sich oft durch stärkere oder geringere Füllung und Kalibrierung der Centralgefäße. Dabei ist aber zu beachten, daß ein Pulsieren der Netzhautvenen eine physiologische, Pulsieren der Centralarterie eine pathologische Erscheinung ist.

Für die Diagnose einer Hyperämie des Sehnerven und der Netzhaut ist eine genaue Kenntnis des physiologischen Verhaltens und des ganz verschiedenartigen Bildes erforderlich, das sich aus den verschiedenen Brechungszuständen ergibt, nämlich der geringeren Vergrößerung und scheinbaren Verschmälerung des Gefäßkalibers im kurzsichtigen, der stärkeren Vergrößerung und scheinbaren Verbreiterung der Gefäße im übersichtigen Auge.

Hyperämie.   Aktive Hyperämie kann auf örtlicher relativer Steigerung des Blutdruckes infolge Herabsetzung des Augenbinnendruckes z. B. infolge von druckherabsetzenden Operationen beruhen oder eine Teilerscheinung entzündlicher Hyperämie bei Entzündungen der Netzhaut, bzw. der Nachbarorgane des Auges und der Augenhöhle sein.

Stauung.   Auch Cirkulationsstörungen, die dauernde Cyanose bedingen, machen sich an den Netzhautgefäßen, vor allem den Venen, bemerkbar. Hier kommen im Kindesalter angeborene Herzfehler, wie Pulmonalstenose, Offenbleiben des Foramen ovale und des Ductus Botalli sowie ähnliche Zustände, schließlich Polycythämie in Betracht. Die Arterien weisen hier den Farbton der Venen auf, diese aber wiederum haben einen dunkelbraun-violetten Farbton und sind in so hohem Grade ausgedehnt, daß kleine Netzhautblutungen nicht zu den Ausnahmen gehören. Die Veränderung der Gefäße ist nach *Leber* nicht durch einfache Stauung zu erklären, vielmehr ist eine sekundäre Polycythämie auch dort im Spiele, wo diese als selbständiges Grundleiden nicht in Betracht kommt. Nicht zu verwechseln ist mit diesen Stauungszuständen eine angeborene stärkere Schlängelung der Gefäße (Tortuositas vasorum), die aber ohne abnorme Füllung und Ausdehnung einhergeht.

Aneurysmen.   Sehr selten kommt es bei Kindern vorwiegend männlichen Geschlechts zur Bildung multipler Miliaraneurysmen mit massiger Netzhautinfiltration, die ein Bild hervorruft, das sehr der Retinitis exsudativa (S. 158) ähnelt. Verf. beobachtete einen doppelseitig verlaufenden Fall dieser Art bei einem 15 Jahre alten Mädchen, das nahezu völlig erblindete. Die Ursache dieser ins Gebiet der exsudativen Retinitis gehörenden Erkrankung ist noch völlig unklar.

Angeborene Netzhautblutungen sind eine recht häufige Folge des Geburtsvorgangs bei lange dauerndem spontanem oder bei künstlichem Geburtsakt. Sie werden in der Regel schnell aufgesaugt, ohne daß Folgen zurückbleiben. Jedoch wird gewiß mit Recht die angeborene Sehschwäche (Amblyopia congenita) auf solche Blutungen während der Geburt zurückgeführt, deren Folgen sich zwar der Augenspiegeluntersuchung entziehen, die aber das so verletzliche Gefüge der Netzhautmitte so empfindlich schädigen, daß die Funktion sich nie mehr wieder herstellen kann.

Netzhautblutungen der Nervenfaserschicht verbreiten sich zwischen den Faserbündeln und haben daher eine streifen- und bandförmige Gestalt. Erfolgt dagegen der Blutaustritt mehr in die äußeren Schichten, deren Bauelemente senkrecht zur Oberfläche angeordnet sind und eine flächenhafte Ausdehnung hindern, so haben sie rundliche Form.

Häufig sind die Netzhautblutungen Folgen von Erkrankungen der Centralgefäße des Sehnerven, die auf S. 182 erörtert werden. Die Blutungen bei hochgradiger primärer oder sekundärer Anämie und bei Chlorose, bei Skorbut, Purpura haemorrhagica, Phosphorvergiftung, Darmschmarotzern und akuten Infektionskrankheiten entstehen auf Grund einer fehlerhaften Blutbeschaffenheit durch mannigfache toxische und infektiöse Schädigungen der Gefäßwand. In schweren Fällen entwickelt sich ein Bild der marantischen Thrombose oder der hämorrhagischen Papilloretinitis.

b) Die Netzhautentzündung.

Frische Entzündung der Netzhaut verrät sich durch Trübung des Netzhautgewebes. Es verliert durch Exsudation seine Durchsichtigkeit und infolgedessen bestimmt an diesen Stellen nicht mehr das den Blutgefäßreichtum der Aderhaut deckende Pigmentepithel den Farbton des Spiegelbildes, sondern dieser wird durch den grau-milchigweißen Farbton des Entzündungsherdes bestimmt. Dazu kommen weiterhin infolge Auftretens lipoider Zerfallsmassen die für Netzhautentzündung charakteristischen weißen oder weißgelblichen Flecken, die meistens von Blutungen begleitet sind.

Netzhautentzündungen treten vor allem bei Allgemeinerkrankungen auf, die mit Schädigung der Blutgefäße einhergehen, vorwiegend daher bei älteren Leuten. Doch spielen häufig Ursachen der Netzhautentzündung und der Nierenerkrankung, wie Sepsis und Tuberkulose auch im Kindesalter eine Rolle.

1. Die septische Netzhautentzündung.

Die schwere eitrige Netzhautentzündung, die als Vorläufer und Teilerscheinung der metastatischen Ophthalmie auftritt und unter Vereiterung des Glaskörpers zu Panophthalmie oder zu Durchbruch und Schrumpfung führt, wurde schon auf S. 131 besprochen. Doch kommen auch mildere Prozesse vor, die nicht zu Vereiterung des Augeninneren, sondern zu Exsudation mit späterer Organisation und Schwartenbildung des Augeninneren, zum Bilde des Pseudoglioms führen. Diese können von der Aderhaut (S. 131) oder von der Netzhaut ihren Ausgang nehmen. Diese Erkrankungsform ist gerade bei Kindern von großer Bedeutung, weil sie nach den Infektionskrankheiten des Kindesalters wie Masern und Scharlach, besonders aber nach epidemischer Hirnhautentzündung und auch nach Grippe auftritt.

Lediglich auf die Netzhaut beschränkt bleibt eine Form der Netzhautentzündung, die von *Roth* zuerst als „Retinitis septica" beschrieben worden ist. An den Gefäßscheiden und in der Nachbarschaft der Gefäße treten kleine Blutungen und weiße Flecke auf, die sich restlos zurückbilden können. Wiederholt sind Pneumokokken als Erreger dieser Metastase nachgewiesen worden (*Axenfeld* und *Goh*), während bündige Beweise für die früher allgemein angenommene toxische Genese nicht vorliegen. Die Vorhersage dieser Erkrankung ist hinsichtlich des Lebens durchaus schlecht, sie wurde bisher in der Regel nur kurz vor dem Tode als zufälliger Nebenbefund festgestellt.

2. Die tuberkulöse Netzhautentzündung (Retinitis und Periphlebitis tuberculosa).

Die Netzhauttuberkulose tritt beim Kinde und in der Zeit der Geschlechtsreifung in zwei verschiedenen Formen auf, nämlich einmal als schwere hämorrhagische exsudative und infiltrierende Entzündung des Sehnervenkopfes und der Netzhaut, die nach heftigen Schmerzen und Sekundärglaukom zur Enukleation zu führen pflegt. Die Diagnose geschieht weniger auf Grund eines charakteristischen örtlichen Befundes, zumal die Trübung des Glaskörpers schon früh den örtlichen Überblick und Einblick in die Grundlagen der Erkrankung verwehrt, als durch Ausschluß anderer Ursachen und durch anderweitigen Nachweis der Tuberkulose. Diese Form der Netzhauttuberkulose ist sehr selten und zeigt sich in der Regel bei Individuen des fünfzehnten bis fünfundzwanzigsten Lebensjahres. So sah Verf. sie 3 mal bei Vierzehn-, Fünfzehn- und Neunzehnjährigen, die alle drei einseitig enukleiert werden mußten.

Wichtiger ist die zweite zuerst von *Axenfeld* beschriebene Erkrankungsform, bei der die Tuberkulose als Gefäßwanderkrankung verläuft: Periphlebitis retinalis adolescentium. Diese Gefäßwandtuberkulose zeigt vor allem an den Venen der Netzhautperipherie weiße Einscheidungen und streifige Blutungen, die gerne in Rückfällen auftreten und auch zu großen Glaskörperblutungen seltener zu Netzhautablösung führen können. Die Erkrankung befällt zum Unterschied von der vorigen Form in der Regel beide Augen, und hinterläßt schließlich nach vorübergehenden Besserungen, die durch Aufsaugung der Ergüsse und Blutungen bedingt sind, hochgradige Sehstörungen, ja nicht selten ist der Ausgang Erblindung, diese allerdings meist noch nicht in so jugendlichen Jahren.

3. Die syphilitische Netzhautentzündung.

Das Bild der Periphlebitis retinalis kann, wenn auch seltener durch angeborene Lues bedingt sein. In diesen Fällen tritt die Erkrankung schon früher, ja schon im Spielalter auf. Bindegewebsneubildung auf der Netzhaut und im Glaskörper rückt bei dieser Ursache mehr in den Vordergrund als bei der Tuberkulose, bei der allerdings dieser Ausgang in Retinitis proliferans auch vorkommt. Die angeborene Chorioretinitis syph. wurde schon S. 128 erörtert. Außer den dort genannten drei Typen und neben ihnen kommen bei angeborener Lues noch Augenspiegelbilder zur Beobachtung, bei denen auch eine sichere primäre Beteiligung der Netzhaut unverkennbar ist, weil sie mit auffallenden Veränderungen der Netzhautgefäße wie Endo- und Perivasculitis, kenntlich an Verengerung des Blutfadens und weißer Einscheidung der Gefäße einhergehen.

Die Behandlung der tuberkulösen und der luetischen Periphlebitis und ihrer Folgezustände ist in erster Linie eine allgemeine und gegen das Grundleiden gerichtet. Örtlich kommen zur Anregung der Aufsaugung subconjunctivale Kochsalzeinspritzungen in Betracht, dagegen gebietet die große Gefahr der rückfälligen Glaskörperblutungen Zurückhaltung hinsichtlich der Punktion des Glaskörpers, wie sie sonst zur Aufsaugung bez. Beseitigung von Ergüssen im Glaskörper empfohlen wird.

4. Die Netzhautentzündung bei Organ- und konstitutionellen Erkrankungen.

Die unter dem Namen der Retinitis albuminurica zusammengefaßten Netzhauterkrankungen sind in ihrer Entstehung nicht einheitlich. Zum Teil handelt es sich lediglich um Netzhautgefäßerkrankungen bei Nierensklerosen, die sich unabhängig von der Nierenerkrankung als Teilerscheinung einer Arteriolosklerose entwickelt haben, nur zum Teil dagegen um Begleit- und Folgeerscheinungen wirklicher chronischer Entzündungszustände der Nieren. Inwieweit Sklerose und Entzündung der Niere gerade bei Kindern als Begleiterscheinung bez. Ursache der Netzhauterkrankung in Betracht kommen, das ist noch nicht untersucht.

Was die Häufigkeit der Retinitis albuminurica bei Kindern anlangt, so sah *Nettleship* unter 40 Fällen dieser Erkrankung im Alter bis zu einundzwanzig Jahren 18 mal das Spiel- und Schulalter bis zu zwölf Jahren vertreten. Verf. sah die Netzhautblutungen und Fettzerfallsherde bei Kindern viermal, darunter einmal im ersten Lebensjahrzehnt. Im Barmbecker Krankenhaus (Abt. Dr. *Knack*) wurden unter 29 nierenkranken Kindern viermal Netzhautveränderungen beobachtet, aber gleichfalls keinmal das charakteristische Bild der Ret. albuminurica. Jedenfalls ist die Erkrankung im Kindesalter viel seltener als beim Erwachsenen.

Ursächlich kommt bei Kindern in der Regel die Scharlach - Nephritis in Betracht. Schon im akuten Stadium der Scharlachnephritis kommen Netzhautveränderungen vor, doch können sich diese ähnlich den Netzhautveränderungen bei der Schwangerschaftsniere wieder ganz zurückbilden. Anders bei der nach Scharlach sich entwickelnden chronischen Glomerulonephritis. Tritt bei diesem schweren Leiden die Netzhautkomplikation auf, so ist die Vorhersage sowohl hinsichtlich des Sehvermögens wie des Lebens außerordentlich ernst. Die Kinder gehen im allgemeinen nach etwa 3 Monaten zu Grunde.

Ausgesprochene Fälle zeigen das voll entwickelte Bild der Papillo-Retinitis, d. h. Schwellung des Sehnervenkopfes und Verschleierung der Papillengrenzen, Trübung der Netzhaut in der Umgebung der Papille, starke Füllung und Schlängelung der Netzhautvenen, verengerte Arterien, dazu Blutungen und weiße Herde. Während die Blutungen weit über den Augenhintergrund sich erstrecken können, bevorzugen die weißen Flecke entschieden die Umgebung der Papille und der Netzhautmitte (Taf. 21, Abb. 1). Solche Fälle sind aber im Kindesalter sehr selten. Diese wird von den oft radienartig angeordneten Flecken ringsum wie von einem Stern umgeben (Sternfigur der Macula (Taf. 21, Abb. 1). In anderen Fällen sind die lipoiden Zerfallsherde ganz unregelmäßig zerstreut. Das Auftreten einer Netzhautablösung ist besonders ungünstig zu bewerten.

Befallen werden stets beide Augen. Schwierigkeiten der Krankheits-abgrenzung bestehen bei Kindern nicht, weil andere Ursachen für dieses Bild bzw. weil ähnliche Spiegelbilder wie die bei Diabetes oder bei schwerer Zentralgefäßerkrankung bei ihnen kaum eine Rolle spielen. Die Urin-untersuchung verläuft allerdings hinsichtlich Eiweiß nicht selten negativ und deswegen ist eine gründliche Nierenfunktionsprüfung zu veranlassen, wo der Verdacht auf nephrogene Netzhautentzündung besteht.

Behandlung. Es kommt nur Allgemeinbehandlung in Betracht und wenn diese das Leiden zu bessern vermag, kommt auch Rückgang der Netzhautverände-rungen vor. Rechnen kann man aber mit so günstigen Zufällen bei Kindern noch weniger als bei Erwachsenen.

Netzhaut-entzündung bei Zucker-krankheit. Die Retinitis diabetica ist bei Kindern sehr selten. Dies findet seine Erklärung zwanglos darin, daß die Netzhautentzündung bei Zuckerkrank-heit erst nach langem Bestande des Leidens infolge Erkrankung der Netz-hautgefäße auftritt. Der schnelle Verlauf der Zuckerkrankheit bei Kindern und das jugendliche Gefäßsystem läßt es daher gar nicht soweit kommen.

Netzhaut-entzündung bei Leukämie. Dagegen kommt doppelseitige hämorrhagische Papilloretinitis mit li-poiden Zerfallsherden auch im Kindesalter bei den verschiedenen Formen der Leukämie zur Beobachtung, und zwar nicht so ganz selten begleitet von Exophthalmus und Tränendrüsengeschwülsten. Der Entwicklung dieses schweren Schlußbildes der Retinitis leucaemica pflegt eine für Leukämie charakteristische Veränderung des Augenspiegelbildes voranzugehen. Der Augenhintergrund weist eine hellere Färbung auf, von der sich die stark gefüllten und geschlängelten Netzhautvenen auch mit einem helleren rosa-farbenen Tone abheben. Die Vorhersage ist auf Grund der bisherigen Er-fahrungen im allgemeinen schlecht, obgleich mit der Arsenbehandlung nicht nur zeitweilige Besserungen des Allgemeinzustandes mit Rückgang der leukämischen Geschwülste, sondern auch Rückgang der Netzhaut-veränderungen beobachtet worden ist. Über die Erfolge einer Röntgen-behandlung sind noch Erfahrungen zu sammeln.

5. Die selteneren Formen der Netzhautentzündung.

Pro-liferierende Netzhaut-entzündung. Nicht einheitlich ist die Entstehung einer weiteren Netzhauterkrankung, die von *Manz* zuerst als Retinitis proliferans bezeichnet worden ist, und gerade bei Kindern und Jugendlichen ist sie verhältnismäßig häufig (Taf. 21, Abb. 2). Es handelt sich um vor die Netzhaut und in den Glas-körper sich erstreckende Bindegewebsbildung. Diese entwickelt sich aus größeren Blutergüssen, wie sie auf der Grundlage einer tuberkulösen oder syphilitischen Gefäßwanderkrankung, aber auch bei nephrogener Netzhaut-entzündung auftreten. Der Zustand stellt also eine Folge von Netzhaut-entzündungen verschiedener Herkunft dar und ist einer Behandlung nicht zugängig, er bedingt bei zentraler Lage der Bindegewebsentwicklung hoch-gradige Sehstörung, ja durch spätere Schrumpfung des Bindegewebes und Netzhautablösung nicht selten völlige Erblindung.

Retinitis exsudativa externa. Unbekannten Ursprungs ist die Netzhauterkrankung, die nach dem Vorgange von *Coats* als Retinitis exsudativa bezeichnet wird. Auch sie kommt vorwiegend bei Kindern und Jugendlichen vor, bei Knaben häufiger als bei Mädchen. Das Augenspiegelbild ist das einer massigen Exsudation bez. Infiltration der hinteren Netzhautschichten.

Pathologisch-anatomisch handelt es sich bei diesem eigenartigen Krankheitsbild, das auch Verf. in einer ganzen Reihe von Kranken des zweiten und dritten Lebensjahrzehntes beobachtete, nach *Leber* um eine in umschriebenen Herden auftretenden Entzündungs- und Nekrotisierungsprozeß der Netzhaut mit Ablagerung von Exsudat und Blutungen ins Gewebe, hauptsächlich aber auf die Außenseite der Netzhaut.

Die Augen mit dieser glücklicherweise meist einseitig auftretenden Erkrankung gehen später fast immer unter dem Bilde der Netzhautablösung und des Glaukoms zugrunde.

Die Diagnose ist nicht immer sicher zu stellen, da das Augenspiegelbild anderen Zuständen, z. B. der vorwiegend bei älteren Personen vorkommenden Retinitis circinata ähneln kann. Auch sind einige Fälle unter dem Bilde des Pseudoglioms verlaufen bzw. kamen wegen Gliomverdachtes zur Enukleation. Das Fehlen jeglicher anderweitigen Organerkrankung läßt sich noch am ehesten für die Diagnose verwerten. Jedenfalls kann Verf. sich auf Grund klinischer wie pathologisch-anatomischer Untersuchungen der mehrfach geäußerten Ansicht nicht anschließen, daß eine besondere Form tuberkulöser Netzhauterkrankung vorliege. Als Behandlung kommt in späteren Stadien wegen Folgeerscheinungen nur die Enukleation in Betracht.

c) Die Netzhautentartung (Pigmentatrophie).

Die Pigmentatrophie oder Pigmententartung der Netzhaut (Retinitis pigmentosa, tapetoretinale Degeneration) ist eine eigenartige häufige Form der Entartung, die als eigene Erkrankung schon auf die Kindheit in ihren Anfängen zurückgeht bzw. angeboren ist. Seltener schließen sich ähnliche Augenspiegelbilder an langwierige Entzündungen der Aderhaut und Netzhaut, ja sogar an Entzündungen des vorderen Augenabschnittes an.

Das auffallende Frühsymptom dieser Erkrankung ist die Nachtblindheit (Hemeralopie), die sich in späteren Jahren so steigert, daß die Befallenen abends hilflos sind. Dieser Nachtblindheit entspricht bei der Untersuchung des Gesichtsfeldes eine hochgradige Einengung bzw. ein Hereinrücken der Außengrenzen bei herabgesetzter Beleuchtung, während die Untersuchung bei Tageslicht ganz oder nahezu ganz normale Außengrenzen ergibt. Die centrale Sehschärfe ist im Kindesalter fast immer gut oder nur unbedeutend herabgesetzt. Die Netzhautfunktionsstörung setzt sich aus einer verlangsamten Anpassung (Adaptionsstörung) und aus Erhöhung der Reizschwelle zusammen, d. h. die Befallenen gewöhnen sich an Veränderungen der Belichtung viel langsamer und ihre Netzhaut ist un- bzw. unterempfindlich für geringere Helligkeitsgrade.

Als Grundlage dieser eigenartigen Funktionsstörung findet sich nun eine Veränderung, die sich bei Kindern wohl noch ausnahmslos auf die Netzhautperipherie erstreckt. Die Netzhaut erscheint hier wie mit Pigment beladen, das Pigment hat Spindel-, Stern- oder Knochenkörperchenform (Taf. 19, Abb. 2). Dabei folgt das Pigment gern den venösen Gefäßen und die Ausläufer hängen vielfach miteinander zusammen, so daß ein zierliches Netz gebildet wird. Hand in Hand mit dieser pathologischen Pigmentwucherung bzw. Infiltration der Netzhaut geht nun die Abgabe von Pigment aus dem Netzhautepithel bzw. der Untergang der eigentlichen Pigmentepithelzellenlage, der *Leber* den Anlaß gegeben hat, die Erkrankung als tapetoretinale Degeneration zu bezeichnen. Hierdurch wird nun der Schleier über der

Choriocapillaris gelichtet und man nimmt die Aderhautgefäße wahr, die nicht selten schon frühzeitig die Zeichen einer Sklerose aufweisen. Langsam rückt nun die Pigment führende Zone gegen den hinteren Pol zu vor und damit ändern auch die noch freigebliebenen Abschnitte der Netzhaut und die Sehnervenscheibe ihren Farbton. Die Netzhaut büßt etwas von ihrer Durchsichtigkeit ein und nimmt einen leicht bleigrauen Farbton an, die Sehnerveneintrittsstelle bekommt den Ton der wachsgelben Entartung.

Der Gesichtsfeldausfall hat übrigens ursprünglich entsprechend der Erkrankung einer mittleren Netzhautzone die Form eines Ringskotoms, das sich mit dem Vorrücken der Erkrankung sowohl central wie peripher vergrößert, bis es in die konzentrische Einengung übergeht. Neben der so auffallenden Gesichtsfeld- und Lichtsinnstörung treten Farbensinnstörungen und subjektive Lichterscheinungen ganz außerordentlich zurück.

Die Erkrankung ist fast ausnahmslos doppelseitig und geht in ihren Anfängen auf die früheste Kindheit zurück, wenngleich sie bei Neugeborenen noch nicht festgestellt worden ist. An Begleitzuständen sind gelegentlich bei hochgradiger Sehstörung Augenzittern, ferner seltener schleichende Entzündung der Regenbogenhaut und Glaskörpertrübung, auch Glaukom, ziemlich häufig dagegen hintere Rindentrübung der Linse, hinterer Rinden- oder Polstar beobachtet. Die Linsentrübungen gehen manchmal im späteren Leben in Totalstar über.

Entstehung und patholog. Anatomie.

Die pathologisch-anatomische Untersuchung ergibt Schwund eines Teiles der Pigmentepithelzellen bei Wucherung und Einwanderung anderer Pigmentepithelzellen in die inneren Netzhautschichten mit einer nach innen immer mehr fortschreitenden Entartung der spezifischen Elemente, Wucherung der Glia und Verdickung der Gefäßwandungen.

Da es gelingt, ein der Pigmententartung des Menschen weitgehend ähnelndes Bild im Tierversuch mit Durchschneidung der hinteren kurzen Ciliararterien hervorzurufen und da auch beim Menschen nach entsprechenden Verletzungen ähnliche Veränderungen auftreten, hat man geglaubt, die Ursache der Erkrankung in die Choriocapillaris verlegen zu sollen. Indessen sprechen weder klinische noch histologische Befunde für diese Vermutung.

Das wiederholt beobachtete Auftreten von Pigmententartung nach akuten Infektionskrankheiten, besonders nach den akuten Exanthemen, ist in der Regel als rein zufälliges Zusammentreffen aufzufassen. Immerhin liegen doch, wenn auch ganz vereinzelt, Beobachtungen von familiärem Auftreten der Erkrankung unter solchen Bedingungen vor. Am meisten beweisend ist die Beobachtung von *Nettleship*: Fünf an Scharlach erkrankte Kinder einer Familie zeigten später Pigmententartung, während die drei später geborenen vom Scharlach und von der Pigmententartung verschont blieben. Bei Vorhandensein einer familiären Bereitschaft kann also akute fieberhafte Erkrankung den Anstoß zum Auftreten der Pigmententartung geben.

Die Erkrankung ist aber ausgesprochen erblich. Häufig ist sowohl direkte wie kollaterale Vererbung beobachtet. Was die gleichfalls oft nachgewiesene Blutsverwandschaft der Eltern betrifft, so kann die Verwandtenehe an sich nicht beschuldigt werden, sondern man muß annehmen, daß beide Eltern die bei ihnen verborgen gebliebene Anlage vererben, so daß erst die Potenzierung der fehlerhaften Erbmasse zum Ausbruch der Erkrankung bei den Kindern führt. Am seltensten ist die kontinuierliche direkte Vererbung, am häufigsten die kollaterale Vererbung und familiäres Auftreten.

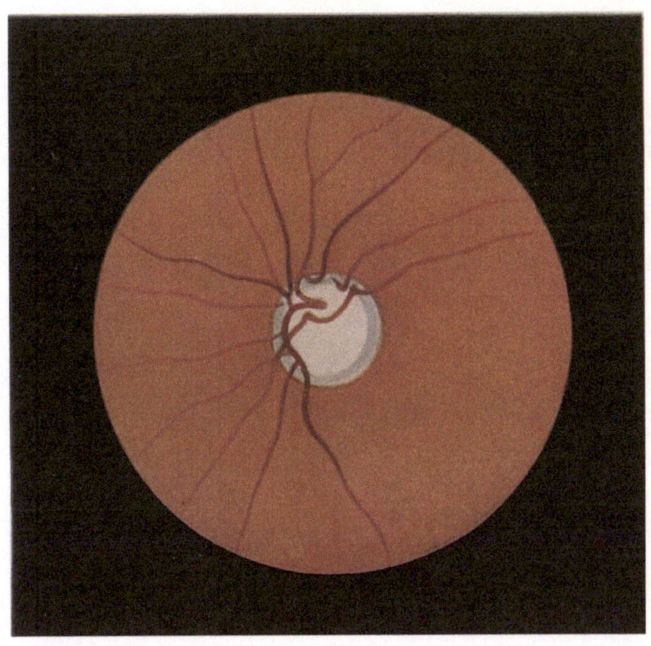

Abb. 1. Glaukomatöse Exkavation und Druckentartung des Sehnerven.

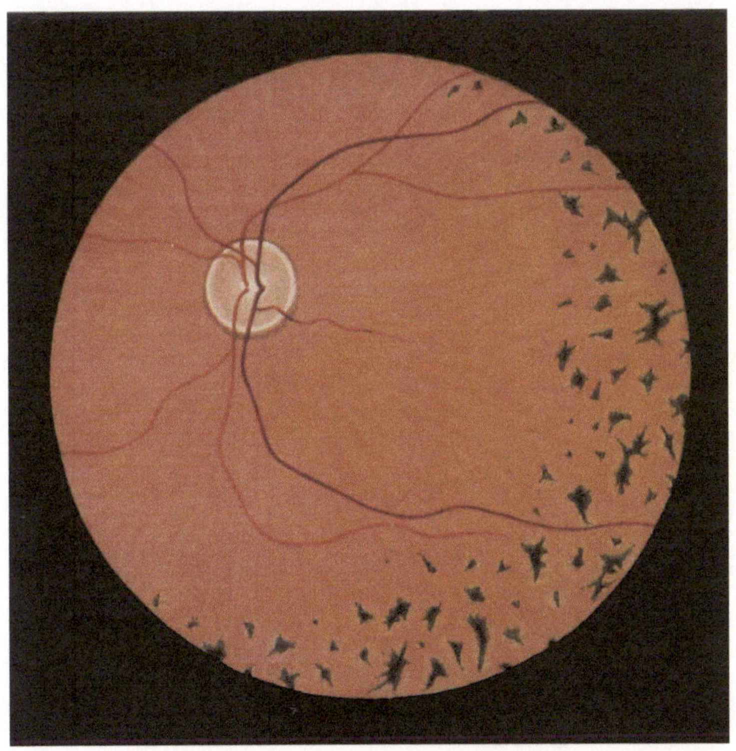

Abb. 2. Pigmententartung der Netzhaut.

Gegen dies fortschreitende Leiden sind wir machtlos. Wo sich Synechien zeigen, ist ihre Lösung durch Atropinisierung natürlich anzustreben. Versuche, Glaskörpertrübungen zu beseitigen, sind erfolglos geblieben. Der Versuch, die herabgesetzte Erregbarkeit der Netzhaut durch Strychnineinspritzungen zu beleben, soll wiederholt geglückt sein, doch darf mit einem Dauererfolg um so weniger gerechnet werden, als zeitweiliger Stillstand des Leidens leicht Besserung vortäuschen kann.

Die häufig gemachte Wahrnehmung, daß die Funktionen der an Pigmententartung leidenden Augen nach der Nachtruhe morgens am besten sind, haben im Verein mit der Empfindlichkeit dieser Augen gegen sehr grelle Belichtung zur Anwendung von Dunkelkuren geführt. So berichtet *Leber* über einige Zeit lang andauernde günstige Beeinflussung der Nachtblindheit durch systematische kurzdauernde Dunkelkuren (30—40-stündiger Aufenhalt im Dunkeln mit nachheriger Besserung der Adaptation und Herabsetzung der Reizschwelle). Jedenfalls sind gegen intensive Belichtung, wie sie die Schnee- und Meereslandschaft sowie die sommerliche und winterliche Hochgebirgslandschaft mit sich bringen, die üblichen Schutzbrillen zu verordnen. *Heß* hat wiederholt bei hochgradiger Nachtblindheit und hinterer Rindentrübung, ausgehend von der Erwägung, daß die Beseitigung der Linsentrübung die Lichtsinnstörung günstig beeinflussen werde, die Linse operativ entfernt. Der erwartete Erfolg tritt auch vorübergehend ein, geht aber alsbald wieder verloren, da die in ihrer Ernährung schwer gestörten Augen in der Regel später an chronischer Gefäßhautentzündung zugrunde gehen. Auch von diesem Eingriff ist also kein dauernder Nutzen, wohl aber meist eine Verschlechterung zu erwarten.

d) Die atypischen Formen der Netzhautentartung.

Außer der typischen tapeto-retinalen Degeneration gehören nun zur Netzhautentartung noch mehrere Erkrankungen, die teils der Pigmententartung hinzugerechnet werden, aber einen atypischen Verlauf nehmen, teils der Pigmententartung wenigstens nahestehen. Dies sind die Retinitis pigmentosa sine pigmento, die Retinitis punctata albescens, die *Oguchi*sche Krankheit, die Atrophia gyrata, die amaurotische und familiäre Tapetoretinal-Degeneration der Netzhautmitte und des Sehnervenkopfes, sowie endlich die angeborene Nachtblindheit ohne Augenspiegelbefund.

Auf die besondere Form der Chorioretinitis, die bei Lues vorkommt, wurde schon S. 130 hingewiesen. Sie macht die dort aufgeführte dritte Hauptgruppe der Hintergrundsveränderungen aus und ähnelt der typischen Pigmententartung so weitgehend, daß in zweifelhaften Fällen stets der Wassermann zu machen und eine entsprechende Behandlung einzuleiten ist.

Die Blindheit mit Pigmententartung stellt nur eine besonders schwere und schon bei Säuglingen beobachtete Form der Erkrankung dar, die wahrscheinlich auf einem intrauterinen Auftreten des Prozesses beruht. Die Kinder sind entweder blind geboren oder erblinden schon im ersten Lebensjahr völlig. Manchmal bleibt ein ganz unbedeutender Rest der Sehkraft erhalten. So wie es neben dieser kindlichen auch eine jugendliche Form der Blindheit mit Pigmententartung gibt, bei der die Erblindung erst zwischen dem fünften bis zehnten Lebensjahre einsetzt, so kommen auch in den gleichen Lebensperioden, d. h. teils angeboren, teils früh entstanden, Erkrankungen vor, wo die Entartung der Netzhaut von einem entsprechenden Entartungsprozeß der Großhirnrinde begleitet wird, der in Kürze zur völligen Verblödung führt (*Stock* und *Spielmeyers* amaurotische Demenz). Die bekannte *Tay-Sachs*sche Form der amaurotischen Idiotie unterscheidet sich von all den anderen hier erwähnten Formen der

Netzhautentartung dadurch, daß der Entartungsprozeß in der Netzhaut bei ihr gerade nicht vom Pigmentepithel seinen Ausgang nimmt, sondern als fortschreitende Entartung der Ganglienzellen der Netzhaut mit folgender Entartung der Nervenfaserschicht und des Sehnerven verläuft. Auch das klinische Bild ist ein anderes, indem fast ausschließlich Kinder jüdischer Rasse im ersten oder zweiten Lebensjahre erkranken, die ausnahmslos unter Verblödung und unter Lähmung der gesamten Körpermuskulatur in 1—2 Jahren zugrunde gehen. Das Augenspiegelbild ist das ausgesprochene Bild der degenerativen weißen Entartung des Sehnerven mit ringförmiger Trübung der Netzhautmitte.

Merkwürdig genug scheint es, daß die Pigmententartung nicht so ganz selten ohne Pigmentierung der Netzhaut verlaufen kann: pigmentlose Tapetoretinal-Degeneration oder Retinitis pigmentosa sine pigmento. Die zunehmende Verdünnung der Netzhautgefäße und wachsgelbe Entartung des Sehnerven mit der charakteristischen Funktionsstörung zeigen aber die enge Zugehörigkeit zur typischen Pigmententartung. *Yamanaka* hat nun kürzlich auch die Erklärung dafür gebracht, warum bei seltenen Fällen der pigmentlosen tapetoretinalen Degeneration, die nahezu ausschließlich in Japan beobachtet worden sind (*Oguchis*-Krankheit), der Hintergrund eine diffuse weißgrauliche Verfärbung zeigt: es wurde nämlich die beim Säuger sonst nicht vorkommende Innenstellung der Pigmentkörnchen in den Pigmentepithelien histologisch festgestellt und auf sie die weißgraue Färbung des Fundus zurückgeführt.

Auch die angeborene Nachtblindheit ohne Spiegelbefund ist hier zu erwähnen. Ist sie doch gleichfalls ein häufig familiäres, aber zum Unterschied von der anderweitigen Netzhautentartung nicht fortschreitendes Leiden, das nicht zum Funktionsverfall führt und wohl eine Vorstufe der Pigmententartung darstellt.

Der pigmentlosen Form der Pigmententartung gehört schließlich auch die Retinitis punctata albescens an, bei der der Augenhintergrund statt der Pigmentierung zahllose feine weiße Pünktchen aufweist.

Die Atrophia gyrata chorioideae et retinae ist dagegen eine Abart der pigmentierten Pigmententartung, die ebenfalls bei Kindern familiär und mit den für Pigmententartung charakteristischen Funktionsstörungen auftritt. Eigentümlich ist dieser Form ein besonders ausgedehnter Aderhautschwund, der dem Augenhintergrund ein glänzend weißes Aussehen verleiht.

Schließlich gehört zur tapetoretinalen Degeneration im weiteren Sinne auch die erbliche Maculaentartung. Sie stellt eine Form der Netzhautentartung dar, die scharf auf die Netzhautmitte beschränkt ist und ausgesprochen familiär auftritt entweder unter der Form der kollateralen latenten Vererbung oder auch als direkte bez. indirekte Vererbung von einer Generation auf die andere. Diese erbliche Entartung der Netzhautmitte tritt in ganz verschiedenen Lebensaltern auf, entweder angeboren oder zur Zeit der zweiten Zahnung etwa im achten Lebensjahr oder erst bei Abschluß der Kindheit mit vierzehn Jahren und schließlich in weiteren, nicht mehr der Kindheit angehörenden wichtigen Abschnitten der körperlichen Entwicklung bzw. Rückbildung.

Bei allen diesen Erkrankungen der verschiedensten Lebensstufen tritt in der Netzhautmitte ein scheibenförmiger oder ovaler Herd von annähernd Papillengröße auf, der scharf abgegrenzt, von gelblicher bis braunrötlicher

Farbe, dabei leicht gesprenkelt erscheint. Charakteristisch ist das geradezu identische Verhalten der Herde nicht nur beider Augen, sondern aller erkrankten Augen des jeweiligen Familientypus. Die Maculaerkrankung verbindet sich gern mit Farbensinnstörungen, nicht so ganz selten auch mit Sehnervenentartung, die aber mit dem Wesen der Maculaentartung an sich nichts zu tun hat. Sehr selten ist daneben das Bild der Pigmententartung beobachtet (*Stargardt*).

Die Funktionsstörung besteht in einer sehr erheblichen und einige Jahre hindurch zunehmenden, dann aber stillstehenden Herabsetzung der centralen Sehschärfe mit kleinen relativen Skotomen. Auffallend ist, daß teils über Störungen der Dunkelanpassung, teils aber gerade im Gegenteil über Nyktalopie, über besseres Sehen bei herabgesetzter Beleuchtung berichtet wird (*Behr*). Außerdem kann die erbliche Entartung der Netzhautmitte mit allen Typen von Farbensinnstörungen vergesellschaftet sein, so daß *Behr* die Frage aufgeworfen hat, ob nicht die seltene totale Farbenblindheit, die er bei zwei Geschwistern mit Entartung der Netzhautmitte beobachtet hat, auch ins Gebiet der erblichen Maculaentartung fällt.

Histologisch handelt es sich um eine Entartung des Sinnesepithels der Fovea (*Behr*).

Eine eigentliche Behandlung dieser in der Erbanlage bestimmten Entartungszustände kommt nicht in Betracht. Man muß sich auf sorgfältigen Ausgleich der Brechungsfehler beschränken, sowie auf Ausschaltung stärkerer Blendung. Verf. konnte bei einem Vierzehnjährigen erhebliche Besserung der Sehkraft mit Fernrohr- bzw. Lupenbrille erzielen. Daß all diese Zustände eine sorgfältige Berufsberatung erfordern, liegt auf der Hand.

e) Die Netzhautablösung.

Die häufigste Ursache der Netzhautablösung, die hochgradige Kurzsichtigkeit, spielt im Kindesalter noch keine erhebliche ursächliche Rolle. Auch sonst ist die Netzhautablösung in diesem Alter kein häufiges Vorkommnis. In erster Linie muß man im Kindesalter an Entzündungsprozesse denken, die durch Exsudation und Blutung zur Ablösung bzw. Abdrängung führen, sodann an Geschwülste, die entweder selbst durch ihr Wachstum oder ebenfalls durch Ergüsse die Ablösung hervorrufen. Immerhin sind in seltenen Fällen auch erbliche und teils auch angeborene Netzhautablösungen beobachtet worden, und zwar nicht nur bei erblicher Kurzsichtigkeit, sondern auch im nicht kurzsichtigen Auge, indem eine unmittelbare Vererbung der Netzhautablösung selbst angenommen werden konnte (*Pagenstecher*).

Die Diagnose der Netzhautablösung ergibt sich aus der Augenspiegeluntersuchung, nachdem die Vorgeschichte, Art und plötzliches Auftreten der Sehstörung schon einen Fingerzeig gegeben haben. Man sieht schon bei Durchleuchtung im Glaskörper eine graue bis grünlichblaue oder auch weißlich glänzende Membran, die je nach der Konsistenz der Unterlage bei Augenbewegungen hin- und herschwappt oder solide der Unterlage aufliegt. Wo die noch anliegende Netzhaut in den abgelösten Teil übergeht, sieht man die Gefäße auffallend geschlängelt auf die wellig gefaltete Partie hinaufziehen. Dabei erscheinen die Gefäße auffallend dunkel, fast schwärzlich.

Behandlung.

Diagnose
und Augen-
spiegelbild.

11*

Die Ablösung kann an jeder Stelle erfolgen, doch pflegt sich der subretinale Erguß zu senken und dann liegt die Ablösung unten. Mit der Zeit wird aus der teilweisen Ablösung eine totale. Dann steht die Netzhaut nur noch am Sehnervenkopf und an der Ora serrata mit der Unterlage in Verbindung. Ganz seichte Ablösungen ohne stärkere Faltung entziehen sich aber leicht der Augenspiegelfeststellung; man muß dann sorgfältig bei erweiterter Pupille auf Niveauunterschiede am Hintergrund achten (parallaktische Verschiebung, aufrechtes Bild). Auch weiße und pigmentierte Streifen an der Stelle, wo eine abgelöste bez. eingerissene Netzhautpartie sich wieder angelegt hat, sichern die Diagnose einer älteren und teils wieder angelegten Netzhautablösung.

Die Farbe der abgelösten Netzhaut hängt von der Beschaffenheit und der Menge der subretinalen Flüssigkeit ab. Klare Flüssigkeit in geringer Menge verändert den Farbton nur unwesentlich. Je trüber die subretinale Flüssigkeit ist, um so mehr tritt die graue bis grünliche Farbe hervor. Häufig sieht man schon frühzeitig in der abgelösten Netzhaut Einrisse. Glaskörpertrübungen werden fast nie vermißt. Am vorderen Augenabschnitt fällt nicht selten Vertiefung der Vorderkammer, in späteren Stadien manchmal Iritis auf; diese wird durch Toxine aus dem subretinalen Exsudat hervorgerufen. Die Betastung stellt oft auffallende Weichheit (Hypotonie) fest. Wenn Drucksteigerung auftritt, können sekundäre Veränderungen im Kammerwinkel oder Geschwülste des Augeninneren die Ursache sein. Bei Kindern ist also vor allem an Gliom zu denken.

Sehstörung.   Die Sehstörung richtet sich nach Sitz und Größe der Ablösung. Charakteristisch ist sie bei plötzlichem Eintritt der Ablösung. Der plötzliche Ausfall eines mehr oder weniger großen Teiles des Gesichtsfeldes wird vom Kranken so empfunden, als ob sich ein Vorhang oder eine Wolke vor das Auge schiebe, auch über Streifen- und Welligsehen wird geklagt. Nicht selten sind einige Tage hindurch störende Reizerscheinungen, wie Licht- und Farbensehen, vorausgegangen. Der Gesichtsfeldausfall entspricht meist gut der sichtbaren Ablösung und betrifft z. B. beim Sitz der Ablösung unten die obere Gesichtsfeldhälfte. Die zentrale Sehschärfe kann bei peripherer Abhebung gut sein, meist ist aber auch sie erheblich herabgesetzt, und zwar nicht nur durch Medientrübung, sondern auch durch Schädigung der Netzhautmitte, die aber keineswegs immer mit dem Augenspiegel nachweisbar ist. Am hochgradigsten wird die Sehstörung natürlich, wenn die Netzhautmitte selbst von der Ablösung ergriffen wird. Hat die Ablösung schon längere Zeit bestanden, so ist selbst bei Spontanheilung nicht mit Wiederherstellung eines erheblichen Restes der Sehkraft zu rechnen, da die Sinnesepithelien die Abtrennung vom Pigmentepithel nicht vertragen.

Ent-
stehung und
patholog.
Anatomie.   Da die Ursachen der Netzhautablösung außerordentlich verschieden sind und neben Entzündungen (Retinitis nephritica, tuberculosa, exsudativa) und Geschwülsten Kurzsichtigkeit und Verletzungen in Betracht kommen, um nur die wichtigsten Vorkommnisse zu nennen, so sind auch die Vorgänge bei der Entstehung sehr verschieden. Die früher als selbstverständlich angenommene Abdrängung von hinten her durch einen serösen oder hämorrhagischen Erguß mag für Entzündungen, auch oft für Geschwülste zutreffen, den Verhältnissen bei Kurzsichtigkeit und Verletzungen wird diese Annahme keineswegs gerecht. Tatsächlich spielt denn auch bei Verletzungen und Kurzsichtigkeit fibrilläre Entartung und Glaskörperschrumpfung, also Zugwirkung und Abzerrung der Netzhaut von innen her eine große Rolle. Die

Faltung und Ablösung kommt bei diesen Fällen nach *Leber* durch die Wirkung einer zellig-häutigen Gewebsschicht zustande, die sich an der Innenfläche der Netzhaut und des angrenzenden Glaskörpers entwickelt.

Die Aussichten auf Wiederanlegung einer Netzhaut mit Erhaltung guter Funktion sind, wie schon hervorgehoben, außerordentlich ungünstig. Am günstigsten liegen die Verhältnisse noch bei entzündlichem Ursprung, bei subretinalen Ergüssen auf der Basis einer Nierenerkrankung, einer tuberkulösen Venenwand- oder Aderhautentzündung. Die Behandlung wird sich gegen das Grundleiden richten, und mit dessen günstiger Beeinflussung wird man auch einen Rückgang der Ablösung erwarten dürfen, der in solchen Fällen auch mit verhältnismäßig guter Sehschärfe erfolgt. Bei Verletzungen und Geschwülsten richtet sich die Behandlung gegen die zugrunde liegende Augenerkrankung, die häufig die Enukleation erfordert. Gerade bei der idiopathischen Netzhautablösung, wie sie am häufigsten im kurzsichtigen Auge vorkommt, sind die Aussichten am wenigsten günstig. Heilung mit brauchbarem Sehvermögen kann man bei konservativer Behandlung nur in etwa 5% erwarten. Diese Behandlung besteht in der ersten Zeit der Ablösung in ruhiger Rückenlage mit völliger Schonung des Auges. Von der Anwendung eines Druckverbandes ist man dabei wegen der durch ihn erfolgenden Herabsetzung des Augendruckes mehr und mehr abgekommen. Hat sich die Ablösung gesenkt, so kommt Fortsetzung der Rückenlage nicht mehr in Betracht. Besserung kann dann noch durch subconjunctivale Einspritzungen herbeigeführt werden. Auch mit der punktförmigen Thermokaustik und Punktion der Lederhaut über der Ablösungsstelle wurden Dauerresultate kaum erzielt. Man ist daher in neuerer Zeit hauptsächlich nach dem Vorgang *Deutschmanns* zu eingehenderen Operationsmethoden übergegangen, die vor allem für ältere, schon anderweitig erfolglos behandelte Fälle in Betracht kommen. Die neueren Operationsmethoden gehen entweder von dem Gedanken aus, den auf die Netzhaut von innen her ausgeübten Zug zu beseitigen (Glaskörperdurchschneidung nach *Deutschmann*) oder nach Punktion des subretinalen Ergusses durch Einspritzung von Tierglaskörper in den Glaskörper hinein (*Deutschmann*) oder durch Einspritzung des vorher gewonnenen Punktates in den Glaskörperraum (*Birch-Hirschfeld*) die Netzhaut von innen her wieder an ihre Unterlage anzupressen. In der Hand geübter Operateure sind die Ergebnisse dieser Verfahren zweifellos günstiger, als man sie von der konservativen Behandlung bzw. von der Spontanheilung her kennt. Wenn allerdings auch sie zahlenmäßig noch keineswegs befriedigen, so muß man doch in Rechnung setzen, daß diese Verfahren im allgemeinen erst bei älteren, schon anderweitig behandelten Netzhautablösungen in Anwendung gelangt sind.

f) Die Geschwülste der Netzhaut.

Das Gliom der Netzhaut und des Sehnerven ist eine nur im Kindesalter vorkommende Geschwulstform. Am häufigsten wird sie in den ersten Lebensjahren bis etwa zum vierten beobachtet, doch sind sichere Fälle von Gliom auch noch aus der ersten Hälfte des zweiten Lebensjahrzehntes bekannt geworden. Diese bösartige Netzhautgeschwulst tritt in etwa 20% der Fälle doppelseitig auf, entwickelt sich aber dann in jedem Auge auf selbständiger Grundlage.

Klinisches
Bild.

Die Kinder werden meist zum Arzt gebracht, weil der Umgebung der gelbe Schein aus der Pupille aufgefallen ist, der früher zu der Bezeichnung des amaurotischen Katzenauges Veranlassung gegeben hat, oder den Eltern ist die im glaukomatösen Stadium auftretende Größe und Starrheit der Pupille und ein auf Schmerzen deutendes unruhiges Verhalten des kleinen Kranken aufgefallen. Der gelbe Reflex wird durch die weit in den Glaskörperraum vorragende Netzhautgeschwulst hervorgerufen. Auch kleinste frei schwebende Geschwulstknoten werden beobachtet. Man unterscheidet auch bei dem Gliom 4 Stadien der Geschwulstentwicklung, nämlich:

1. Das Stadium des reizlosen Wachstums. In diesem Frühstadium wird die Diagnose bei kleinen Kindern nur gestellt, wenn schon jetzt der auffallende gelbe Schein wahrzunehmen ist bzw. wenn es sich um systematische Untersuchung des zweiten Auges oder um grundsätzliche Untersuchung des Kindes aus einer Gliomfamilie handelt, bei dem selbst noch keinerlei Symptome des furchtbaren Leiden bemerkt worden sind. Bei größeren Kindern kann in diesem Stadium schon die Sehstörung den Erkrankten zum Arzte führen.

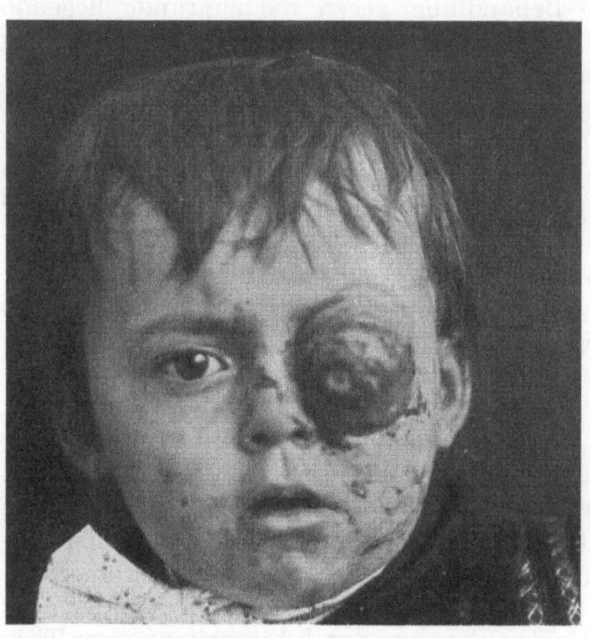

Abb. 23.   Gliom im Stadium des Durchbruchs.

2. Das Stadium glaucomatosum. Die beginnende Drucksteigerung durch die wachsende Geschwulst führt die Kinder meistens zum Arzte. Das Stadium ist durch die weite starre Pupille und durch Stauungsrötung gekennzeichnet. Jetzt tritt auch allgemeine Größenzunahme des Auges oder Intercalarektasie auf. Diese die Eltern beängstigenden Symptome geben nun oft schon die Veranlassung zur Enukleation.

3. Das Stadium des Durchbruchs durch die Augenhäute oder des extraocularen Wachstums geht oft schon Hand in Hand mit dem zweiten, muß jedenfalls nicht erst diesem zeitlich folgen. Der Durchbruch erfolgt entweder längs den Durchtrittskanälen der Lederhaut für die Nerven und Gefäße des Auges in der Äquatorgegend bzw. neben dem Sehnerven oder in den Sehnerven selbst hinein (Taf. 11, Abb. 8). Eigentümlich ist nun dem Gliom nach dem Durchbruch ein fast schrankenloses schnelles Wachstum in der Augenhöhle und auf der Bahn des durchwachsenen Sehnerven auch aus der Augenhöhle in die Schädelhöhle hinein. Zugleich aber führt die erhebliche Vergrößerung des Augenhöhleninhalts zu Exophthalmus, auch kommt es nun oft zur Durchwachsung der Lederhaut und Hornhaut, zu apfel- und kindskopfgroßen Geschwülsten mit geschwüriger Oberfläche und Jauchung (Abb. 23).

4. Das Stadium der Metastasenbildung. Gegenüber dem Sarkom der Aderhaut tritt die Metastasenbildung beim Gliom etwas zurück, jedenfalls spielt die örtliche Weiterverbreitung nach Durchbruch eine größere Rolle. Am häufigsten sind noch metastatische Knochengeschwülste, besonders am Schädelgewölbe und an der Schädelbasis, seltener am Gesichtsschädel beobachtet. Selten ist die Metastasierung in entfernte Organe wie die Lymphdrüsen, Leber, Niere, Eierstock usw. Die Seltenheit dieser Metastasen in entfernteren Organen erklärt sich durch die Gefäßarmut der Netzhaut. Metastasierung in diese Organe tritt daher auch nur auf, wenn Einbruch der Tumorzellen in die Aderhaut oder in die Wirbelvenen stattgefunden hat.

Häufig sind Rezidivgeschwülste ausgehend von Geschwulstmaterial, das nach Enukleation oder Ausweidung der Augenhöhle zurückgeblieben ist.

Der Verlauf der Erkrankung ist in der Regel ziemlich schnell, der tödliche Ausgang je nach dem Zeitpunkt der Vorstellung und dem Wachstumstempo der Geschwulst unter den Erscheinungen des allgemeinen Marasmus in $^{1}/_{2}$—$1^{1}/_{2}$ Jahren zu erwarten. Immerhin kommt besonders bei älteren Kindern ein erheblich langsameres Wachstum und sogar zeitweiliger Stillstand vor, ja in neuerer Zeit sind sogar einwandfreie Beobachtungen von Spontanheilung des Glioms mitgeteilt worden (*Axenfeld, Meller, Siegrist*).

Verlauf und
Ausgang.

Auch Verf. kann über eine Beobachtung berichten, die wohl nur als Spontanheilung eines Glioms gedeutet werden kann. Es handelt sich um eine dreißig Jahre alte Frau, deren zwei Brüder in frühester Kindheit an der in der Familie schon bekannten Krankheit zugrunde gegangen waren, „die man an dem gelben Schein erkenne,“ wie die Frau sich ausdrückte. Den gleichen gelben Schein nahm sie kurz nach der Geburt an beiden Augen ihres ersten Kindes wahr, das sie zur Untersuchung vorführte. Es handelte sich um typisches doppelseitiges Gliom, das während der ein halbes Jahr dauernden Beobachtung in der üblichen Weise fortschritt. Die Mutter selbst war nun seit ihrer Kindheit links schwachsichtig und die Ärzte, welche die Brüder in Behandlung gehabt hatten, waren der Meinung gewesen, daß am linken Auge der Schwester dieselbe Krankheit nur in andrer Form aufgetreten sei. Es fand sich nun links paramacular ein etwa 5—6 Papillendurchmesser großer lebhaft glänzender Herd von leuchtend weißer Färbung in der Netzhaut, der annähernd rhombische Form und leicht unregelmäßige, etwas pigmentierte Ränder hatte. In der Mitte zeigt der Herd Einlagerungen von anscheinend knollig-drusiger Beschaffenheit. Der Befund deckt sich fast völlig mit dem Schlußbefund, den *Meller* von einem jahrelang beobachteten, spontan in Heilung ausgehenden Gliom abgebildet hat.

Solche Stillstände und spontane Heilungen des Glioms sind aber außerordentlich seltene Vorkommnisse in der Pathologie dieses bösartigen Leidens. Wie die hier gegebene Familiengeschichte zeigt, tritt das Gliom auch ausgesprochen familiär und erblich auf, und zwar am häufigsten in der Form der kollateralen Vererbung, weniger als direkte Vererbungserkrankung, doch dürfte hieran die natürliche Auslese durch den Tod vor allem Schuld sein.

Eine Reihe von Entzündungszuständen des Augeninneren und auch Bildungsfehler können ein klinisches Bild hervorrufen, das vom Gliom unter Umständen sehr schwer zu unterscheiden ist. Diese Zustände werden unter dem Begriff des Pseudoglioms zusammengefaßt (siehe S. 131). Einmal handelt es sich hier um Gefäßhautentzündung mit massiger Exsudation in den Glaskörper bei epidemischer Cerebrospinal-Meningitis, sodann um tuberkulöse

Krankheits-
abgrenzung.

und syphilitische Entzündungen des hinteren Augenabschnittes. Auch das Erhaltenbleiben der Linsengefäßhülle ist hier zu nennen. Entzündungszustände vor dem Eintritt der Erblindung sprechen immer gegen Gliom und für Entzündung des Augeninneren, das Vorhandensein anderer Bildungsfehler, wie Pupillarmembran, Star für angeborene Anomalie. Auch der Nachweis von Gefäßen auf der in den Glaskörper vorspringenden Masse spricht mehr für überstandene Entzündung als für Netzhautgeschwulst. Immerhin ist auch unter Berücksichtigung der persönlichen und Familienvorgeschichte eine sichere Diagnose oft nicht zu stellen. Der Schaden wird in der Regel nicht groß sein, wenn ein Auge irrtümlich wegen Glioms entfernt wird, denn es sind doch meist erblindete oder dem Untergang verfallene Augen.

Sehr schwierig kann sich auch die Abgrenzung gegenüber einer tuberkulösen Knötcheniritis erweisen, denn es sind in neuerer Zeit wiederholt Fälle von Aussaat der Geschwulstmassen auf die Regenbogenhaut beschrieben worden, die ganz der tuberkulösen Knötcheniritis glichen, zumal die zerfallenden Geschwulstmassen sich auch hypopyonartig in der Vorderkammer absetzen können (*Behr, Meisner, Sijpkens*).

Hinsichtlich der Entstehung dieser bösartigsten Geschwulst des kindlichen Auges sind wir bisher lediglich auf Vermutungen angewiesen. Je weniger wir aber vom eigentlichen Wesen der bösartigen Geschwulst wissen, um so mehr ist es geboten, den Beziehungen nachzugehen, die auf angeborene Anlagen bzw. auf Erbeinflüsse hinweisen. Die Tatsache der Vererbbarkeit des Glioms wurde schon oben erörtert. Die Vermutung liegt daher nahe, in Augen von Neugeborenen auf angeborene Anlagen und Vorstufen von Gliomen zu fahnden. *Seefelder* hat nun zuerst in sonst normalen Augen von Frühgeburten des 6.—8. Fötalmonats Zellgruppen an atypischen Stellen in Netzhaut und Sehnerv eingesprengt gefunden, die in der Regel keine ausgesprochene Differenzierungsstufe erreicht und mehrfach bereits zu kleinen geschwulstähnlichen Bildungen geführt hatten. Vielleicht bilden diese Netzhautanomalien den Ausgangspunkt der Gliome.

Die pathologisch-anatomische Untersuchung ergibt, daß die Geschwülste entweder von der Netzhaut nach innen (Gl. endophytum [Taf. 11, Abb. 6]) oder nach außen zwischen Netzhaut und Aderhaut wachsen (Gl. exophytum [Taf. 11, Abb. 7]). Histologisch fällt besonders die Anordnung und Erhaltung der Zellmäntel um die Gefäße bei frühzeitiger Nekrose der dazwischen liegenden Zellmassen, sowie der rosettenartige Aufbau der epithelähnlichen Zellen (deswegen auch „Neuroepitheliom" genannt) um Hohlräume herum auf. Dazu kommt schon frühzeitige Verkalkung auf der einen, völlige Erweichung der Geschwulstmassen auf der anderen Seite (deswegen auch früher „*Markschwamm*" genannt).

Wie schon mehrfach betont, ist das Leiden außerordentlich ernst und die Vorhersage daher sehr ungünstig, wenn die Kinder nicht sehr frühzeitig gebracht werden. Geschieht dies aber, dann hat man mit der frühzeitig vorgenommenen Enukleation den schönen Erfolg, das Leben des Kindes erhalten zu sehen. Denn einerseits besteht ja keine große Neigung zur Metastasenbildung und andererseits kann man bei frühzeitiger Enukleation mit einer gewissen Wahrscheinlichkeit damit rechnen, den Krankheitsherd ganz beseitigt zu haben, wenn man ein möglichst großes Stück des Sehnerven mit entfernt und sich noch bei der Operation davon überzeugt hat, ob der Nervenquerschnitt und seine Umgebung frei von Geschwulstinfiltration sind. Ist dies nicht der Fall, so wird zweckmäßig gleich an

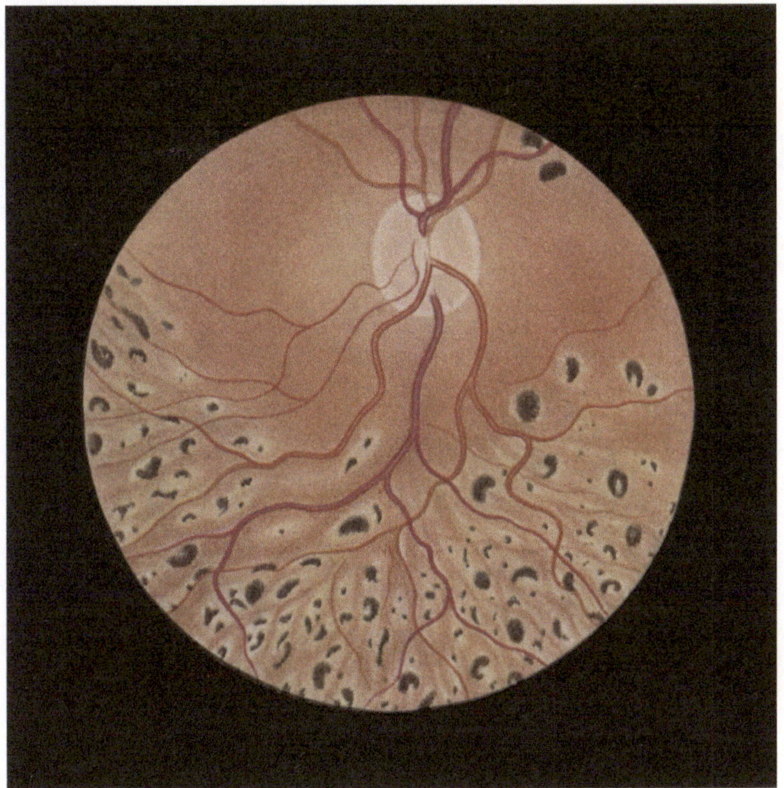

Abb. 1. Aderhaut- und Netzhautentartung bei angeborener Syphilis.

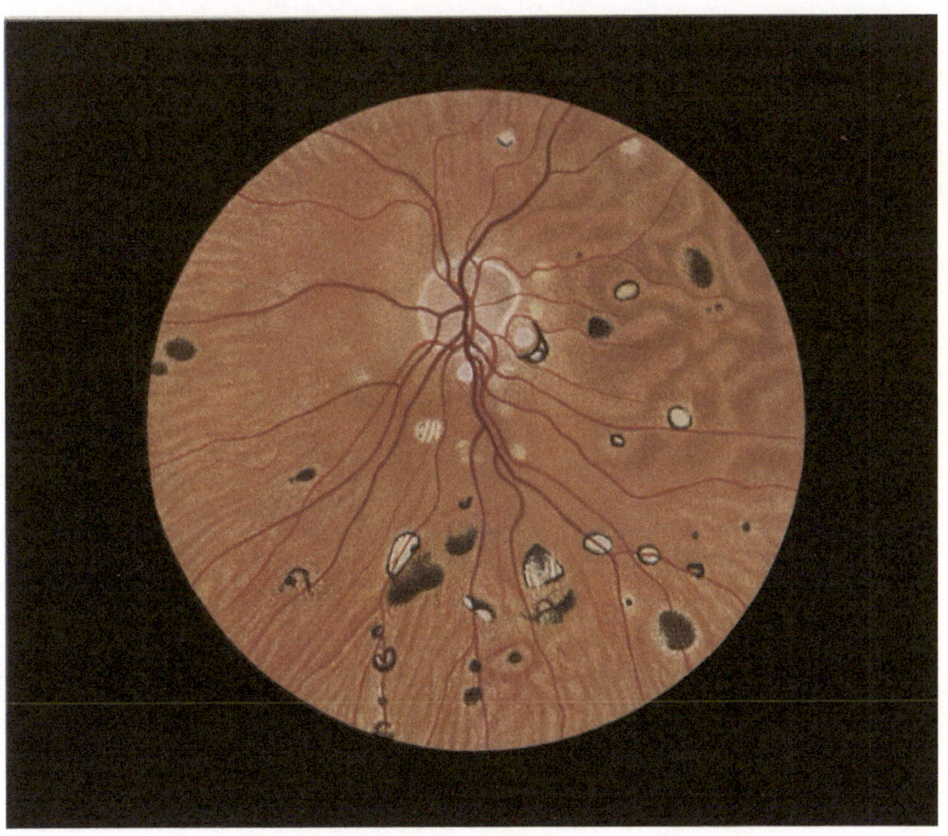

Abb. 2. Disseminierte Aderhautentzündung.

die Enukleation die Ausräumung der ganzen Augenhöhle angeschlossen, zu der man sich möglichst vorher die Erlaubnis geben lassen muß.

Verf. hat bei 8 durch mikroskopische Untersuchung bestätigten Fällen einseitigen Glioms, die spätestens zu Beginn des glaukomatösen Stadiums enukleiert worden waren, allemal Dauerheilung feststellen können, nur in einem 9. Falle erfolgte tödlicher Ausgang durch örtliche Weiterausbreitung. Dagegen gingen die später operierten Fälle mit sichtbarer Opticusinfiltration oder Lederhautdurchwachsung sämtlich zu Grunde bis auf einen, der noch nach Ausräumung der Augenhöhle zur Heilung kam.

Vor jedem operativen Einschreiten ist aber nach Pupillenerweiterung und u. U. in Narkose das zweite Auge auf etwa noch verborgene Gliomanfänge zu untersuchen. Denn in der Regel wird bei doppelseitigem Gliom die Erlaubnis zur Entfernung beider Augen nicht gegeben werden. In diesem Falle kann ein Versuch mit der Röntgen- und Radiumbestrahlung gemacht werden. Allerdings sind die Ergebnisse dieser Behandlung noch durchaus unbefriedigend. Auf Perioden scheinbaren oder wirlichen Stillstandes erfolgt in der Regel doch wieder ein Fortschreiten des Leidens, so daß ein Stillstand auch nur mit einiger Wahrscheinlichkeit nicht vorausgesagt werden kann. Die Bestrahlung stellt also nur den Versuch dar, den traurigen Ausgang bei doppelseitigem Gliom oder bei Gliom des zweiten Auges, das erst nach Enukleation des ersten aufgetreten ist, oder endlich bei Rückfällen in der Augenhöhle zu verhüten. Ihr Hauptgebiet ist die Ergänzung der operativen Behandlung, indem sowohl nach Enukleation wie nach Exenteration der Augenhöhle Präventivbestrahlung vor Auftreten von örtlichen Rückfällen vorgenommen wird. Besteht aber einmal wirklich die seltene Neigung zu spontanem Rückgang eines Glioms auch ohne Bestrahlung, so ist es nach *Axenfeld* richtiger, mit Bestrahlung nicht einzugreifen, da nur starke Bestrahlungen Zweck haben, diese aber nur bei sicher bösartigen und fortschreitenden Fällen angezeigt sind. Schwache Bestrahlungen verbieten sich wegen des mit ihnen verbundenen Gewebsreizes.

Erst in jüngster Zeit wurden kleine flache, Gliomen ähnelnde Netzhaut- und auch Sehnervengeschwülste bei der tuberösen Hirnsklerose beachtet (*van der Hoeve*). Es handelt sich um Kinder oder im Alter der Geschlechtsreife stehende Kranke mit den schweren Störungen der Hirnsklerose. Meist sind es Insassen von Idiotenanstalten. Einer Behandlung ist dieser in der Regel schon frühzeitig zu hochgradiger Sehschwäche führende Zustand nicht zugängig.

Neben dem Netzhautgliom, das ja selbst glücklicherweise keine häufige Erkrankung ist, treten andere Geschwülste an Bedeutung sehr zurück. Primäre und metastatische Sarkome sind wohl wiederholt im jugendlichen, aber kaum im kindlichen Alter beobachtet worden. Dagegen geht in ihren Anfängen zweifellos auf die Kindheit zurück die Angiomatosis retinae (*v. Hippel*sche Netzhauterkrankung [Taf. 21, Abb. 2]), eine sehr seltene Geschwulst, bei der man eine enorme Erweiterung der einen bestimmten Bezirk versorgenden Netzhautarterie und Vene findet, die in einen kugligen Gefäßknoten einmünden. Später treten reaktive Erscheinungen von seiten des Netzhautgewebes hinzu, die *Meller* veranlaßten, als Wesen des Prozesses eine diffuse Gliose der Netzhaut mit lediglich sekundärer Angiombildung zu vermuten. Die Erkrankung ist wiederholt doppelseitig, außerdem familiär und auch vergesellschaftet mit Kleinhirncysten beobachtet worden. Man hat daher genetisch an angeborene Anlagen zu multiplen Angiomen gedacht.

Verf. beobachtete 2 Fälle dieser Erkrankung bei neunzehn und sechsundzwanzig Jahre alten jungen Männern; bei dem einen von ihnen hatte die Erkrankung im vierzehnten Lebensjahre eingesetzt und nach fünf Jahren noch nicht zur Erblindung geführt (Taf. 21, Abb. 2). Diese tritt aber nach Jahre dauerndem Verlauf stets ein. Behandlung ist aussichtslos.

g) Die angeborenen Anomalien der Netzhaut.

Wiederholt wurden schon im vorausgegangenen Netzhauterkrankungen erörtert, die auf angeborene Anlagen zurückgehen und gewiß zum Teil auch angeboren sind, wenngleich sie nicht zu den eigentlichen angeborenen Anomalien gerechnet werden. Genannt seien in diesem Zusammenhang nochmals die verschiedenen Formen der tapetoretinalen Entartung, die erbliche Entartung der Netzhautmitte und die Gefäßschlängelung (Tortuositas vasorum).

Anomalien des Gefäßverlaufs. Anomalien des Gefäßverlaufs wie cilioretinale und opticociliare Gefäße, abnorme Verlaufsrichtungen der Netzhautgefäße, z. B. in den Glaskörper hinein, sind an sich bedeutungslos, doch können die cilioretinalen Gefäße hohe Bedeutung bei Kreislaufstörungen im Bereich der Zentralgefäße des Sehnerven gewinnen, da ein solches abnormes Gefäß dann die gefährdete Ernährung der Netzhautmitte sicher stellt. Da solche Gefäße eine ziemlich häufige Variation der Norm darstellen — man trifft sie in etwa jedem 15. Auge — ist dieses Zusammentreffen mit Embolie oder Verschluß der Zentralarterie auch keineswegs so besonders ungewöhnlich. Verf. beobachtete allein 3 Fälle dieser Art, bei denen er auf Grund des cilioretinalen Gefäßes die Vorhersage günstig stellen konnte. Andererseits wird auch isolierter Verschluß einer cilioretinalen Arterie durch Embolie bzw. gerade bei Kindern durch Gefäßkrampf beobachtet.

Das hintere kurze Ciliargefäß erscheint entweder, Aderhaut und Netzhaut durchsetzend, unweit der Papille gleich in der Netzhaut, oder es wendet sich aus der Lederhaut zuerst in den Sehnervenkopf und dann in die Netzhaut, um die Macula zu versorgen.

Markhaltige Nervenfasern. Auf eine angeborene Anlage gehen auch die markhaltigen Nervenfasern der Netzhaut und des Sehnerven zurück. Da die Sehnervenfasern selbst erst nach der Geburt ihre Markhülle erhalten, so stellen sie keinen eigentlich angeborenen pathologischen Zustand, sondern mehr eine Heterotopie dar, die erst einige Zeit nach der Geburt in Erscheinung tritt. Die Anomalie beruht darauf, daß die Sehnervenfasern, deren Markhülle unmittelbar hinter der Siebplatte aufhört, sich diesseits derselben oder beim Übergang in die Netzhaut wieder mit einer Markhülle bekleiden. Diese ist undurchsichtig und verleiht der Netzhaut ein weißes Aussehen. Ihre Besonderheit erhalten die Markflecke nun dadurch, daß jede Faser für sich wieder ihre Fetthülle verliert, wodurch die streifig-flammige Begrenzung der hellen Flecke entsteht (Taf. 25, Abb. 1).

Die markhaltigen Fasern bevorzugen die unmittelbare Nachbarschaft der Papille, doch können sie auch, wie auf Taf. 25 dargestellt, die Papille selbst einnehmen oder, allerdings viel seltener, in peripheren Abschnitten der Netzhaut auftreten.

An sich sind die markhaltigen Nervenfasern, die bei manchen Tieren, wie beim Kaninchen, die Norm darstellen, ziemlich bedeutungslos. Nur bei größerer Ausdehnung bedingen sie eine Vergrößerung des blinden Fleckes, die vom Träger der Anomalie selbst nicht empfunden wird. Aber die Augen sind häufig infolge anderer Bildungsfehler und infolge von Astigmatismus schwachsichtig. Schließlich soll der Befund häufiger bei geistig Minderwertigen und Entarteten anzutreffen sein, eine Meinung, der Verf. nicht unbedingt beipflichten möchte.

Gleichfalls bedeutungslos ist die gruppierte Pigmentierung eines Teiles des Augenhintergrundes (*Hoeg*). Da die gruppenweise angeordneten Pigmentflecke hinter den Netzhautgefäßen liegen, handelt es sich hier wahrscheinlich um fleckenweise stärkere Pigmentierung des Pigmentepithels.

Bei den Kolobomen der Aderhaut ist die Netzhaut nur sekundär in Mitleidenschaft gezogen. Die regelrechte Entwicklung der Netzhaut bleibt über einem Aderhautkolobom auch aus, so daß je nach der Lage des Koloboms erhebliche Funktionsstörungen die Folge sind. Die Beziehungen zum Sehnervenkolobom werden S. 186 erörtert werden. Eine Sonderstellung nimmt das Kolobom der Netzhautmitte ein (Taf. 24, Abb. 2), da seine Entstehung noch völlig unklar ist. Es sei aber auch hier erwähnt, weil die hochgradige Schwachsichtigkeit dieser Augen zeigt, daß zum mindesten die Entwicklung der äußeren Netzhautschichten erheblich gelitten hat. Ursächlich dachte man bei dieser bald einseitig, bald doppelseitig auftretenden Störung der Netz- und Aderhautmitte früher teils an intrauterine Entzündungen, teils an Blutungen während der Geburt.

Neuerdings tritt aber wohl mit Recht die Anschauung *Elschnigs* mehr in den Vordergrund, nach der zum mindesten die atypischen Kolobome, also auch die der Maculagegend, eher als Folge aktiver Vorgänge an der sekundären Augenblase aufzufassen sind.

Gelang es doch *v. Szily*, eine abnorme Entwicklungstendenz der ektodermalen Augenanlage bei Kolobomzuchtversuchen zu einer Zeit nachzuweisen, zu der die Becherspalte noch gar nicht ausgebildet ist und man daher von einer Behinderung des Verschlusses durch das Mesoderm noch gar nicht reden kann. Entsprechend dieser Anschauung ist denn auch in jüngster Zeit erbliches (*Clausen*) und familiäres (*Schott*) Vorkommen des Maculakoloboms bzw. sein kombiniertes Vorkommen mit anderen Mißbildungen (*Car*) beschrieben worden.

Zweifellos werden aber unter der Bezeichnung des Maculakoloboms ganz verschiedenartige Dinge zusammengefaßt und man muß zugeben, daß ebensogut wie sich im späteren Leben oval geformte und auf die Macula beschränkte Entartungsherde in ihr entwickeln können, ebensogut intrauterin bzw. in frühester Kindheit Entzündungen sich abspielen können, die ähnliche Augenspiegelbilder hervorrufen. Auf Taf. 24 Abb. 3 ist ein solcher Fall unbekannten Ursprungs wiedergegeben, der in der radspeichenartigen Anordnung den von *Deutschmann* mitgeteilten Beobachtungen entspricht.

Das völlige Fehlen der Fovea bei Albinismus und Aniridie wurde schon auf S. 119 erwähnt. Angeborene Lochbildung der Macula zugleich mit Pigmententartung sah *Deutschmann*.

Gruppierte Pigmentierung.

Kolobome.

Quellenverzeichnis:

Axenfeld, Graefes Archiv Bd. 40, 1894. — *Goh*, Greafes Archiv Bd. 43, 1897.— *Deutschmann*, Beitr. z. Augenheilk. Heft 20, 1895; ferner Heft 40, 59 und 67. — *Sachs*, Dtsch. med. Wochenschr. Nr. 3, 1898. — *Nettleship*, Ophthalmic hosp. rep. 16. I. 1904 u. 17. I. 1908. — *Spielmeier*, Neurol. Centralbl. 1906. — *Stock*, Klin. Monatsbl. f. Augenheilk. Bd. 46, 1908. — *Coats*, Ophth. hosp. reports Bd. 17. III. 1908. — *Axenfeld* und *Stock*, Klin. Monatsbl. f. Augenheilk. 1909. — *Birch-Hirschfeld*, Graefes Archiv Bd. 82, 1912. — *Hoeg*, Klin. Monatsbl. f. Augenheilk. 49, 1, 1911. — *Oguchi*, Graefes Archiv Bd. 81, 1912. *Meller*, Graefes Archiv Bd. 85, 1912. — *Stargardt*, Zeitschr. f. Augenheilk. Bd. 30, 1913. — *Pagenstecher*, Graefes Archiv Bd. 86, 1913. *Deutschmann*, Beitr. z. Augenheilk. Heft 87, 1914. — *Leber*, Die Krankheiten der Netzhaut. Graefe-Saemischs Handbuch 1916. — *Axenfeld*, 41. Heidelberger Bericht 1918. — *Siegrist*, 42. Heidelberger Bericht 1920. — *Deutschmann*, Graefes Archiv Bd. 102. 1920. — *Behr*, Klin. Monatsbl. f. Augenheilk. 1919, 1920 und 1921. —

Clausen, Klin. Monatsbl. f. Augenheilk. Bd. 67, 1921. — *v. d. Hoeve*, Graefes Archiv Bd. 105, 1921. — *Meisner*, Klin. Monatsbl. f. Augenheilk. 1921. — *Sijpkens*, Klin. Monatsbl. f. Augenheilk. 1922. — *Schott*, Klin. Monatsbl. f. Augenheilk. Bd. 67, 1921. — *Meller*, Zeitschr. f. Augenheilk. Bd. 49, 1922. — *Yamagaka*, Klin. Monatsbl. f. Augenheilk. 1924. — *Car*, Zeitschr. f. Augenheilk. Bd. 57, 1925.

2. Die Erkrankungen des Sehnerven.

Der Sehnerv passiert auf seiner Bahn vom Chiasma bis zum Eintritt in den Augapfel die Schädelbasis, das For. opticum und den hinteren Teil der Augenhöhle. An der Schädelbasis ist er von der Keilbeinhöhle durch eine sehr dünne knöcherne Wandung getrennt und auch zu den hinteren Siebbeinzellen tritt er in enge nachbarliche Beziehungen. Die Sehnervenscheiden sind Fortsetzungen der Hirnhäute, und zwar bekleidet ihn die Duralscheide vor seinem Eintritt in das For. optic. und im Kanal stellt sie auch das Periost des Knochens dar. Der Zwischenscheidenraum zwischen Dural- und Pialscheide ist ein Lymphraum, der mit dem Subduralraum des Gehirns in Verbindung steht. Wie die Sehnervenscheiden Fortsetzungen der Hirnhäute sind, so ist der Sehnerv selbst Fortsetzung der Hirnsubstanz. Diese räumlichen und genetischen Beziehungen geben nun die Erklärung für Beteiligung des Sehnerven an Erkrankungen der Schädelknochen (Keilbein, Siebbein, Augenhöhlenwand) sowie des Schädelinhalts (Gehirn, Hypophyse, Hirnhäute, Carotis, venöse Blutleiter). Die Fasern des Sehnerven dienen teils der Weiterleitung der Lichtempfindung, teils der Bahn für die Pupillenbewegung.

Den Erkrankungen des sichtbaren Endstückes des Sehnerven, des Sehnervenkopfes oder der Papille werden die Erkrankungen des retrobulbären Abschnittes gegenübergestellt, da sich klinisch oft nicht entscheiden läßt, welcher Teil des retrobulbären Sehnervenverlaufs Sitz einer Erkrankung ist, ob der innerhalb der Augenhöhle, des Kanals oder des Schädels gelegene.

Es ist nicht immer leicht, die Frage zu entscheiden, ob ein Sehnervenkopf nach Begrenzung, Farbe, Flächenverhältnis und Füllung der Zentralgefäße als normal zu bezeichnen ist oder nicht. Denn in all den genannten Punkten kommen innerhalb physiologischer Breite weitgehende Abweichungen des Bildes vor (vgl. Taf. 15; Taf. 16, Abb. 1 u. 2). Gerade bei Kindern ist z. B. die Unterscheidung zwischen einer wirklichen Sehnervenentzündung und einer Scheinentzündung, wie sie das übersichtige Auge nicht selten zeigt, schwierig. Ebenso kann Gefäßarmut des Sehnervenkopfes eine beginnende Entartung vortäuschen und eine breite und tiefe physiologische Exkavation wird u. U. mit einer glaukomatösen Exkavation verwechselt. Mitunter kann die Diagnose erst nach längerer Beobachtung und unter sorgfältiger Beachtung der Funktionsstörungen gestellt werden. Dies gilt besonders für

a) Die Scheinentzündung des Sehnervenkopfes.

Die normale Sehneneintrittsstelle wird im allgemeinen als scharf begrenzte gelbrötliche bis gelbweißliche Scheibe mit hellerer Mitte oder centralem Gefäßtrichter geschildert, die der physiologischen Exkavation bzw. der Teilungsstelle der Centralgefäße entspricht. Ist ihre Begrenzung ganz unscharf und verwaschen, der Sehnervenkopf selbst von graurötlicher Farbe, u. U. auch um mehrere Dioptrien vorgewölbt, so liegt ein Zustand vor, der als Sehnerventzündung (Scheinneuritis) bezeichnet wird, wenn die Funktionen dauernd gut sind und sich keinerlei andere Zeichen für einen pathologischen Befund ergeben.

Die Abgrenzung dieses gar nicht so seltenen Zustandes gegen die Norm
ist nicht scharf, sondern fließend, die Angaben über seine Häufigkeit sind
daher sehr verschieden. Jedenfalls trifft man diesen Zustand in etwa 3%
der Augen mit hochgradiger Übersichtigkeit und Astigmatismus.
Erst bei längerer Beobachtung läßt sich oft entscheiden, ob dieser ungewöhnliche angeborene Zustand vorliegt oder eine Stauungspapille, denn es
handelt sich bei der Verwechslungsmöglichkeit mehr um diese als um
wirkliche Entzündungspapille. Die Augenspiegeluntersuchung im rotfreien
Licht kann die Krankheitsabgrenzung erleichtern, da sie die kleinsten
Blutergüsse festzustellen gestattet.

Dem Befunde liegt wahrscheinlich eine Vermehrung der Glia im Sehnervenkopf und der angrenzenden Netzhaut zugrunde. Für die Funktion
ist er insofern ganz bedeutungslos, als etwaige Funktionsstörungen bei
Scheinneuritis nur Folge der Brechungsfehler sind.

v. Hippel führt Beispiele für die Schwierigkeit der Abgrenzung zwischen
Scheinneuritis und Stauungspapille an. Auch Verf. kann über eine einschlägige
Beobachtung bei einem fünfzehn Jahre alten Mädchen berichten. Es klagte bei Übersichtigkeit von 3 D. über dauernde, nicht sehr heftige Kopfschmerzen. Das Bild wurde
daher anfangs als Stauungspapille gedeutet, obgleich sonstige Symptome fehlten und
der namhafte Nervenarzt der Diagnose nicht beipflichtete. Da der Augenspiegel- und
der sonstige somatische Befund sich aber während 3 Jahre dauernder Beobachtung
nicht änderten, neigte Verf. schließlich selbst zur Annahme einer Scheinneuritis, bis
wenige Wochen vor dem Tode schwere Hirndruckerscheinungen auftraten, die Sektion
eine Geschwulst des Stirnhirns, die histologische Untersuchung den Befund der Stauungspapille ergab (vgl. Taf. 17, Abb. 2). Bei Anwendung der damals noch nicht üblichen stereoskopischen Untersuchung des Hintergrundes (*Gullstrand*scher Augenspiegel) wird sich künftig die Diagnose wohl sicherer stellen lassen.

b) Die Stauungspapille.

Die Stauungspapille ist ein Ödem des Sehnervenkopfes und der unmittelbar an denselben angrenzenden Faserschicht der Netzhaut und als
solches wesentlich verschieden von Entzündungszuständen der Sehnerven,
die als Papillitis oder Neuritis bezeichnet werden. Bis heute ist allerdings vielfach gewohnheitsmäßig als Stauungspapille ein Augenspiegelbefund bezeichnet worden, der durch starke Schwellung des Sehnervenkopfes gekennzeichnet war, aber auch auf Grund ganz anderer Vorgänge
sich entwickeln kann. Die stereoskopische Untersuchung von Frühstadien
durch den *Gullstrand*schen Augenspiegel gestattet nun heute schon die
Frühdiagnose: Die Stauungspapille beginnt mit einem glasigen Ödem
des Papillenrandes, und zwar vorwiegend oben und unten, mit
frühzeitiger Entwicklung der Gewebstrübung am Rande, aber mit
völligem Freibleiben und Klarheit des Centralkanales. Später erhebt sich der Sehnervenkopf steil und pilzförmig und Brechungsunterschiede
von 6 und mehr Dioptrien sind nichts Ungewöhnliches. Die Grenzen sind
verwaschen, das Gewebe selbst oft so trüb, daß der Rand des Lederhautloches
nicht mehr wahrgenommen werden kann. Auch greift die Schwellung weit
über den Sehnervenkopf hinaus, so daß dieser mit seinen stark geschlängelten
Gefäßen erheblich vergrößert erscheint. Die Netzhaut zeigt entsprechend der
Faserordnung radiäre Streifung, oft auch Blutungen. Später gehen Stauung und Schwellung zurück und unter regressiven Veränderungen entwickelt sich Entartung des Sehnerven. Dies atrophische Stadium der

Stauungspapille ist durch weiße Färbung und verwaschene Grenzen des Sehnervenkopfes gekennzeichnet.

In der Regel ist die Stauungspapille doppelseitig oder sie wird es im Verlauf einer längeren Beobachtung. Ist sie aber einseitig, so findet sie sich häufiger auf der Seite des Krankheitsherdes als auf der entgegengesetzten.

Funktions-störung. Funktionsstörungen können lange ausbleiben. Verwiesen sei z. B. auf die zuvor (S. 173) mitgeteilte Beobachtung, bei der 3 Jahre hindurch centrale Sehschärfe, Gesichtsfeldmitte und Peripherie völlig erhalten blieben. In der Regel setzen aber doch die Funktionsstörungen frühzeitiger ein. Und wird die Ursache der Stauungspapille nicht beseitigt, so kommt es zu Verfall der Funktionen. Die Abnahme der centralen Sehschärfe geht meist Hand in Hand mit der atrophischen Verfärbung des Sehnervenkopfes. Langsam aber sicher tritt völlige Erblindung ein, Ausnahmen von dieser Regel macht nur manchmal die Stauungspapille bei Turmschädel. Das Gesichtsfeld bietet am häufigsten den Typus der konzentrischen Einengung. Skotome weisen auf Komplikationen mit Entzündungsvorgängen hin.

Vorkommen und Ursachen. Die Stauungspapille kommt bei den allerverschiedensten Prozessen vor, die sich innerhalb der Schädelkapsel abspielen, wofern ihnen nur ein Symptom gemeinsam ist, nämlich die intracranielle Drucksteigerung. Für das Kindesalter kommen hier unter den Geschwülsten in erster Linie in Betracht: Gliome, Gummen und Solitärtuberkel, sodann Geschwulstbildungen der Hirnhäute und Schädelknochen sowie Scheingeschwülste, die verschiedenen Formen des Hydrocephalus und Turmschädel, endlich Abscesse und Hirnhautentzündung.

Diagnose. Die Diagnose der echten Stauungspapille, d. h. der durch Hirndruck, nicht durch Entzündung bedingten Veränderung des Sehnervenkopfes, kann außerordentlich schwer, ja im Anfang bisweilen unmöglich sein. Auf die Verwechslungsmöglichkeit mit der Scheinneuritis wurde schon S. 168 hingewiesen. Die Diagnose darf, wie *v. Hippel* mit Recht nachdrücklich hervorhebt, sich nicht auf den Augenspiegelbefund allein stützen. Die Prüfung aller Qualitäten der Funktion (Sehschärfe, Gesichtsfeld, Lichtsinn), die Berücksichtigung der Ergebnisse der inneren, nerven-, nasen- und ohrenärztlichen Untersuchung gehört dazu ebensogut wie die Lumbalpunktion und vor allem die klinische Beobachtung. Frühe Herabsetzung der Funktion spricht in der Regel für entzündliche Schwellung der Papille, normaler Lumbaldruck in der Regel gegen Stauungspapille, doch gibt es bei all diesen Symptomen keine Regel ohne Ausnahme. So kann z. B. schwere Sehstörung bei Komplikation der echten Stauungspapille durch gleichzeitige Erkrankung des Sehnervenstammes hervorgerufen werden oder normaler Lumbaldruck schon wieder vorhanden sein, während die Stauungspapille noch fortbesteht. Am schwierigsten ist die Abgrenzung gegenüber der Entzündungspapille (Papillitis). Ursächlich kommen hier vor allem die verschiedenen Formen der Hirnhautentzündung in Betracht, bei denen die sichere Entscheidung über das Spiegelbild schon deswegen sehr erschwert ist, weil gerade hier auch die Komplikationen mit der Entzündungspapille zu erwarten sind. Weitere diagnostische Schwierigkeiten bieten gelegentlich die multiple Sklerose, Sehnervenscheidenblutungen und endlich Nierenerkrankungen, bei denen sowohl das reine Bild der Entzündungs- wie auch der Stauungspapille vorkommt, letztere vor allem in Begleitung urämischer Vorgänge.

Die Entstehungsweise der Stauungspapille ist ein heiß umstrittenes Gebiet und von einer völligen Klärung der zugrunde liegenden Momente sind wir auch heute noch weit entfernt. Die pathologisch-anatomischen Untersuchungen ergeben außer der ampullenförmigen Auftreibung des Zwischenscheidenraums und der starken Anschwellung des Sehnervenkopfes infolge der Durchtränkung mit Flüssigkeit eine Erweiterung der Lymphscheiden des Axialstranges der Centralgefäße und ferner ein völliges Fehlen von entzündlichen Veränderungen in frischen Fällen (*Schieck*). Die Entzündungstheorie ist daher aufgegeben, die Lymphstauung gilt heute als eigentliche Ursache der Stauungspapille. Der Liquor findet aus dem Zwischenscheidenraum unter pathologisch gesteigertem Druck in den Lymphscheiden der Centralgefäße seinen Weg in die Papille, die er so aufquellen läßt. (Theorie von *Schieck*.)

Entstehung und pathologische Anatomie.

Die **Vorhersage** ist durchaus schlecht, sofern es nicht gelingt, durch Operation die Ursache der Stauung zu beseitigen; am ungünstigsten gestaltet sich der Verlauf, wenn es sich um langsam zunehmende intracranielle Drucksteigerung handelt. Auch pflegt der Teil der Funktion, der einmal verloren gegangen ist, sich nicht wieder herzustellen. Immerhin kommen gerade bei Kindern Fälle von akut einsetzender Sehstörung unter dem Bilde der Stauungspapille vor, die wieder spontan zurückgehen unter völliger Erhaltung der Funktion. *v. Hippel* nimmt an, daß in der Regel dann eine Komplikation vorliegt, die akute Drucksteigerung bedingt. Dieser können sich die Nervenfasern nicht schnell anpassen, sie erliegen ihr aber nicht, so daß die Funktion wiederkehren kann. Auf einen günstigeren Ausgang bei Turmschädel wurde schon hingewiesen, ein solcher ist natürlich auch bei Lues möglich.

Vorhersage und Behandlung.

Die **Behandlung** kann nur erfolgreich sein, wenn es gelingt, Art und Sitz des Grundleidens zu erkennen. In Fällen luetischen Ursprungs soll man sich auf die **spezifische Behandlung** nur beschränken, wenn diese in wenigen Wochen zum Ziele führt, andernfalls ist wiederholte **Lumbalpunktion** bzw. Occipitalstich angezeigt, durch die mehrfach Heilung herbeigeführt worden ist, wo die spezifische Behandlung allein versagt hatte. Im übrigen ist aber die Behandlung grundsätzlich eine **operative**. Von dem Ideal der Entfernung der eigentlichen Ursache der Stauungspapille, z. B. der Radikaloperation einer Gehirngeschwulst, wird man allerdings oft entfernt bleiben. Aber die **Palliativoperationen** wie **Trepanation und Balkenstich** haben für den Rückgang der Stauungserscheinungen an der Papille die gleiche Wirksamkeit. Der Rat zum operativen Eingreifen ist zu geben, sobald die Diagnose feststeht, nicht erst, wenn dauernde Sehstörung eingesetzt hat. Die von manchen Seiten geübte Lumbalpunktion ist bei Hirngeschwulst wenig wirksam und u. U. auch gefährlich und deshalb besser zu unterlassen.

c) Die Entzündungspapille (Papillitis).

In einem gewissen Gegensatz zur Stauungspapille steht die Papillitis, die Entzündung des Sehnervenkopfes. Die schon von *Leber* eingeführte scharfe Trennung des Begriffes der Papillitis von der Stauungspapille faßt erst jetzt mehr Fuß, nachdem von *Behr* und *E. v. Hippel* das Augenspiegelbild beider Zustände schärfer umrissen und auch gezeigt worden ist, daß die eigentliche Neuritis optici, die Entzündung des Sehnervenstammes, überhaupt ohne jede mit dem Augenspiegel sichtbare Veränderung auftreten kann.

Bei der Entzündungspapille steht die Trübung des Papillengewebes durchaus im Vordergrund, der Gefäßtrichter verstreicht, die Centralgefäßabschnitte entziehen sich durch Überlagerung mit trübem Nervengewebe der Beobachtung, die Gefäße zeigen oft entzündliche Einscheidungen, der Sehnervenkopf nimmt einen grauroten Farbton an und ist oft von Blutungen und weißen Flecken überlagert. In kürzerer oder längerer Zeit erfolgt der Übergang in das Bild der entzündlichen Entartung, der weißlichen Papillenverfärbung mit unscharfen Grenzen. Dieser Folgezustand ist im Augenspiegelbilde von der Entartung nach Stauungspapille nicht zu unterscheiden. Nicht selten besteht Trübung der hinteren Glaskörperschichten.

Wesentlich für die Stellung der Diagnose ist nun neben dem Augenspiegelbefund, der durchaus nicht immer so typisch ist, wie er hier entsprechend der Schilderung *Behrs* dargestellt worden ist, das Verhalten der Funktion. Im Gegensatz zur frischen Stauungspapille ist bei der Entzündungspapille schnell einsetzende hochgradige Sehstörung, ja akute Erblindung fast die Regel. Man geht daher kaum fehl, wenn man die früher nicht scharf abgegrenzten Erkrankungen heute überschauend so gliedert, daß man Stauungspapille mit hochgradiger Sehstörung als wahrscheinliche Entzündungspapille, Entzündungspapille mit guter Funktion tatsächlich als Stauungspapille anspricht. Entsprechend der Sehstörung pflegt bei der Entzündungspapille auch der Lichtsinn herabgesetzt zu sein. Ist auch der Lumbaldruck normal, so wird sich meist die Diagnose richtig stellen lassen.

Verlauf und
Ursachen.

Nicht selten geht die Entzündungspapille sehr schnell, ja in wenigen Tagen zurück mit Erhaltung guter Funktion selbst in Fällen, bei denen das deutliche Bild der neuritischen Entartung sich entwickelt. Die Ursachen der Entartung sind entweder metastatische Entzündungsvorgänge im Papillengewebe selbst oder Entzündungen benachbarter Organe, wie Aderhaut, Sehnervenscheiden und Stamm sowie Augenhöhle. Auch die Neurorecidive sind zum mindesten auf eine lebhafte Beteiligung des Sehnervenkopfes an der Entzündung zurückzuführen. Ob nun die Entzündung primär im Sehnervenkopf sich entwickelt oder fortgeleitet vom Stamm und den Scheiden entsteht, die Ursachen sind vor allem akute Infektionskrankheiten. Für das Kindesalter kommen neben der Lues vor allem Influenza, Masern, Diphtherie und Scharlach, vielleicht auch schwere Zahncaries in Betracht.

Von mehreren Autoren, insbesondere aus der Neumannschen Kinderpoliklinik in Berlin, ist ein häufiges Vorkommen von Endzündungspapille bei hereditär-luetischen Säuglingen behauptet worden. Verf. hat ebenso wie *Igersheimer* das Säuglingsmaterial besonders mit Rücksicht hierauf untersucht und kann diese Behauptung ebenfalls nicht bestätigen. Die helle Papillenfarbe dieser Säuglinge hat vielleicht zu dieser Annahme verführt. Sie ist aber nicht Zeichen einer Sehnervenentartung, sondern, wie schon *Igersheimer* ausgeführt hat, Teilerscheinung der schweren Anämie dieser Kinder.

d) Die Entzündung des Sehnervenstammes (Neuritis n. optici).

Die Entzündungen des Sehnervenstammes gliedern sich in solche, die ihren Ausgang von den Sehnervenscheiden nehmen: „Perineuritis, Neuritis interstitialis" und in andere, die sogleich die nervöse Substanz des Sehnerven zum Angriffspunkt nehmen, die eigentliche Neuritis.

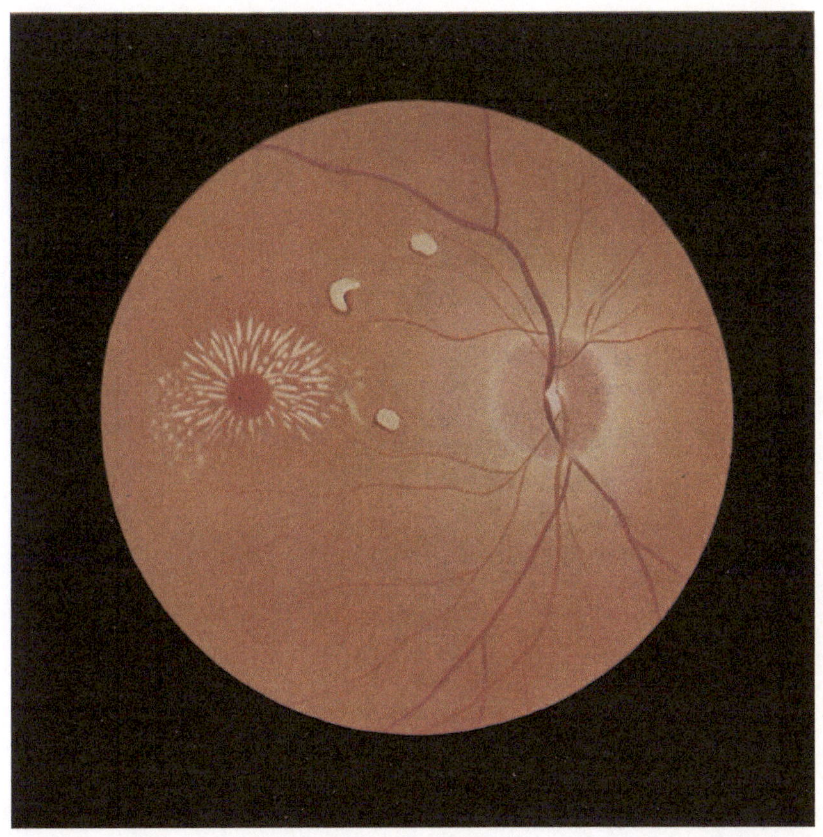

Abb. 1. Netzhautentzündung bei Nierenleiden. (Neuroretinitis albuminurica.)

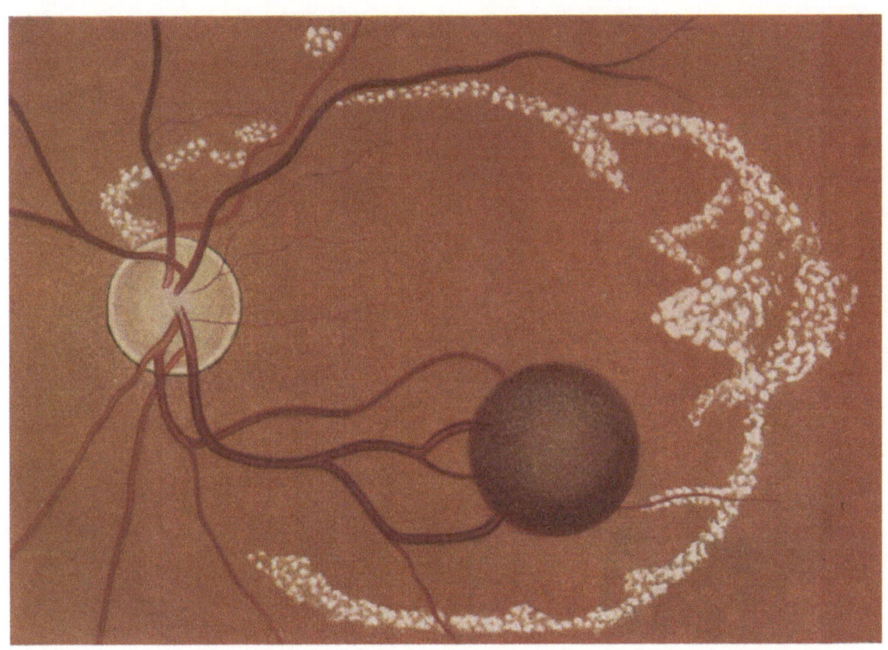

Abb. 2. Angiomatose der Netzhaut (v. Hippels Netzhauterkrankung).

1. Die Perineuritis.

Die Perineuritis ist eine Teilerscheinung der verschiedenen Entzündungen der Hirnhäute und stellt deren Fortleitung auf die inneren Sehnervenscheiden dar: Neuritis descendens. Eine Diagnose lediglich auf Grund der Augenspiegeluntersuchung ist hier völlig aussichtslos. Der Befund kann schwanken vom normalen Sehnervenkopf über die Hyperämie bis zur schweren Entzündungspapille, oder eine atrophische Verfärbung macht erst später auf die überstandene Entzündung aufmerksam. Auch hier kann also die Funktionsstörung ausschlaggebend sein, wenn nämlich konzentrische Einengung des Gesichtsfeldes bei Erhaltung des zentralen Sehens vorliegt. Daneben ist die Lumbalpunktion und die Untersuchung des Punktates heranzuziehen. Der Druck pflegt normal oder wenig erhöht zu sein. Die Nonneschen Reaktionen und Goldsol gestatten vor allem bei der Lues weitgehende Schlüsse auf eine Beteiligung der Hirnhäute.

Zweifellos kommen nämlich sowohl bei der Lues wie bei der Tuberkulose solche periphere Entzündungen des Nervenstammes viel häufiger vor, als man früher angenommen hat. Freilich wird bei der Lues die eingeleitete Kur oft die Entwicklung des vollen Bildes hintanhalten. Was die Tuberkulose betrifft, deren Beteiligung vielfach nicht recht gewürdigt worden ist, so weisen sicher Kopfschmerzen und vor allem dumpfe Schmerzgefühle in der Tiefe der Augenhöhle bei Augenbewegungen auf ein Ergriffensein der Sehnervenscheiden hin. Wenn solche Diagnose einer tuberkulösen Perineuritis bei Ausschluß anderer ätiologischer Faktoren auch nur vermutungsweise geäußert werden kann, so beweisen doch anatomische Befunde das tatsächliche Vorkommen. Die multiple Sklerose und die Erkrankungen der Nebenhöhlen, die im wesentlichen erst im folgenden zu würdigen sind, mögen auch hier schon eine Rolle spielen, indessen befinden wir uns bei der Abgrenzung dieser Erkrankungen, die früher lediglich als Augenspiegelbilder, nicht als wohl umrissene Erkrankungsformen gewertet worden sind, noch ganz im Anfang unserer Kenntnisse.

2. Die akute Retrobulbärneuritis.

Während bei den zuvor behandelten Erkrankungen ein mehr oder weniger charakteristisches Augenspiegelbild seine Ergänzung durch bestimmte Funktionsstörungen fand, ist hier zunächst das Auffallendste die Funktionsstörung, während das Augenspiegelbild häufig normal ist und oft auch bleibt. Die Erkrankung setzt nämlich mit plötzlicher hochgradiger Sehstörung oder Erblindung ein. Diese dauert aber nur für einige Tage oder Wochen an, dann stellt sich das Sehvermögen zuerst von der Peripherie aus wieder her, während zentral noch ein großer Gesichtsfeldausfall (Skotom) vorliegt, der sich schließlich ganz oder bis auf geringe Reste zurückbildet. Das Augenspiegelbild geht nun mit diesen Veränderungen nicht Hand in Hand. Es kann dauernde Sehstörung zurückbleiben bei ganz normalem Spiegelbefund und umgekehrt können bei entzündlicher Entartung alle Funktionen gut erhalten sein.

Klinischer
Verlauf.

Verf. stellte z. B. jahrelang im Spiegelkurs eine besonders ausgesprochene doppelseitige entzündliche Entartung einer jüngeren Frau vor, die im fünfzehnten Lebensjahre eine Neuritis retrobulbaris durchgemacht, aber normale Sehschärfe, Gesichtsfeld und Adaptation hatte.

Die Erkrankung ist entschieden häufiger ein- als doppelseitig und gibt sich äußerlich nur durch mäßige Pupillenerweiterung kund. Kinder im zweiten Lebensjahrzehnt werden verhältismäßig häufig befallen, am meisten sind wohl die Jahre der Geschlechtsreife beteiligt.

Die akute Retrobulbärneuritis ist in erster Linie ein Symptom der multiplen Sklerose. *Fleischers* diesbezügliche Angaben sind inzwischen so vielfach und einwandfrei bestätigt worden, daß man sagen darf, man geht mit der Diagnose einer multiplen Sklerose bei akuter Retrobulbärneuritis jüngerer Individuen selten fehl. Und zwar ist sie häufig ein Frühzeichen, das dem Auftreten anderer Zeichen der multiplen Sklerose jahrelang vorauseilt. Die Vorhersage ist verhältnismäßig günstig, denn in der Mehrzahl der Fälle stellt sich das Sehvermögen wenigstens nach dem ersten Anfall mehr oder weniger vollständig wieder her.

Andere Ursachen sind akute Myelitis, Lues, Tuberkulose und weiter Infektionskrankheiten. Sie treten aber erheblich an Bedeutung zurück. Immerhin sind aber gerade bei Kindern mehrfach nach Masern, Scharlach, Diphtherie und Varicellen Fälle bekannt geworden, die wenigstens zum Teil das typische Bild der Retrobulbärneuritis zeigten, während andere, wie schon erwähnt, mit Entzündungspapille einhergingen.

Behandlung.   Die Behandlung der Entzündungspapille, Perineuritis und vor allem der Retrobulbärneuritis steht und fällt mit den Anschauungen über die ätiologische Bedeutung und auch über das Wesen der multiplen Sklerose. Die Erfolge, die z. B. der eine bei diesen Erkrankungen mit Jodkalium und heißen Fußbädern erreichte (*A. v. Hippel* cit. nach *E. v. Hippel*), erzielte der andere (*Leber*) mit der Salicylsäure. Der Grund für die gleichartigen Erfolge verschiedenartiger Behandlungsmethoden dürfte im typischen Ablauf der multiplen Sklerose als solche zu suchen sein. Verf. hat gerade im Alter der Geschlechtsreifung eine Reihe von Kranken gesehen, die ohne jede Behandlung geheilt sind, weil sie, schon auf der Besserung befindlich, erst den Arzt aufsuchten; daher konnte mit der Behandlung leicht abgewartet werden. Der Beweis für die Richtigkeit der *v. Hippel*schen Anschauung, daß der Rückgang der Symptome für die Wirksamkeit des Verfahrens nichts besage, dürfte hiermit erbracht sein. Inwieweit bei der multiplen Sklerose eine Behandlung der Nase und ihrer Nebenhöhlen angezeigt ist, wird auf S. 179 erörtert werden.

Für die anders gearteten Fälle ist die Behandlung natürlich die bei Lues, Tuberkulose und Infektionskrankheiten gegen das Grundleiden übliche. Verf. legt bei der Retrobulbärneuritis nach dem Kindesalter eigentümlichen Infektionskrankheiten Wert auf eine besonders sorgfältige Haut- und Körperpflege in der Genesung (Sool-, Moor- und Salzbäder) bei körperlicher Ruhe und hat hierbei stets völlige Wiederherstellung gesehen.

3. Die rhinogene Retrobulbärneuritis.

Klinische
Abgrenzung.   Eine gewisse Sonderstellung beansprucht die rhinogene Retrobulbärneuritis, nicht wegen des klinischen bzw. des Augenspiegelbildes, das sich vollkommen mit der sonstigen Retrobulbärneuritis deckt, sondern wegen der besonderen Art des Ursprungs und der durch sie bedingten Behandlung. Die früher schon bekannten Beziehungen von Nasenleiden zur Retrobulbärneuritis gewannen ein erhöhtes Interesse durch die anatomischen Feststellungen *Onodis*, die sich auf die schon erwähnten engen räumlichen Beziehungen der Keilbeinhöhle und der hinteren Siebbeinzellen zum Sehnervenkanal erstrecken. Will man versuchen, einen Unterschied gegenüber dem Verlauf bei der multiplen Sklerose festzustellen, so liegt der weniger in den manchmal beobachteten äußeren Begleiterscheinungen, wie Lidödem und Vortreibung des Auges, als in der Funktionsstörung. Freilich kommt genau wie bei der multiplen Sklerose akuter Beginn mit höchstgradiger Sehstörung vor, wobei natürlich in Rechnung zu setzen ist, daß gerade bei Kindern die Frühzeichen der Sehstörung leicht übersehen werden. Bis zu einem gewissen Grade typisch ist aber für diese Form der Sehnervenerkrankung die Vergrößerung des blinden Flecks (*v. d Hoeves* Symptom). Diese Gesichtsfeldstörung eilt der anderen häufigen perimetrisch nachweisbaren Störung, dem Centralskotom, voraus. Dies *v. d. Hoeve*sche Frühsymptom gewinnt nun seine Bedeutung dadurch, daß es zusammengenommen mit dem Centralskotom und der Herabsetzung der Sehschärfe, tatsächlich eine Sehnervenerkrankung anzeigt, die in dieser Art für Nasenursprung spricht.

Die Häufigkeit der von der Nase ausgehenden Sehnervenentzündung ist eine Zeitlang zweifellos erheblich überschätzt worden. Man ist so weit gegangen, die Eröffnung der Höhlen auch bei negativem Röntgen- und Nasenbefund vornehmen zu lassen, wogegen sich die Nasenheilkunde mit Recht sträubt. Zwar ist gerade in solchen Fällen wiederholt trotz normalen Verhaltens der Nebenhöhlen dem Eingriff schnelle Besserung gefolgt. Da es sich aber meistens um jugendliche Individuen handelte, wurde der Nasenursprung dieser Sehnervenentzündung für solche Fälle angezweifelt und auch für sie die multiple Sklerose in Anspruch genommen. Eine Brücke zwischen diesen auch in ihren Folgerungen für die Behandlung so entgegengesetzten Ansichten stellen vielleicht die experimentellen Forschungen *Behrs* her. Er sieht den Ausgangspunkt der multiplen Sklerose in einer infektiösen Nasenerkrankung. Von der Nase aus erreicht der Erreger den Sehnerven und später auch andere Teile des Centralnervensystems.

Die Art der Nasenbehandlung hat der Nasenarzt festzusetzen. Schon die Erleichterung des Sekretausflusses durch Cocain-Suprarenin-Pinselungen, durch Ansaugungen und Blutentziehungen hat wiederholt zum vollen Erfolg geführt, was natürlich auch gegen den Nasenursprung einer Sehnervenentzündung und für die Diagnose der multiplen Sklerose ins Feld geführt worden ist. Wo diese Eingriffe nicht zum Ziele führen, kommt die Eröffnung und Ausräumung der Nebenhöhlen in Betracht. Behandlung.

Dem Gebiet der Retrobulbärneuritis wurden nun vielfach noch andere Erkrankungszustände zugerechnet, die unter ähnlichen klinischen Symptomen, d. h. mit Centralskotom und temporaler Abblassung infolge Erkrankung des maculopapillären Bündels verlaufen. Sie spielen aber einerseits im Kindesalter kaum eine erhebliche Rolle (z. B. Diabetes und Tabak-Alkoholvergiftung), andererseits ist heute erwiesen, daß es sich bei der sog. Intoxikationsamblyopie gar nicht um eine Nervenentzündung, sondern um eine Entartung handelt. Soweit diese Intoxikationen also im Kindesalter vorkommen, wird S. 182 auf sie eingegangen. Chronische
Retrobul-
bärneuritis.

e) Die Sehnervenentartung (Atrophia n. optici).

Die Sehnervenentartung oder Atrophia nervi optici ist nicht eine Erkrankung eigener Art, sondern ein klinischer Sammelbegriff für einen

Folgezustand am Sehnerven, den die verschiedenartigsten Krankheitszustände an ihm hinterlassen. Die verschiedenartige Entstehung gestattet mehrere Formen der Entartung zu unterscheiden, die ein verschiedenes Augenspiegelbild bieten. In der Hauptsache handelt es sich um drei Typen der Entartung, nämlich 1. die einfache oder genuine, 2. die entzündliche und 3. die glaukomatöse Entartung. Bei diesen drei Formen handelt es sich um wohlcharakterisierte Bilder, die sich in ihren Hauptmerkmalen, sofern diese gut ausgeprägt sind, wohl abgrenzen lassen. Doch kommen Übergangsbilder besonders zwischen der einfachen und entzündlichen Entartung vor, und gerade hinsichtlich einer der wichtigsten Formen der Entartung, nämlich der tabischen, besteht auch heute noch keine Einigkeit, ob sie eigentlich zur genuinen, wie früher allgemein üblich, oder zur entzündlichen Entartung gerechnet werden soll.

1. Die einfache (genuine) Entartung.

Augenspiegelbild.

Die einfache Entartung zeichnet sich durch grau-weißliche Verfärbung der Papille, durch scharfe Begrenzung häufig auch durch normales Gefäßkaliber aus (Taf. 18, Abb. 1). Wie nun einerseits bei beginnender Entartung die weiße Papillenfarbe noch nicht deutlich erkennbar ist, sondern erst allmählich ein Schwinden des normalen Farbtons die Veränderung anzeigt, so kann andererseits bei älterer Entartung das Gefäßkaliber abnehmen, da mit Erlöschen der Netzhautfunktion auch das Ernährungsbedürfnis geringer wird, mithin die Arterien kleiner erscheinen. Die Entartung kann aufsteigend von den Netzhautganglienzellen ihren Ausgang nehmen oder absteigend von irgend einem Teil der Sehnervenbahn zum Sehnervenkopf fortschreiten. Von dem Augenblick der Leitungsunterbrechung bis zum Sichtbarwerden der Entartung im Spiegelbilde rechnet man einen Zeitraum von mindestens 3—4 Wochen. Die Entartung kann entweder total sein wie bei der Tabes und Paralyse oder partiell wie bei den Entartungszuständen des maculo-papillären Bündels, die zur temporalen Abblassung führen, wie sie von der retrobulbären Sehnervenentzündung her bekannt ist.

Tabische Entartung.

Das Spiegelbild der einfachen Sehnervenentartung sieht man nun am häufigsten bei der Tabes und Paralyse, daher auch nicht selten bei der Tabes der Jugendlichen, und zwar bei dieser verhältnismäßig viel häufiger als bei der Tabes infolge erworbener Lues (etwa 50%). Doch mag hieran auch die Verbindung mit Lues cerebrospinalis Schuld sein. Neben dem Spiegelbilde ist auf das Gesichtsfeld zu achten, dessen Störungen zumeist allerdings erst bei ausgebildeter Abblassung der Papille auffallend werden.

Die häufigste Form der Gesichtsfeldeinengung ist die konzentrische Verkleinerung für Weiß und entsprechend auch für Farben, doch kann Farbeneinengung auch schon bei normaler Außengrenze für Weiß vorkommen. Nicht so ganz selten kommt auch Vergrößerung des blinden Flecks, centrales Skotom oder auch die besondere Form der Gesichtsfeldstörung zur Beobachtung, die *Rönne* als „nasalen Sprung" bezeichnet hat und bei der die nasale Einengung von unten oder von oben her an der Wagrechten entsprechend der Netzhautraphe Halt macht.

Die Farbsinnstörung verläuft stets unter dem Bilde der fortschreitenden Rotgrünblindheit und geht dann in totale Farbenblindheit über. Schließlich ist noch die Störung der Dunkelanpassung zu nennen, die sich stets schon im Frühstadium einstellt.

Die centrale Sehschärfe ist oft bei schon ausgesprochener Entfärbung des Sehnervenkopfes noch ziemlich gut, sinkt dann aber schnell und Erblindung innerhalb einiger Monate pflegt der Ausgang zu sein. Die subjektiven Sehstörungen bestehen im Anfang in Blendungserscheinungen und Nebligsehen.

Der Sehnervenschwund bei Tabes wurde früher als Systemerkrankung ange-sprochen. Doch fand *Stargardt* die der Sehnervenbahn benachbarten Teile des Central-nervensystems infiltriert und nimmt daher eine chronische Entzündung an, eine Anschauung, der allerdings *Spielmeier* die Berechtigung abspricht. Auch von *Igers-heimer* wird das Abhängigkeitsverhältnis der Entartung von der Entzündung in Abrede gestellt. Auch wo der Prozeß beginnt, ist noch nicht völlig entschieden. Wahrscheinlich kann er sowohl im Augenhöhlen- wie im Schädelabschnitt des Seh-nerven, auch an verschiedenen Stellen der Bahn einsetzen, nicht aber in der Netzhaut.

Entstehung
und
patholog.
Anatomie.

Sowohl mit der Behandlung selbst wie mit ihrer Beurteilung ist zweifel-los eine gewisse Vorsicht geboten. Denn längere Pausen und Stillstand, dann wieder plötzliche Verschlechterung wechseln oft bei dem tabischen Sehnervenschwunde ab. Von der Hg-Behandlung ist abzuraten; prompte Verschlechterung hat Verf. nach Hg-Behandlung so oft gesehen, daß er sich nicht entschließen kann, sie als Zufall anzusehen. Weniger gefährlich ist eine vorsichtige Neosalvarsanbehandlung. Die Behandlungsaussichten sind jedenfalls bei der Tabes der Kinder und Jugendlichen entschieden nicht so trostlos wie beim Erwachsenen, weil durch Kombination mit ent-zündlichen Veränderungen Besserungen doch gelegentlich erzielt werden können. Jedenfalls ist der Versuch einer vorsichtigen spezifischen Wismut-Salvarsan-Behandlung gerechtfertigt und öfter wiederholte Jodbehandlung anzuschließen.

Behandlung

Eine primäre degenerative Erkrankung des Sehnerven ist nun ferner die **erbliche familiäre Sehnervenentartung** (*Leber*sche Er-krankung). Diese Sehnervenentartung tritt in einzelnen Familien in streng an die Familie gebundenen Typen auf. Die Söhne aus diesen Familien er-kranken fast immer um dieselbe Zeit, etwa zwischen dem dreizehnten und achtundzwanzigsten Lebensjahr, manchmal auch schon früher; viel seltener sind die Töchter befallen und dann verhältnismäßig oft erst zur Zeit der ab-nehmenden Geschlechtsfunktionen. Innerhalb einiger Wochen entwickelt sich das Bild der doppelseitigen teilweisen Entartung mit temporaler Ab-blassung und Centralskotom oder totale weiße Verfärbung des Sehnerven-kopfes mit hochgradiger Sehschwäche, der bisweilen noch eine spätere Ver-schlechterung, z. B. bis zur Aufhebung des zentralen Sehens, folgt.

Erbliche
familiäre
Sehnerven-
entartung.

Das Wesen der Erkrankung ist noch ungeklärt. Wir wissen nur, daß trotz der Ähnlichkeit des Augenspiegelbildes und der funktionellen Störungen mit der retrobulbären Neuritis ein entzündlicher Vorgang nicht in Betracht kommt; viel eher handelt es sich um ein lediglich genisch bedingtes de-generatives Leiden, vorwiegend des maculo-papillären Bündels. *Fleischers* Untersuchungen haben ergeben, daß diese Sehnervenentartung ausge-sprochen recessiv geschlechtsgebunden sich vererbt, d. h. gesunde Frauen-Konduktoren vererben die Erkrankung von den Vätern auf die Söhne. Einer Behandlung ist dies Leiden nicht zugängig, einer Verhütung höch-stens insofern, als man weiß, daß die Vererbung durch die weiblichen Familienmitglieder weitergeht, während die erkrankten Männer so wenig wie die frei gebliebenen die Anlage weitervererben.

Entstehung.

Nicht immer ist übrigens die Erblichkeit nachzuweisen, wenn z. B. nur ein Individuum einer Generation erkrankt und über die Vorfahren nichts bekannt ist. Der ungewöhnliche und typische Verlauf weist aber auch solche

Erkrankungsfälle hierher. Andere Fälle weichen insofern etwas ab, als die Sehnervenentartung schon im frühen Kindesalter einsetzt und begleitet wird von anderen Entartungzeichen, Blasenschwäche und Ataxie (*Behr*).

Entartung nach Verletzung.

Das Bild der einfachen absteigenden Entartung bietet sich ferner nach Verletzung und Zerreißung des Sehnerven in seinem retrobulbären Verlauf vor allem im intracanaliculären Abschnitt; als aufsteigende

Entartung nach Gefäß-erkrankungen.

Entartung bei Verschluß der Zentralarterie durch Endarteriitis, Thrombose oder Embolie, alles allerdings im Kindesalter sehr seltene Vorkommnisse. Gerade im Kindesalter spielt aber die Perivasculitis der Centralgefäße auf tuberkulöser oder luetischer Grundlage eine gewisse Rolle als Ursache der Entartung (*Gilbert*). Der Ausgang des Bildes der Entartung von einer Gefäßerkrankung läßt sich dann entweder durch enges Kaliber und Einscheidung der Arterien oder durch Stauung im Bereich der Venen bzw. durch Reste von Netzhautblutungen erkennen. Nicht so ganz selten entwickelt sich daher durch Folgezustände von seiten der Gefäßhaut das Bild der glaukomatösen Entartung in späteren Stadien.

So sah Verf. in einer Blindenanstalt ein im elften Lebensjahr an doppelseitiger genuiner Sehnervenentartung erblindetes Mädchen. Verlauf und Augenspiegelverhalten wich von dem bei erblicher Sehnervenentartung ab, doch konnte eine bestimmtere Diagnose erst gestellt werden, als sich in den nächsten Jahren glaukomatöse Exkavation entwickelte und die Untersuchung des einen wegen Schmerzen entfernten Auges eine schwere Erkrankung der Centralvene hinter der Lamina cribrosa ergab.

Entartung nach Blut-verlusten.

Hier sei auch die Entartung nach Blutverlusten erwähnt, da sie jedenfalls auf einem Untergang der nervösen Elemente infolge von Ernährungsstörungen beruht. Auch sie ist im Kindesalter wegen der Seltenheit der zugrunde liegenden Darm- oder anderweitigen Blutungen sehr selten. Doch wurde sie von *Eversbusch* z. B. nach starkem Blutverlust infolge Schädelverletzung bei einem zehn Jahre alten Knaben beobachtet. Im frischen Zustand zeigt der Sehnervenkopf bei Ischämie der Gefäße einen ödematösen Farbton, später das Bild einfacher Entartung. Die hochgradige Störung bzw. Erblindung entwickelt sich erst einige Tage nach dem Blutverlust und kann später teilweise wieder zurückgehen. Tieflagerung des Kopfes, Verkleinerung des Gesamtkreislaufes durch Einwickeln der Gliedmaßen, örtlich Amylnitrit und Einspritzung von Strychnin kann dazu beitragen, die Besserung herbeizuführen.

Entartung infolge In-toxikation.

Zum Gebiet der Retrobulbärneuritis wurden vielfach andere Erkrankungszustände gerechnet, die unter ähnlichen klinischen Symptomen, d. h. mit Centralskotom und temporaler Abblassung infolge vorzüglicher Beteiligung des maculopapillären Bündels verlaufen. Aber einesteils spielen sie im Kindesalter kaum eine Rolle (Tabak, Alkohol, Kohlenoxyd); andererseits ist heute erwiesen, daß es sich bei der Intoxikationsamblyopie gar nicht um eine Nervenentzündung handelt, sondern um eine Entartung bestimmter Teile der Netzhaut und des Sehnerven. Im Kindesalter kann Filix mas-Vergiftung bei Wurmkuren, allenfalls noch Chinin- und Bleivergiftung vorkommen. Die Filix mas-Vergiftung führt zur doppelseitigen totalen Entartung mit sehr engen Gefäßen. In der Regel ist völlige Erblindung die Folge.

Große Vorsicht ist mit solchen Kuren besonders bei schwächlichen Kindern geboten, Ricinusöl darf unter keinen Umständen gleichzeitig verabfolgt werden.

2. Die entzündliche Entartung des Sehnerves.

Augen-spiegelbild.

Die entzündliche Entartung ist durch sehr ausgesprochene weiße Färbung der Papille und durch unscharfe, verwaschene Grenzen ausgezeichnet (Taf. 18, Abb. 2). Die Gefäße sind nur so lange stärker gefüllt, als Reste der Entzündung noch bestehen. Auf die Ursachen der entzündlichen Entartung wurde schon S. 173 u. f. bei Besprechung der Stauungspapille, Entzündungspapille und Sehnervenentzündung hingewiesen, wobei auch schon betont

wurde, daß es sich bei der Entartung nach Stauungspapille nicht um
einen primär entzündlichen Vorgang handelt. Zum Unterschiede von der
einfachen Entartung liegt nicht eine primäre Entartung der nervösen
Substanz, sondern eine Erkrankung des Zwischen- und Stützgewebes vor;
und da deren Folgen auf die Nervenfasern sehr verschiedenartig sein können,
so besteht oft ein auffallender Unterschied zwischen dem Augenspiegelbild
einer ausgesprochenen Entartung und einer u. U. nur geringgradigen
Funktionsstörung. Die Vorhersage ist daher entschieden günstiger, wofern
es gelingt, der Ursachen der Entzündung Herr zu werden. Von diesen
Ursachen der Entzündung sei hier neben der Lues und Tuberkulose,
ferner der multiplen Sklerose und Erkrankungen der Nebenhöhlen, die
allerdings wohl häufiger als Retrobulbärneuritis verlaufen, vor allem noch
einmal der Turmschädel angeführt, der stets zur mehr oder weniger
ausgesprochenen entzündlichen Entartung führt.

3. Die glaukomatöse Entartung.

Die Besonderheit der glaukomatösen Entartung besteht in der
randständigen Aushöhlung des Sehnervenkopfes mit Abknik-
kung und Überhängen der Gefäße am Rande (Taf. 19, Abb. 1). Beachtung dieser Kennzeichen gestattet in der Regel die Unterscheidung von der
atrophischen Exkavation, die gelegentlich bei totaler einfacher Entartung
mit vorher bestehender physiologischer Exkavation beobachtet wird. Die
glaukomatöse Exkavation findet man vor allem beim Hydrophthalmus
und beim kindlichen Glaukom, sodann bei allen mit Drucksteigerungen
von längerer Dauer einhergehenden Erkrankungen, sofern sie den Einblick
und die Augenspiegeluntersuchung gestatten. Hinsichtlich der Behandlung
siehe das S. 150 u. 152 Gesagte.

Die glau-
komatöse
Entartung.

Die gelbe Entartung.

Die sog. gelbe Entartung ist eine besondere Form der aufsteigenden Sehnervenentartung, die bei schweren Erkrankungen der Aderhaut und Netzhaut beobachtet
wird, im Kindesalter vor allem bei der Pigmententartung der Netzhaut und ihren
auf S. 161 u. f. erwähnten Variationen. Die Papille nimmt einen wachsgelben Farbton an, ihre Gefäße sind außerordentlich dünn, Arterien und Venen oft nicht zu
unterscheiden. Die Funktionsstörungen wurden schon auf S. 159 erörtert, die centrale Sehschärfe ist gerade bei Kindern oft noch gut bei schon sehr deutlichem
Bilde der Entartung und hochgradiger Einengung des Gesichtsfeldes, die Vorhersage für später aber ist sehr ungünstig.

Die gelbe
Sehnerven-
entartung.

f) Die Geschwülste und Scheingeschwülste des Sehnerven.

Gliome können auch vom Sehnerven ihren Ausgang nehmen, doch sind
sie viel seltener als Netzhautgliome. Sie führen ebenso wie Sarkome, Tuberkel und Gummen durch Leitungsunterbrechung zu frühzeitiger Sehstörung unter dem Bilde der orbitalen Stauungspapille oder der Entartung
des Sehnerven mit Verdrängung des Augapfels nach vorn oder nach unten
außen, seltener nach innen, infolge von Raumbeengung in der Augenhöhle.
Primäre Sehnervengeschwülste kommen bei Kindern auch als Teilerscheinung der Recklinghausenschen Krankheit, der Neurofibromatose vor.

Primäre Ge-
schwülste.

Die Behandlung erfordert als Grundlage eine möglichst einwandfreie
Sicherung der Diagnose, da bei den bösartigen Geschwülsten Ausräumung

der Augenhöhle bzw. temporäre Resektion der äußeren Augenhöhlenwand nach *Krönlein* u. U. mit Erhaltung des Auges in Betracht kommt, während diese eingreifenden Verfahren bei Tuberkulose und vor allem bei Lues sich doch manchmal vermeiden und durch eine spezifische Kur ersetzen lassen.

Weiter sind vorwiegend dem Kindesalter eigentümlich Sehnervengeschwülste, die vor allem zu einer mächtigen Verdickung der Scheiden des Nerven führen und deren Verlauf zum Teil gutartig ist. Klinisch läßt sich allerdings die Entscheidung, ob gut- oder bösartiger Tumor vorliegt, vor der Operation kaum fällen. Es handelt sich teils um Geschwülste bindegewebiger Abkunft, die sich in dem die Nervensubstanz

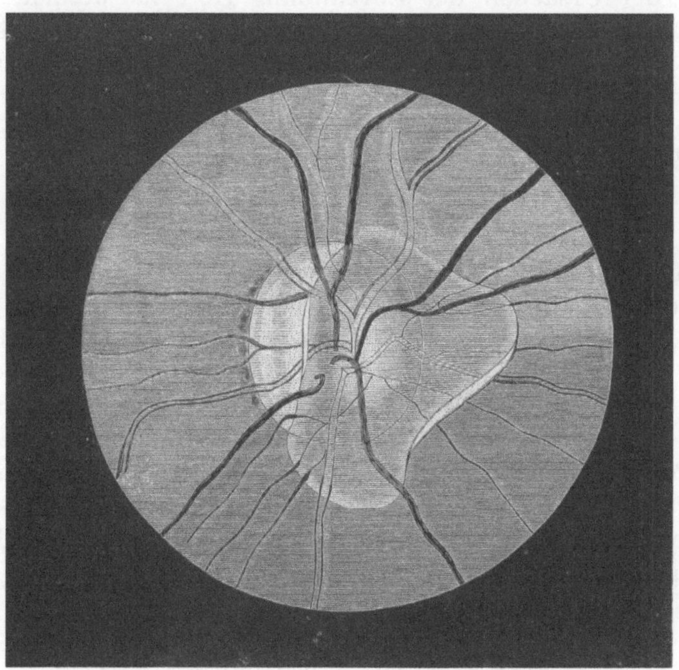

Abb. 24.   Präpapilläres Bindegewebe (nach *O. Eversbusch*).

umgebenden Bindegewebe entwickeln (Neurofibrome, *Twelmeyer*) oder um intradurale Gliome bzw. Gliosen des Sehnerven (*Fleischer* und *Scheerer*), bei denen die Geschwulstmasse im Scheidenraum Fortsetzung der primären Geschwulst im Sehnerven selbst ist (*Hidano*). Der Sehnerv ist bei diesen Geschwülsten ampullen- birn- oder posthornförmig aufgetrieben. Die Geschwulst neigt zur Ausbreitung auf den intracerebralen Sehnerven, doch wurden Gehirnerscheinungen nicht beobachtet.

Schließlich kommen bei Kindern und Jugendlichen Scheingeschwülste des Sehnerven bzw. seiner Scheiden vor, die sich im Verlauf von Gehirnleiden entwickeln. Diese selbst verliefen teils unter dem Bilde der Scheingeschwulst des Gehirns bzw. der serösen Hirnhautentzündung. Solche Fälle wurden von *Finkelnburg* und *Eschbaum* und vom Verf. beschrieben. Histologisch findet sich bei diesen, der allgemeinen wie der Augenspiegeldiagnose viel Schwierigkeit bietenden Fällen eine sehr ausgesprochene Perineuritis und interstitielle Neuritis. Neben chronisch meningitischen und neuritischen Veränderungen tritt die Beteiligung der Hirnsubstanz ganz zurück.

g) Die Erkrankungen des intracraniellen Sehnerven und der Sehbahn.

Im Kindesalter kommen hier fast ausschließlich die Erkrankungen des Hirnanhangs (Hypophyse) mit ihren Veränderungen am Chiasma in Betracht. In erster Linie ist hier die D y s t r o p h i a   a d i p o s o - g e n i t a l i s zu nennen. Durch die Hirnanhangsvergrößerung wird das Chiasma geschädigt,

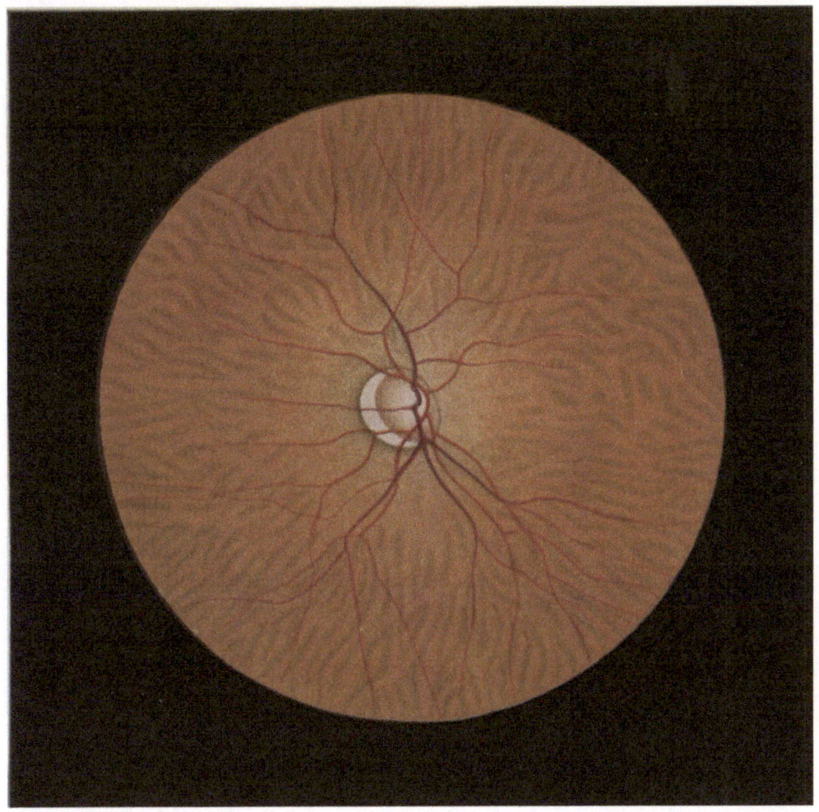

Abb. 1. Schrägstellung des Sehnervenkopfes, Conus temporalis (Myopie).

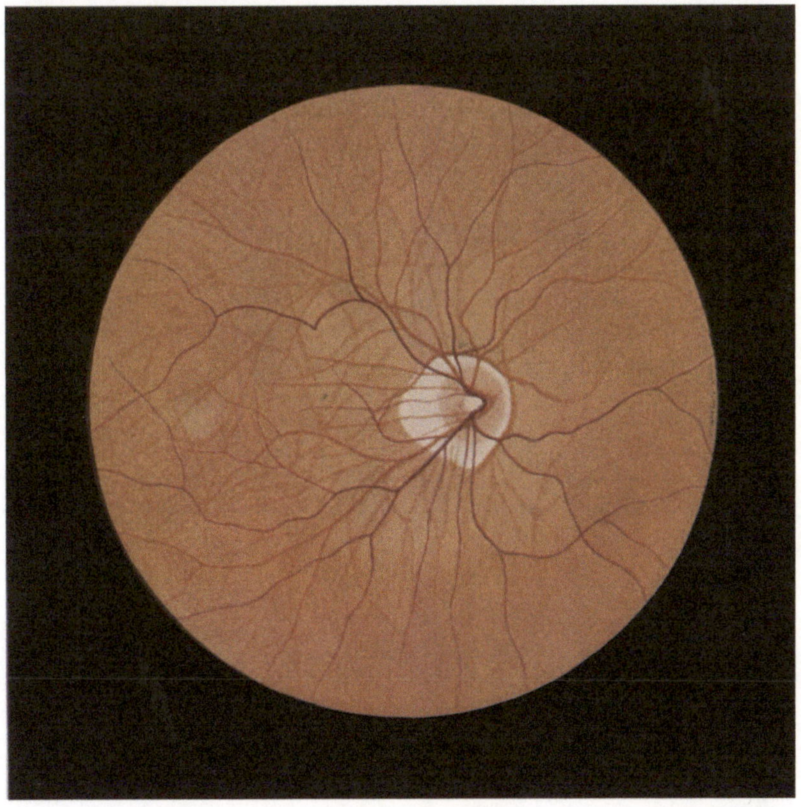

Abb. 2. Diffuse Aderhautentartung. Atrophia chorioideae circumpapillaris
(Myopie-Ringkonus).

die hierfür typische Funktionsstörung ist die bitemporale Hemianopsie. Ihr entspricht die Entartung des nasalen Papillenteils, die später in totale zunächst einseitige, schließlich doppelseitige Entartung mit völliger Erblindung übergeht. Die Diagnose ist infolge der charakteristischen Allgemeinsymptome und der röntgenologisch nachweisbaren Erweiterung des Türkensattels leicht. Ähnliche Krankheitszustände können auch durch seröse Hirnhautentzündung hervorgerufen werden.

Bei schnell fortschreitenden Fällen, die mit Stauungspapille und Funktionsverfall einhergehen, ist die Druckentlastung durch Palliativoperationen, u. U. aber auch die unmittelbare Inangriffnahme der Hirnanhangsgeschwulst durch Operation von der Nase aus bzw. durch Röntgenbestrahlung angezeigt.

Schädigungen der centralen Sehbahn spielen beim Kinde nur eine geringe Rolle, wenn man von Verletzungen der Sehsphäre absieht. Die für diese Veränderungen typische Funktionsstörung, die homonyme Hemianopsie, ist beim Kinde schwer nachzuweisen. Aber die urämische Blindheit kommt auch bei Kindern vor. Die Erblindung erfolgt in kürzester Frist unter den Erscheinungen der Urämie bei negativem Augenspiegelbefund, aber erhaltener Lichtreaktion der Pupille durch urämische Intoxikation des Gehirns; doch stellt sich das Sehvermögen nach einigen Tagen wieder ein, wenn das Kind nicht dem urämischen Anfall erliegt.

Gleichfalls cerebralen Ursprungs ist das Flimmerskotom, das schon bei Kindern beobachtet wird und in Form von mehr oder weniger häufig sich wiederholenden Anfällen auftritt, denen heftiger halbseitiger Kopfschmerz zu folgen pflegt (Augenmigräne). Es weckt bei Kindern den Verdacht auf recidivierende Oculomotoriuslähmung. Die Augenerscheinungen bestehen in einem Auftreten von feurigen Zickzacklinien, in vorübergehendem Nebelsehen und Verdunkelung. Sie werden wahrscheinlich durch Gefäßkrämpfe im Bereich der Hirnrinde ausgelöst.

h) Die angeborenen Anomalien des Sehnerven.

Häufig sind angeborene Anomalien des Gefäßverlaufs, wie sie als cilioretinale und opticociliare Gefäße schon auf S. 170, als choriovaginale Venen auf S. 134 und als persistierende Gefäßschlingen auf S. 146 schon erwähnt worden sind. Auch die markhaltigen Nerven-

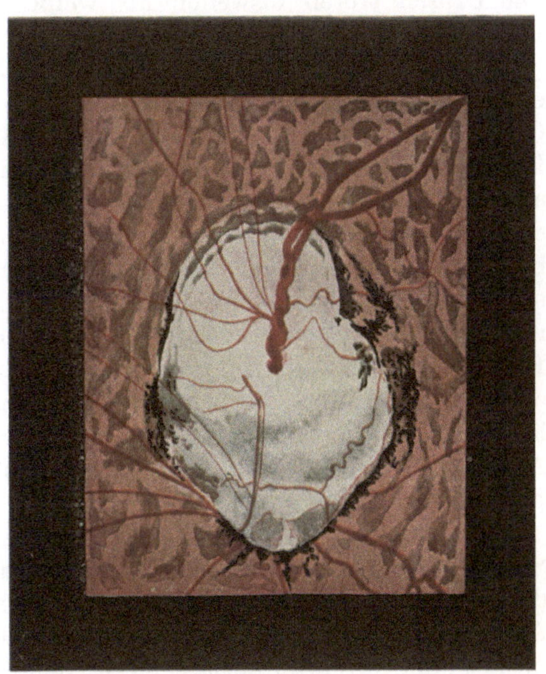

Abb. 25.
Kolobom am Sehnerveneintritt nach *Saemisch*.

fasern des Sehnervenkopfes fanden mit denen der Netzhaut schon auf S. 170 Würdigung. So sind noch die angeborenen Bindegewebsbildungen (Abb. 24) und die Drusen auf dem Sehnervenkopf zu nennen. Sie lassen entweder als mehr oder weniger zarter Schleier die Gefäße durchschimmern oder verdecken als undurchsichtige weiße Membran Teile des Sehnervenkopfes ganz. Zum Teil mag es sich um Reste des die Glaskörpergefäße begleitenden Bindegewebes, z. T. auch um Folgen von Blutungen während der Geburt handeln. Für die Funktion ist der Zustand an sich, wenn er nicht mit andern Bildungsfehlern vergesellschaftet ist, bedeutungslos. Die Drusen treten bisweilen als weiße bzw. bläulichweiße knollige Auflagerungen auf dem Sehnervenkopf auf.

Das Kolobom am Sehnerven-eintritt.

Verhältnismäßig häufig finden sich Kolobome am Sehnerven-eintritt (Abb. 24). Der geringste Grad solcher Defektbildungen ist der Conus oder die Sichel nach unten (Taf. 17, Abb. 1). An den Sehnervenkopf grenzt unten eine feine schmale weiße Sichel an, die nach *Elschnigs* anatomischen Untersuchungen auf Verdoppelungen und Faltenbildungen der Netzhaut am Rande des Sehnerven und in der angrenzenden Aderhaut beruhen. Gleichzeitiger Astigmatismus höheren Grades bedingt die Sehschwäche, an der diese Augen oft leiden. Auch die Mehrzahl der als „Sehnervenkolobome" gedeuteten Mißbildungen des Sehnervenkopfes stellen nur Kolobome bzw. Defektbildungen und Ektasien der nächsten Nachbarschaft des Sehnerven, d. h. der Sehnervenscheiden sowie der Aderhaut und Lederhaut dar, bei denen infolge mangelhafter Entwicklung der Netzhaut eine Aplasie der Nervenfasern, nicht aber eine eigentliche Störung im Schließungsprozeß des eingestülpten Sehnervenstiles vorliegt.

Kolobom des Sehnerven.

Scharf zu trennen sind von diesem Kolobom der Scheiden und des Sehnerveneintritts (Abb. 25) die erheblich selteneren echten Kolobome des Sehnerven, bei denen eine Störung im Verschluß des eingestülpten Augenblasenstiles vorliegt. Freilich wird sich diese Unterscheidung klinisch kaum durchführen lassen, da das Augenspiegelbild in beiden Fällen das gleiche ist, auch die Funktionsstörung in beiden Fällen gleich hochgradig sein kann. Es kommen aber auch kolobomartige Ektasien an dem Sehnervenkopf vor (*Zade*), die keinerlei Funktionsstörung bedingen.

Ins Gebiet der Sehnervenkolobome gehören schließlich auch die eigenartigen grubenförmigen Vertiefungen des Sehnervenkopfes (Taf. 24, Abb. 2). Bei dieser sehr seltenen Anomalie handelt es sich um rundliche oder ovale Gruben von grauer bis olivgrüner Farbtönung, die durch Kontrast und Schattenwirkung bedingt ist. Diese Gruben werden ausschließlich auf der temporalen, der Netzhautmitte zugewandten Seite des Sehnervenkopfes beobachtet und sind der ophthalmoskopische Ausdruck für Verlagerung von Netzhautfalten und Absprengungen ins Papillengewebe. Diese von *Reis* schon vertretene Auffassung wurde von *Lauber* anatomisch bestätigt. Funktionell ist der Zustand bedeutungslos, da die wiederholt gefundenen paracentralen Skotome die Träger nicht störten, und etwa vorhandene Sehschwäche zwanglos durch eine gleichzeitige Sichel nach unten oder durch Astigmatismus sich erklären.

Quellenverzeichnis:

Onodi, Zeitschr. f. Augenheilk. Bd. 12, 1904; ferner Bd. 18, 22 und 40. — *Reis*, Zeitschr. f. Augenheilk. Bd. 19, 1907. — *Zade*, Klin. Monatsbl. f. Augenheilk. 2, 1907. —

Fleischer, Klin. Monatsbl. f. Augenheilk. 1, 1908. — *Finkelnburg* u. *Eschbaum*, Dtsch. Zeitschr. f. Nervenheilk. Bd. 38, 1909. — *van der Hoeve*, v. Graefes Archiv Bd. 64, 1909; Arch. f. Augenheilk. Bd. 67, 1910. — *Stargardt*, Arch. f. Psych. Bd. 51, 1913. — *Spielmeyer*, Zeitschr. f. d. ges. Neurol. u. Psychiatr. Bd. 25, 1914. — *Behr*, Klin. Monatsbl. f. Augenheilk. Bd. 47, 2, 1909; 2, 1916; Münch. med. Wochenschr. 1924. — *Gilbert*, Verhandl. d. dtsch. Kongr, f. innere Medizin, Wiesbaden 1914 u. Arch. f. Augenheilk. Bd. 80, 1916. — *Fleischer* und *Scheerer*, Graefes Archiv Bd. 103, 1920. — *Twelmeyer*, Klin. Monatsbl. f. Augenheilk. Bd. 70, 1923. — *Igersheimer*, 44. Heidelberger Bericht 1924. — *Hidano*, Zeitschr. f. Augenheilk. Bd. 57, 1925.

VII. Die Störungen der Pupillenform und Bewegung.

Pupillenweite und Bewegung sind Ausdruck des wechselseitigen Kräftespiels zweier gegensinnig wirkender Muskeln der Regenbogenhaut: des Schließ- oder Ringmuskels (M. sphincter) und des Erweiterers (M. dilatator). Beide unterstehen dem vegetativen Nervensystem, doch wird der Verengerungsimpuls auf der Bahn des Oculomotorius zugeleitet, während die Dilatatorfasern dem Sympathicus zugehören.

Die Pupillenbewegung steht nun in inniger Beziehung zu zahlreichen verschiedenartigen Centren und Bahnen des Centralnervensystems. Sie spiegelt daher die mannigfachsten Reize wieder, die das periphere, centrale und sympathische Nervensystem treffen.

Das Sphinctercentrum ist im vorderen Teil des Kerngebiets des Oculomotorius zu suchen, ein Hemmungscentrum für den Sphincter liegt wahrscheinlich im verlängerten Mark. Dem Ganglion ciliare der Sphincterbahn entspricht das oberste Cervicalganglion der Sympathicusbahn.

Die Beachtung der Pupillenweite und Bewegung gibt wichtige Anhaltspunkte für zahlreiche Erkrankungen des Centralnervensystems, zu deren Beurteilung nicht nur eine Kenntnis der Pupillenbahnen, die übrigens noch nicht in allen Teilen ganz aufgeklärt sind, gehört, sondern auch eine Beherrschung der Untersuchungstechnik (z. B. Pupilloskop, Hemikinesimeter von *Heß*) und vor allem Kenntnis der im Auge selbst gelegenen Ursachen von Veränderungen der Pupillenweite, Form und Reaktion.

Ein vorläufiges klinisches Urteil gestattet aber auch die Untersuchung im Dunkelzimmer. Sie wird zweckmäßig nach einem bestimmten Plan vorgenommen. Man läßt das Kind in die Ferne sehen und belichtet sein Auge nach Verdecken des anderen, mit einer Sammellinse von 20 Dioptrien, wobei man den seitlichen Einfall des Lichtes durch die Lederhaut tunlichst vermeidet. Ist in dieser Weise auf beiden Augen die direkte Lichtreaktion geprüft, so geht man unter Freigabe beider Augen zur Prüfung der konsensuellen Reaktion und schließlich zur Konvergenzreaktion über. Bei letzterer läßt man den etwa 15 cm vor das Auge gehaltenen Finger fixieren. Über die Weite der beiden Pupillen unterrichtet man sich am besten, indem man abwechselnd mit dem Augenspiegel die Pupillen belichtet und die Größe mit den Maßen der *Haab*schen Pupillenskala vergleicht.

Das erste Lebensjahrzehnt bietet die erheblichsten Unterschiede der Pupillenweite. Beim Neugeborenen ist sie ziemlich eng, höchstens bis zu 3 mm weit. Während bei Belichtung prompte Verengerung bis auf 1,5 mm erfolgt, ist die Erweiterung bei herabgesetzter Beleuchtung gering. Auch die medikamentöse Erweiterung der Pupille des Neugeborenen ist unvollkommen. Bis zum sechsten Lebensjahr nimmt die physiologische Pupillenweite zu, von der Zeit der Geschlechtsreife ab erfolgt eine geringe Abnahme der Weite. Auch ist die Pupille des jugendlichen Kurzsichtigen weiter, die des Übersichtigen enger als die des Normalsichtigen. Das Pupillenspiel ist bei Kindern meist lebhafter als beim Erwachsenen. Ungleiche Weite der Pupille bei erhaltener Reaktion kann physiologisch und angeboren sein.

Individuell bestehen außerordentliche Verschiedenheiten. Vor wiederholtem Atropinisieren ist, sofern es nicht durch entzündliche Erkrankungen bedingt ist, unbedingt wegen der großen Empfindlichkeit der Kinder gegen Alkaloide zu warnen.

Liegt eine Störung der Pupillenweite vor, so ist zunächst zu ermitteln, ob die Ursache nicht örtliche oder innere Anwendung von Medikamenten sein kann, und zwar Atropin bez. Scopolamin bei Mydriasis, Eserin und Pilocarpin bzw. Opiumabkömmlinge bei Miosis. Sodann kann die Ursache im Auge selbst liegen: Anheftung der Regenbogenhaut durch hintere Synechien, Entartung der Regenbogenhaut nach Entzündungen und Glaukom, Sphincterrisse nach Verletzungen. Auch hier wird die Störung der Pupillenbewegung fast stets mit einer Veränderung der Pupillenform und -weite einhergehen. Vorgetäuscht wird solche Veränderung bisweilen durch ein Ektropium des Pigmentblattes (siehe S. 119).

Genaue Kenntnis dieser im Auge selbst liegenden Ursachen der Veränderungen der Pupillenweite, Form und Reaktion gibt nun die sichere Grundlage für die Beurteilung der in allgemein diagnostischer Hinsicht so wichtigen Störungen der Pupillenreaktion.

An Augen, die durch Netzhaut- oder Sehnervenleiden erblindet sind, wird die **amaurotische Starre** beobachtet. Sie zeigt einen Ausfall der direkten Reaktion des kranken, der indirekten Reaktion des anderen Auges unter Erhaltung der indirekten Reaktion des kranken bei Belichtung des Partner-Auges, wenn dieses gesund ist, außerdem Erhaltung der Konvergenzreaktion. Die Starre entwickelt sich immer erst mit der Sehstörung aus einer amblyopischen Pupillenschwäche. In der Regel ist die Pupille des erkrankten Auges etwas weiter. Bei Kindern findet man amaurotische Starre selten, doch kommt sie sowohl bei endogener wie bei traumatischer Schädigung vor.

Die **hemianopische Starre** ist das Zeichen der Unterbrechung der Sehbahn im Bereich des Chiasmas oder des Tractus opticus. Ihr Wesen besteht darin, daß von den erblindeten Netzhauthälften weder direkte noch indirekte Reaktion auszulösen ist, während beide sicher auf Belichtung der sehenden Netzhauthälfte sich einstellen. Zum sicheren Nachweis der hemianopischen Starre gehören besondere Geräte, z. B. das Hemikinesimeter von *Heß*.

Wichtiger ist die wohl bekannte **reflektorische Starre**: das Fehlen des Lichtreflexes auf direkte und indirekte Belichtung bei Erhaltung bzw. Steigerung der Konvergenzreaktion. Dem Auftreten der Starre geht eine Zeit der reflektorischen Pupillenträgheit und der wurmförmigen Zuckungen des Sphinctergebietes voraus (*Sattler*). Sie ist meist verbunden mit Miose, oft mit Entrundung der Pupille.

Die reflektorische Starre kommt im Kindesalter fast nur auf der Basis der angeborenen Lues, und zwar vor allem bei der Tabes und Paralyse vor. Fälle anderen Ursprungs sind schon beim Erwachsenen sehr selten. Fürs Kindesalter kommt aber höchstens noch Polioencephalitis, epidemische Hirnhautentzündung und Encephalitis lethargica in Betracht.

Die **Konvergenzstarre** ist gekennzeichnet durch Ausfall der Verengerungsreaktion auf Naheinstellung bei erhaltener Lichtreaktion. Diese seltene Form der Starre ist hier zu erwähnen, weil sie einige Male bei Akkommodationsparese, aber erhaltenem Konvergenzvermögen nach Diphtherie beobachtet worden ist (*Lohmann*).

Die **absolute Pupillenstarre**, die Aufhebung sämtlicher Licht-, Naheinstellungs- und sensiblen Reaktionen, ist das Zeichen einer Schädigung der motorischen Bahn. Sitz der Störung kann die Kerngegend und die ganze Oculomotorius- bez. Ciliarnervenbahn bis zum Sphincter hin sein. Die Störung macht sich in der Regel an einer Stelle des Pupillenrandes zuerst geltend, und zwar in Form einer Schädigung des Lichtreflexes, der die Störung der Naheinstellungsreaktion erst nachfolgt. Die Lidschlußreaktion bleibt zuweilen erhalten. Je vollkommener die absolute Starre, um so weiter ist die Pupille.

Die absolute Starre luetischen Ursprungs ist beim Kinde häufiger als die reflektorische, die ja nur bei der Tabes und Paralyse vorkommt, während die absolute Starre sowohl bei der Lues wie bei der Metalues beobachtet wird. Neben der Lues treten andere Infektionen, wie Influenza, Diphtherie, auch metastatische Ophthalmie erheblich zurück.

Die **Ophthalmoplegia interna** vereinigt in sich die Symptome der absoluten Starre mit denen der Akkommodationslähmung. Sie stellt die isolierte Lähmung der inneren Äste des Oculomotorius dar. Die Erkrankung ist in der Regel einseitig, die Pupille fast immer recht weit, die ganze Symptomengruppe aber weitgehender Rückbildung fähig. Der Sitz der Störung ist nicht in der Kerngegend, sondern im Oculomotoriusstamm bez. im Ganglion ciliare oder den subganglionären Fasern zu suchen. Die Ophth. interna ist bei Kindern schon angeboren beobachtet worden (*Levinsohn*). Ursächlich kommt in erster Linie die Lues cerebrospinalis in Betracht, und sie dürfte auch in den seltenen Fällen nicht auszuschließen sein, wo das Symptom bei Tabikern gesehen worden ist (*Behr*). Viel seltener liegen tuberkulöse Gehirnerkrankungen bez. Gehirngeschwülste, Erkältungen und Erkrankungen der hinteren Nebenhöhlen der Nase zugrunde.

Ein Rückblick auf die bisherigen Ausführungen zeigt die überragende Bedeutung der Lues besonders für die letzterwähnten Pupillenstörungen. Für die Beurteilung von Pupillenstörungen auf der Basis der Lues, von Stadium und Prognose der syphilitischen Erkrankung ist nun die **Liquoruntersuchung** von großer Bedeutung. Pupillenstörungen bei normalem Liquor stellen Reste eines abgelaufenen oder geringfügigen Prozesses im Centralnervensystem dar. Andererseits sind Störungen der Pupillenreaktion und -weite häufig die einzigen und ersten Zeichen einer sich erst später entwickelnden schweren luetischen Erkrankung des Centralnervensystems. Freilich gilt dies für Erwachsene noch mehr als für das kindliche Lebensalter. Jedenfalls sind Abweichungen der Pupillenform und -weite bei zur Zeit klinisch anscheinend gesunden Luetikern um ein vielfaches häufiger als bei nicht syphilitisch Infizierten. Die Pupillenstörungen treten bei angeborener Lues in umgekehrter Reihenfolge der Häufigkeit beim Erwachsenen auf, d. h. die Ophthalmoplegia interna wird am häufigsten, die reflektorische Starre am seltensten beobachtet.

Reizung des Halssympathicus kann zu Mydriasis, Lähmung zu Miosis Veranlassung geben. Die Mydriasis bei entzündlicher Halsdrüsenschwellung kann mit Abklingen der Entzündung zurückgehen oder sie geht in Lähmung über. Häufiger ist wohl die durch Lähmung hervorgerufene

Hornersche Symptomgruppe der Miose mit Lidspaltenverengerung und Enophthalmus, zu der als viertes Symptom gerade bei angeborener Sympathicuslähmung nicht selten noch die Heterochromie durch Hellerfärbung der Iris der gelähmten Seite tritt. Die Ursache dieses Zustandes bleibt oft unklar, besonders bei angeborener Sympathicuslähmung, später kommen neben Verletzungen und Geschwülsten vor allem Erkrankungen der Lungenspitzen, des Rippenfells und der Halsdrüsen in Betracht. Auch die an sich sehr seltene Pupillenungleichheit bei der *Basedow*schen Krankheit, pflegt ein Zeichen einer begleitenden Sympathicuserkrankung zu sein.

Seltene Pupillenstörungen. Von seltenen Pupillenstörungen sind beim Kinde noch die Mitbewegungen reflektorisch oder absolut starrer Pupillen bei Lähmungen des Abducens oder einzelner Äste des Oculomotorius zu nennen, ferner die angeborene cyklische Oculomotoriuslähmung. Veränderungen vorwiegend theoretischen Interesses, denn einer Beeinflussung durch Behandlung sind sie nicht zugänglig.

Quellenverzeichnis:

Levinsohn, Zeitschr. f. Augenheilk. Bd. 17, 1907. — *Lohmann*, 35. Heidelberger Bericht 1908. — *Sattler*, Klin. Monatsbl. f. Augenheilk. Bd. 49, 1911. — *Behr*, Die Lehre von den Pupillenbewegungen, Berlin: Springer 1924.

VIII. Die Fehler der Brechung und Störungen der Naheinstellung.

1. Die Brechungsfehler.

Entstehung der Brechungszustände. Die verschiedenen Brechungszustände des Auges wurden bis in die jüngste Zeit als normale Brechung (Emmetropie) den Anomalien der Brechung (Hypermetropie und Myopie) gegenübergestellt. Hierbei wurde aber nicht berücksichtigt, daß es sich bei den Brechungsfehlern in überwiegender Zahl gar nicht um krankhafte Zustände, sondern um den Gesetzen der Vererbung unterliegende Keimesvariationen handelt, die nicht ohne weiteres als Normalzustand oder als Anomalie bezeichnet werden dürfen. Nur die höchsten Grade dieser Fehler sind als krankhafte Zustände zu werten, nämlich die an den Mikrophthalmus grenzenden hohen Grade der Übersichtigkeit und die hochgradige Kurzsichtigkeit mit schweren Folgezuständen am Augenhintergrund.

Der Brechungszustand des Auges ist das Ergebnis aus dem Verhältnis von Krümmung der brechenden Flächen, vor allem der Hornhaut zur Achsenlänge des Auges. Die Brechkraft der Hornhaut kann z. B. schwanken zwischen 38 und 48 Dioptrien und all diese verschiedenen Hornhautkrümmungen können bei den verschiedenen Brechungszuständen des Auges vorkommen, also muß folgerichtig auch die Achsenlänge des Auges veränderlich sein.

Der Befund einer Achsenverlängerung, den die meisten kurzsichtigen Augen aufweisen (Achsenkurzsichtigkeit [Taf. 11, Abb. 1c]), hat lange die ätiologische Forschung auf ganz falsche Bahnen geführt, wie *Siegrist* mit Recht ausgeführt hat. Man hielt diese Achsenverlängerung ohne weiteres für pathologisch und suchte die Schuld in der zwangsweise geübten Naharbeit in der Schule, während eine unvoreingenommene Statistik doch nur hätte sagen dürfen, daß während der Schulzeit sich irgendwelche Momente geltend machen, die eine Kurzsichtigkeit bei vielen Schülern herbeiführt (Akkommodationstheorie, Konvergenztheorie). Ist man doch, überzeugt von der Richtigkeit der Theorie der „Arbeitskurzsichtigkeit", einmal soweit gegangen, allen Ernstes den Vorschlag zu einer Verschiebung des beginnenden Schulbesuchs auf das 9. Lebensjahr zu machen.

Die heutige Auffassung der Kurzsichtigkeit als einer den Vererbungsgesetzen unterliegenden Variante geht auf die Untersuchungen *Steigers* zurück: das übersichtige Auge ist nicht ein in seiner Entwicklung zurückgebliebenes, das emmetrope ein normales, das kurzsichtige ein zu langes oder gar pathologisch verlängertes Sehorgan, sondern das Brechungsproblem folgt den Gesetzen der biologischen Veränderlichkeit, die Brechung des Auges ist zu den biologischen Merkmalen zu zählen.

Natürlich wäre es irrig, auf Grund dieser neu gewonnenen Erkenntnisse alle die Fortschritte, die sich aus der Theorie der Arbeitskurzsichtigkeit für die Schulhygiene ergeben haben, als vergeblich getan zu bezeichnen. Die Schaffung heller Schulräume, die Sorge für zweckmäßige künstliche Beleuchtung des Arbeitsplatzes, die Einhaltung der richtigen Arbeitsentfernung (33—25 cm) und Körperhaltung bleiben nach wie vor von höchster Bedeutung für die Schulhygiene, denn daß die Umwelt die endogene Anlage zur Kurzsichtigkeit nicht auch ungünstig beeinflussen könne, ist mit Feststellung der überragenden Bedeutung des Erblichkeitsfaktors noch keineswegs geleugnet. Schul-
hygiene.

Die Diagnose geschieht durch die Funktionsprüfung und durch die objektive Bestimmung des Brechungszustandes. Das lediglich subjektiv zu wertende Ergebnis der Funktionsprüfung kann nur für erstorientierende Massen- und Schuluntersuchungen genügen, bei denen schnell aus größerer Anzahl der Prüflinge die funktionsuntüchtigen ausgesucht werden sollen. Bei der folgenden Einzeluntersuchung ist dann außer der Bestimmung der Sehschärfe für die Ferne auch die für die Nähe zu prüfen. Diagnose des
Brechungs-
zustandes.

Die Prüfung der Sehschärfe wird grundsätzlich für jedes Auge allein vorgenommen, sodann wird für jedes Auge das gewonnene Ergebnis durch gemeinsame Prüfung beider Augen ergänzt, wobei nicht selten etwas höhere Werte gefunden werden. Funktions-
prüfung.

Die üblichen Sehprobentafeln sind auf Prüfung im Abstand von 5 oder 6 m berechnet. Für noch nicht schulpflichtige Kinder bedient man sich der Haken- oder Fingertafeln und läßt die Richtung des gezeigten Hakens vom Kinde durch in die Hand gegebenes Modell nachahmen, oder man benutzt dem kindlichen Auffassungsvermögen angepaßte Bildertafeln, die zwar kein ganz genaues, aber doch ein brauchbares Prüfungsmittel ergeben. Da das Ergebnis sehr von der herrschenden Beleuchtung abhängt, prüft man am besten bei künstlicher Belichtung der Probetafel, wo dies aus äußeren Gründen nicht angängig, ist möglichst an hellen Tagen bei zerstreutem Tageslicht zu untersuchen.

Da bei Kindern mit ihrer lebhaften Naheinstellung stets mehrere Gläser die beste Sehschärfe ergeben, hat man sich für diese subjektive Funktionsprüfung zu merken, daß zur Ermittlung der manifesten Übersichtigkeit das stärkste Sammelglas, zur Ermittlung der Kurzsichtigkeit das schwächste Zerstreuungsglas maßgebend ist, mit dem die beste Sehschärfe erzielt wird.

Die Sehschärfe wird durch einen Bruch ausgedrückt, dessen Zähler d die Entfernung angibt, in der das Zeichen der Probetafel wirklich gelesen wird, während der Nenner D die Entfernung angibt, in der das normale Auge dies Zeichen erkennen soll: $S\dfrac{d}{D} = \dfrac{6}{60}$, wenn das geprüfte Auge nur in 6 m Abstand das Zeichen erkennt, das vom „Normalauge" auf 60 m Entfernung erkannt wird. Vielfach wird auch die internationale Bezeichnung gewählt, wonach der Bruch aufgelöst wird, volle Sehschärfe also = 1,0, 6/60 = 0,1 ist usw. Die Durchschnittsleistung des Normalauges = 1,0 oder 6/6 stellt nicht die Höchstleistung dar, viemehr haben gerade Kinderaugen oft einen höheren Wert S = 6/5 oder 6/4.

Be-
stimmung
des
Fernpunk-
tes

Bei Bestimmung der Sehschärfe wird die Lage des Fernpunktes ermittelt. Dies ist der Punkt, auf den das Auge im ruhenden Zustande eingestellt ist. Beim Emmetropen liegt der Fernpunkt in unendlicher Entfernung vor dem Auge, bei Kurzsichtigkeit in endlicher Entfernung vor, bei Übersichtigkeit hinter dem Auge.

Das emmetrope Auge bildet alle Gegenstände scharf und punktförmig auf seiner Netzhaut ab, wenn die von ihnen ausgesendeten Lichtstrahlen parallel verlaufen, das heißt aus unendlicher Entfernung kommen. Praktisch genommen können Lichtstrahlen, die sich unter einem Gesichtswinkel von 1 Minute schneiden, noch als parallel angesehen werden und nach diesem Grundsatz sind die Sehprobentafeln hergestellt. Ihre Zeichengröße ist so bemessen, daß die Gesichtslinien in der Netzhaut sich unter einem Winkel von 1 Minute schneiden, wenn das Auge sich in dem für das bestimmte Zeichen ermittelten Abstand von der Probe befindet.

Brechungs-
zustand
des Neu-
geborenen.

Der Brechungszustand des Neugeborenen ist die Übersichtigkeit. Aus ihr entwickelt sich in der Regel schon während der ersten Jahre die bleibende Brechung, d. h. ein Teil der Kinder bleibt übersichtig, ein Teil erreicht den Idealzustand der Emmetropie, ein weiterer Teil wird kurzsichtig, doch kann die Weiterentwicklung zur Kurzsichtigkeit auch erst im 2. Lebensjahrzehnt oder noch später erfolgen.

Objektive
Bestimmung
des
Brechungs-
zustandes.

Objektiv wird der Brechungszustand durch die Schattenprobe (Skiaskopie, Refraktometrie) oder durch die Untersuchung des Augenhintergrundes im aufrechten Bilde bestimmt. Besonders für die Schattenprobe muß die Pupille behufs Ausschaltung der Naheinstellung erweitert werden, und zwar am besten durch Atropin, das die Naheinstellung vollständig lähmt, allerdings auch die Sehschärfe für einige Tage beeinträchtigt, so daß der Schulbesuch erschwert wird. Gleichwohl ist es anderen pupillenerweiternden Mitteln besonders bei Übersichtigen, die im Kindesalter einen mehr oder weniger erheblichen Teil ihres Fehlers durch Inanspruchnahme der Naheinstellung zu decken pflegen, vorzuziehen, wenn genaue Ergebnisse erzielt werden sollen, wie sie für die richtige Behandlung unerläßlich notwendig sind.

Die Beurteilung von Fehlern der Brechung erfordert eine genaue Kenntnis des Vorgangs der Naheinstellung, der daher hier zuerst erörtert werden soll.

Nah-
einstellung.

Die Fähigkeit der Einstellung des Auges auf verschiedene Entfernung in der Nähe wird als Naheinstellung (Akkommodation) bezeichnet, die Entfernung vom Fernpunkt, auf den das Auge im Zustand der Ruhe eingestellt ist, bis zum Nahepunkt, der den Ort der größtmöglichen Naheinstellung angibt, als Akkommodationsgebiet, die Erhöhung der Brechkraft beim Vorgange der Naheinstellung als Akkommodationsbreite. Während das Akkommodationsgebiet also einen räumlichen Begriff darstellt, gibt die Akkommodationsbreite einen Begriff von der Arbeitsleistung des Auges eben bei der Naheinstellung. Das Maß für diese Arbeitsleistung ist die Meterlinse oder Dioptrie.

Mechanis-
mus der
Nah-
einstellung.

Bei der Naheinstellung rückt unter Verengerung der Pupille der vordere Linsenscheitel etwas vor, und zwar bei Kindern nahezu $1/_2$ mm, während die Irisperipherie zurückweicht. Die eigentliche Erhöhung der Brechkraft erfolgt durch stär-

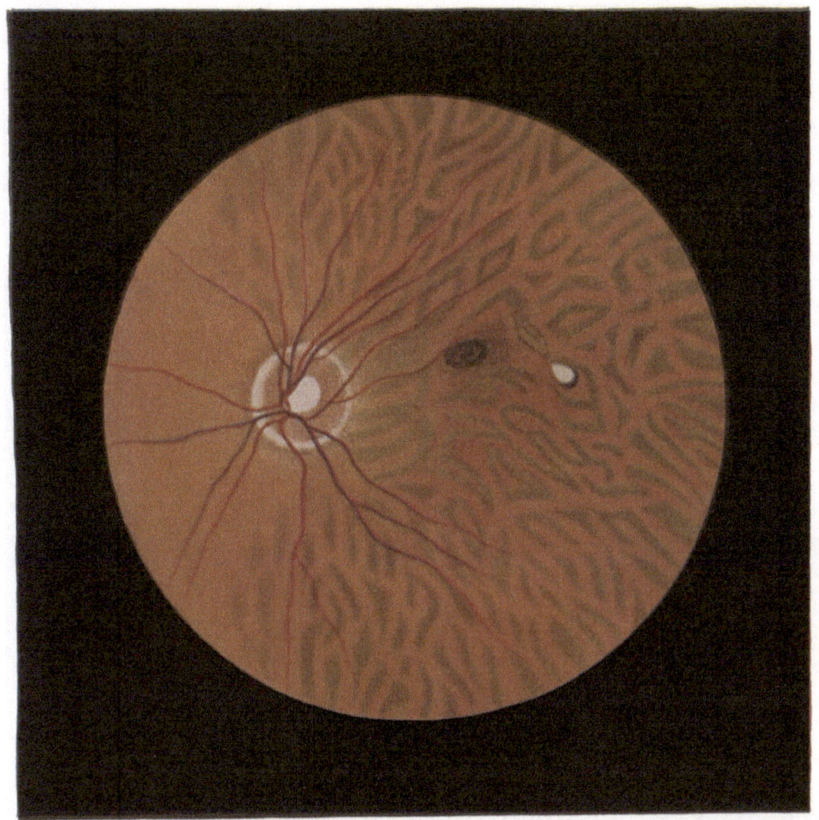

Abb. 1. *Beginnende centrale Chorioretinitis (12 Jahre altes Mädchen).*

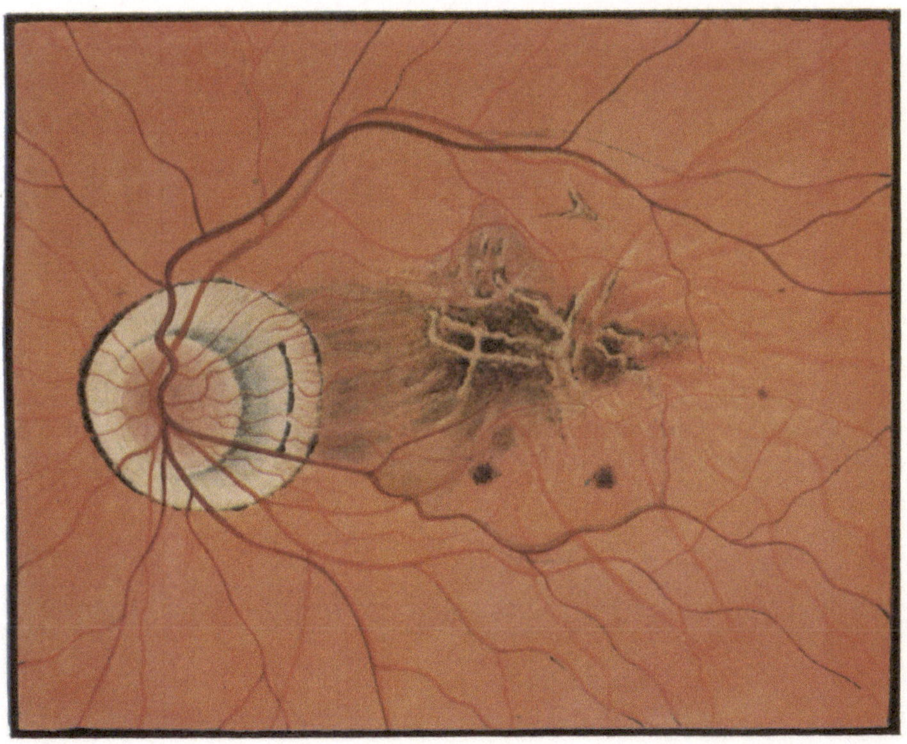

Abb. 2. *Ringconus, „Lacksprünge" und chorioretinale Entartung der Netzhautmitte.*

kere Wölbung der vorderen Linsenfläche. Bei der Anspannung des Ciliarmuskels rücken die Ciliarfortsätze nach innen vor, hierdurch wird das Aufhängeband der Linse entspannt und die Linse kann ihrer Elastizität folgend stärkere Wölbung annehmen.

Die Elastizität der Linse läßt mit Vergrößerung des Kerns im zunehmenden Alter nach und darauf beruht die im Alter erfolgende Verringerung der Naheinstellungsbreite. Dieser Vorgang beginnt schon in der Kindheit, fällt hier aber noch nicht auf, weil die Abnahme so gering ist, daß sie keine praktische Bedeutung hat. So beträgt die Naheinstellungsbreite beim 10 jährigen 15 D. und das P. p. liegt 6,3 cm vor dem emmetropen Auge, während im Alter von 15 Jahren die N. nur mehr 12 D. beträgt, der Nahepunkt also 8,3 cm vorm Auge sich befindet.

Die Naheinstellungsbreite (N.) ist unabhängig vom Brechzustand und für jedes Auge im bestimmten Lebensalter gleich, so daß man aus ihr das Alter mit ziemlich genauer Sicherheit errechnen kann. Das Naheinstellungsgebiet ist dagegen sehr verschieden und abhängig vom Brechzustand.

Die N.-Breite betrage z. B. 10,0 D., so liegt bei Emmetropie das Naheinstellungsgebiet zwischen P. r. $= \infty$ und P. pr. $= 10$ cm, stellt also das Gebiet zwischen der Unendlichkeit und 10 cm vor dem Auge dar. Beim Kurzsichtigen von 10 D. liegt dagegen der Fernpunkt P. r. schon 10 cm vor dem Auge, der Nahepunkt bei dem gleichen Einstellungsaufwand 5 cm vor dem Auge, das N.-Gebiet umfaßt also nur eine Strecke von 5 cm.

Die Differenz zwischen Nah- und Fernpunkt in Dioptrien ausgedrückt gibt also die Naheinstellung an, $A = P - R$.

Die praktische Bestimmung des Nahpunktes wird gern mit der Sehprüfung für die Nähe verbunden: sobald feine Druckschrift soweit angenähert wird, daß sie unscharf erscheint, ist das Naheinstellungsgebiet und mit ihm der Nahepunkt überschritten.

a) Die Übersichtigkeit (Hypermetropie).

Übersichtigkeit oder Hypermetropie liegt vor, wenn die Augenachse im Verhältnis zur Hornhautkrümmung zu kurz ist (Achsenhypermetropie) oder wenn die Hornhaut abgeflacht ist. Auch Fehlen der Linse, Verlagerung der Linse nach rückwärts kann den gleichen Brechzustand zur Folge haben (Brechungshyperopie). Das Auge des jugendlichen Übersichtigen und ganz besonders des Kindes vermag nun seinen Fehler ganz, oder wenn er sehr hochgradig ist, teilweise zu decken, so daß dann parallel auffallende Lichtstrahlen doch zu punktförmigem Bilde auf der Netzhaut vereinigt werden. Es besteht dann volle oder nahezu volle Sehschärfe, auch ohne Zuhilfenahme von Gläsern: die Übersichtigkeit bleibt latent. Geringe Grade der Übersichtigkeit von etwa 1—2 Dioptrien können so während der ganzen Kindheit latent bleiben. Der durch Gläser auszugleichende Teil der Übersichtigkeit wird dem gegenüber als manifeste Übersichtigkeit bezeichnet: mit Gläsern wird entweder dieselbe Sehschärfe wie ohne Gläser erreicht oder ein noch höherer Wert. Die manifeste Übersichtigkeit entspricht aber in der Regel erst gegen Ende des 4. Jahrzehntes der totalen, da im jugendlichen Alter ein Teil der Übersichtigkeit durch Naheinstellung gedeckt, latent bleibt. Durchschnittlich beträgt die latente Hypermetropie

H. l. bis zum 15. Jahre $^1/_2$ der H. totalis
„ „ „ „ 25. „ $^1/_3$ „ „ „
„ „ „ „ 35. „ $^1/_4$ „ „ „

während die manifeste Übersichtigkeit H. m. im 45. Jahre = der H. totalis ist, d. h. die manifeste Hypermetropie und mit ihr die durch sie bedingten Beschwerden nehmen immer mehr zu, was auch hier wegen der Berufsberatung zu beachten ist. Alle Berufe, die erhebliche Anforderungen bei Naharbeit stellen, wie Nähen, Sticken, Schneidern, Feinmechanik, Buchdruckerei, graphisches Gewerbe u. dgl. werden zweckmäßig gemieden.

Die Sehprüfung ergebe beispielsweise $S = 6/6$, mit $+ 2{,}0$ D. ebenfalls 6/6, während stärkere Gläser verschlechtern. Die Schattenprobe in Pupillenerweiterung ergibt aber 4,0 D. Übersichtigkeit. Je 2,0 D. Übersichtigkeit waren also manifest und latent und da die totale Übersichtigkeit 4,0 D. beträgt, kann schon aus diesem Untersuchungsergebnis geschlossen werden, daß das Alter des Prüflings 15 Jahre kaum überschreitet.

Beschwerden des übersichtigen Auges.

Augen mit geringgradiger bis mittlerer Übersichtigkeit von 4, höchstens 5 Dioptrien weisen nach Ausgleich meist keine oder nur geringe Sehstörung auf, dagegen besteht bei höheren Graden, die als Entwicklungsfehler aufgefaßt werden, oft Herabsetzung der Sehschärfe. Diese ist allerdings weniger die Folge der hochgradigen Übersichtigkeit an sich als der mit dieser gern verbundenen anderweitigen Entwicklungsfehler, wie Astigmatismus, Conus inferior, Centralskotom, angeborene Sehschwäche. Bei Übersichtigkeit höheren Grades erscheint die Papille nicht selten gerötet und unscharf begrenzt. Dieses Zustandes, der als Scheinneuritis der Übersichtigen bezeichnet wird, wurde schon auf S. 172 gedacht.

Die höchsten Grade der Übersichtigkeit zeigt das staroperierte Auge, zumal kindliche Augen mit Star nicht selten auch mikrophthalmisch und daher schon vor der Operation in mehr oder weniger hohem Grade übersichtig sind. Zum Ausgleich sind hier Gläser von 10—12 Dioptrien aufwärts notwendig.

Die geringen Grade der H. machen im Kindesalter überhaupt keine Beschwerden oder doch nur, wenn anhaltende feine Naharbeit geleistet werden muß, bzw. wenn ein Erschöpfungszustand besteht, der auch den Naheinstellungsmuskel in Mitleidenschaft zieht. Bei höheren Graden stellt sich aber schon zur Schulzeit Asthenopie, d. h. mangelnde Ausdauer bei Naharbeit ein, die durch zu starke Inanspruchnahme der Naheinstellung hervorgerufen wird. Die Kinder klagen nur zum Teil über Sehstörungen wie Flimmern und Undeutlichsehen, sondern meist mehr über Augen- und Kopfschmerzen bei der Schularbeit. Die Sehproben für die Nähe nähert der Übersichtige wie der Kurzsichtige stark dem Auge an, doch wird hierdurch kein scharfes Bild erzielt, sondern nur Vergrößerung der Netzhautbilder erreicht und nur mittlere Druckschrift gelesen. Aus der starken Beanspruchung der Naheinstellung, die ja im übersichtigen Auge schon beim Fernsehen in Tätigkeit tritt, wenn der Fehler nicht ausgeglichen wird, erklärt sich die Neigung übersichtiger Augen zu Einwärtsschielen (siehe S. 205).

Behandlung.

Die Behandlung hat das Ziel, die zu starke Inanspruchnahme der Naheinstellung auszuschalten, das geschieht durch Verordnung der passenden Brille. Man wähle das stärkste Sammelglas, mit dem noch die beste Sehschärfe erreicht wird und lasse dies Glas aus mehreren Gründen möglichst dauernd tragen. Häufigerer Wechsel zwischen Tragen des Glases und Nichttragen ruft nämlich wieder Kopfweh hervor. Sodann empfiehlt sich der dauernde Ausgleich durch Brille zur Verhütung abnormer Konvergenzstellung. Ja, wo eine solche schon besteht, kann sogar Überausgleich in Betracht kommen.

b) Die Kurzsichtigkeit (Myopie).

Ist ein Auge kurzsichtig gebaut, so werden parallele Lichtstrahlen vor der Netzhaut punktförmig vereinigt. Die Augenachse ist im Verhältnis zur Brechkraft des Auges zu lang. Auch bei der Kurzsichtigkeit unterscheidet man nun die Brechungs- und die Achsenkurzsichtigkeit.

Die seltenere Brechungskurzsichtigkeit hat ihren Ursprung entweder in der Hornhaut oder in der Linse. An der Hornhaut kommt zu kleiner Radius, bzw. Formveränderung beim Hornhautkegel und nach entzündlichen Prozessen wie parenchymatöse Entzündung in Betracht. Auch Zunahme der Linsenwölbung kann Kurzsichtigkeit hervorrufen, z. B. bei Linsenkegel (siehe S. 142), bei Nachlassen der Zonulaspannung durch Zerreißung. Auch der Vorgang der Naheinstellung stellt nichts anderes als eine Linsenkurzsichtigkeit dar, indem nun divergent ins Auge einfallende Lichtstrahlen durch die Vermehrung der Linsenwölbung auf der Netzhaut vereinigt werden.

Viel häufiger ist aber die Achsenkurzsichtigkeit (Taf. 11, Abb. 1c). Da die Augenachse zu lang ist, werden parallel einfallende Lichtstrahlen schon vor der Netzhaut zu einem punktförmigen Bilde vereinigt. Diese Achsenkurzsichtigkeit ist es, die fast stets in Frage kommt, wenn die Eltern ihre Kinder wegen mangelhaften Sehens in die Ferne und starker Annäherung des Auges ans Schulbuch zur Untersuchung bringen. Sie ist der Ausgangspunkt unermüdlicher Forschungen, zahlloser Hypothesen und nicht zuletzt auch weitgehender Beeinflussung der Schulhygiene geworden, da man lange Zeit hindurch in der Naharbeit nicht nur einen wichtigen, sondern geradezu den einzigen bedeutungsvollen Faktor für die Entstehung der Kurzsichtigkeit gesehen hat.

Erst in neuerer Zeit ist hier ein Umschwung der Anschauungen eingetreten, vorbereitet durch die Forschungsergebnisse *Steigers*, aus denen hervorgeht, daß die Kurzsichtigkeit in erster Linie als eine den Vererbungsgesetzen unterliegende Variante aufzufassen ist. Nun wird der endgültige Brechungszustand in der Regel erst zur Zeit der Geschlechtsreife oder noch später erreicht, die Entwicklung der Kurzsichtigkeit fällt also in die Wachstumsperiode, während deren Dauer die Augen der Schulkinder mit viel Naharbeit beschäftigt werden. Die Zunahme der Kurzsichtigkeit in den höheren Schulklassen wurde als einer der Hauptgründe für die ursächliche Bedeutung der Naharbeit angesehen. Aus obigen Darlegungen geht aber hervor, daß diese Annahme nicht stichhaltig ist. Gleichwohl muß die Naharbeit zu den Faktoren gerechnet werden, die, wenn sie nicht die Kurzsichtigkeit hervorrufen, doch geeignet sind, ihre Entstehung und Weiterentwicklung zu begünstigen. Alle auf dieser Annahme beruhenden schulhygienischen Maßnahmen bestehen daher zu Recht.

Eine andere Frage ist aber, wie sich denn dieser Einfluß der Naharbeit geltend macht. Die Naheinstellungstheorie darf als erledigt angesehen werden. Abgesehen vom experimentellen Nachweis, daß durch die Naheinstellung keine Augenbinnendrucksteigerung erfolgt, die eine Zunahme der Achsenlänge durch Dehnung des hinteren Augenabschnittes erklären sollte, führt auch die einfache Überlegung diese Annahme schon ad absurdum. Ist doch gerade im übersichtigen Auge die Naheinstellung am lebhaftesten, während sie beim kurzsichtigen Auge oft gar nicht in Anspruch genommen wird, da der Fernpunkt des Auges mit M. > als 3 D. innerhalb des Naharbeitsbereiches liegt.

Von den zahlreichen anderen Hypothesen sei nur noch die Konvergenztheorie erwähnt, die wohl die meisten Anhänger zählt. Sie nimmt an, daß die bei der Naharbeit auftretende Konvergenz und Blicksenkung durch vermehrte Druckwirkung äußerer Augenmuskeln zur Augenbinnendrucksteigerung und zur Dehnung des hinteren Augenabschnittes führt.

Die Entwicklung der Kurzsichtigkeit findet in der Regel mit Beendigung des zweiten Lebensjahrzehntes ihren Abschluß, sie steht dann still. Manchmal schreitet sie aber auch dann noch fort, so daß dann die höchsten Grade von ·20—30 und mehr Dioptrien erreicht werden. Die früher übliche Einteilung der Kurzsichtigkeit in stillstehende und fortschreitende Formen ist heute aufgegeben, weil man dem Auge niemals ansehen kann, ob die Kurzsichtigkeit fortschreiten wird oder nicht.

Aus praktischen Gründen unterscheidet man Kurzsichtigkeit schwachen, mittleren und hohen Grades.

Bei der schwachen Kurzsichtigkeit von bis zu 3 höchstens 4 Dioptrien liegt der Fernpunkt in einer Entfernung von 1—$^1/_4$ Meter Abstand vor dem Auge, die Naharbeit kann ohne Glas noch in der üblichen Entfernung verrichtet werden.

Bei der mittleren Kurzsichtigkeit von 4—8 Dioptrien ist der Fernpunkt schon so nah hereingerückt, daß die Naharbeit ohne Glas nur bei starker Annäherung möglich ist. Die Sehschärfe bei Gläserausgleich pflegt aber noch nicht erheblich beeinträchtigt zu sein.

Bei der hochgradigen Kurzsichtigkeit, von 8 Dioptrien aufwärts ist meistens auch die centrale Sehschärfe mehr oder weniger herabgesetzt. Hieran ist die stark verkleinernde Wirkung der starken Zerstreuungsgläser weniger schuld als die Entwicklung von Veränderungen am Augenhintergrund, auf die weiterhin noch einzugehen ist.

Wenn die Kurzsichtigkeit 4 Dioptrien und mehr beträgt, so nimmt der Kurzsichtige nur in geringem Maße seine Naheinstellung in Anspruch und auch die mit ihr verbundene Konvergenz tritt nicht in Tätigkeit, so erklärt sich die Neigung vieler Kurzsichtigen zur Divergenz der Augenachsen, und weiterhin zur Entwicklung von Auswärtsschielen. Die eigentlichen Gefahren des kurzsichtigen Auges liegen aber im Langbau- bzw. in der Dehnung des hinteren Augenabschnittes.

Anatomie des kurzsichtigen Auges.

Die Dehnung des kurzsichtigen Auges äußert sich zunächst in einer Verdünnung der Lederhaut, besonders der hinteren Augenhälfte. Neben der gleichmäßigen allgemeinen Dehnung kommt auch eine umschriebene Ausbuchtung am hinteren Pol mit treppenförmiger Ektasie vor (Staphyloma verum). Auch die Augenbinnenräume erfahren eine Änderung ihrer Form. Die Vorderkammer ist vertieft, teils weil die Naheinstellung untätig ist, der Muskel schwach entwickelt scheint, teils weil der Glaskörper verflüssigt ist. Da der Glaskörper an der Vergrößerung nicht teilnimmt, verfällt er nämlich der fibrillären Entartung und Zerreißung seines Gerüstes, die entstehenden Hohlräume werden durch Flüssigkeit aufgefüllt. Diese Entartung und Schrumpfung des Glaskörpers ist eine der Hauptursachen für die Entstehung der Netzhautablösung.

Weitere und wichtige Veränderungen erleiden die inneren Augenhäute, die Aderhaut und die Netzhaut. Die Entartungen gehen auf eine Zerrung und Dehnung der Augenhäute zurück und beginnen wahrscheinlich mit Rissen der Lamina vitrea, den Lacksprüngen der Glashaut. Es folgt der Vorfall von Netzhautschichten nach außen bzw. Verwachsung der Aderhaut mit der Netzhaut mit sekundären Wucherungen des Pigmentepithels und Entartung der Aderhaut.

Die Dehnung ruft an zwei Stellen des Augenhintergrundes mit dem Augenspiegel sichtbare Veränderungen hervor, die nach Anordnung und Form charakteristisch für Kurzsichtigkeit sind, nämlich am Sehnerveneintritt und in der Netzhautmitte. Zunächst macht sich die Dehnung am Schläfenrande der Papillen geltend, wo der Conus temporalis als weiße Sichel (Retraktionssichel) entsteht. Der Aderhautschwund kann auf verschiedene Weise zustande kommen, entweder durch Zurückziehen der Glashaut mit Vorzerrung einer Sehnervenfalte *(Heine)* oder er ist als Entartung infolge Dehnung bzw. als Entwicklungsanomalie zu deuten.

Auf der entgegengesetzten, der Nasenseite können Netzhaut und Aderhaut auf die Papille hinübergezerrt werden, wodurch eine rötliche Verfärbung des Papillenrandes entsteht (Schrägstellung des Gefäßtrichters, Supertraktionssichel). Später greift aber die Retraktion von der Schläfenseite nach oben und unten hinüber, und es entsteht der Ringkonus (cirkumpapilläre Aderhautentartung). Der Conus temp. findet sich nahezu in jedem kurzsichtigen Auge, auch schon im Kindesalter, die Ringatrophie tritt dagegen erst bei den höheren Graden, oft auch erst nach längerem Bestehen der Kurzsichtigkeit und daher im kindlichen Alter etwas seltener auf.

Die Entartung der Netzhautmitte (Chorioretinitis centralis oder macularis) ist für das Sehvermögen noch viel bedenklicher, da schon geringfügige Entartungen hier die Funktion der Netzhautmitte in Frage stellen. Hier leiten nicht selten die Risse in der Glashaut, die Lacksprünge den Prozeß ein, häufiger aber noch findet man den Folgezustand der centralen Aderhautentartung, einen mehr oder weniger ausgedehnten weißen atrophischen Herd mit zerstreuten sekundären Pigmentierungen, oder den sog. schwarzen bez. grünen Fleck der Macula. Die anatomische Untersuchung hat wiederholt in diesen Herden entweder Schwund der äußeren Netzhautschichten, der Glashaut und der Choriocapillaris oder gar Netzhautlöcher mit Vorfall der Körnerschichten nach außen nachgewiesen. Mit diesen Vorgängen sind meistens ausgesprochene chorioretinale Verwachsungen verbunden und diese bilden einen gewissen Schutz gegen die andere noch größere Gefahr, die das kurzsichtige Auge auch schon im Kindesalter bedrohen kann, nämlich die Netzhautablösung. Die Entstehung dieser Netzhautablösung ist nicht einheitlich. Sie kann durch aktive Abzerrung vom Augenhintergrund infolge Glaskörperschrumpfung entstehen und diese Entstehung spielt sicher bei der Netzhautablösung des kurzsichtigen Auges eine große Rolle, daneben kommt aber auch eine Abdrängung von hinten durch serösen Erguß in Betracht.

Die Aussichten des kurzsichtigen Auges, nach denen der Arzt wegen der Berufswahl häufig von den Eltern gefragt wird, sind bei den geringeren Graden keineswegs ungünstig, zumal dem Nachteil des schlechteren Fernsehens gutes Sehvermögen für die Nähe selbst bis ins hohe Alter gegenübersteht. Aber man kann dem einzelnen Auge nicht ansehen, ob die Kurzsichtigkeit dauernd gering und gutartig bleibt, oder ob sie später in die bösartige Form übergehen wird. Familienforschung kann hier für die Berufsberatung herangezogen werden.

Verf. erinnert sich z. B. eines Jünglings, dem von autoritativer Seite das Studium als unbedenklich trotz hochgradiger Kurzsichtigkeit angeraten worden war, dessen

Kurzsichtigkeit in den dann folgenden Jahren sehr schnellen Fortschritt nahm, so daß der Kranke schon in der ersten Hälfte des dritten Jahrzehntes an ungewöhnlich schweren Hintergrundsveränderungen doppelseitig nahezu völlig erblindete.

In der Vorhersage ist daher stets eine gewisse Vorsicht geboten, wenn nicht durch Familien- und Stammbaumforschung ermittelt werden kann, daß eine erblich gutartige Form der Kurzsichtigkeit vorliegt. Wo unter den Vorfahren schon einmal Kurzsichtigkeit höheren Grades geherrscht hat, oder wo gar von beiden elterlichen Seiten die Belastung zusammentrifft, ist unbedingt auf die Gefahren der Naharbeit hinzuweisen und alles fernzuhalten, was erfahrungsgemäß die solchen Augen mit hochgradiger ererbter Kurzsichtigkeit drohenden Gefahren steigern kann.

Behandlung.   Nachdem lange Jahre der Streit zwischen Unterausgleich (ja u. U. sogar Nichtausgleich) und Vollausgleich hin und herging, ist er heute zum mindesten für Kinder zugunsten des vollen Ausgleiches des Brechungsfehlers durch Glastragen entschieden. Die Bestimmung des Glases erfolgt auch hier nach subjektiver und objektiver Bestimmung des Brechungszustandes. Bei geringeren Graden der Kurzsichtigkeit, die eine Inanspruchnahme noch nicht unnötig machen, ist wiederum die Schattenprobe nach Pupillenerweiterung empfehlenswert. Da jeder Überausgleich durch Naheinstellung ausgeglichen wird, ist das schwächste Glas zu wählen, mit dem das beste Sehvermögen erzielt wird und dies Glas soll für Ferne und Nähe getragen werden. Bei Kindern, besonders Knaben ist diese Forderung ziemlich leicht zu erfüllen, weil die Naheinstellung jugendlichen Augen keine Schwierigkeit macht. Durch den Vollausgleich wird das kurzsichtige Auge nämlich optisch einem emmetropischen gleich gemacht, d. h. es muß bei der Naharbeit Naheinstellung und Konvergenz in Tätigkeit setzen und dies gelingt bei Kindern besser als bei Erwachsenen, die vielleicht jahrelang die Naheinstellung haben ruhen lassen und die Vollausgleich daher nicht immer gleich vertragen.

Auf alle Fälle ist Vollausgleich bis zu 8 Dioptrien durchzusetzen und sollen die Gläser dauernd getragen werden, bei höheren Graden kann für die Nähe ein schwächeres Glas verordnet werden, wenn das stärkere für die Naharbeit abgelehnt wird. Wichtig ist nun ferner die Einhaltung der richtigen Arbeitsentfernung. Sie muß u. U. durch Geradehalter und Kopfstützen erzwungen werden. Ferner soll auch der korrigierte Kurzsichtige in der Schule vorn sitzen, damit seine Haltung leicht kontrolliert werden kann. Bei Schulneubauten und Einrichtungen sind die Anforderungen der Schulhygiene (gute Beleuchtung, mindestens 10 m-Kerzen, Schulbänke mit negativem Abstand) zu berücksichtigen. Für den Unterricht eignen sich Steilschrift und guter Druck in den Schulbüchern. Körperpflege und Sport braucht der Kurzsichtige mindestens so wie der Normalsichtige, denn man hat die Kurzsichtigkeit nach erschöpfenden Krankheiten fortschreiten sehen.

Die gewöhnlichen Zerstreuungsgläser werden bei höheren Graden der Kurzsichtigkeit nicht mehr verordnet, weil sie bei schrägem Blick durch die Seitenteile keine gute Sehschärfe gewährleisten und Verzerrungen ergeben. Man verordne daher Menisken und durchgebogene Gläser und überzeuge sich stets vom guten Sitz der Brille.

Stets behalte man ein kurzsichtiges Auge bis zum Abschluß der Entwicklung in Beobachtung, denn Stillstand ist auch durch Vollausgleich keineswegs gewährleistet, fortdauernde ärztliche Beratung daher geboten.

Operatives Eingreifen erfordert das Auswärtsschielen, wenn die Divergenz auf Glasausgleich nicht zurückgeht. Auch die Kurzsichtigkeit selbst ist etwa um die Jahrhundertwende ziemlich häufig angegriffen worden durch Entfernung der Linse. Die Operation birgt allerdings gewisse Gefahren, und auch durch ungenaue Fragestellung ist sie vielfach in Verruf gekommen. Die Gefahr liegt darin, daß hochgradig kurzsichtige Augen nach der Operation zweifellos etwas häufiger an Netzhautablösung erkranken. Vorsichtiges Operieren mit Schonung der hinteren Linsenkapsel behufs Vermeidung des Glaskörpervorfalls und mit Vermeidung von Zerrungen am Strahlenkörper vermag aber doch die Gefahrengröße so erheblich herabzumindern, daß der geübte Operateur doch nicht allzu sehr zurückhaltend mit dem Vorschlag zu dieser Operation sein muß. Am besten eignen sich zur Myopieoperation Augen mit Kurzsichtigkeit von 18—22 Dioptrien, da man bei ihnen damit rechnen kann, nach der Operation das beste Sehvermögen ohne oder mit nur schwachen Gläsern zu erzielen. Ist bei einem Kinde dauernd fortschreitende Kurzsichtigkeit festgestellt und beträgt sie schon 16 Dioptrien, so ist bei Fehlen von Glaskörper- und Hintergrundveränderungen der Rat zu operativem Eingreifen, selbstverständlich unter Darlegung der immerhin möglichen Gefahren, gestattet. Jedenfalls gehören glücklich Operierte zu den dankbarsten Patienten und Verf. hat den freilich nicht allzu häufig erteilten Rat zur Operation noch nicht zu bereuen gehabt (Diszission mit folgender Ausziehung der quellenden Linse in je nachdem 1—2 Sitzungen). Jedoch operiere man nur ein Auge, das andere höchstens auf Wunsch des Operierten nicht vor Ablauf von 2 Jahren nach der Operation des ersten Auges.

Der Gewinn der Operation liegt im günstigsten Fälle im Fortfall der Brille für die Ferne, ferner pflegt die Sehschärfe infolge Vergrößerung des gewonnenen Bildes zuzunehmen. Bleibt eine geringe Kursichtigkeit zurück oder entsteht durch die Operation eine geringe Übersichtigkeit, so muß für die Ferne das entsprechende Glas getragen werden, während die Naharbeit wegen Wegfalls der Naheinstellung ein Sammelglas erfordert, dessen Stärke davon abhängt, ob das Auge durch den Eingriff übersichtige oder normalsichtige Brechung erlangt hat oder ob es in geringem Grade kursichtig geblieben ist. Vielfach benutzen die Operierten aber für die Naharbeit das nichtoperierte Auge.

Stets beachte man auch bei der Funktionsprüfung von Schulkindern, daß Spiel- und Nachahmungstrieb bei Kindern auch zur Autosuggestion einer Kurzsichtigkeit oder anderer Brechungsfehler führen kann. Das Brillentragen kommt den Kleinen interessant vor und sie ahmen die bei den Nachbarn beobachteten Symptome nach. So werden sie z. B. gebracht, „weil sie seit einiger Zeit in die Ferne schlecht sehen können, bei Naharbeit alles stark annähern oder sich dicht aufbeugen müssen". Die Untersuchung deckt das Fehlen der objektiven Zeichen für Kurzsichtigkeit auf. Die Beseitigung der Sehstörung erfolgt dann glatt durch Plangläser, ja schon bei Vorsetzen eines Brillengestells. Aufklärung der Eltern und gütliche Beeinflussung der Kinder führt schnell zur Beseitigung der Symptome. Vor Strafandrohung sind die Eltern zu warnen, dagegen auf die Bedeutung dieser früh sich zeigenden Willensschwäche für das spätere Leben und auf die daher wichtige Beeinflussung des Kindes durch körperliche und seelische Kräftigung hinzuweisen.

c) Brechungsungleichheit (Anisometropie).

Ungleicher Brechzustand beider Augen oder Anisometropie findet sich gar nicht selten in der Form, daß ein vorhandener Brechungsfehler auf einem Auge stärker entwickelt ist als auf dem anderen. So ist z. B. die Übersichtigkeit häufig auf einem Auge um mehrere Dioptrien stärker und dieses ist dann zumeist auch sehschwächer und neigt oft zum Einwärtsschielen. Natürlich kann auch auf der einen Seite Kurzsichtigkeit, auf der anderen Übersichtigkeit vorliegen, oder, gleichfalls nicht. allzuselten, ein emmetropisches Auge hat einen mehr oder weniger hochgradig kurzsichtigen Partner.

Die Behandlung ist in solchen Fällen sorgfältig dem Einzelfalle anzupassen. So kann voller Ausgleich des stärkeren Fehlers notwendig sein zur Verhütung von Schielen. Andererseits vermeidet man gern zu hohe Unterschiede zwischen den Gläsern (nicht mehr als 3, höchstens 4 D.) im Interesse gleicher Bildgröße und gleichmäßiger Inanspruchnahme von Konvergenz und Naheinstellung. Bei Emmetropie und nur einseitigem Brechungsfehler wird dieser, wenn er hochgradig ist, meistens vernachlässigt, weil die Leistung des Auges doch in der Regel hinter dem besser geübten Partner zurückbleibt, Vereinigung der Bilder kaum zu erzielen ist und Gläser daher doch meistens beiseite gelegt werden. Bei geringerem Fehler kann Ausgleich in Betracht kommen unter Bewaffnung des anderen Auges mit einem Planglas. Verordnung eines Einglases ist für Kinder nicht geeignet.

d) Stabsichtigkeit (Astigmatismus).

Die ungleiche Krümmung der Hornhaut durch verschiedene Brechkraft der verschiedenen Meridiane wird als Stabsichtigkeit (Astigmatismus) bezeichnet. „Stabsichtigkeit", weil von einer Anzahl in den Radien eines Halbkreises aufgestellten Stäben oder gezeichneten Linien vom astigmatischen Auge immer nur ein Zeichen deutlich gesehen wird. Hinter dem Hornhautastigmatismus tritt der Linsenastigmatismus erheblich an Häufigkeit und Bedeutung zurück. Die ungleiche Hornhautwölbung ist meist derart, daß die beiden senkrecht aufeinander stehenden Hauptmeridiane die stärkste und die schwächste Brechkraft aufweisen. Gewöhnlich ist der stärkstbrechende Meridian der vertikale oder ein ihm benachbarter, der schwächstbrechende der horizontale. Ein Astigmatismus von 0,50—0,75 D. ist physiologisch und wird durch einen entgegengesetzten Linsenastigmatismus ausgeglichen.

Der As. mit stärkst brechendem Meridian in der Senkrechten ist ein As. „nach der Regel". Beim umgekehrten Verhältnis, bei stärkster Brechung in der Horizontalen liegt As. inversus oder „gegen die Regel" vor. Ist ein Meridian normalsichtig, der andere fehlsichtig, so bezeichnet man dies als einfach kurzsichtigen oder übersichtigen As. Sind beide fehlsichtig, so besteht zusammengesetzter kurzsichtiger oder übersichtiger As. Ist der eine übersichtig, der andere kurzsichtig, so liegt gemischter As. vor.

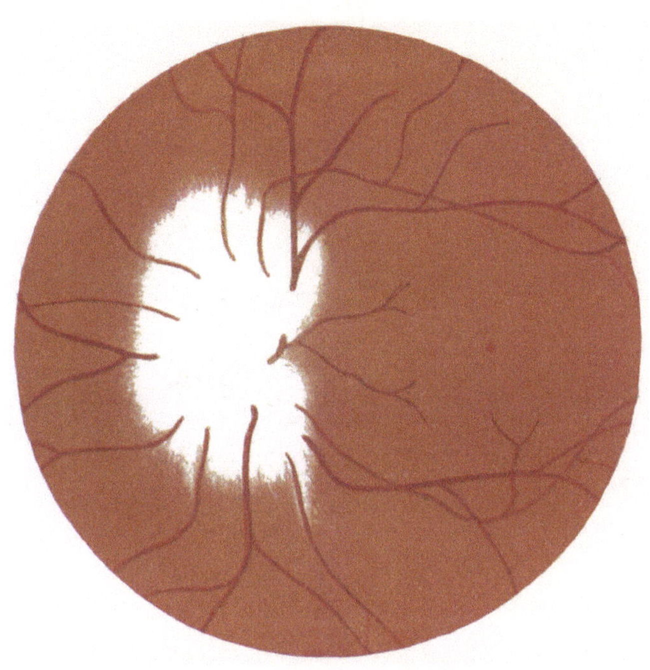

Abb. 1. Markhaltige Nervenfasern des Sehnerven und der Netzhaut.

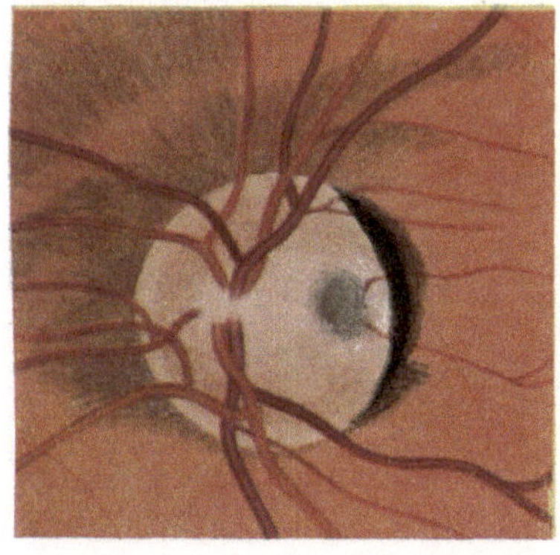

Abb. 2. Grubenbildung auf dem Sehnervenkopf.

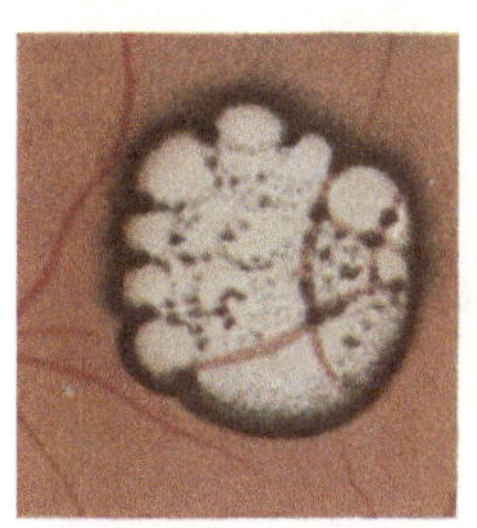

Abb. 3. „Kolobom" der Netzhautmitte.

Alle diese Formen des kurzsichtigen, übersichtigen und gemischten As. können nach der Regel oder gegen die Regel auftreten, die Hauptmeridiane stehen aber immer senkrecht zueinander, entweder genau senkrecht und wagerecht oder auch mit schrägen Achsen, entweder auf beiden Augen gleich gerichtet oder auch mit verschiedener Richtung der Hauptachsen.

All die genannten Formen des As. gehören zum regelmäßigen Astigmatismus und sind den Vererbungsgesetzen unterliegende Wölbungsanomalien der Hornhaut im Gegensatz zum unregelmäßigen Astigmatismus, der eine Folge von entzündlichen und geschwürigen Vorgängen an der Hornhaut darstellt.

Der regelmäßige As. ist in der Kindheit zweifellos häufiger als im späteren Leben, denn geringere Grade des Fehlers gleichen sich offenbar bis zum Wachstumsabschluß noch oft aus. Der unregelmäßige As. geht meistens auf skrofulöse oder anderweitige Entzündungen in der Kindheit zurück, auch der hochgradige irreguläre As. bei Hornhautkegel macht sich oft schon in früher Kindheit bemerkbar, wenn die Spitze des Hornhautkegels noch kaum getrübt ist.

Der Stabsichtige leidet an Sehstörungen für Ferne und Nähe. Die Herabsetzung der Sehleistung ist nicht so hochgradig wie bei starker Kurzsichtigkeit und Übersichtigkeit, durch die ausgleichenden Gläser wird aber nur selten volle Sehschärfe erreicht und die Funktion bleibt in der Regel hinter der von Augen mit einfachen Brechungsfehlern zurück. Infolge der vielfachen vergeblichen Anstrengungen der Naheinstellung behufs Ausgleich des Fehlers bestehen häufig Augen- und Kopfschmerzen.

Untersuchung und Diagnose.

Wo die Sehschärfenprüfung mit sphärischen Gläsern ein mangelhaftes Ergebnis zeitigt und der Verdacht auf Astigmatismus sich regt, kann die Diagnose durch das Keratoskop nach *Placido* gestützt werden.

Von dieser eine Anzahl konzentrischer schwarzer Kreise enthaltenden weißen Scheibe entstehen im Spiegelbilde der Hornhaut nicht Kreise sondern Ellipsen, da der Meridian stärkster Krümmung ein kleineres Bild, jeder andere bis zum Meridian schwächster Krümmung zunehmend ein größeres Bild entwirft.

Der Grad des Astigmatismus wird am besten skiaskopisch festgestellt. Diese Untersuchungsmethode erfordert allerdings erhebliche Übung, hat aber den Vorzug, nicht nur die Feststellung des Astigmatismus in Dioptrien, sondern auch die Grundbrechung zu ermitteln.

Man findet z. B. wagrecht 2. D. Übersichtigkeit, senkrecht 3 D. Kurzsichtigkeit, so besteht As. regularis mixtus nach der Regel, d. h. im stärker brechenden senkrechten Meridian besteht Kurzsichtigkeit von 3 D., im schwächer brechenden horizontalen Meridian Übersichtigkeit von 2 D. Bei der Schattenprobe erkennt der Geübte auch die Achsenstellung, bzw. die Richtung der Haupt-Meridiane. Genauer wird die Achse am verbesserten *Helmholtz*schen Ophthalmometer von *Javal-Schiötz* abgelesen. Dieses gibt auch in Dioptrien den Brechungsunterschied zwischen den beiden Hauptmeridianen an, dagegen keine Auskunft darüber, ob kurzsichtiger oder übersichtiger Brechungszustand besteht. Die genauesten Ergebnisse erzielt man mit der Cylinderskiaskopie.

Die höheren Grade von Astigmatismus werden mit Vorliebe an Augen beobachtet, deren Grundbrechung sich nicht allzuweit von der Emmetropie entfernt.

Behandlung.

Der Ausgleich dieses Brechungsfehlers erfolgt durch Cylindergläser, wenn es sich um einfachen As. handelt, durch Kombination von Cylinder- und sphärischen Gläsern bei zusammengesetztem und gemischtem As. Die durch Cylindergläser gewonnene Verbesserung der Sehschärfe pflegt um so hochgradiger zu sein, je näher die eine Achse dem Zustande der Emmetropie steht, dagegen ist die Verbesserung durch Cylindergläser bei höheren Graden von Kurz- und Übersichtigkeit oft so unwesentlich, daß sphärische Gläser vorgezogen werden. Überhaupt ist eine gewisse Gewöhnung an die Cylindergläser oft notwendig, weil der Astigmatiker bis zum Ausgleich durch die passenden Gläser u. U. ganz verzerrte Bilder erhalten hat und an das Umlernen sich erst gewöhnen muß. Deshalb empfiehlt es sich auch, recht frühzeitig Gläser tragen zu lassen.

2. Die Störungen der Naheinstellung (Akkommodation).

Störungen der Naheinstellung äußern sich in einem Hinausrücken des Nahpunktes, in verschwommenem und undeutlichem Sehen in der Nähe. Lähmung der Naheinstellung zusammen mit Lähmung des Sphincter pupillae ist die Folge der pupillenerweiternden Mittel, besonders des Atropin und Scopolamin und kann sowohl bei örtlicher wie bei innerer Verabreichung dieser Mittel auftreten, bei letzterer stets doppelseitig. Die Erweiterung der Pupille lenkt den Verdacht auf diese Ursache der Naheinstellungslähmung, das gleiche Bild bietet aber auch die ein- oder doppelseitige innere Oculomotoriuslähmung.

Postdiphtherische Lähmung. Klagt ein Kind über plötzlich aufgetretenes verschwommenes Sehen in der Nähe, so geht man selten in der Annahme fehl, daß kurz vorher eine Halsentzündung vorausgegangen ist, und zwar handelt es sich auch dann um eine Diphtherie, wenn die schon abgelaufene Erkrankung als harmlos angesehen worden war. Die Störung tritt doppelseitig und auf beiden Augen zugleich auf, und zwar in der Regel erst nach Abklingen der Diphtherie, mehrere Wochen nach Beginn der Infektion. Nur in sehr seltenen Fällen wurde daneben auch Pupillenerweiterung durch Sphincterlähmung beobachtet, dagegen häufig Lähmungen des Gaumensegels, der Wadenmuskulatur manchmal auch äußerer Augenmuskeln. Sitz der Störung ist wahrscheinlich das Kerngebiet.

Vorhersage und Behandlung. Diese Störung pflegt die Eltern in außerordentliche Besorgnis zu setzen, sie ist aber günstig zu beurteilen, da mit zunehmender Kräftigung des Kindes auch die Funktion des Ciliarmuskels sich wiederherstellt. Da somit die Beschwerden in 1—2 Monaten zurückgehen, ist die Verordnung von Sammelgläsern (3—4 D.) nur notwendig, wenn das Kind so weit gekräftigt ist, daß es überhaupt die Schule besucht. Strychnineinspritzung und Elektrisieren üben kaum einen Einfluß auf die Heilung aus, das Hauptaugenmerk ist auf körperliche Kräftigung zu richten.

Lähmungen anderen Ursprungs. Viel seltener als nach Diphtherie sieht man das Bild der doppelseitigen Naheinstellungslähmung nach anderen Infektionskrankheiten wie Grippe, Encephalitis, Typhus, Masern, Keuchhusten, Mumps. Bezüglich der Vorhersage gilt das gleiche wie bei der Diphtherie. Bei Botulismus und Fleischvergiftung ist außer dem Ciliarmuskel auch der Schließmuskel der Pupille beteiligt. Als Behandlung kommt hier vor allem die schnelle Magenausspülung in Betracht.

Das Bild der Naheinstellungsstörungen auf luetischer Grundlage ist vielgestaltig und wechselnd. Die Lähmung kann ein- oder doppelseitig, mit oder ohne Pupillenbeteiligung auftreten, sie kann flüchtig verlaufen, d. h. spontan oder auf Behandlung zurückgehen, oder sie bleibt auch dauernd bestehen. Bei einseitiger dauernder Lähmung mit Pupillenerweiterung kann die Sehstörung für die Nähe durch Miotica verringert werden, Sammelgläser werden aber bei einseitiger Störung in der Regel abgelehnt.

Sitz der Störung bei Hirnlues ist gleichfalls die Kerngegend, bei Tabes und Paralyse steht der Sitz noch nicht fest.

Lebhafte Inanspruchnahme der Naheinstellung kann zu Druck in und vor allem über den Augen und zu Kopfschmerzen führen. Bei Kindern tritt dieser Zustand der akkommodativen Sehschwäche (Asthenopie) nur auf, wenn Übersichtigkeit vorliegt oder wenn erschöpfende Krankheiten vorausgegangen sind. Im ersteren Falle genügt die Verordnung eines Glases, das die manifeste Übersichtigkeit ausgleicht, im anderen Falle ist die Verordnung eines schwachen Sammelglases von höchstens 2 D. unnötig, wenn dem Kinde eine Erholungs- und Schonungsfrist gewährt werden kann.

Dauernd im Zustande der Anspannung ist der Naheinstellungsmuskel beim Übersichtigen. Diese schon beim Sehen in die Ferne bestehende Spannung des Naheinstellungsmuskels stellt eine Anpassung des übersichtigen Auges an die zu geringe Brechkraft seines Systems dar und ist physiologisch, solange sie nicht Störungen der assoziierten Innervation der äußeren Augenmuskeln (Einwärtsschielen) zur Folge hat.

Der eigentliche Naheinstellungskrampf ist viel seltener, als man früher angenommen hatte, da das Fortschreiten der Kurzsichtigkeit irrigerweise auf einen Naheinstellungskrampf zurückgeführt wurde. Immerhin wird dieser doch gelegentlich bei Kindern beobachtet, z. B. bei schwächlichen Kindern unter dem Einfluß reichlicher Naharbeit. Die Funktionsprüfung ergibt Kurzsichtigkeit an Stelle einer Emmetropie, oder es wird eine stärkere Kurzsichtigkeit vorgetäuscht als wirklich vorhanden ist. Die Schattenprobe in Pupillenerweiterung deckt den wirklichen Sachverhalt auf. Zur Behebung dieser krampfhaften Naheinstellungsspannung ist es notwendig, für einige Zeit den Muskel durch Scopolamin oder Atropin zu lähmen.

Quellenverzeichnis:

Steiger, Zeitschr. f. Augenheilk. Bd. 16, 1906, Bd. 17 u. 18, 1907, Bd. 20, 1908. Ferner: Die Entstehung der sphärischen Refraktionen des menschlichen Auges. Berlin. *Karger*.

IX. Die Erkrankungen des äußeren Bewegungsapparates.

Die äußeren Augenmuskeln, innerviert vom III., IV. und VI. Gehirnnerven regeln die Stellung und vermitteln die Bewegungen der Augen. Die Stellung der Augen in der Augenhöhle hängt nämlich von den anatomischen Verhältnissen und mechanischen Kräften und deren nervöser Beeinflussung ab.

Die anatomischen Verhältnisse zeigen auf beiden Seiten in der Regel Asymmetrien. Wenn Form, Größe und Öffnungswinkel der Augenhöhle auf beiden Seiten nicht genau sich entsprechen, kann auch die Stellung der Augen in Ruhelage schon auf Grund der anatomischen Verhältnisse nicht völlig gleich sein. Unterschiede in Volumen und Ausbildung des Augenhöhlenfettpolsters, des muskulären und des Bänderapparates bedingen weitere Abweichungen der anatomischen Ruhelage. Die ideale Form der Ruhelage, die Orthophorie, bei der die Gesichtslinien parallel und geradeaus, die senkrechten Meridiane parallel gestellt sind, kommt nur ausnahmsweise vor. Der normale Ruhezustand ist vielmehr eine mehr oder weniger große Abweichung von der Orthophorie, eine mehr oder weniger deutliche Heterophorie. Mit solcher Heterophorie würde also die Mehrzahl der Menschen schielen müssen, wenn nicht die Stellung der Augen durch nervöse Einflüsse geregelt würde.

Störungen dieses aus Muskeln, Nerven und motorischer Rindenregion bestehenden Apparates bedingen Augenmuskellähmungen (Lähmungsschielen). Störungen

im beidäugigen Sehakt spielen eine erhebliche Rolle bei der Entstehung des Begleitschielens.

Bedeutung
der Ver-
schmelzungs-
bewegungen

Der beidäugige Sehakt regelt die Stellung der Augen zueinander.
Während die gleichartige Erregung der Netzhautmitte und auch zweier
anderer sich entsprechender Netzhautstellen stets einfache Gesichtsempfin-
dungen auslöst, führt Abbildung der Gegenstände auf nicht sich entsprechenden Stellen der Netzhaut zu Doppelbildern. Diese Doppelbilder treten aber
entweder nicht in unser Bewußtsein, weil sie hinter dem Bilde der Netzhautmitte ganz zurücktreten, oder sie werden durch die Verschmelzungs-
(Fusions) bewegungen beseitigt, indem durch gegensinnige Augenbewegungen die Bilder auf sich entsprechenden Netzhautstellen bez. auf die Netzhautmitte gebracht und zu einem Bilde verschmolzen werden. Diese der Vereinigung von Doppelbildern dienenden Verschmelzungsbewegungen sind
zwangsläufig und der Willenssphäre entzogen. Der Verschmelzungszwang
bedient sich vor allem der Konvergenz-, aber auch senkrechter Einstellbe-
wegungen, ist aber an den beidäugigen Sehakt geknüpft und tritt nur dann in
Tätigkeit, wenn die Bildschärfe der auf zwei disparaten Stellen der Netzhaut entworfenen Bilder nicht zu ungleichartig ist. Der Verschmelzungszwang erlischt also bei hochgradiger Sehschwäche eines Auges.

Hat also Erkrankung oder Verletzung eine hochgradige Schwächung
der Sehkraft eines Auges zur Folge, so nimmt das Auge unter Wegfall des
Verschmelzungszwanges die anatomische Ruhelage ein, d. h. bei anatomischer Verschiedenheit tritt Schielablenkung auf.

Der die Verschmelzungsbewegungen vermittelnde Apparat kann nun
sowohl angeborene Defekte aufweisen, wie auch im frühen Kindesalter
Entwicklungsstörungen durchmachen. So erklären sich manche erbliche Fälle von Schielen auf der einen, das Auftreten von Schielablenkungen
nach Infektionskrankheiten wie Masern, Keuchhusten, Encephalitis auf der
anderen Seite. Auch ohne bleibende Schädigung des Verschmelzungsapparates
kann eine zeitweilige Schielablenkung nach erschöpfenden Krankheiten auftreten, wenn ein Zustand körperlicher Schwäche und Abspannung vorliegt,
in dem der Verschmelzungszwang gar nicht in Anspruch genommen wird.

Bedeutung
der Konver-
genzbewe-
gungen.

Die Augenbewegungen stehen nun auch in inniger Beziehung zur
Naheinstellung. Die Einstellung des optischen Apparates bei Betrachtung näherer Gegenstände geht Hand in Hand mit einer Konvergenz-
bewegung. Jede Zunahme oder Abnahme des Naheinstellungszustandes
bedingt auch eine Änderung des Konvergenzimpulses. Aber die Verknüpfung der Konvergenz- und Naheinstellungsimpulse ist nicht unlös-
lich. Vielmehr können beide Funktionen innerhalb einer gewissen Breite,
die als relative Naheinstellungs- und Konvergenzbreite bezeichnet wird, voneinander getrennt und für sich allein gesteigert oder ge-
mindert werden. Die Zweckmäßigkeit dieser Einrichtung leuchtet ein,
wenn man erwägt, daß der Übersichtige ja schon beim Fernsehen die Naheinstellung brauchen muß, wobei die Gesichtslinien doch parallel stehen sollen.
Und der Emmetrope müßte bei divergenter Ruhelage zugleich mit der Konvergenzinnervation auch die Brechkraft seines dioptrischen Apparates er-
höhen und kurzsichtig, der Kurzsichtige stärker kurzsichtig werden, wenn
beide Innervationen nicht innerhalb einer gewissen Breite voneinander
unabhängig wären.

1. Das Begleitschielen (Strabismus concomitans).

Das Begleitschielen stellt keine Bewegungsstörung, sondern eine Stellungsanomalie dar, indem die Gesichtslinien sich nicht im Blickpunkte schneiden; der Beweglichkeitsbogen ist demnach nicht verkleinert, sondern verlagert, je nachdem nach innen (Einwärtsschielen) oder nach außen (Auswärtsschielen).

Man unterscheidet nun das latente bez. periodisch manifeste und das manifeste Schielen. Die Ursachen für die latenten Schielabweichungen liegen in erster Linie in den schon erwähnten beidseitigen Verschiedenheiten der mechanischen Faktoren, deren fehlerhafter Einfluß auf die Augenstellung gewöhnlich durch den Verschmelzungszwang ausgeglichen wird. Fehlt aber dieser Zwang, so tritt dauerndes Schielen schon als Folge der geringsten Abweichung der Ruhelage auf. Mechanische und nervöse Anlagen bez. Störungen sind es also, die zur Schielablenkung führen.

Wie wichtig der beidäugige Sehakt für die Entstehung des Schielens ist, wurde auch schon betont. Überschreitet nämlich die Schwachsichtigkeit eine gewisse Grenze (S < etwa 0,1), so fällt, wie *Bielschowsky* ausgeführt hat, die Erregung zu den gegensinnigen Verschmelzungsbewegungen, z. B. zur Konvergenz aus, und die Augenbewegungen erfolgen nur mehr im Sinne des einäugigen Sehens, das schwachsichtige Auge begleitet die Bewegungen des sehtüchtigen Auges.

Geht das sehtüchtige Auge z. B. zur Fixierung eines nahen Gegenstandes durch Adduction über, so macht das schwachsichtige Auge nicht die gegensinnige Konvergenz- sondern die gleichsinnige Abductionsbewegung und es tritt zeitweiliges bez. relatives Schielen auf (relative Divergenz). Da nun die anatomische Bereitschaft zum Schielen sehr häufig ist, bleibt es in der Mehrzahl der Fälle nach Verlust des beidäugigen Sehaktes nicht beim zeitweiligen Schielen, sondern auf Grund des Übergewichtes der anatomisch-mechanischen Faktoren über die sensorisch-nervöse Regulierung entwickelt sich dauerndes Schielen.

Die Verknüpfung von Naheinstellung und Konvergenz begünstigt die Neigung zum Schielen bei allen Fehlsichtigen; zum Auswärtsschielen, (Strabismus divergens) bei Kurzsichtigkeit, zum Einwärtsschielen (Strabismus convergens) bei Übersichtigkeit. Jedoch leuchtet auf Grund der bisherigen Darlegungen ein, daß die Kurzsichtigkeit als solche dauerndes Auswärtsschielen nicht bedingen kann, die Behinderung der Verschmelzung und die anatomische Bereitschaft kommen hinzu. Letztere ist in erster Linie durch die Achsenverlängerung des kurzsichtigen Auges gegeben.

Da das Mißverhältnis zwischen Konvergenz und Naheinstellung im kurzsichtigen Auge beim Betrachten ferner Gegenstände nicht vorliegt, so bedingt die Kurzsichtigkeit als Brechungsanomalie nur eine Unzulänglichkeit (Insuffizienz) der Konvergenz (relative Divergenz). Der Übersichtige dagegen muß, wenn er deutlich sehen will, für alle Entfernungen einen relativ zu starken Naheinstellungsimpuls aufbringen. Wo sich nicht schon in der ersten Lebenszeit eine Verschiebung der relativen Naheinstellungs- und Konvergenzbreite als Anpassung an die Bedürfnisse des Übersichtigen ausgebildet hat, besteht bei allen Übersichtigen die Neigung zum Einwärtsschielen. Das Interesse am beidäugigen Einfachsehen hemmt das aus dem Naheinstellungsübermaß entspringende Konvergenzübermaß. Ist die Divergenzinnervation den hiermit gegebenen Anforderungen nicht gewachsen, oder fällt sie etwa durch Verlust des beidäugigen Sehaktes ganz fort, so muß Einwärtsschielen manifest werden. Gleichwohl tritt dauerndes Einwärtsschielen bei höhergradiger Übersichtigkeit nicht so häufig auf, wie man annehmen sollte, weil der Übersichtige die Anstrengung der Naheinstellung vermeidet und es vorzieht undeutlich, aber einfach zu sehen.

Neben den nervösen Momenten spielen aber auch noch andere Faktoren eine Rolle in der Enstehung des Begleitschielens, Momente die ins Gebiet der mechanischen Faktoren bez. anatomischen Variationen gehören. So hat *Cords* (1922) in neuerer Zeit wieder auf die Bedeutung eines abnormen Ansatzes der Muskelsehne hingewiesen. Man findet z. B. bei Verbindung der seitlichen Ablenkung mit Höhenablenkung (Strab. sursum vergens) oft einen schiefen Muskelansatz. Ausschlaggebend ist aber auch bei Übersichtigkeit der Verschmelzungszwang. Ist er vorhanden und bewirkt infolge seiner guten Ausbildung eine entsprechende Lösung der Konvergenz von der Naheinstellung, so braucht sich auch bei hochgradiger Übersichtigkeit und verschiedener Funktion beider Augen doch kein Einwärtsschielen zu entwickeln, wie sich immer wieder aus einschlägigen Fällen belegen läßt.

Aus all dem Gesagten geht hervor, daß nur ausnahmsweise ein Moment allein als Ursache des Schielens in Anspruch genommen werden kann. Vererbung, allgemeine Bereitschaft und zeitweilige Schwächung sind die allgemeinen Grundlagen, aus denen sich Schielablenkungen entwickeln. Mangel der Verschmelzung, Fehler der Brechung und der anatomischen Ruhelage bei abnormen topographischen Verhältnissen des Augapfels, der Muskeln und der Augenhöhle, Ermüdungs- und Erschöpfungszustände sind maßgebend dafür, daß sich je nachdem periodisches oder dauerndes Schielen, relative Divergenz oder absolutes Schielen entwickelt. Mit der Zeit kann die Schielablenkung immer mehr zunehmen. Man führt dies zum Teil auf die gesteigerte Spannung der inneren geraden Augenmuskeln zurück, die auch nach Entspannung der Naheinstellung dauernd bestehen bleibt. Beim Auswärtsschielen denkt man auch an spastische Zustände im Bereich des Gegenwirkers, des geraden Außenwenders.

Unter-
suchungs-
gang.

Die Untersuchung des Schielauges beginnt mit der Betrachtung des ruhenden und bewegten Auges, wobei Lähmungsschielen schon ausgeschlossen werden kann, wenn das schielende Auge die Bewegungen des führenden nach allen Richtungen begleitet.

Es folgt die Messung des Schielwinkels. Bestehen Doppelbilder, was allerdings beim Begleitschielen meistens nicht der Fall ist, so bedient man sich hierzu zweckmäßig der Tangentenskala nach *Maddox*, eines mit Zahlen versehenen Kreuzes, in dessen Mitte sich die zu fixierende Lichtquelle befindet. Wird nun das Bild des Schielauges durch Farbglas kenntlich gemacht, so kann der Patient leicht angeben, auf welcher Zahl des Kreuzes das Bild der Flamme des Schielauges sich befindet und diese Zahl gibt die Größe des Schielwinkels an, wenn der Patient im vorgeschriebenen Abstand sich befindet. Bestehen keine Doppelbilder, so läßt man den Schielenden so lange vom Mittelpunkt der Skala ausgehend die Zahlen mit dem fixierenden Auge betrachten, bis das Flammenbild vor der Pupillenmitte des schielenden Auges sich abbildet. Die Zahl, bei der dies eintritt, gibt wieder den Schielwinkel an.

In ähnlicher Weise läßt sich der Schielwinkel auch am Perimeter ablesen, wenn man eine Kerze am Bogen entlang führt bis zu dem Augenblick, wo sie sich vor der Pupillenmitte des Schielauges abbildet. Die Zahl am Perimeterbogen, vor der dies eintritt, gibt den Schielwinkel an.

Latente Schielablenkungen stellt man durch Verdecken eines Auges und Fixierenlassen des anderen fest. Besteht eine latente Abweichung, so wird man im Moment des Freigebens eine Einstellbewegung wahrnehmen, die durch den Verschmelzungszwang hervorgerufen wird.

Wichtig ist besonders auch zur Unterscheidung vom Lähmungsschielen die Vergleichung des primären mit dem sekundären Schielwinkel. Unter dem primären Schielwinkel versteht man die Abweichung des Schielauges. Der sekundäre Schielwinkel ist die Abweichung des sonst führenden Auges unter der deckenden Hand, die stattfindet, wenn so das schielende Auge zur Fixation gezwungen wird. Beim Begleitschielen ist der primäre Schielwinkel im allgemeinen gleich dem sekundären Schielwinkel, weil der gleiche Bewegungsbefehl den gleichen Bewegungserfolg auslöst. Beim Lähmungsschielen ist dagegen der sekundäre Schielwinkel größer als der primäre, weil der starke Bewegungsbefehl, der dem gelähmten Auge zugeht, wenn es zur Fixation veranlaßt wird, an dem gleichzeitig innervierten anderen Auge unter der deckenden Hand einen erhöhten Ausschlag ergibt.

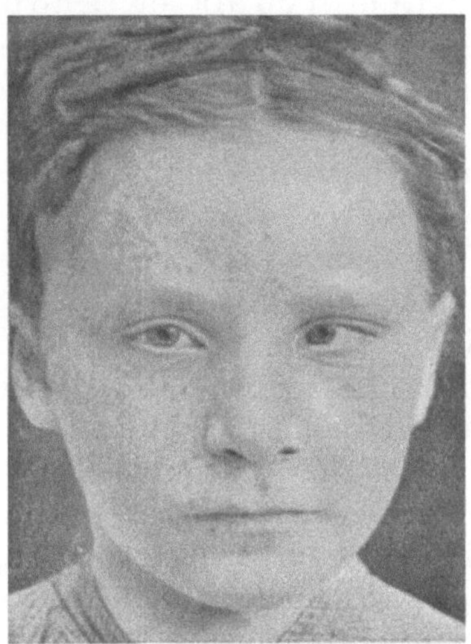 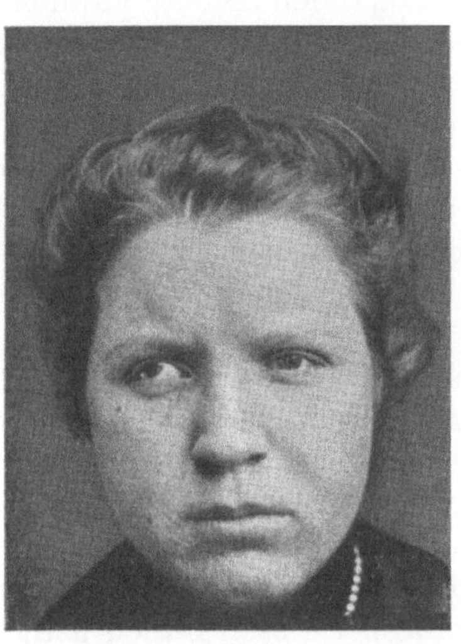

Fig. 26. Einwärtsschielen.   Abb. 27. Auswärtsschielen.

Ein weiterer wichtiger Unterschied des Begleitschielens vom Lähmungsschielen ist, daß bei ersterem in der Regel Doppelbilder fehlen. Da so häufig Störungen der Verschmelzung oder des beidäugigen Sehaktes vorliegen, stehen die Eindrücke des schielenden Auges an Deutlichkeit weit hinter denen des führenden Auges zurück, oder sie werden schon in frühen Jahren im Interesse des Einfachsehens unterdrückt, während die Lähmungen in der Regel Individuen mit wohl ausgebildetem beidäugigem Sehakte befallen und daher zu Doppelbildern führen.

Das Einwärtsschielen (Strabismus concomitans convergens) ist wie überhaupt so auch bei Kindern die häufigste Form des Schielens, doch kommt diese Schielstellung nicht angeboren vor, sondern sie entwickelt sich unter den zuvor angegebenen Bedingungen (Vererbung, Übersichtigkeit, Verschmelzungsstörungen, schwächende Krankheiten) in den ersten Lebensjahren, am häufigsten im dritten und vierten Jahr. Häufig geht ein Stadium zeitweiligen Schielens dem dauernden Schielen voraus. Das einseitige Einwärtsschielen tritt viel häufiger als das abwechselnde (Strab. alternans) auf. Letzteres geht in der Regel mit guter Funktion beider Augen einher und beruht vor allem auf mangelhafter Verschmelzung.

Das scheinbare Schielen der Säuglinge ist tatsächlich kein Schielen, sondern nur ein ungeordnetes zielloses Blicken, das sich verliert, sobald die Kinder durch Ausbildung und Übung der Verschmelzung den beidäugigen Sehakt richtig erlernt haben.

Besteht einseitiges Schielen längere Zeit, so stellt sich Sehschwäche auf diesem Auge ein; sie pflegt um so hochgradiger zu sein, je weiter der Beginn des Schielens zurückliegt. Freilich ist die Sehschwäche in einem gewissen Teil der Fälle sicher angeboren und selbst Ursache der Schielablenkung. Nur ausnahmsweise findet man dann schwere Veränderungen der Netzhautmitte, z. B. Maculakolobom (vgl. S. 171), Chorioretinitis centralis. In der Regel ist der Augenspiegelbefund ganz negativ, und man nimmt an, daß feinere, mit dem Augenspiegel nicht nachweisbare Veränderungen vorliegen, die sich in der so leicht verletzlichen Netzhautmitte unter dem Einfluß von Blutungen während des Geburtsaktes entwickelt haben. Viel häufiger ist aber die Sehschwäche funktionell, d. h. sie ist erst die Folge des dauernden Nichtgebrauchs des Auges (Amblyopia ex anopsia). Das Vorkommen solcher Sehschwäche durch Nichtgebrauch ist sehr zu Unrecht in Frage gezogen worden. Gelingt es doch bei manchen Augen durch systematische Übungen die Sehschwäche zu beheben, bei anderen hat das sehschwache Auge seine Funktion wiedergewonnen, nachdem das gute, der führende leistungsfähige Partner irgendwie erblindet oder in Verlust geraten war.

Ist die Sehschwäche schon ziemlich hochgradig geworden, so verliert das Auge auch die Fähigkeit der centralen Fixation, d. h. es stellt sich auch bei Verdecken des anderen Auges nicht auf den zu fixierenden Gegenstand mehr ein, weil die foveale Erregbarkeit nicht mehr ausreicht.

Auch hier ist nochmals zu betonen, daß keineswegs immer beim Einwärtsschielen Übersichtigkeit vorliegt, sondern gar nicht so selten liegt geringe Kurzsichtigkeit, Normalsichtigkeit oder so geringgradige Übersichtigkeit vor, daß diese zur Begründung des Schielens nicht ausreicht. Gerade bei diesen Fällen geht nicht selten im Verlauf des weiteren Wachstums das Schielen zurück. Man muß daher vornehmlich für diese Gruppe an anatomische Bereitschaft denken, sei es nun, daß die Stellung des Augapfels in der Augenhöhle ungewöhnlich oder der Schielmuskel zu kurz ist, Zustände, die sich eben während des Wachstums ausgleichen können.

Behandlung.   Die Behandlung des Schielens ist eine der verantwortungsvollsten Aufgaben des Augenarztes. Vor zwei Fehlern in der Schielbehandlung bei Kindern kann nicht dringend genug gewarnt werden. Der eine ist planloses und zu frühzeitiges Operieren, der andere unnötig langes Aufschieben einer sachgemäßen Untersuchung etwa, weil „ es sich verwachsen werde." Gewiß kann das letztere eintreten, aber Ziel der Untersuchung ist es, die Fälle herauszufinden, bei denen man mit dieser Möglichkeit rechnen kann. Pflicht des Haus- und Kinderarztes ist es daher, darauf zu drängen, daß die fachärztliche Untersuchung so früh wie möglich vorgenommen wird. Denn schon in den ersten Lebensjahren, ja Monaten kann der Brechungszustand mit der Schattenprobe richtig festgestellt werden, wenn man mehrere Tage hintereinander atropinisiert, wodurch einerseits die totale Übersichtigkeit manifest, andererseits das Kind an den Untersucher gewöhnt wird. Die Behandlung richtet sich nun ganz nach dem Ergebnis, das bei der Untersuchung gewonnen wird.

1. Liegt geringe Kurzsichtigkeit, Normalsichtigkeit oder geringe Übersichtigkeit (höchstens 2 D.) vor, so sind wahrscheinlich die mechanischen Verhältnisse maßgebend. Es ist dann die Möglichkeit gegeben, daß mit

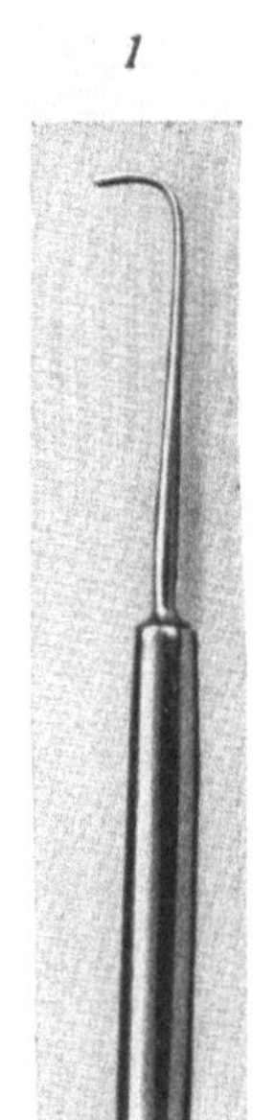

Schielhaken.

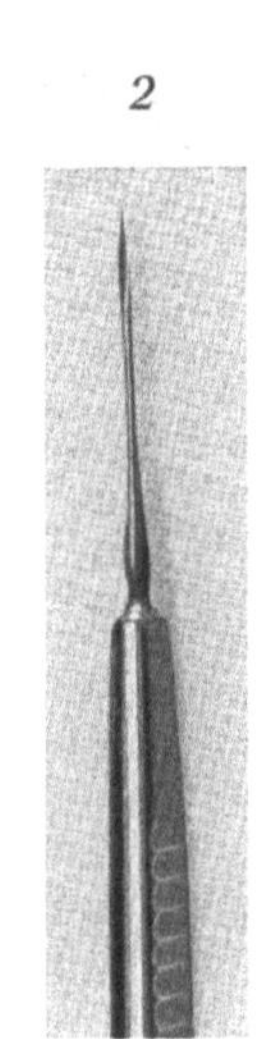

Discissions-
nadel.

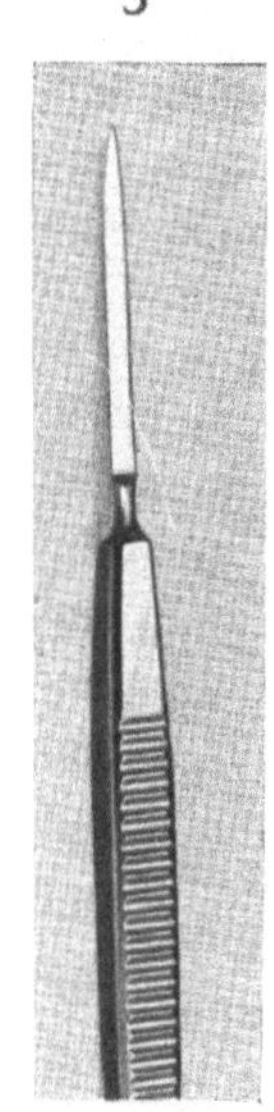

Graefe'sches
Starmesser.

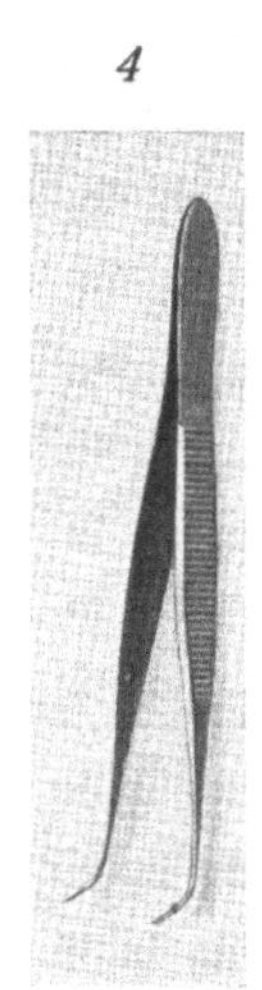

Irispinzette.

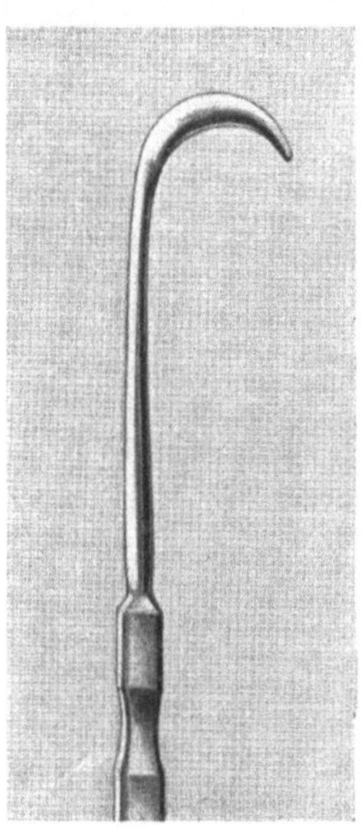

Desmarres'scher
Lidhaken.

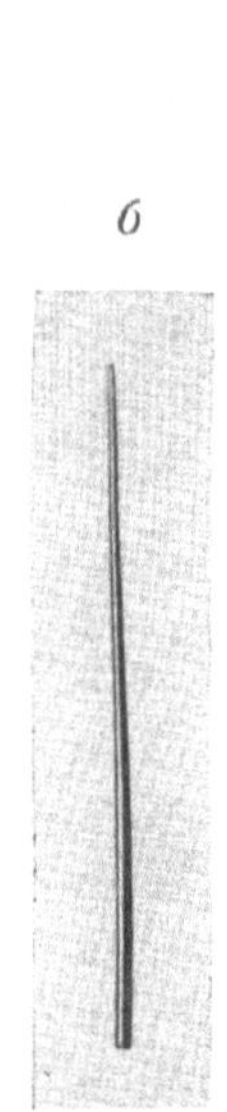

Konische
Sonde.

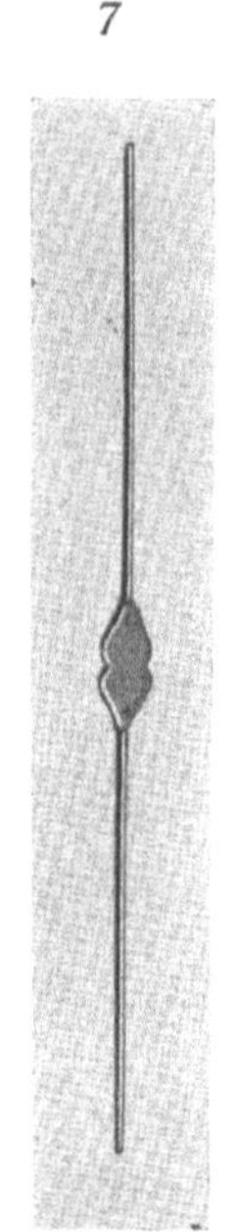

Bowman'sche
Sonde.

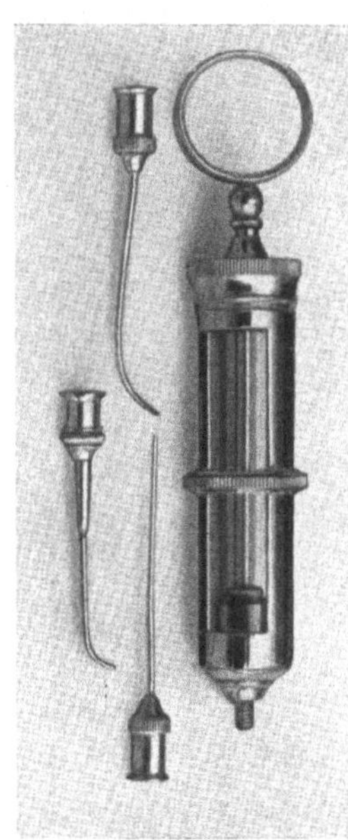

Tränensackspritze
nach Anel.

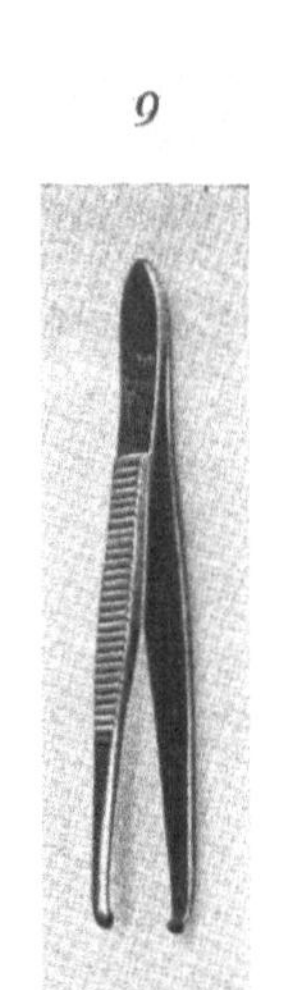

Cilienpinzette.

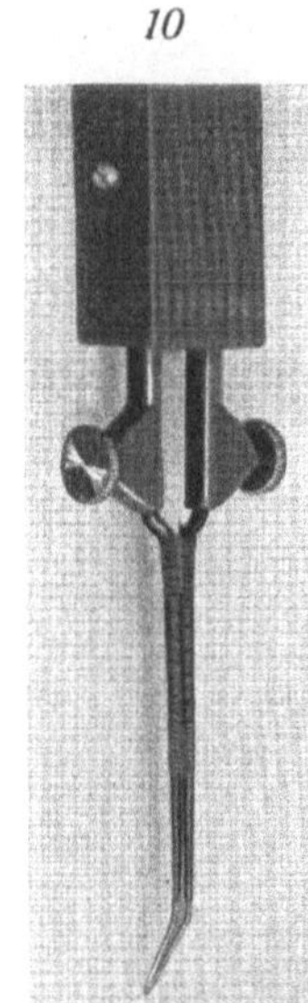

Galvanokaustische
Spritze.

fortschreitendem Wachstum das Schielen sich verlieren wird. Auf alle Fälle wird aber die etwa vorhandene Übersichtigkeit bis zu $^3/_4$ durch Gläser ausgeglichen und das Kind dauernd in Beobachtung gehalten.

2. Es liegt abwechselndes Schielen vor. Ein etwa vorhandener Brechungsfehler wird ausgeglichen, doch sei man mit der Vorhersage eines Erfolges zurückhaltend. Denn in diesen Fällen besteht meist mangelhaftes Verschmelzungsvermögen und dies läßt die Aussichten des konservativen Vorgehens recht unsicher erscheinen.

3. Es ergibt sich Übersichtigkeit etwa von 3 D. aufwärts. Diese Gruppe bietet das wichtigste Feld für den Brillenausgleich des Einwärtsschielens. Auch hier soll das Glas erst nach wiederholter, die Naheinstellung vollständig beseitigender Atropineinträuflung verordnet werden und zwar wird mindestens $^3/_4$ der totalen Übersichtigkeit ausgeglichen und hierdurch Naheinstellungs- und Konvergenzüberschuß ausgeschaltet.

Für die erste und dritte Gruppe kommt nun als weitere Aufgabe die Erhaltung bez. Wiederherstellung eines brauchbaren Sehvermögens für das Schielauge in Betracht. Zu diesem Zweck kann das führende Auge dauernd verbunden werden. Aber dies ist schwer durchführbar, auch sind Fälle bekannt geworden, bei denen nun das verbundene Auge selbst nicht nur in Schielstellung übergegangen, sondern auch schwachsichtig geworden ist. Ein zeitweiliges Verbinden des richtig stehenden und sehenden Auges kann, wie Verf. wiederholt beobachtet hat, Erfolg haben, wenn es folgerichtig durchgeführt wird. Das ist aber meistens nicht der Fall, und deswegen ist die Atropinisierung des besseren Auges nach *Worth* vorzuziehen. Man läßt täglich einen Tropfen einer $^1/_2$ proz. Lösung einträufeln. Hierdurch wird das Schielauge zum Nahsehen herangezogen. Auch das Verschmelzungsvermögen kann auf diese Weise wiederkehren. Weiter wird man den beidäugigen Sehakt durch Übung des körperlichen Sehens herzustellen suchen (*Dahlfelds* ster. Übungen für Schielende im Verlage von Mittler & Sohn).

Ist das Schielen nach schwächenden Krankheiten aufgetreten, so kann Kräftigung durch Erholungsaufenthalt, Körperpflege, Sport u. dgl. zum Ziele führen, vorausgesetzt, daß nicht eine Schädigung des Verschmelzungsvermögens durch intrakranielle Folgen einer Infektionskrankheit eingetreten ist.

Dies sind die Grundzüge der Behandlung, die für das erste Lebensjahrzehnt zu befolgen sind. Die Behandlung ist also friedlich und im allgemeinen soll vor Vollendung des zehnten Lebensjahres nicht operiert werden, da geringere Abweichungen, bis zu etwa 15 Grad mit zunehmendem Wachstum oder sich einstellendem Verschmelzungsvermögen zurückgehen können. Zu frühzeitiges Operieren würde in solchen Fällen später Auswärtsschielen zur Folge haben, dessen Beseitigung wieder erhebliche Schwierigkeiten machen kann.

Bleibt aber trotz Brille, Atropinkur und Übung ein Schielen von mehr als 15° bestehen, so ist nach dem zehnten Jahre operative Behandlung angezeigt. Zwei Verfahren stehen zu Gebote: die Rücklagerung (Tenotomie) des geraden Einwärtswenders oder die Vorlagerung des geraden Auswärtswenders, u. U. die Verbindung beider Eingriffe.

Die Rücklagerung verdankt ihre Beliebtheit der Einfachheit ihrer Ausführung. Die Sehne des Einwärtswenders wird von ihrer Ansatzstelle abgelöst und verwächst je nach der Spannung des Muskels weiter rückwärts wieder mit der Lederhaut. Der oft in dieser Weise ausgeführte Eingriff ist in seiner Wirkung ziemlich unberechenbar, deshalb wird zweckmäßig die Sehne in eine Fadenschlinge genommen, die je nach der erreichten Wirkung am Tage nach der Operation angezogen oder gelockert werden kann, wenn man eine Verringerung oder Vermehrung der Wirkung erreichen will. Der Eingriff läuft auf eine Schwächung des Muskels, also auf eine künstliche Parese heraus und ist nur gestattet, wenn eine Steigerung der Adductionsfähigkeit vorliegt.

Normalerweise kann bei maximaler Adduction der mediale Pupillenrand bis zur Verbindungslinie der Tränenpunkte geführt werden. Bei vermehrter Adduction erreicht auch der temporale Pupillen- ja Hornhautrand diese Linie und die Rücklagerung ist dann gestattet, wenn dem Adductionsplus kein stärkerer Beweglichkeitsausfall im Bereich des Auswärtswenders, kein Abductionsminus gegenübersteht.

Wo die Bedingungen zur Rücklagerung nicht gegeben sind oder wo der Erfolg des ersten Eingriffs nicht ausreicht, sind andere bzw. weitere Eingriffe erforderlich, und zwar je nach dem die Vorlagerung des Auswärtswenders oder die Rücklagerung des Einwärtswenders der anderen Seite. Vor der Rücklagerung beider Einwärtswender in einer Sitzung ist zu warnen, auch soll der zweite Eingriff nicht vor Ablauf von 14 Tagen gemacht werden, da erst dann der vorläufig gewonnene Erfolg zu schätzen ist.

Die Rücklagerung des Einwärtswenders beider Seiten in zwei Sitzungen kommt vor allem beim abwechselnden Schielen in Betracht. Hier wird der Schielwinkel am zweckmäßigsten durch möglichst gleichmäßige Änderung der Ruhelage beider Augen verringert. Man beseitigt in der ersten Sitzung nur etwa die Hälfte des Schielwinkels und ändert die Stellung des zweiten Auges bei der zweiten Sitzung in gleicher Weise.

Bei hochgradiger Übersichtigkeit und einseitiger Sehschwäche schadet es gar nichts, wenn nach dem ersten Eingriff ein erheblicher Rest von Konvergenz bestehen bleibt, da bei völliger Beseitigung des Fehlers das sehschwache Auge leicht später in Divergenzstellung übergehen kann. Man wartet daher an solchen Augen mit einem zweiten Eingriff mindestens 1 Jahr. Ist dann der Schielwinkel noch größer als 15 Grad, so wählt man die Vorlagerung des Auswärtswenders. Diese ist als einziger Eingriff oder verbunden mit der Rücklagerung des Einwärtswenders angezeigt, wenn sich neben dem Adductionszuwachs ein deutlicher Ausfall der Abduction nachweisen läßt.

Die Vorlagerung kann im Gegensatze zur Rücklagerung am gleichen Muskel wiederholt werden, doch geht der unmittelbare Operationserfolg stets in den nächsten Tagen zurück. Es muß also ein erheblicher Übererfolg angestrebt werden. Dies wird erreicht durch Resektion eines Muskelstücks, das um so größer gewählt wird, je größer der Schielwinkel ist, und u. U. auch durch Verbindung mit der Rücklagerung des Einwärtswenders. Straffere oder lockerere Knotung des Fadens der angeschlungenen Sehne des Einwärtswenders gestattet dann den Erfolg noch in den nächsten Tagen abzuschwächen oder zu verstärken. In der Nachbehandlung der Vorlagerung ist zur Verhütung der den Erfolg beeinträchtigenden Augenbewegungen doppelseitiger Verband bis zur Anheilung des vorgelagerten Muskels, also für mindestens 5—6 Tage geboten.

Verf. hat auch bei Kindern mit hochgradiger Übersichtigkeit und Sehschwäche und Schielwinkel von $> 30°$ durch einzeitige Vor- und Rücklagerung nie bleibenden Übererfolg erzielt und wiederholt dann auf die Rücklagerung des anderen Einwärtswenders verzichten können. Auch nach der Operation müssen ausgleichende Gläser getragen, Seh- und Verschmelzungsübungen zur Erhaltung der richtigen Augenstellung und des beidäugigen Sehaktes gemacht werden.

Während das Einwärtsbegleitschielen sich in weitaus überwiegender Zahl aller Fälle schon im Kindesalter entwickelt, trifft dies für das Auswärtsschielen nicht zu. Dies kann ebensogut bei Kindern wie im späteren Lebensalter auftreten, und zwar weil die Anomalie der Ruhelage der wichtigste ätiologische Faktor ist. Sobald der beidäugige Sehakt verloren geht, stellt sich Auswärtsschielen ein, wenn die anatomische Ruhelage von der Orthophorie im Sinne einer Divergenz abweicht. Daher entwickelt sich Auswärtsschielen oft an Augen mit angeborener oder erworbener Sehschwäche. Gewiß liegt auch häufig Kurzsichtigkeit vor, doch bedingt diese als solche nur eine Schwäche der Konvergenz, eine relative Divergenz, nicht aber absolutes Auswärtsschielen. Dieses wird höchstens durch die Achsenlänge des kurzsichtigen Auges begünstigt. Auswärts-
schielen.

Die Behandlung des Auswärtsschielens ist vorwiegend eine operative, da es in der Regel anatomisch-mechanisch bedingt und kaum nervösen Einflüssen unterworfen ist. Von Gläserausgleich, Übungen u. dgl. Verfahren ist daher eine Besserung nicht zu erwarten. Da aus der übermäßigen Inanspruchnahme der Konvergenzinnervation asthenopische Beschwerden sich ergeben können, ist die Operation nicht nur aus kosmetischen Rücksichten geboten. Da mit einem Rückgang der abnormen Stellung hier nicht zu rechnen ist, können schon Ablenkungen von $10°$ operativ angegangen werden, auch soll von vornherein im Gegensatz zum Einwärtsschielen ein Übererfolg angestrebt werden, da die Wirkung gerne etwas zurückgeht. Da dies nicht durch Schwächung des Auswärtswenders geschehen darf, ist die Vorlagerung des Einwärtswenders der in der Regel gebotene Eingriff, der schon bei Schielwinkel von $15°$ mit der gleichzeitigen und gleichseitigen Rücklagerung des Auswärtswenders kombiniert wird. Bei viel größerem Schielwinkel muß später auch noch die Vorlagerung auf der anderen Seite vorgenommen werden. Behandlung.

Der unmittelbare Erfolg der Operationen gegen Auswärtsschielen ist im allgemeinen besser als beim Einwärtsschielen, besonders wenn ein Übererfolg von etwa $10°$ erreicht worden ist, kann man hoffen, daß die Stellungsanomalie dauernd richtig beeinflußt wird. Aber ganz sichere Versprechungen sollen auch hier nicht gemacht werden.

Ein glücklicherweise nicht häufiger Folgezustand der Schieloperation bei doppelseitiger guter Sehschärfe ist das Auftreten von Doppelbildern. Die Versuche, durch Prismengläser das Doppelsehen zu beseitigen, sind meist erfolglos, weil die Korrespondenz der Netzhäute nicht ausgebildet ist und kein Verschmelzungszwang vorliegt. Falls sich die subjektive Störung durch Gewöhnung an den Zustand nicht verliert, wird das Kind zum Übersehen des weniger scharfen Bildes durch verschieden starke Brillengläser erzogen. Folge-
zustände
nach Schiel-
operationen.

Ein weiterer Folgezustand der Rücklagerung ist heute auch viel seltener geworden, nachdem die Rücklagerung nicht mehr wiederholt und

14*

planlos, wie früher oft geschehen, ausgeführt wird. Bei zu hochgradiger Schwächung der Muskeln durch Rücklagerung kann nämlich ein leichter Grad von Exophthalmus auftreten, der kosmetisch durch Einsinken der Karunkel sehr störend wirkt.

Höhen-
schielen.

Höhenablenkung stärkeren Grades, die nicht durch Verletzung oder Lähmung bedingt wird, ist selten und kann durch Operation des geraden Hebers oder Senkers beseitigt werden. Nicht so selten begleitet aber eine Höhenablenkung geringeren Grades auch die seitliche Ablenkung infolge schiefen Ansatzes des geraden Seitenwenders. Diese auf S. 206 schon erwähnte Anomalie geht bei Operation der Seitenablenkung auch zurück, wenn die schräg ansetzenden Fasern auch durchtrennt werden.

2. Das Lähmungsschielen (Strabismus paralyticus).

Das Lähmungsschielen ist im Kindesalter nicht so häufig wie das Begleitschielen. Während dieses nämlich entweder nur ein Stellungsfehler ist oder eine Innervationsstörung darstellt, die beide Augen gleichmäßig betrifft, handelt es sich beim Lähmungsschielen um eine Bewegungs- und Gleichgewichtsstörung der bewegenden Kräfte des Auges, die durch Ausfall der Beweglichkeit im Bereich des gelähmten Muskels und durch das Übergewicht des Gegenwirkers bedingt ist.

Unter-
suchung.

Die Bewegungsstörung braucht in Ruhelage bzw. bei Inanspruchnahme des Gegenwirkers nicht deutlich zu werden, sie tritt aber um so deutlicher hervor, je mehr der fixierte Gegenstand in den Wirkungsbereich des gelähmten Muskels gebracht wird. Deshalb ist das Lähmungschielen vom Wechsel der Blickrichtung abhängig. Da das gelähmte Auge bei Übernahme der Fixation einen viel stärkeren Befehl braucht, und dieser auch dem gemeinsam wirkenden Muskel der anderen Seite zugeleitet wird, weicht das andere Auge unter der deckenden Hand stärker ab; der sekundäre Schielwinkel ist beim Lähmungsschielen größer als der primäre.

Sehr störend sind beim Lähmungsschielen die Doppelbilder. Ihr Abstand nimmt zu, je mehr die Fixation in das Wirkungsgebiet des gelähmten Muskels verlegt wird. Um diese für die Lokalisation in der Umwelt so empfindliche Störung nach Möglichkeit auszuschalten, pflegt der Gelähmte den geschwächten Muskel durch eine entsprechende Kopfhaltung zu entlasten. An dieser Kopfhaltung erkennt der Geübte gleich die Art der Lähmung. Die schiefe Kopfhaltung der Kinder mit Augenmuskellähmung darf nicht, wie schon wiederholt geschehen, mit Caput obstipum verwechselt werden.

Abb. 28 zeigt die für linksseitige Abducenslähmung charakteristische Kopfhaltung. Bei Aufforderung nach links zu sehen, wird das rechte Auge richtig adduziert, das linke kann aber über die Mittellinie hinaus nicht bewegt werden. Obgleich die übliche Augenbewegung zur Linkswendung des Blickes gemacht ist, hat das Kind doch gewohnheitsmäßig die Kopfdrehung vorgenommen, die es bei Betrachtung der im linken Teil des Blickfeldes gelegenen Gegenstände vorzunehmen gewohnt ist.

Für die Lokalisation der Doppelbilder gilt der Satz, daß das Bild des gelähmten Auges in die seiner Schielstellung entgegengesetzte Richtung verlegt wird, d. h. pathologische Konvergenz ergibt gleichnamige, pathologische Divergenz gekreuzte Doppelbilder. Das fehlerhafte Bild wird in die Richtung verlegt, in die das Auge durch den betreffenden Muskel gezogen werden müßte. Bisweilen haben die Kinder es so gut gelernt, die Doppelbilder zu unterdrücken, daß diese bei der Untersuchung erst durch farbiges Glas hervorgerufen werden müssen.

Somit ist die Diagnose einer bestimmten Augenmuskellähmung gegeben, wenn man sich die Wirkungsweise des gelähmten Muskels und seines Gegenwirkers vergegenwärtigt. Über die Beziehungen der N. oculomotorius, trochlearis und abducens zu den Augenmuskeln gibt Taf. 26 einen Überblick.

Die große Bedeutung der Augenmuskellähmungen für den Kinderarzt beruht auf ihren Beziehungen zu den Gehirnkrankheiten.

Gewiß können die Lähmungen auch Ursachen haben, die in der Augenhöhle *Ursachen.* liegen. Von ihnen seien genannt: Schädigung der Muskeln und ihrer Nerven durch Verletzungen und Geschwülste, ferner durch Phlegmonen und Entzündungen tuberkulöser und luetischer Natur. Die Aufklärung dieses Zusammenhangs mit örtlichen Erkrankungen wird aber kaum jemals Schwierigkeiten machen.

Die Erkrankungen der Hirnbasis werden vor allem an der Beteiligung multipler Augenmuskel- und anderer Hirnnerven erkannt. So kann Augenmuskellähmung ein Frühzeichen einer basalen tuberkulösen Hirnhautentzündung sein und den tödlichen Ausgang einleiten, aber auch spontan wieder zurückgehen. Stets ist jedenfalls an die Möglichkeit einer gummösen oder tuberkulösen Knochenhautentzündung zu denken. Geht die Hirnhautentzündung vom Ohr aus, so ist nicht selten neben dem Abducens auch der Facialis gelähmt. Besteht ein basaler Prozeß in der Nähe der oberen Augenhöhlenspalte, so können alle Augenmuskeln ergriffen sein (Ophthalmoplegia totalis oder externa).

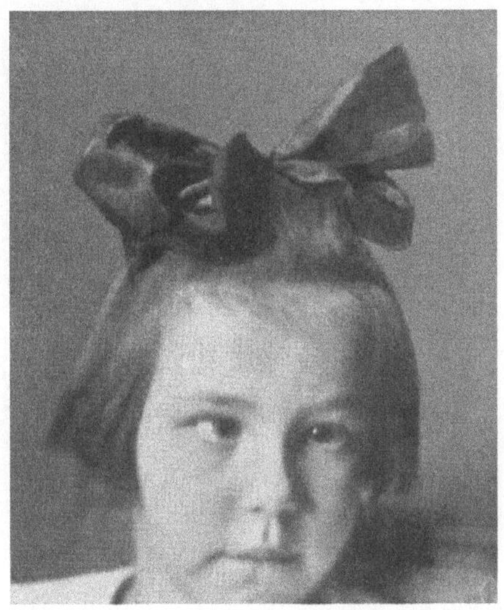

Abb. 28. Angeborene Lähmung des linken Außenwenders (Abducenslähmung).

Supranukleare Erkrankungsherde kommen bei Kindern kaum in Betracht. Dagegen kommen sowohl tuberkulöse wie luetische Erkrankungen der Kerngegend, auch Aplasien bei Kindern zur Beobachtung. Die Vergegenwärtigung des Kerngebietes ergibt, welche Muskelgruppen vor allem, weil benachbart, erkranken können. Der sehr ausgedehnte Oculomotoriuskern erkrankt z. B. nur ausnahmsweise total. Man kann aber auf eine Erkrankung der Kerngegend des III Nerven schließen, wenn doppelseitige Ophthalmoplegia externa oder (seltener) interna vorliegt. Solche tritt z. B. bei den akuten Infektionskrankheiten des Kindesalters wie Diphtherie, Scharlach, Masern, Influenza gelegentlich auf. Doppelseitige Augenmuskellähmungen wie konjugierte Blicklähmung, Ablenkung der Augen nach der Seite der gelähmten Glieder deuten auch häufig auf Geschwülste der Brückengegend, Gliome, Gummen oder Tuberkel hin.

Einige etwas häufigere Augenmuskellähmungen seien noch besonders *Spezielle* gewürdigt. Bei Abducenslähmung hält das Kind den Kopf nach der *Symptomatologie.*

Seite des gelähmten Muskels gedreht (Abb. 28), die Gesichtslinien sind dagegen nach der entgegengesetzten Seite gerichtet. Die häufigere infranukleare Abducenslähmung hat nur den Ausfall des entsprechenden Außenwenders zur Folge. Die nukleare Lähmung führt dagegen wegen Verbindung mit dem Kern des geraden Einwärtswenders der anderen Seite zur konjugierten Ablenkung nach der gesunden Seite hin. Außerdem ist sie wegen der Nachbarschaft zum Facialiskern von Facialislähmung begleitet. Die totale Oculomotoriuslähmung beruht meist auf einer Erkrankung des Nervenstammes zwischen der Augenhöhlenspalte und der Austrittsstelle des Nerven aus dem Gehirn, nur selten auf Kernentartung. Es besteht Ptosis, der Augapfel selbst ist durch Überwiegen der Wirkung des oberen schiefen Muskels und des geraden Auswärtswenders nach unten und außen abgelenkt (Abb. 29). Die Lähmung anderweitiger Hirnnerven weist auf basalen Sitz, kontralaterale Extremitätenlähmung auf die Gegend des Pedunculus hin. Gesonderter Ausfall der äußeren oder inneren Äste kann nuclearen Ursprungs sein, doch trifft dies keineswegs immer zu. Das gleiche gilt für die Lähmung einzelner vom Oculomotorius versorgter Muskeln. Auch hier kann Sitz der Erkrankung sowohl die Kernregion wie ein Nervenzweig an der Basis und in der Augenhöhle, oder der Muskel selbst sein.

Isolierte Trochlearislähmung, kenntlich an Neigung des Kopfes gegen die Schulter der anderen Seite, kommt nur sehr selten, und zwar nach Verletzung der am oberen Augenhöhlenrande gelegenen Rolle zur Beobachtung.

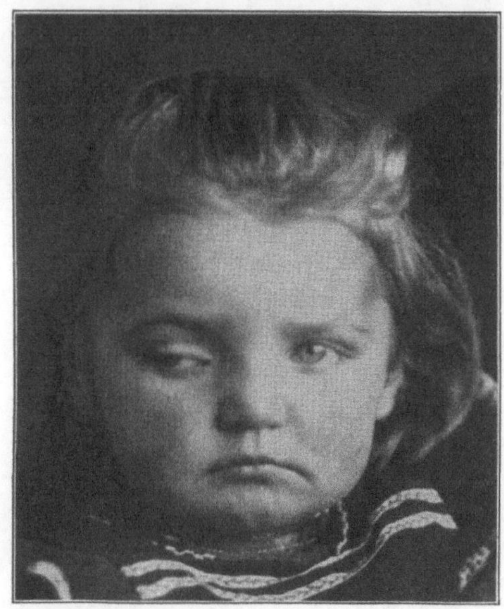

Abb. 29. Parese des r. N. Oculomotorius, angeblich seit dem dritten Lebensmonat. 1½ Jahre altes Kind. — Keine Zangengeburt; keine Lues.

Besondere Erörterung erfordert noch die Bedeutung der Lues. Die Augenmuskellähmungen sind bei der angeborenen Lues schon im Frühstadium und dem entsprechend schon in den ersten Lebenswochen und -jahren anzutreffen (*Igersheimer*). Nicht selten finden sich aber neben der Nervenlues auch andere Zeichen der Syphilis sekundärer Art, wie Entzündungen der Gefäßhaut oder auch parenchymatöse Hornhautentzündung. Im allgemeinen sind aber die Lähmungen bei der angeborenen Lues viel seltener als bei der erworbenen, in besonderem Maße trifft dies auch für die oft flüchtigen Lähmungen bei der Tabes Jugendlicher zu.

Günstige Vorhersage bieten die Augenmuskellähmungen, die im Gefolge der akuten Infektionskrankheiten auftreten, auch die Muskelstörungen bei Vergiftungen und Intoxikationen (Botulismus) pflegen zurückzugehen, wenn die Allgemeinbehandlung mit der Vergiftung fertig wird. Zweifelhaft ist der Ausgang bei der Lues. Günstigen Ergebnissen der spezifischen

Behandlung stehen fast völlige Versager gegenüber. Besonders tabische Lähmungen gehen gern schnell zurück, neigen aber zu Rückfällen an demselben oder anderen Muskeln. Ganz ungünstig sind die Aussichten bei Tuberkulose der Kern- und Brückengegend, während bei tuberkulöser Hirnhautentzündung leichterer Verlauf und spontane Besserung nach neueren Beobachtungen nicht immer ausgeschlossen sind.

Die Behandlung richtet sich also nach dem zugrunde liegenden Allgemeinleiden. Wo sie erfolglos bleibt, richtet man auch mit Elektrizität kaum etwas aus. Bleibt nach längerer Beobachtung eine Lähmung bei sonstigem guten Allgemeinbefinden zurück, so kann der Versuch einer Besserung der paretischen Ablenkung und des durch sie bedingten Doppeltsehens durch Operation gemacht werden, und zwar kommt Vorlagerung des gelähmten Muskels, u. U. unterstützt durch Rücklagerung des in Krampfstellung befindlichen Gegenwirkers in Betracht. Gerade bei Kindern warte man aber geraume Zeit ab, bis man sich zu operativem Vorgehen entschließt, weil noch nach Monaten Rückgang der Erscheinungen beobachtet worden ist und weil andererseits Kinder nicht allzuselten die Hauptbeschwerden des Doppeltsehens bald zu unterdrücken lernen. Wo das Doppeltsehen dauernd störend empfunden wird, läßt man eine Wechselbrille mit Milchglas tragen, durch die ein Auge vom Sehakte ausgeschlossen wird.

3. Das Augenzittern (Nystagmus).

Als Nystagmus oder Augenzittern werden schnell pendelnde oder ruckartige Bewegungen der Augen bezeichnet, die der Willkür entzogen sind. Die Bewegung erfolgt entweder geradlinig (Nyst. oscillatorius) oder als Radbewegung (Nyst. rotatorius). Sie gehen in schneller Reihenfolge vor sich, ohne daß aber die Bilder der Außenwelt als bewegt empfunden werden.

Nystagmus entwickelt sich in Augen mit mangelhaftem Sehvermögen, die infolge Minderwertigkeit der Netzhautmitte keine Fixation erlernt haben, z. B. bei angeborener oder früh erworbener Schwachsichtigkeit, bei Albinismus oder totaler Farbenblindheit. Viel seltener sieht man Nystagmus bei gutem Sehvermögen. Angeborene luetische Erkrankungen des Centralnervensystems sind dann wahrscheinlich die Ursache.

Das vom Ohr ausgelöste vestibuläre Augenzittern unterscheidet sich vom undulierenden durch seine ruckartigen Bewegungen. Er setzt sich aus einer langsamen Bewegung in der einen und einer schnellen ruckartigen in der entgegengesetzten Richtung zusammen. Dieser Nystagmus tritt bei Erkrankungen des inneren Ohres auf und läßt sich auch durch Ausspülen des Ohres mit kaltem und warmem Wasser auslösen. Auch physiologisch tritt ein solcher ruckartiger Nystagmus bei maximaler Seitenwendung des Blickes auf. Das bei seitlicher Blickrichtung sich einstellende Augenzittern bei multipler Sklerose gehört ebenfalls hierher.

4. Die angeborenen Anomalien des Bewegungsapparates.

Angeborene Lähmungen der Augennerven betreffen vor allem den N. abducens (Abb. 28 S. 213) und den Oculomotorius (Abb 29). Abgelaufene Encephalitis, Verletzungen während des Geburtsaktes, die sowohl in Blutungen der Kerngegend wie in Veränderungen an der Basis durch Zangenentbindung beruhen können, bindegewebige Umwandlung des Außenwenders sind als Ursache anzusprechen, doch bleibt nicht selten die Ursache ganz ungeklärt. Bei angeborener Ptosis wurde sowohl Kernaplasie wie eine ungenügende Anlage der quergestreiften Muskulatur, eine Aplasie der äußeren Augenmuskeln, beobachtet (*Cords*). Die angeborene Ptosis wurde schon S. 91 gewürdigt. Sie kann auf mangelhafter Anlage der Muskulatur ebensogut wie auf Störungen im Bereich des Oculomotorius beruhen.

Selten ist ein Mangel des *Bell*schen Zeichens beim Lidschluß, ganz ungewöhnlich bei Oculomotoriuslähmung ein andauernder Wechsel in der Pupillenweite.

Wiederholt ist bei den angeborenen Beweglichkeitsdefekten die Vorlagerung des Muskels oder auch nach *Hummelsheim* die Verpflanzung eines Muskels, z. B. des geraden Hebers an die Stelle des Auswärtswenders mit Erfolg ausgeführt worden.

Quellenverzeichnis:

Worth, Das Schielen, London 1903. — *Bielschowsky*, Beihefte zur medizinischen Klinik Heft 12, 1907. — *Hummelsheim*. Archiv f. Augenheilk. Bd. 62, 1908 und 66, 1910. — *Cords*, Dtsch. med. Wochenschr. Nr. 37, 1918. — *Igersheimer*, Syphilis und Auge, Berlin Springer 1918. — *Cords* Bericht über die 43. Vers. der deutschen ophthalm. Gesellschaft, Jena 1922.

X. Die Verletzungen des Auges und seiner Hilfsorgane.

Auf die eine oder andere wichtigere Augenverletzung wurde schon in den entsprechenden Abschnitten hingewiesen. Hier sollen die allgemeinen Grundsätze, die für Erkennung und Behandlung der Verletzungen des kindlichen Auges maßgebend sind, gewürdigt werden.

Grundsätzlich unterscheidet sich die Behandlung der Hilfs- und Nachbarorgane von denen des Augapfels selbst. Für erstere kommt ein rein chirurgisches Vorgehen in Betracht, während ein solches für die Verletzungen des Augapfels oft gegenangezeigt ist.

1. Die Verletzungen der Hilfsorgane.

In erster Linie sind es Verletzungen der Lider, der Tränenorgane und der Augenhöhle, die nach chirurgischen Grundsätzen behandelt werden. Am Augenhöhlenrande werden scharfe Wunden ebensogut durch stumpfe Gewalt wie durch scharfe und schneidende Gegenstände hervorgerufen. Bei Reinigung und Glättung der Wundränder ist besonders auf die Stellung der Augenbrauen zu achten, auf Unversehrtheit der Rolle (Trochlea) zu untersuchen. Knochensprünge des Augenhöhlenrandes bleiben oft unbemerkt, sie können aber die Ursache zu lang dauerndem Schmerz abgeben, wenn sie in der Nähe der Nervenaustrittsstellen (Supraorbitalis, Infraorbitalis) verlaufen. Für den Sehakt kann Knochenbruch in der Gegend der Rolle verhängnisvoll werden, wenn mit Abreißung der Rolle die Sehne des oberen schiefen Augenmuskels geschädigt wird. Tiefer gehende Brüche in der Gegend der Spitze des Augenhöhlentrichters bez. des Sehnervenkanals ziehen Zerreißungen der Bewegungsnerven oder des Sehnerven nach sich. Erstreckt sich bei älteren Kindern mit schon ausgebildeten

Nebenhöhlen der Nase ein Bruch bis in die Wandung der pneumatischen Nebenhöhlenräume, besonders der Siebbeinzellen, so kann Hautemphysem die Folge sein. Dieses geht zurück, wenn kräftigere Schneuzbewegungen für einige Tage unterlassen werden. Ausgedehntere Schädigung der Augenhöhlenwand kann das Austreten von Augenhöhleninhalt und damit Enophthalmus oder bei gleichzeitiger Zerreißung der Muskeln Luxation bez. Ausreißung des Auges zur Folge haben.

Letztere ist eine typische, aber zum Glück recht seltene Zangengeburtsverletzung. Ein in die Augenhöhle eingeführter Zangenlöffel zerreißt die Muskeln, und der nur noch am Sehnervenstil hangende Augapfel liegt mit Teilen seiner Hilfsorgane vor der Lidspalte oder auf der Wange. Erhaltung eines derartig abgerissenen Auges, etwa durch Zurückdrängen gelingt nicht.

Oft haben Quetschungen des Augenhöhleneinganges hochgradigen Bluterguß in das den Augapfel umgebende Gewebe mit praller Vortreibung beider Lider zur Folge, so daß diese weder von selbst noch mit ärztlicher Hilfe geöffnet werden können (Taf. 10, Abb. 1). Dieser Zustand wird übrigens gelegentlich auch nach Schieloperationen beobachtet und geht nach einigen Tagen zurück, die völlige Aufsaugung des Ergusses nimmt allerdings Wochen in Anspruch.

Hieb- und Stichwunden können die mannigfachsten Folgen in der Augenhöhle haben: Zerreißung von Augenmuskeln ja auch des Sehnerven, sogar Zertrümmerung der Augenhöhlenwandungen mit folgender Hirnhautentzündung.

So sah Verf. bei einem Fünfzehnjährigen nach einer Heugabelverletzung der Augenhöhle nach anfänglich scheinbar harmlosen Verlauf innerhalb weniger Tage Tod an Hirnhautentzündung und beginnender Stirnhirneiterung eintreten.

Von der Zertrümmerung der Augenhöhlengebilde abgesehen, ist überhaupt die septische Infektion die größte Gefahr bei den Stich- und Fremdkörperverletzungen der Augenhöhle. Besonders bei landwirtschaftlicher Arbeit nach Eindringen verunreinigter Gegenstände wie Holz- und Metallteilchen, entwickeln sich oft Augenhöhlenabscesse oder Gewebseiterungen, auch Starrkrampf wurde wiederholt beobachtet, alles Infektionen, bei denen ein tödlicher Ausgang nicht selten ist.

Abgesehen von der chirurgischen Behandlung, die in Entfernung etwa eingedrungener Fremdkörper, in Frei- und Offenhaltung verunreinigter Wunden besteht, versäume man besonders bei landwirtschaftlichen Verletzungen nie als Verhütungsmaßnahme die Anwendung von Starrkrampfserum, denn über tödlichen Ausgang von Friedensverletzungen der Augenhöhle infolge Wundstarrkrampfs ist mehrfach berichtet worden.

Für die Beurteilung der Augenlidverletzungen und ihrer Folgen für Auge und Bindehautsack ist Lage und Ausdehnung der Wunden wichtig. Selbst größere Wunden können belanglos ausgehen, wenn Lidrand und Lidwinkel nicht mit betroffen sind und keine Narbenanheftung an den Augenhöhlenrand erfolgt. Aber schon kleinere Lidwunden ziehen Veränderungen in der Form des Lidrandes und der Lidspalte nach sich, wenn sie den freien Lidrand betreffen oder in der Gegend des Augenhöhlenrandes zur narbigen Anheftung des Gewebes führen.

Im ersteren Falle entstehen Einkerbungen und Defekte (Kolobome) des Lidrandes, im letzteren Falle Ektropium oder Entropium des ganzen oder eines Teiles des Lides mit Abstehen des Tränenpunktes und **Tränen-träufeln**, weiter traumatische Lidsenkung (**Ptosis**), besonders nach länger dauernder Entzündung des Lidgewebes oder nach Verletzung des Lidhebers, Verwachsungen (**Symblepharon**) und Verkürzung des Bindehautsackes vor allem nach Verätzungen und Verbrennungen, die meist auch die Augapfel-bindehaut mit betreffen.

Blutergüsse in den Augenlidern treten fortgeleitet oft nach Verletzungen der Schädelbasis, als Folge der Stauung auch nach Quetschungen des Brustkorbes auf.

Behandlung. Lidhaut und Wundränder werden mit Benzin getränktem Tupfer ge-reinigt, die angepaßten Wundränder möglichst bald genäht; bei völliger Durchtrennung der Lider durch innere Nähte, die Bindehaut und Lidknorpel fassen, sodann durch äußere Hautnähte. Sind die Wunden schon älter, so wartet man zweckmäßig erst die vorläufige Heilung und Gestaltung des Lidrandes ab, um dann durch plastische Operation den entstandenen Defekt oder die Stellungsanomalie zu beseitigen.

Tränen-organe. Verletzungen in der Gegend der Tränendrüse können einen Verschluß ihres Hauptausführungsganges und damit später eine cystöse Erweiterung der Drüse herbeiführen. Dieser seltene Zustand, der bei Kindern wieder-holt auch nach Verätzungen beobachtet worden ist, wird als **Dakryops** (vgl. S. 96) bezeichnet und ist kenntlich an einer kirsch-, ja kleinapfelgroßen weichen Anschwellung der Gegend unterhalb des oberen äußeren Augen-höhlenrandes. Er ist durch Ausschälung der Geschwulst zu beseitigen.

Die tränenableitenden Wege werden nicht selten bei Verletzung des inneren Augenwinkels in Mitleidenschaft gezogen, indem der Tränenpunkt vom Kanälchen abgerissen oder letzteres ganz zerrissen wird. Behinderung der Bildung des Tränensees und Tränenträufeln durch Störung der Tränen-abfuhr infolge narbiger Verlegung der Wege sind die Folgen. Durch früh-zeitig und richtig angelegte Nähte können sie verhütet werden.

Einwirkung heftigerer Gewalt bedingt durch Zertrümmerung der knö-chernen Nase dauernde Unwegsamkeit der Tränenwege, die nur durch Bil-dung eines neuen Knochenkanales behoben werden kann.

Augen-muskeln. Abreißung von Augenmuskeln kommt in der Regel nur als Teilerschei-nung von Verletzungen der Augenhöhle (siehe dieselben) vor. Eine typische Augenverletzung ist aber die Abreißung des oberen schiefen Augenmuskels durch Beschädigung der Rolle. Als Behandlung kommt bei dieser Ver-letzung, abgesehen von der Ausschließung des vom gelähmten Auge aus-gehenden Doppelbildes durch Mattglas, nur die Rücklagerung des geraden Senkers (rect. inf.) der anderen Seite in Betracht.

2. Die äußeren Verletzungen des Augapfels.

Fremd-körper-verletzun-gen. Die kleinen Verletzungen des täglichen Lebens, die Bindehaut (Taf. 10, Abb. 2) und Hornhaut betreffen, treten im Kindesalter, besonders in den ersten Lebensjahren entschieden im Verhältnis zu ihrer Häufigkeit im späte-ren Leben an Bedeutung zurück, weil das Kind durch seine Fesselung an Haus und Schule in der Regel ihnen nicht im gleichen Maße wie andere Altersstufen ausgesetzt ist. Immerhin fliegen Sand, Staub und Schmutz-teilchen der Umwelt ebenso gut in den kindlichen Bindehautsack, wenn bei staubig-windigem Wetter, auf Baustellen, bei Bahn-, Schiffs- und anderen Fahrten sowie bei landwirtschaftlicher Arbeit die Gelegenheit hierzu geboten ist. Es handelt sich bald um Sand, Asche- oder Kohlenstaub, bald um Fremdkörper tierischer bez. pflanzlicher Abkunft, wie Insektenflügel, Samenhülsen, feine Stroh- oder Getreideteilchen usw.

Mit Vorliebe geraten die Fremdkörper in die seichte Furche des Sulcus subtarsalis, die am Oberlid parallel dem freien Lidrande verläuft. Hier, unter dem Oberlide, verursachen sie ein heftiges Druck- und Schmerzgefühl, vor allem bei jedem Lidschlag, weil der Fremdkörper hierbei die Hornhautnerven reizt. Im Schlafe und bei geschlossenem Auge lassen die Schmerzen nach. Die Entfernung gelingt meist leicht nach Umwendung des Oberlides durch Wegwischen mit einem feuchten ausgedrückten Wattebausch. Bei besonderer Empfindlichkeit wird vorher cocainisiert.

In den unteren Teil des Bindehautsackes geratene Fremdkörper werden meist durch den Lidschlag mit dem Tränenstrom beseitigt, doch bleiben sie auch gelegentlich in den Tränenkanälchen stecken. Manchmal bleiben aber sowohl in der oberen wie in der unteren Übergangsfalte größere Fremdkörper zunächst unbemerkt liegen und werden dann von einer sie verbergenden Granulationshülle umschlossen. Erst der allmählich zunehmende Reizzustand führt zur Erkennung und Behandlung des Zustandes.

Häufig ist der Sitz der kleinen Fremdkörper die Hornhaut, besonders die Lidspaltenzone. Es stellt sich sofort ein lebhafter Reizzustand, ciliare Rötung, Lichtscheu, Tränenträufeln und Schmerz ein, der oft bei längerem Haften des Fremdkörpers wieder nachläßt. Die Entfernung des Fremdkörpers mit Nadel oder Hohlmeißel (Abb. 30) gelingt nach gut vorbereiteter Empfin-

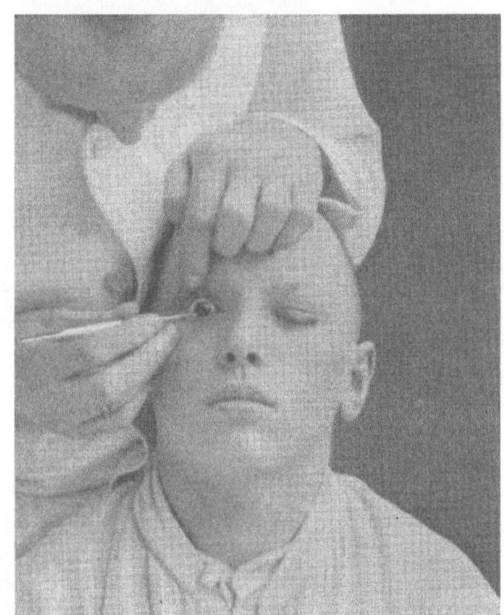

Fig. 30. Entfernung eines Fremdkörpers aus der Hornhaut.

dungslosigkeit im allgemeinen um so leichter, je früher der Versuch gemacht wird. Bei längerem Haften des Fremdkörpers bildet sich um ihn eine zartgraue Reaktionszone, bei Eisensplittern außerdem ein sog. Rostring, der gleichfalls sorgfältig zu entfernen ist. Arbeitet man ohne Hilfe, so bedient man sich zweckmäßig der die Finger frei lassenden Beleuchtungslinse nach *Kehr* (Abb. 31 S. 220). Wegen der Epithelschädigung empfiehlt sich für 1—2 Tage Anlegung eines Schutzverbandes bzw. einer Augenklappe.

Bisweilen schließt sich an derartige Fremdkörperverletzung bez. an unsaubere Entfernungsversuche ein septisches Hornhautgeschwür an, bei Kindern freilich seltener als bei Erwachsenen.

Falls der Fremdkörper gut zu sehen ist, kann man ihn in der auf Abb. 30 zu Anschauung gebrachten Weise bei Tageslicht entfernen, sonst bei guter durch Konvexlinse gesammelter seitlicher Beleuchtung im Dunkelzimmer.

Schwierig gestaltet sich die Entfernung tiefer ins Gewebe eingedrungener Fremdkörper, falls es sich nicht um Eisensplitter handelt, die mit dem Magneten zu entfernen sind, oder um längere spitzige Gegenstände, deren vorderes Ende noch von der Oberfläche aus gefaßt werden kann. Man tut in solchen Fällen gut, die Entfernung nicht gleich zu erzwingen, sondern etwas zu warten, denn beim wiederholten Versuch findet man bisweilen das Polster gelockert und die Entfernung geht leichter vor sich. Ragt die Spitze des Fremdkörpers in die Vorderkammer hinein vor, so **kann die Eröffnung der Kammer und Ausziehung von der Rückseite aus notwendig werden.**

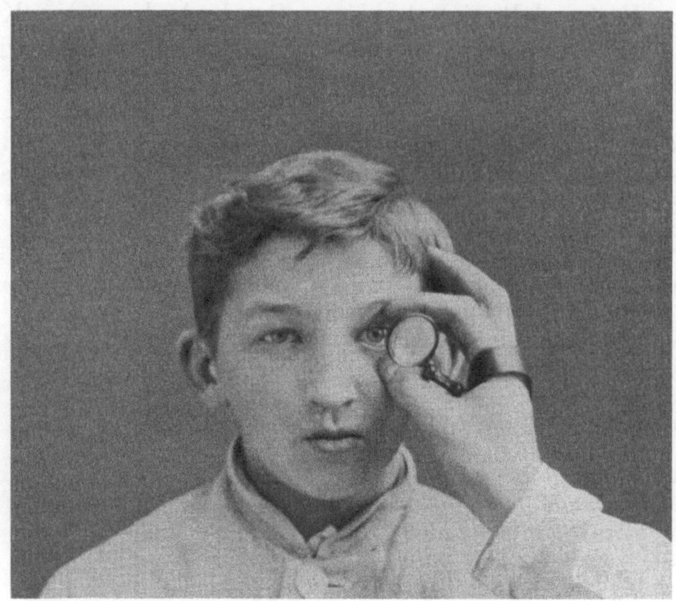

Abb. 31. Beleuchtungslinse nach *Kehr*.

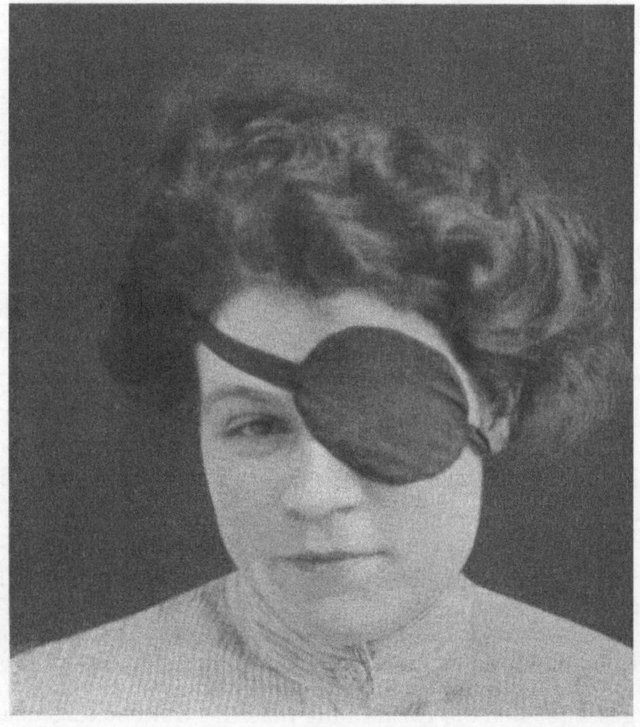

Abb. 32. Augenklappe.

Ist dabei das Epithel ausgiebig geschädigt worden, so läßt man nach Einstreichen von Borvaseline bez. Cocainsalbe für 24 Stunden eine Schutzklappe tragen. (Abb. 32.)

Epithelabschürfungen oder Erosionen der Hornhaut treten ent- Erosionen
weder als Folge von Fingernagelverletzungen oder besonders beim Spielen
auf, wenn ein Blatt oder Gebüschzweig die Hornhautoberfläche im Vorbei-
streifen schädigt. Die Hornhaut büßt im beschädigten Gebiet ihren Glanz
ein, durch Einträuflung von Fluorescein läßt sich die abgeschürfte Stelle
leicht zur Anschauung bringen, da nur sie den grünen Farbton annimmt.

Zur Verhütung von Infektion aus dem Bindehautsacke streicht man
antiseptische Salbe ein (Noviform 5%, Sublimat 1%). Sodann ist das Auge
für mehrere Tage zu verbinden.

Bisweilen schließt sich an diese Abschürfung der Zustand der rezidivierenden Erosion an. Wahrscheinlich ist infolge Schädigung der
Trigeminusendigungen eine erhöhte Bereitschaft des Epithels zu Verletzungen
nach der ursprünglichen Hornhautverletzung zurückgeblieben. Die Erosion
stellt sich dann in Abständen von einigen Monaten immer wieder ein, falls
es nicht gelingt, durch Abschaben des Epithels (Abrasio) oder durch Rot-
lichtbestrahlung die Rückfälle zu verhüten.

3. Die Verätzungen und Verbrennungen.

Die Verbrennungen und Verätzungen gehören zu den schwersten Ver-
letzungen, die das äußere Auge treffen können, da sie teils durch Wasser-
entziehung, teils durch chemische oder thermische Verschorfung zu
Gewebstod der Bindehaut und Hornhaut führen. Am wichtigsten sind im
Kindesalter die Kalkverätzungen. Sie ereignen sich vor allem beim
Spielen mit ungelöschtem bez. nicht genügend gelöschtem Kalk.

Wird das Kind mit frischer Verletzung vorgeführt, so findet man die Kalkmassen
teils frei im Bindehautsack, teils der verätzten Augapfel- und Lidbindehaut fest anhaftend. Je nach der Schwere der Verletzung ist die Hornhaut zunächst fast unbeteiligt oder sie zeigt mehr oder weniger ausgedehnte porzellanweiße Verfärbung.
Die größte Gefahr dieses Zustandes besteht nun im Absterben der Augapfelbindehaut.
Ist diese in größerer Ausdehnung verschorft, weiß und blutleer (Taf. 10, Abb. 3), so
ist die Ernährung der Hornhaut aufs allerschwerste gefährdet, trophische Geschwüre und Durchbruch sind im Verlauf der nächsten Wochen, später Staphylombildung und Sekundärglaukom zu erwarten.

Abgesehen von der primären Verätzung der Hornhaut (Kalkinkrusta-
tion) und ihren sekundären trophischen Erkrankungen besteht die Hauptgefahr der Verätzung in der ausgedehnten Verwachsung und Schrumpfung
der Bindehaut, in der Ausbildung von Verwachsungen im Bindehautsack.
(Abb. 33 S. 222).

Die erste Hilfe bei der Kalkverätzung besteht darin, die teils frei im Behandlung
der Kalk-
verätzung.
Bindehautsack befindlichen, teils oberflächlich dem Gewebe anhaftenden
Kalkpartikelchen durch Spülung und sehr vorsichtiges Abschaben mit
Fremdkörpernadel oder Davielschem Löffel, an der Hornhaut mit ölge-
tränktem Spitztupfer zu entfernen. Da der Kalk durch Wasseraufnahme
aus dem Bindehautsack schon gelöscht ist, benutzt man am zweckmäßigsten zur Ausschwemmung der Kalkpartikelchen leicht erwärmtes Wasser.
Kleinere oberflächliche Verschorfungen des Bindehautepithels heilen innerhalb weniger Tage unter Anwendung feuchter Verbände, doch ist jedesmal
vor Anlegen des Verbandes zur Lösung auch der feinsten mikroskopischen
Kalkinkrustationen eins der noch zu erwähnenden chemischen Lösungs-
mittel in Salbenform einzustreichen.

Bei tiefer greifender Verätzung der Bindehaut ist völlige Herstellung nicht zu erwarten. Es gelingt nur ausnahmsweise und unvollkommen, Verwachsungen der verätzten und verbrannten gegenüberliegenden Bindehautflächen durch Massage z. B. mit Öl zu verhüten.

Die Hauptaufgabe der Behandlung bleibt daher nach der ersten Hilfe die Aufhellung der Kalkinkrustationen der Hornhaut. Sie bestehen im wesentlichen aus kohlensaurem Kalk. Daneben kommt als Ursache der weißen Hornhauttrübung Kalkeiweißverbindung in Betracht. Zur Lösung verwendet man am besten das von *zur Nedden* eingeführte neutrale weinsteinsaure Ammon, 5—10% nach gründlicher Einleitung der Empfindungslosigkeit. Es wird in Form von Augenbädern mit kleiner Porzellanwanne angewendet, die mehrmals täglich bis zu $^1/_4$ Stunde gemacht werden. Freilich

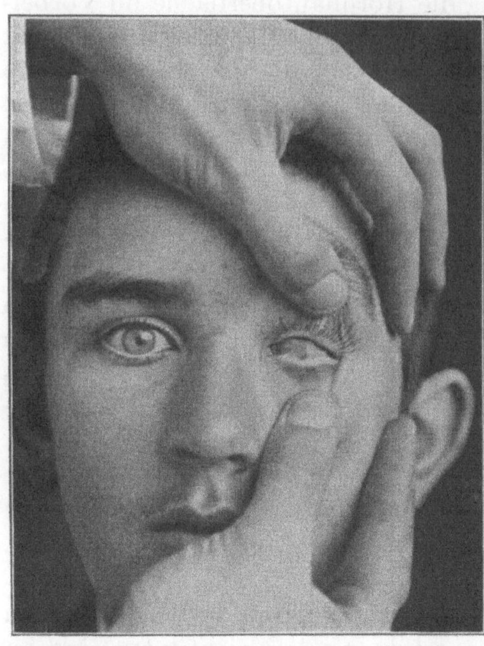

Abb. 33. Symblepharon n. Kalkverätzung.

begegnet man hierbei oft bei Kindern erheblichem Widerstand, deswegen ist daneben das Einstreichen von Amm. tart.-Salbe in den Bindehautsack vor Anlegen des feuchten Verbandes anzuraten. Denn neben dieser chemischen Behandlung muß man sich bestreben, durch Verbände und Wärmeanwendung die Entzündung zu bekämpfen, die Ernährung der Hornhaut zu heben. Gelingt auch durch die chemische Lösung der Kalktrübung oft eine weitgehende Aufhellung der Kalktrübung, so ist damit die große Gefahr für die Hornhaut leider noch keineswegs erledigt.

Verf. sah wiederholt das Ergebnis der chemischen Aufhellung der Kalktrübung völlig vernichtet durch die später einsetzenden Folgen der ausgedehnten Bindehautnekrose, die zur sekundären Hornhautnekrose, zu Durchbruch, Staphylombildung und Erblindung führte.

Glücklicherweise ist die zirkuläre Verätzung des Limbus selten, bei teilweiser Verätzung der Binde-

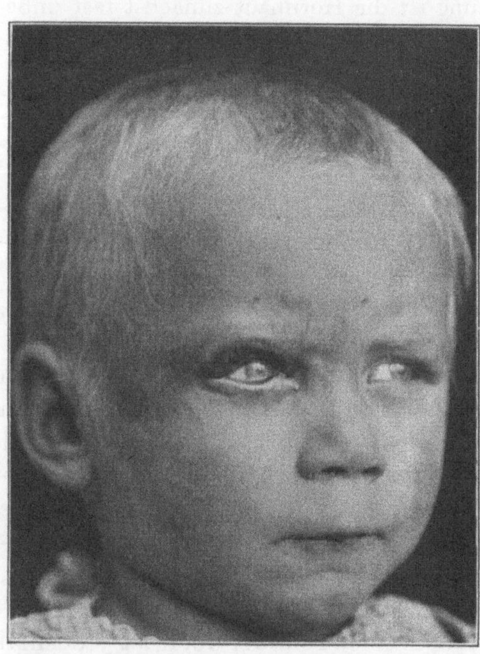

Abb. 34. Verkürzung und Ektropium des oberen Lides des rechten Auges nach Verbrennung.

haut sind trophische Geschwüre einer Heilung durch die beim Hornhautgeschwür übliche Behandlung zugängig. Auch kann man versuchen, die
Ernährung durch Verpflanzung von Lippenschleimhaut zu bessern, doch
kommen derartige Eingriffe ebenso wie die Beseitigung der aus der
Schrumpfung der Bindehaut sich ergebenden Stellungsfehler der Lider
und der Verwachsungen im Bindehautsack (Entropium, Ektropium,
[Abb. 34], Symblepharon [Abb. 33], Pterygium) erst nach völligem Ablauf
der Entzündung in Betracht.

Mit Rücksicht auf die Neigung verätzter Augen zu Glaukom infolge Ausbildung
von Veränderungen im Kammerwinkel ist noch zu erwähnen, daß pupillenerweiternde
Mittel nur unter steter Beachtung des Augendruckes angewendet werden dürfen.

Die Folgen anderer Verätzungen durch Säuren, Laugen, künstliche Düngemittel, sowie der Verbrennungen durch heiße Flüssigkeiten oder Metalle sind für den Bindehautsack ähnlich denen bei Kalkverätzung. Ernährungsstörungen an der Hornhaut und Verwachsungen
im Bindehautsack sowie Anomalien der Lidstellung sind es, die zunächst
meist sorgfältige konservative Behandlung, später chirurgisches Eingreifen
erfordern.

4. Die Quetschung (Kontusion) des Auges.

Auch die Quetschung des Auges tritt mit Vorliebe bei kindlichen Spielen,
besonders bei Ballspielen, ferner durch Stoß gegen harte Gegenstände oder
durch deren Anprall zustande. Die Folgen sind in der Regel nicht so ver-
derblich wie bei den Verätzungen, doch so vielgestaltig, daß kaum ein Teil
des Auges verschont bleibt.

Die Folgen der Quetschung an den Lidern zeigt Abb. 1 auf Taf. 10.
Schwellung und Blutergüsse betreffen aber nicht nur die Lider, sondern auch die Bindehaut. Da mikroskopische Oberflächenverletzung
häufig daneben vorliegt, empfiehlt sich die Anlage eines Schutzverbandes.
An der Hornhaut kommt zweifellos als Quetschungsfolge Schädigung des
Epithels wie des Endothels vor. Erstere bildet bei gleichzeitiger oder
nachheriger Infektion des Defektes die Grundlage zur Entstehung eines
Ulcus serpens, während Endothelschädigung Quellungstrübung der Hornhaut zur Folge hat. Wenn ein größerer Bluterguß ins Augeninnere vorausgegangen ist, so kann eine Durchblutung der Hornhaut eintreten.

Die Durchblutung, die auch nach größeren spontanen Blutergüssen ins Augeninnere stattfinden kann, erkennt man an einer kreisrunden dunkelbraunrot-gefärbten
Scheibentrübung, die den Randsaum der Hornhaut freiläßt. Sie entsteht durch Dif-
fundieren des Blutfarbstoffs aus der Kammer in die Hornhaut. Da das Gewebe
auch sekundäre Veränderungen im Gebiet des eingedrungenen Blutfarbstoffs er-
fährt, erfolgt die Rückbildung dieser Trübung nur sehr langsam und unvollkommen.

Die mannigfachsten Gewebsveränderungen zeigt die Regenbogenhaut, Regenbogen-
haut und
Pupille.
die verschiedenartigsten Formveränderungen infolgedessen auch die Pupille.
Die häufig nach Quetschung zurückbleibende Pupillenerweiterung
ist entweder Folge von kleinen Einrissen der Regenbogenhaut im
Pupillargebiet oder einer peripheren Lähmung des Schließmuskels.
Im letzteren Falle kann die Pupillenerweiterung nach längerem Pilocarpin-
gebrauch teilweise wieder zurückgehen; im ersteren Falle dagegen nicht, da
die Einrisse des Pupillarrandes und des Schließmuskels eine Vergrößerung

des Pupillenrandes herbeiführen. Seltener erstrecken sich die Einrisse radiär durch das ganze Gewebe bis zur Iriswurzel.

Viel seltener als die Pupillenerweiterung nach Verletzung ist eine traumatische Pupillenverengung; wahrscheinlich ist sie durch einen Krampf des Schließmuskels bedingt, im Gegensatz zur Pupillenerweiterung pflegt sie denn auch schnell vorüberzugehen.

Eine der häufigsten Quetschungsfolgen ist die Ablösung der Iriswurzel von ihrem Ansatz am Strahlenkörper (Iridodialyse [Taf. 8, Abb. 1]), eine Verletzung, die sich oft mit anderen Quetschungsfolgen wie Einrissen des Schließmuskels, Linsenverschiebung oder Aderhautriß verbindet.

Die eigentliche Ablösung ist zunächst durch einen Bluterguß verdeckt, auch die Veränderung der Pupillenform entzieht sich zunächst oft der Beobachtung, wenn der Bluterguß einen großen Teil der vorderen Augenkammer füllt. Sobald dieser sich aufgesaugt hat, sieht man peripher vom abgelösten Irisabschnitt einen schwarzen Saum von Citronenscheibenform, der genau wie das Pupillargebiet bei der Augenspiegeldurchleuchtung rot aufleuchtet, wenn die übrigen Medien klar sind. Sowohl der Pupillarsaum wie der abgelöste Ciliarrand der Regenbogenhaut bilden nun gerade, im allgemeinen parallel verlaufende Linien. Der Pupillarrand ist über der abgelösten Zone zur Sehne abgeschrägt. Bisweilen wird die Rißstelle überhaupt nicht gefunden (Tafel 10, Abb. 5).

Nur selten ist die Iris in ihrer ganzen Ausdehnung abgerissen und liegt dann zusammengeknäuelt am Boden der Vorderkammer. In diesem Fall ergeben sich naturgemäß auch höhergradige Funktionsstörungen. Bei kleineren Ablösungen braucht keine nennenswerte Beeinträchtigung der Sehkraft zurückzubleiben, gelegentlich wird einäugiges Doppeltsehen beobachtet.

In der Behandlung der Irisablösung hat sich Verf. wiederholt ein abwartendes Verfahren am besten bewährt, d. h. man wende in den ersten Tagen keine pupillenerweiternden oder verengernden Mittel an, da der Zug am Gewebe zu frischen Blutungen aus den zerrissenen Gefäßen führen kann und damit die Heilung verzögert. Man beschränke sich also auf die Anlegung eines Verbandes und Verordnung von Ruhe und kann nach 8 Tagen eine bestehende Pupillenerweiterung durch Pilocarpin zu verringern suchen, ohne indes in dieser Beziehung weitgehende Hoffnungen zu haben.

Viel seltener als die Regenbogenhaut ist der Strahlenkörper Sitz von Quetschungsfolgen. Erwähnt seien Hämatome, die sowohl nach Geburten (Taf. 11, Abb. 3) wie nach anderweitiger Quetschung beobachtet wurden. Die Diagnose dieser Scheingeschwülste kann erhebliche Schwierigkeiten bereiten, da Verwechslung mit Sarkomen leicht ist. Sorgfältige Erhebung der Vorgeschichte, längere Beobachtung, u. U. Punktion der Cyste kann die Erkennung des Zustandes fördern.

An der Linse ist die häufigste Quetschungsfolge die Lageveränderung. Deren eigentliche Ursache ist die Zerreißung des Aufhängebandes, der Zonula Zinnii. Verläßt die Linse ganz die ihr bestimmte Stelle im Augeninneren, so liegt Luxation vor, entweder in die Vorderkammer oder häufiger in den Glaskörper. Im ersteren Falle ist baldige Entfernung aus der Vorderkammer wegen Gefahr des Glaukoms geboten. Bei Verlagerung in den Glaskörper kann das Auge optisch zunächst dem staroperierten gleichen, ja es kann jahrelang frei von weiteren Folgezuständen bleiben, meist aber entwickelt sich später Sekundärglaukom und solche Augen kommen dann zur Enukleation, da von Entfernung der Linse aus dem Glaskörper abzuraten ist.

Erwähnt sei hier noch die Verlagerung der Linse unter die Bindehaut, eine typische Verletzung durch Kuhhornstoß. Sie gehört wohl nicht mehr zu den

Rechts die Nerven, links die Gefäße der Augenhöhle.

A A Die Augäpfel. Der Lidheber und der obere gerade Augenmuskel sind entfernt, rechts außerdem der Nervus supraorbitalis.

B B Die mittlere Schädelgrube. Rechts ist die harte Hirnhaut vollständig entfernt; die unter den weggebrochenen Knochenpartien liegenden Muskeln und Nerven sind zur Anschauung gebracht.

C Die rechte Hälfte des tentorium cerebelli wird durch die untenliegende entsprechende Kleinhirnhemisphäre in einem mäßigen Grade der Spannung erhalten und wurde dargestellt, um den Verlauf des Nervus tentorii zu bringen.

C Links ist das tentorium cerebelli teilweise abgetragen und wurden die rechts verdeckten Gehirnnerven VII—XII dargestellt.

I Nervus olfactorius dexter. Auf der Lamina cribrosa ist der Verlauf des nerv. ethmoidalis dargestellt.

II Die Sehnerven, links mit der Scheide; rechts ist der Nervenstamm in der Augenhöhle freigelegt.

III Nervus oculomotorius in seinem Verlaufe bis zur Augenhöhle sichtbar, wo er die kurze oder motorische Wurzel zum Ganglion ciliare sendet.

IV Nervus trochlearis, etwas medial vom ersten Ast des Trigeminus verlagert, um die sympathische Wurzel für den Ciliarknoten zur Anschauung bringen zu können.

IVe Die Eintrittsstelle des Nervus trochlearis in den oberen schiefen Augenmuskel.

V Nervus trigeminus. Seine Wurzel ist umgeben von dem tentorium cerebelli.

VI Nervus abducens. Der Verlauf des Nerven im Sinus cavernosus, die Lage desselben zu den benachbarten Nerven in der fissura orbitalis superior und die Eintrittsstelle in den Musc. rectus externus sind zur Anschauung gebracht.

VII Nervus facialis der linken Seite, welcher mit dem

VIII Nervus acusticus in den porus acusticus internus eintritt.

IX Nervus glossopharyngeus.

X Nervus vagus.

XI Nervus accessorius.

XII Nervus hypoglossus. (Die Zahl XII befindet sich auf der abgeschnittenen Medulla oblongata.)

1 Ganglion Gasseri.

2 Der dritte Ast des Trigeminus geht unmittelbar nach seinem Ursprung durch das foramen ovale.

3 Der zweite Ast, der durch die mittlere Schädelgrube nach vorn gegen das foramen rotundum zieht, um durch dasselbe in die fossa sphenopalatina zu gelangen.

4 Der erste Ast oder r. ophthalmicus, von dem der Nervus supraorbitalis weggeschnitten ist.

5 Sympathische oder trophische Wurzel des Ciliarganglions.

6 Lange oder sensible Wurzel des Ciliarganglions.

7 Nervus abducens.

8 Kurze oder motorische Wurzel des Ciliarganglions.

9 Ciliarganglion.

10 Die von dem Ganglion ausgehenden kurzen Ciliarnerven laufen teils an der äußern, teils an der untern Seite des Sehnerven nach vorn zur Lederhaut, die von demselben durchbrochen wird. Die unter dem Sehnerven durchtretenden kurzen Ciliarnerven vereinigen sich mit dem vom nervus nasociliaris (12) kommenden langen Ciliarnerven und treten an der innern und obern Seite gemeinschaftlich durch die Lederhaut.

11 Der außen vom ersten Zweige abgehende nerv. lacrimalis senkt sich in die teilweise sichtbare Tränendrüse ein.

12 Der Nervus nasociliaris, der nach Abgabe des langen Ciliarnerven und des n. infratrochlearis unter dem innern schiefen Augenmuskel zum foramen ethmoidale gelangt, gibt der Schleimhaut der Siebbeinzellen einige Fäden und geht durch ein foramen cribrosum zur Nasenbeinhöhle.

13 Der vom ersten Zweige entspringende nervus tentorii umgreift mit seinen beiden Ursprungswurzeln den n. trochlearis, zieht nach rückwärts und verliert sich in dem tentorium sinus transversus.

14 Nervus supraorbitalis.

15 i Nervus infratrochlearis.

15 s Nervus supratrochlearis.

16 Nervus lacrimalis, der mit zwei Wurzeln entspringt.

17 Der in der Tiefe sichtbare nervus subcutaneus malae.

18 Seine Verbindung mit dem nervus lacrimalis.

19 Der durch den musc. pterygoideus externus tretende nervus buccinatorius, der an der äußern Seite des Muskels einen ramus temporalis abgibt.

20 Nervus pterygoideus externus.

21 Nervi temporales profundi (anterior und posterior).

22 Nervus massetericus.

23 Nervus auriculo-temporalis.

24 Nervus petrosus superficialis major.

25 Der schwache nervus petrosus superficialis minor.

Ca. a. carotis interna.	P. b. plexus basilaris.
a. o. art ophthalmica.	V. c. vena cerebri media.
v. e. a. vasa ethmoidalia ant.	V. o. m. vena ophthalmo-meningea.
v. e. p. vasa ethmoidalia post.	S. sph. sinus sphenoparietalis.
v. m. art und vena meningea media.	V. o. vena ophthalmica sup.
S. c. sinus circularis.	V. i. vena ophthalmica inf.
S. ca. sinus cavernosus.	v. l. vena lacrimalis.
S. p. sinus petrosus superior.	v. v. venae vorticosae.

Orientierungstafel für Nerven und Gefäße der Augenhöhle.

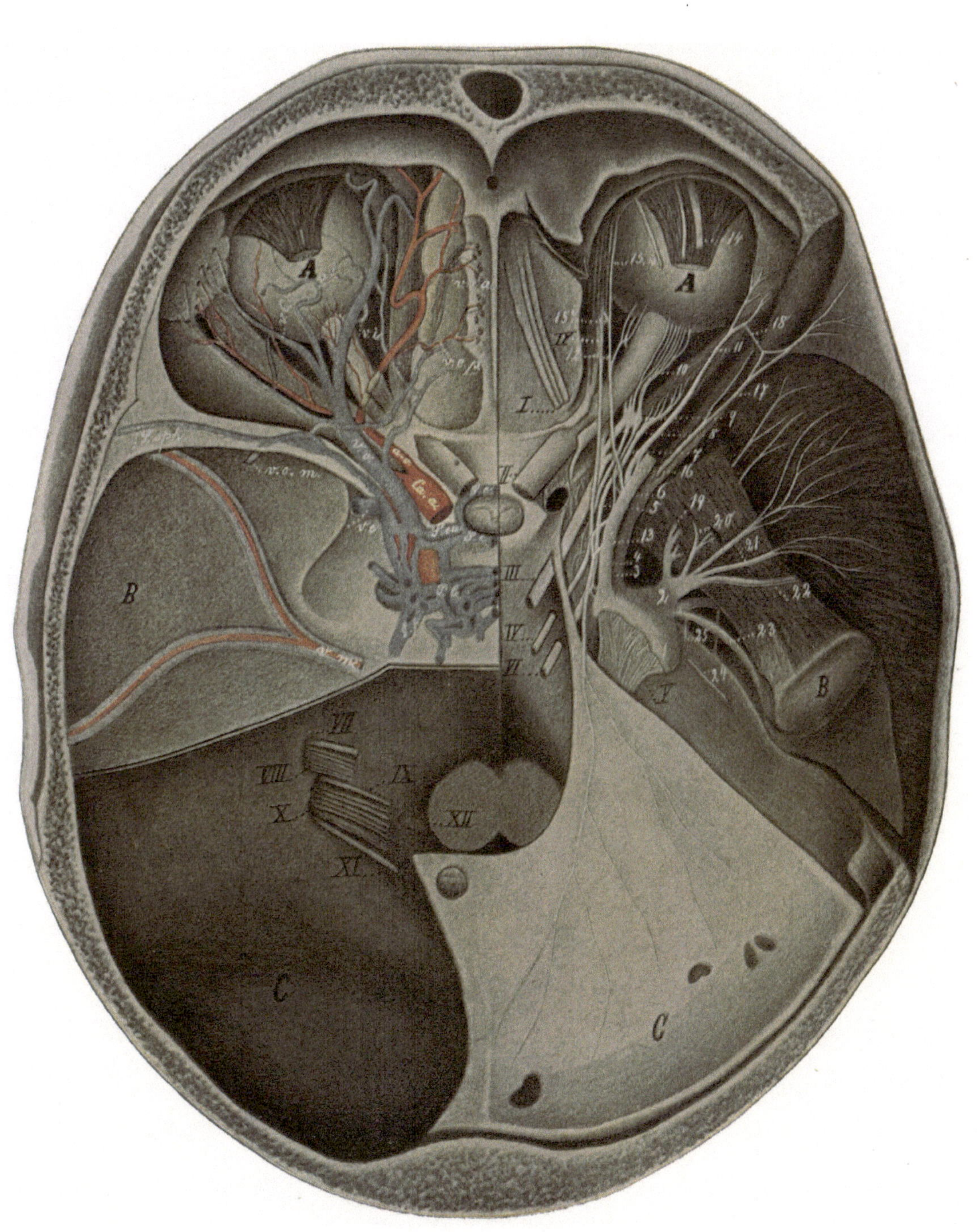

Quetschungen im engeren Sinne, da ein Lederhautriß unter der unversehrten Bindehaut die Voraussetzung ist. Sind die inneren Augenhäute nicht zu stark in Mitleidenschaft gezogen, so kann das Auge erhalten werden. So entfernte Verf. bei einem kleinen Hirtenjungen die oben unter der Bindehaut liegende Linse nach Heilung der Lederhautwunde und erzielte mit Starglas noch ein gutes Sehvermögen, doch ist dieser günstige Ausgang Ausnahme, Erblindung durch schwere Blutung im Augeninneren und durch Entzündungen die Regel.

Wichtig ist die Kenntnis der teilweisen Verschiebung der Linsenlage. Diese kann in seitlicher oder auch durch Schrägstellung der Linse in der Pfeilrichtung erfolgen und wird als S u b l u x a t i o n bezeichnet. Man erkennt diesen Zustand an ungleichmäßiger Tiefe der Vorderkammer und an Irisschlottern. Wo die Regenbogenhaut durch die Verschiebung der Linse ihrer Unterlage beraubt ist, da schlottert sie, und da ist die Vorderkammer vertieft, an der gegenüberliegenden Seite ist die Kammer flacher. Liegt der Linsenrand im Pupillargebiet, so erscheint er bei Durchleuchtung lebhaft schwarz, bei seitlicher Beleuchtung sieht der Untersucher den linsenhaltigen Teil der Pupille grau, den linsenfreien dagegen tiefschwarz (vgl. Taf. 9 Abb. 5 u. 6). Auch die subluxierte Linse trübt sich mit der Zeit gern, auch sie kann zu Glaukom führen oder aus der Subluxation entsteht schließlich eine totale Luxation.

Die Linsenverschiebung bedingt eine Änderung des Brechungszustandes des Auges, denn der Wegfall der Zonulaspannung bedingt eine Zunahme der Linsenwölbung und damit Kurzsichtigkeit, neben der auch Astigmatismus stärkeren Grades vorliegen kann. Im linsenfreien Gebiet besteht dagegen hochgradige Übersichtigkeit und es kann einäugiges Doppeltsehen auftreten. Ein Gläserausgleich kommt nur in Betracht, wenn es sich um das allein oder besser funktionierende Auge handelt. Bei störendem Doppeltsehen schließt man das Auge besser durch Mattglas vom Sehakt aus. Das frisch verletzte Auge hält man die ersten Tage unter Verband, bis sich etwaige Blutungen aufgesaugt haben, bei Drucksteigerung Pilocarpin, u. U. Iridektomie.

Eine erst in neuerer Zeit mehr beachtete Quetschungsfolge ist die vordere Abklatschtrübung der Linse (*Vossius*). Durch festes Anpressen des Pigmentblattes der Regenbogenhaut besonders am Pupillenrand an die Linsenkapsel entsteht auf dieser eine zarte saumförmige Trübung, die meist erst nach Erweiterung der Pupille sichtbar wird und in einiger Zeit wieder verschwindet. Auch eine sternförmige Trübung der hinteren Linsenrinde (Cat. corticalis post. traumatica) wird nach Quetschung beobachtet ,und zwar nimmt man Schädigung der hinteren Linsenkapsel durch die Quetschung mit vorübergehendem Eindringen von Glaskörperflüssigkeit in den Kapselsack an. Diese Startrübung pflegt in wenigen Wochen sich zurückzubilden, wird aber später schnell total und muß dann operativ beseitigt werden.

Wie die Vorderkammerblutung so kann auch eine massige Glaskörperblutung durch Quetschung (Schnee-, Tennis-, Fußball u. dgl.) eintreten. Der Erguß stammt aus dem Strahlenkörper oder der Netzhaut. In schwereren Fällen ist Durchleuchtung unmöglich. Bei Kindern pflegt die Aufsaugung gut und ziemlich schnell vor sich zu gehen, wenn nicht eine Komplikation durch Netzhautgefäßerkrankung tuberkulöser Natur eintritt, wie es Verf. einmal beobachten konnte.

An der Netzhaut verläuft die Quetschungsblutung gern unter dem Bilde des p r ä r e t i n a l e n Ergusses: man sieht eine dunkelrote Lache vor der Netzhaut, deren oberer Rand eine horizontale Linie darstellt, wenn der Erguß sich schon gesenkt hat. Eine typische Quetschungsverletzung ist die traumatische L o c h b i l d u n g d e r N e t z h a u t m i t t e: an ihrer Stelle sieht man eine kreisrunde rote Scheibe; in ihrem Bereich liegt die Aderhaut frei, da die Netzhaut völlig verschwunden ist (Retinitis atrophicans centralis, *Kuhnt*). Bis zur Ausbildung dieses Zustandes bedarf es einiger

Linsentrübung.

Glaskörper
u. Netzhaut
blutung.

Wochen Zeit. Während dieser Frist kann zunächst eine Maculablutung das Bild verdecken. Dieser Zustand bedeutet fast stets eine sehr hochgradige Sehstörung.

Im Gegensatz zu ihr weist die typische Prellungstrübung der Netzhaut die *Berlin*sche Trübung (Commotio retinae) weniger ernste Folgen auf. Der hintere Netzhautabschnitt zeigt in großer Ausdehnung schon wenige Stunden nach der Prellung eine ausgedehnte milchige Trübung. Diese erreicht innerhalb der ersten beiden Tage ihren Höhepunkt und bildet sich dann schnell zurück, ohne dauernde Sehstörung zu hinterlassen. Schließlich ist noch das gelegentliche Auftreten einer Netzhautablösung nach Prellung zu erwähnen. Sie kann primär durch Blutung oder Erguß aus der Aderhaut oder sekundär durch Schrumpfung organisierter Blutungen des Glaskörpers erfolgen.

Durch die Wirkung „des Contrecoup" erklärt man sich die Entstehung der typischen und häufigen Prellungsverletzung der Aderhaut, des Aderhautrisses. Ihr Sitz ist der hintere Pol, vor allem die Schläfenumgebung des Sehnervenkopfes, und zwar verläuft der Riß konzentrisch dem Rande des Sehnervenkopfes, entweder zwischen ihm und der Netzhautmitte, durch diese oder seltener noch temporal von der Netzhautmitte. Der Riß hat meistens Bogenform und eine Größe von mehreren Papillendurchmessern, während die Breite zwischen $^1/_5$ bis $^1/_2$ P. D. wechselt. Mitunter finden sich mehrere Risse konzentrisch zu einander oder sie stellen Teile einer Bogenlinie dar, die durch feine Ausläufer miteinander in Verbindung stehen.

Am frisch verletzten Auge findet man meist die eigentliche Rißstelle der Aderhaut durch Blutungen in der Netzhaut verdeckt. Sobald diese aufgesaugt sind, tritt die gelbe bis gelblichweiße Sichel frei zutage, über die Netzhautgefäße unverletzt hinwegziehen. In der Regel wird diese nämlich, in ihren innersten Schichten wenigstens, nicht mit zerrissen. Daß die äußeren Netzhautschichten mit dem Pigmentepithel aber in Mitleidenschaft gezogen werden, geht aus der Pigmentierung hervor, die man sich oft am Rande des Streifens bilden sieht.

Die bleibende Funktionsstörung läßt sich erst nach Aufsaugung etwaiger Ergüsse feststellen; sie hängt von der Lage des Risses und seinen Beziehungen zur Netzhautmitte sowie von den anderweitigen Verletzungen ab, die sich oft am vorderen Augenabschnitt finden (Einrisse der Regenbogenhaut, Verschiebung der Linse). Als Behandlung kommt lediglich die Ruhigstellung des Auges, dazu u. U. zur Ausschaltung der Naheinstellung Atropinisierung für die ersten Wochen nach der Verletzung in Betracht.

Ausgedehnte Zerreißung der Aderhaut mit gleichzeitiger oder sekundärer Beteiligung der Netzhaut tritt auch als Folge einer Quetschung bzw. Prellung des Auges von hinten auf, wie sie besonders nach Schußverletzungen gesehen werden, bei denen das Geschoß seinen Weg durch die Augenhöhle genommen hat. Das Spiegelbild ist das einer ausgedehnten Entartung des Hintergrundes (chorioretinale Degeneration), bei Komplikation mit Blutungen im Augeninneren dazu das Bild der Retinitis proliferans. Auch der Sehnerv kann bei diesen Verletzungen mit beteiligt sein, doch ist klinisch schwer zu entscheiden, ob es sich bei ihm um Prellungsfolgen und nicht vielmehr um direkte Zerreißungen des Gewebes mit Blutungen auf dem Sehnervenkopf und späterer Entartung handelt.

5. Die gewebsdurchtrennenden Verletzungen.

Gewebsdurchtrennende Verletzungen ereignen sich nur zu häufig bei kindlichem Spiel, beim Hantieren mit scharfen, spitzen und schneidenden Gegenständen wie Messern, Scheren, Gabeln, Nadeln, Pfeilen u. dgl.

Sie sind die häufigste Ursache des Verlustes kindlicher Augen, und zwar kann der Verlust entweder durch die Größe der Zertrümmerung des Auges an sich oder durch Infektion mit einem Eitererreger oder endlich durch sympathisierende Entzündung und die durch diese bedingte Gefährdung des anderen Auges (s. S. 229) erfolgen.

Das klinische Bild ist verschieden, je nachdem der vordere Augenabschnitt im Bereich der Vorderkammer durchbohrt ist, oder die Gewebsdurchtrennung hinter der Hornhautgrenze und dem Iris-Linsendiaphragma statt gefunden hat. Gerade die Hornhaut-Lederhautgrenze ist aber infolge der besonderen Gefährdung der Lidspaltenzone Lieblingssitz der Verletzung: Vulnus corneo-sclerae perforans. Die frischen Zeichen dieser Verletzung sind:

1. Aufhebung bez. Abflachung der Vorderkammer infolge Abfluß des Kammerwassers.

2. Herabsetzung des Augenbinnendruckes: das Auge fühlt sich um so weicher an, je frischer die Verletzung und je mehr vom Augeninhalt ausgeflossen ist.

3. Vorfall von Teilen der Regenbogenhaut und des Strahlenkörpers bzw. Einklemmung des Gewebes zwischen die Wundschenkel.

4. Wundstarbildung, falls die Linsenkapsel mit verletzt worden ist.

Besondere Beachtung verdient unter diesen Symptomen zunächst der Vorfall von Teilen des Augeninneren. Neben der vorderen Gefäßhaut kann es sich auch um Teile der Aderhaut und Netzhaut, vor allem aber um Glaskörper handeln. Bei schwereren Verletzungen ist die Linse fast stets mit beteiligt, bei kleinerer oder peripher liegender Schnittwunde kann die Regenbogenhaut einen Schutz für die Linsenkapsel bilden oder eine kleine Kapselverletzung bleibt zunächst unbemerkt, weil sie sich schnell schließt und die u. U. nur teilweise Starbildung erst nach einiger Zeit einsetzt.

Ist nur die Lederhaut durchbohrt worden, so pflegen die Binnenhäute weniger leicht vorzufallen, weil sie nicht wie beim Kammerwasserabfluß mitgerissen werden. Immerhin können neben der vorquellenden Glaskörperperle auch Teile der Aderhaut vorgedrängt werden. Hier bedingt der Glaskörperverlust die Weichheit des Auges.

Aseptischen Verlauf vorausgesetzt, hängt das weitere Geschehen von der Größe der unmittelbaren Schädigung der Augenhäute ab. Sind die Zerreißungen nicht allzu ausgedehnt, so pflegt Vernarbung auch größerer Schnitt- und Rißwunden innerhalb von 4—5 Wochen einzutreten. Das Sehvermögen bleibt aber selbst günstigstenfalls erheblich beeinträchtigt, weil die optischen Verhältnisse sich durch Hornhauttrübungen, Astigmatismus, Pupillenveränderungen und Starbildung im vorderen Augenabschnitt, durch Glaskörpertrübungen und Blutungen im hinteren Abschnitt ungünstig gestalten. Auch Narben- und Schrumpfungsvorgänge an Aderhaut und Netzhaut tragen das ihre dazu bei, die Aussichten für Erzielung eines brauchbaren Sehvermögens in jedem Fall zweifelhaft zu gestalten. Noch viel ungünstiger liegen die Verhältnisse bei Eintreten von Infektion. Diese kann primär bei der Verletzung selbst oder erst sekundär aus dem Bindehautsack oder aus dem Kreislauf erfolgen.

Letztere Tatsache ist vielleicht nicht immer richtig gewürdigt worden. Zweifellos gestaltet sich aber der Verlauf einer Verletzung viel ungünstiger, wenn kurz zuvor eine körperliche Infektion vorausgegangen ist oder gar während der beginnenden Heilung auftritt. Verf. sah wiederholt zunächst glatt heilende Verletzungen infolge Eiterung des Augeninneren zugrunde gehen, nachdem inzwischen eine Infektionskrankheit (Scharlach, Diphtherie) sich dazu gesellt hatte.

Verhältnismäßig am günstigsten liegen die Dinge, wenn die Infektion nur den vorderen Augenabschnitt, z. B. die Wundränder betrifft. Sobald aber die Linse mit verletzt ist, und der Wundkanal durch die verletzte Linse hindurch oder auch unmittelbar von der Lederhaut aus in den Glaskörper hinein sich fortsetzt, sind die Aussichten viel schlechter, weil der Glaskörper den Eitererregern gegenüber keine oder kaum Widerstandsfähigkeit besitzt. Es entwickelt sich dann entweder das Bild des Glaskörperabscesses oder der Panophthalmie.

Im ersteren Falle sind die äußeren Reizerscheinungen nicht so heftig; bei zunehmender Iridocyclitis und Pupillarexsudat wird aus der Tiefe des Auges ein gelber Schein wie beim Pseudogliom sichtbar. Erblindung und milde Schrumpfung ist in der Regel der Ausgang.

Die Panophthalmie ist dagegen eine schwere und sehr schmerzhafte eitrige Entzündung des gesamten Auges mit Beteiligung der Nachbarschaft. Es besteht pralle Lidschwellung, Chemose und Exophthalmus, außerdem geringe Temperatursteigerung. In einiger Zeit erfolgt Durchbruch des Eiters nach außen, und das Auge geht dann in Schrumpfung über: Phthisis bulbi.

Behandlung. Die Behandlung beginnt mit Reinigung der Lider und Ausspülung des Bindehautsackes mit Kochsalz- oder Borlösung. Bei heftigem Sträuben des Kindes unterläßt man die Spülung besser, um Glaskörpervorfall zu vermeiden. Hierauf Sublimat- oder Noviformsalbenverband, wenn kein Vorfall von Gewebsteilen des Augeninneren besteht und die Wundränder sauber, nicht infiziert aussehen. Bei Vorfall der Regenbogenhaut oder des Strahlenkörpers sind die vorgefallenen Teile mit der Weckerschen Schere sorgfältig abzutragen und die Wundränder zu kauterisieren. Die Wunde wird durch Bindehautplastik gedeckt. Selten wird eine direkte Vereinigung der Hornhautwundränder durch Naht nötig sein, doch hat sie sich Verf. wiederholt bei großen lappenförmigen Wunden, die sich schlecht aneinander legten, aufs beste bewährt. Unter Atropinisierung und Salbenverband pflegt dann das nicht infizierte Auge in 3—4 Wochen sich zu beruhigen.

Kündigt sich eine Infektion an durch Trübung der Wundränder, des Kammerwassers und der Iris oder durch Glaskörpereiterung, so sind Wundränder und Kanal galvanokaustisch zu verschorfen, außerdem versucht man die örtlichen Abwehrvorgänge, die gerade im Glaskörper sehr träge verlaufen, durch Reizkörperbehandlung zu steigern. In jüngster Zeit ist nach zur *Neddens* Vorgang auch die wiederholte Glaskörperpunktion bei gewebsdurchbohrenden Lederhautverletzungen mit gutem Erfolg und Erhaltung eines sehfähigen Auges angewandt worden.

Findet sich aber eine sehr ausgedehnte Zertrümmerung wichtiger Augenteile oder entwickelt sich Panophthalmie, so verzichtet man besser auf die Erhaltung des Auges und weidet es aus. Diese Exenteratio bulbi ist, besonders wenn Eiterung besteht und man sympathische Ophthalmie kaum zu befürchten hat, der Enukleation vorzuziehen, weil sie mit oder auch ohne Fettverpflanzung in den ausgeweideten Stumpf bessere Verhältnisse für das spätere Tragen des Glasauges schafft.

Ist ein **Fremdkörper** im Augeninneren klinisch oder durch Röntgenbild, Eisenspäher nachgewiesen, so ist natürlich seine Entfernung nach genauer Feststellung seiner Lage erste Aufgabe der Behandlung. Die Magnetoperation bei Anwesenheit eines Eisensplitters ist bekannt. Aber gerade bei Kindern handelt es sich oft um andersartige Fremdkörper, vor allem Kupfersplitter, die beim Spielen mit Zündhütchen ins Auge dringen. Ihre Entfernung aus dem Glaskörper ist schwierig, aber doch schon wiederholt unter Führung des Augenspiegels gelungen, wenn die Verletzung nicht schon zu lange zurückliegt und der Splitter dann eingehüllt in eine Eiterkapsel sich der unmittelbaren Beobachtung entzieht.

6. Die sympathische Ophthalmie.

Eine sympathische Erkrankung des zweiten Auges stellt die größte Gefahr dar, die ein Kind treffen kann, wenn es eine gewebsdurchtrennende Verletzung eines Auges erlitten hat. Ihre Verhütung ist daher Aufgabe der Behandlung in jedem Falle gewebsdurchtrennender Verletzung. Es handelt sich also darum, festzustellen, welches Auge in erster Linie geeignet ist, am anderen eine sympathische Erkrankung auszulösen.

Voraussetzung ist zunächst die gewebsdurchtrennende Verletzung; denn sympathische Ophthalmie bei nicht eröffneter Augenwand kommt zwar vor, stellt aber die Ausnahme dar und ist besonders bei Kindern von nur sehr geringer Bedeutung. Am leichtesten läßt sich nun sagen, welche verletzten Augen nicht zu sympathischer Ophthalmie neigen; das sind nämlich die mit schwerer Eiterung des Augeninneren, mit Glaskörperabsceß und mit Panophthalmie. Zwar kann auch von solchen eine sympathische Ophthalmie den Ausgang nehmen, aber auch das ist wieder eine Ausnahme. Die Hauptgefahr bieten also die Augen, in denen nach der Verletzung eine chronisch infiltrierende, plastische Entzündung auftritt.

Die Erkennung dieses Zustandes kann deswegen sehr schwierig sein, weil die sympathisierende Infiltration von der Aderhaut ausgeht und sich der Feststellung daher entziehen kann, ferner weil die rein mechanischen Folgen einer Verletzung des vorderen Augenabschnittes nicht selten einen Reizzustand unterhalten, der dem weniger Erfahrenen die Gefahr einer sympathisierenden Entzündung vortäuscht. Immerhin soll ein verletzt gewesenes Auge sich innerhalb von 5 Wochen beruhigen. Bleibt es nach dieser Zeit gereizt, leicht reizbar und druckempfindlich, so muß der Verdacht auf sympathisierende Entzündung aufkommen und sofort entsprechend gehandelt werden. Dieser Entschluß fällt leicht, wenn das Auge inzwischen funktionsuntüchtig geworden ist. Er ist außerordentlich schwer, wenn das Auge noch einen Rest Sehvermögen besitzt.

Mit Sicherheit ist die Entwicklung der Erkrankung im verletzten Auge, die **sympathisierende Entzündung**, klinisch nicht festzustellen. Denn nur ein kleiner Bruchteil der Augen, in denen sich nach Verletzung eine plastische Gefäßhautentzündung entwickelt, führt tatsächlich schließlich die Erkrankung des anderen Auges, die sympathische Entzündung herbei. Die gleichen Symptome der Beschlagbildung, Pupillenverengerung mit Bildung von Verwachsungen, trüb-schmutzige Verfärbung der Regenbogenhaut mit Glaskörpertrübung und Druckempfindlichkeit des Strahlenkörpers zeigen viele Augen mit Iridocyclitis nach Verletzung. Die klinische Diagnose einer sympathisierenden Entzündung ist daher nur eine Wahrscheinlichkeits-, besser gesagt eine Vermutungsdiagnose, die gestellt wird, wenn die Verletzung den oben dargelegten langwierigen Verlauf mit Vernichtung der Funktion nimmt.

Selbst die Diagnose der Erkrankung des anderen Auges, also der sympathischen Entzündung, bleibt zunächst nur eine Wahrscheinlichkeitsdiagnose; kann doch eine tuberkulöse Iridocyclitis ein ähnliches Bild bieten. Im weiteren Verlauf läßt sich allerdings die sympathische Entzündung fast immer mit Sicherheit von endogener Entzündung anderen Ursprungs unterscheiden.

Das klinische Bild ist schon deshalb auf beiden Augen verschieden, weil auf dem verletzten Auge eben die Folgen der Verletzung, Narben, Verziehungen u. dgl. im Vordergrund stehen und die Erscheinungen der sympathisierenden Entzündung diese erst komplizieren, das reine Bild der sympathischen Entzündung bietet daher nur das sympathisch erkrankte Auge und dies ist das Bild der chronischen Gefäßhautentzündung wie es sonst vor allem bei Vorliegen einer Tuberkulose beobachtet wird.

Das, was nun die sympathische Ophthalmie klinisch noch am ehesten von der spontanen endogenen chronischen Gefäßhautentzündung, besonders der tuberkulöser Natur unterscheidet, ist die besondere Hartnäckigkeit des Verlaufs, die oft zur doppelseitigen Erblindung führt. Gewiß kommen von dieser Regel Ausnahmen vor. So braucht das verletzte, das sympathisierende Auge bei Ausbruch der Ophthalmie noch keineswegs erblindet zu sein und es behält auch bisweilen weiterhin einen Teil der Sehkraft. Andererseits kommt auch ein günstigerer Ausgang auf dem sympathisch erkrankten Auge vor. Dies gilt vor allem von den Fällen, bei denen sich die Entzündung als Chorio- und Neuroretinitis auf den hinteren Augenabschnitt beschränkt. Aber auch bei Beteiligung des vorderen Abschnittes der Gefäßhaut kann der Verlauf leichter sein.

So kennt Verf. drei Kinder, die nach Überstehen der sympathischen Ophthalmie lange Jahre hindurch auf dem sympathisch erkrankten Auge ihre Sehschärfe von $^1/_2$—$^2/_3$ der Norm behalten haben und voll arbeitsfähig geblieben sind. Im allgemeinen läßt sich nach Überstehen des ersten Entzündungsanfalls das Geschick des zweiten Auges mit ziemlicher Wahrscheinlichkeit voraussagen. Ist das Auge nämlich an den Folgen der Ophthalmie gleich erblindet oder einem erblindeten gleich zu achten, so ist eine Änderung dieses Zustandes kaum mehr zu erwarten. Im Gegenteil, solche Augen sind durch Sekundärglaukom für den Träger manchmal so störend und schmerzhaft geworden, daß auch sie wie das verletzte entfernt werden mußten. Hat aber ein Auge den ersten Entzündungsanfall mit einem mehr oder weniger erheblichen Rest von Sehvermögen überstanden, so pflegt es diesen Rest nahezu unverändert auch weiterhin zu behalten, wenn auch noch so viele Entzündungsschübe auftreten mögen.

Begleitzustände außerhalb des Auges sind selten. Bisweilen kommt Kopfschmerz meningitischen Ursprungs vor. Er ist verständlich, da die Hirnhäute gern unter denselben Bedingungen erkranken, die auch an der Aderhaut wirksam sind, und vornehmlich ist ja die sympathische Ophthalmie eine Entzündung der Gefäßhaut; Erscheinungen an Sehnerv und Netzhaut treten hinter der Beteiligung der Gefäßhaut entschieden zurück. Sehr selten ist schließlich die Vergesellschaftung mit labyrinthärer Taubheit.

Die Entstehungsweise der sympathischen Ophthalmie ist eins der meist umstrittenen Gebiete der Augenheilkunde. Der erste Schritt zu einer gewissen Klarheit in dieser Frage war getan, als man erkannt hatte, daß die bei so vielen Augenleiden auftretende Reizung des anderen Auges, die auch als „sympathische Reizung" bezeichnet wurde, mit der spezifischen Infektionskrankheit, als die wir heute die sympathische Ophthalmie ansehen, nichts gemein hat. Damit war die Theorie der Übertragung der sympathischen Ophthalmie durch die Ciliarnerven erledigt und längere Jahre erfreute sich die Theorie der Entstehung auf dem Blutwege, die *Berlin-Römer*-sche Metastasentheorie fast unumschränkter Anerkennung. Denn die neuere Auffassung der sympathischen Ophthalmie als anaphylaktische Entzündung vermochte sich nicht recht durchzusetzen. Dagegen haben die Ergebnisse neuerer experimenteller und anatomischer Untersuchungen (*v. Szily, A. Fuchs*) dargetan, daß die *Deutschmann*sche Migrationstheorie, die ein Überwandern der Keime längs des Sehnerven und des Chiasma zur anderen Seite annimmt, noch keineswegs abgetan ist. Nach dem pathologisch-anatomischen Befunde ist jedenfalls sicher, daß wir eine spezifische Infektionskrankheit vor uns haben, deren Erreger eine gewisse Verwandtschaft zu den Erregern des infektiösen Granuloms zeigt.

Ist deswegen doch schon von mehreren Seiten behauptet worden, die Erkrankung stelle nichts anderes als eine besondere Form der doppelseitig verlaufenden Tuberkulose dar, eine Anschauung, die aber ebenfalls zurückgewiesen werden muß, weil nicht nur klinisch, sondern auch anatomisch das Bild der sympathischen Ophthalmie trotz mancher Ähnlichkeiten sich doch sehr erheblich von dem der Tuberkulose des Augeninneren unterscheidet. Abgesehen von den Unterschieden, die im Verlauf des Augenleidens bestehen, ist auch darauf hinzuweisen, daß es nicht schwächliche skrofulöse oder tuberkulöse Kinder sind, deren Augen dieser unheimlichen Erkrankung zum Opfer fallen, sondern in erster Linie kommen blühende, lebenssprühende und kraftvolle Kinder in Betracht, weil diese sich zufolge ihrer größeren Lebhaftigkeit viel häufiger die entsprechenden Verletzungen zuziehen.

Wenn irgendwo, so liegt bei der sympathischen Ophthalmie die Hauptaufgabe des Arztes in der Verhütung. Seitdem der Grundsatz, alle gefährdeten Augen rücksichtslos zu entfernen, wenn sie funktionell ohnehin minderwertig sind, immer mehr Fuß gefaßt hat, ist die Erkrankung, wenigstens in den höher zivilisierten Ländern, auch zweifellos seltener geworden. Daß Irrtümer in dieser Beziehung begangen werden, ergibt sich schon aus der Unmöglichkeit der klinischen Feststellung sympathisierender Entzündung, die es mit sich bringt, daß man doch immer mal wieder vom Ausbruch der Erkrankung überrascht wird, denn serologische, biologische und cytologische Reaktionen der s. O. sind noch nicht so weit gefördert, daß sie mit Nutzen für die Praxis verwertet werden könnten. Es sollen also schwer verletzte blinde oder hochgradig sehschwache Augen entfernt werden, wenn der durch die Verletzung hervorgerufene Reizzustand sich nicht nach spätestens 5 Wochen beruhigt. Zweifellos werden bei Befolgung dieses Satzes manche Augen unnötig geopfert, aber der Schaden ist gering, wenn man bedenkt, daß diese Augen für die Funktion ohnehin verloren sind, wenn man ferner erwägt, welches Elend die Folge ist, wenn nur einmal diese Behandlung durch Saumseligkeit des Arztes oder Unentschlossenheit der Eltern zur rechten Zeit versäumt wird und die vermeidbar gewesene Ophthalmie wirklich ausbricht. Und zwar ist die einzige Operation, die, zur rechten Zeit ausgeführt, wirklichen Schutz gewährt, die Ausschälung des Auges (Enukleation). Andere empfohlene Operationen wie die Ausweidung des Auges (Exenteratio) oder die Resectio optico-ciliaris stehen an sicherer Schutzwirkung weit hinter der Enukleation zurück.

Bei der Bewertung der Schutzwirkung der Enukleation als vorbeugende Operation ist zu berücksichtigen, daß die sympathische Ophthalmie eine Wartezeit von etwa 14 Tagen hat. Es sind nämlich vereinzelt Fälle vorgekommen, wo noch 10—14 Tage nach der Enukleation das andere Auge erkrankt ist unter den unzweifelhaften Erscheinungen der symp. Ophthalmie. Ganz zu vermeiden sind solche Vorkommnisse selbst bei der verfeinerten modernen Untersuchungstechnik schon deswegen nicht, weil auch Fälle bekannt geworden sind, wo die Entzündungserscheinungen auf beiden Augen gleichzeitig aufgetreten sind, nachdem das verletzte Auge sich bis dahin ruhig gehalten und zu irgend welchem Verdacht keinen Anlaß geboten hatte (*Reis*).

Ist die Erkrankung des zweiten Auges schon ausgebrochen, so muß das weitere Handeln aufs gewissenhafteste erwogen und den Verhältnissen des Falles angepaßt werden. Die Enukleation des verletzten Auges hat nämlich in diesem Fall nur noch geringen oder gar keinen Einfluß auf den Verlauf am zweiterkrankten Auge. Ist das verletzte Auge erblindet, so wird man es natürlich entfernen. Hat es aber noch einen brauchbaren Rest von Sehvermögen, so wäre die Entfernung ein Kunstfehler, denn wiederholt ist das verletzte, sympathisierende Auge sehfähig geblieben, während das andere sympathisch erkrankte Auge völlig erblindet ist.

Die örtliche Behandlung des zweiterkrankten Auges ist die bei Gefäßhautentzündung übliche: Atropin, Wärme, Schutzbrille bez. Verband. Operatives Eingreifen ist peinlichst zu vermeiden, solange nur noch die geringste Entzündung besteht. Denn Iridektomie selbst Paracentese haben ein Aufflackern der Entzündung zur Folge, ja die sympathisierende Infiltration kann längs dem Wundkanal nach außen durchbrechen. Erst wenn das Auge ein bis zwei Jahre sich völlig ruhig verhalten hat, kann man an die Ausziehung eines komplizierten Stars oder an eine optische Iridektomie denken. Gerade für letztere liegen die Aussichten auch dann noch ungünstig, weil das Irisgewebe meist so morsch ist, daß es der Pinzette nicht folgt. Und einen so großen Eingriff wie die Ausziehung einers Stars aus dem sympathisch erkrankten Auge wird man noch länger hinausziehen, weil das Fehlschlagen bez. die Erfolglosigkeit des Eingriffs den Kranken der letzten Hoffnung beraubt.

In der Allgemeinbehandlung der symp. Ophthalmie waren früher und sind auch heute noch vielfach große Einreibungskuren mit grauer Salbe üblich. Wirklichen Erfolg hat Verf. von dieser Behandlung kaum gesehen. Besser scheint sich die innere Behandlung mit großen Dosen Benzosalin (bei Kindern 4—6 g) bewährt zu haben. Daneben ist besonders zu Beginn Milchbehandlung angezeigt, später wird man Krysolgan und Salvarsan versuchen, ohne sich aber zu große Hoffnungen von deren Wirksamkeit zu machen. Auf den Teil der Erkrankung, der sich im vorderen Augenabschnitt abspielt, wird man nach den günstigen Erfahrungen, die neuerdings bei der tuberkulösen Erkrankung der vorderen Gefäßhaut gemacht worden sind, auch die Röntgenbestrahlung anwenden müssen.

Quellenverzeichnis:

Reis, Graefes Archiv Bd. 80, 1911. — *Vossius*, Internat. Kongreß in Lissabon. Bericht Klin. Mon., 44. Jg. 1906, S. 544. — *Zur Nedden*, Bericht über die außerordentliche Tagung der Wiener ophthalmologischen Gesellschaft 1921. Karger, Berlin. — *v. Szily*, Bericht über die Tagung der deutschen ophthalmologischen Gesellschaft, Heidelberg 1924. — *A. Fuchs*, Zeitschr. f. Augenheilk. Bd. 57, 1925

Register.